의학용어집
6판 적용

알기 쉬운

아틀라스 병리학

공저 김성민 · 김미희 · 서보경 · 신환호 · 문미선 외

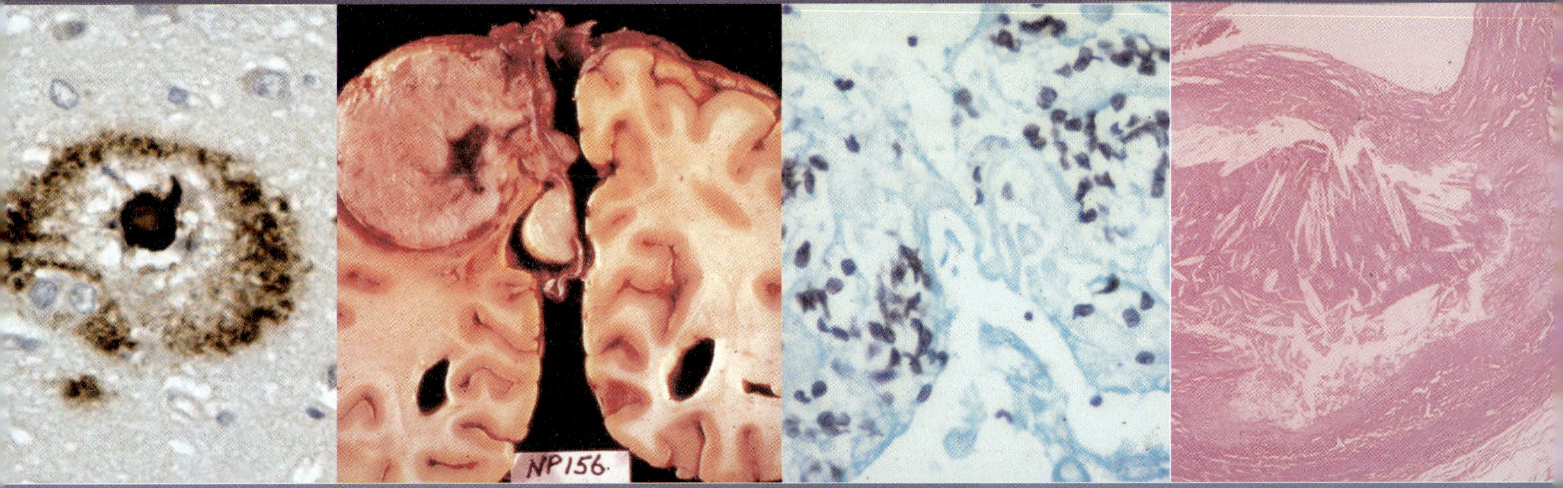

ATLAS PATHOLOGY

의학교육

머리말

사람은 다양한 요인에 의해 신체의 구조, 기능, 대사 등이 정상범위에서 벗어난 상태인 질병에 걸린다. 병리학은 이 질병에 대해 연구하는 학문분야이며, 질병의 원인, 발생기전, 경과와 예후를 다루기 때문에 간호 및 보건의료계열 학생들이 반드시 알아야 하는 기초학문이다. 병리학의 기초 없이는 의학 및 의료 전반을 이해하기 힘들며, 따라서 간호사를 비롯한 임상병리사, 물리치료사, 작업치료사 등 보건의료분야의 전문직을 목표로 하는 사람에게는 병리학의 습득이 매우 중요한 위치를 차지한다고도 할 수 있다.

이 책은 병리학의 최신 내용을 충실하게 담았고, 학생들의 이해를 돕기 위해 그림, 사진, 임상자료 및 도표 등을 풍부하게 실어 병리학 지식을 쉽고 재미있게 습득할 수 있도록 노력하였다. 전체 구성을 '총론'과 '각론'으로 나누어 총론에서는 질병과 관련된 공통적 개념을 다루고, 각론에서는 계통별로 임상에서 많이 접하는 질병을 다루어 체계적으로 학습할 수 있도록 하였다. 또 용어에 대한 이해를 돕기 위하여 '용어해설'을 부록으로 실었고, 각 챕터 끝에는 요점정리와 확인문제를 실어 학습한 지식을 스스로 정리 및 확인할 수 있도록 하였다.

간호 및 보건의료계열 학생들에게 유용한 병리학 교재가 되도록 쉬운 표현과 용어를 사용하고 여러 차례의 검토 과정을 거쳤으나 여전히 부족한 부분이 있으리라 생각한다. 그러한 부분은 개정을 거듭하면서 개선할 것을 약속하며 모쪼록 이 책을 통해 병리학 지식을 더욱 쉽고 재미있게 습득할 수 있기를 기대한다.

이 책이 출판되기까지 큰 도움을 주신 의학교육 출판사 사장님과 편집부 여러분에게 다시 한 번 감사의 말씀을 드린다.

저자 일동

목차

PART 01 총론

CHAPTER 01 병리학과 병리진단

CHAPTER 02 세포 · 조직과 손상

CHAPTER 03 재생과 회복

CHAPTER 04 염증

CHAPTER 05 감염

CHAPTER 06 면역

CHAPTER 07 순환장애

CHAPTER 08 대사이상

CHAPTER 09 종양

CHAPTER 10 신생아의 병리

CHAPTER 11 선천이상

CHAPTER 12 노화

PART 02 각론

CHAPTER 13 순환계통 질환

CHAPTER 14 조혈계통 질환

CHAPTER 15 호흡계통 질환

CHAPTER 16 소화계통 질환

CHAPTER 17 신경계통 질환

CHAPTER 18 내분비계통 질환

CHAPTER 19 비뇨계통 질환

CHAPTER 20 생식계통 질환

CHAPTER 21 뼈대근육계통 질환

PART 01

총론

CHAPTER

01

병리학과 병리진단

학습목표

1. 병리학이란 어떠한 학문인지 그 개요를 설명할 수 있다.
2. 질병에서 벗어나 건강을 유지하기 위한 신체의 회복력과 항상성에 대해 설명할 수 있다.
3. 생활습관병의 개념과 발병에 관계하는 요인을 설명할 수 있다.
4. 병리진단이나 병리해부가 어떻게 이루어지는지 설명할 수 있다.
5. 일상의 진료에서 병리진단의 역할에 대해 구체적인 사례를 들어 설명할 수 있다.
6. 세포진단검사의 목적과 종류를 알고 그 의의를 이해할 수 있다.
7. 조직진단의 흐름을 이해하고 진료의 중요성을 이해할 수 있다.

핵심용어

- 근거중심 의료(EBM)
- 유해자극
- 스트레스
- 내부환경
- 항상성
- 생활습관병
- 다인자질환
- 유전자다형성
- 진단병리학
- 조직진단
- 생검
- 수술 중 신속진단
- 세포진단
- 병리해부

1 병리학의 개요

병리학(pathology)이란 질병 및 병적 상태의 본질에 대해 연구하는 의학의 한 분야이다. **질병**(disease)이란 정상적인 조화가 파괴되어 정상과 달라진 생명현상을 가리키는데, 물질대사나 성장, 증식, 반응, 운동 등 다양한 신체의 기능에 이상이 발생하는 것을 말한다. 이러한 신체의 이상은 온몸, 장기, 조직, 세포 및 체액 등의 이상으로서 나타나기 때문에 이상이 발생한 장기조직 또는 체액 등을 연구하면 질병의 기본적인 기전이나 성질이 분명해진다.

병리학은 이러한 질병의 과정, 즉 질병의 원인과 발생기전, 경과, 죽음이라는 일련의 과정을 조사함으로써 질병의 성질을 연구하는 학문이다. 따라서 병리학은 해부학, 세포생물학, 생리학, 생화학, 면역학이나 미생물학 등 많은 기초과학을 기반으로 하며, 한편으로는 임상의학과 밀접한 관계를 맺는다. 이러한 의미에서 병리학은 의학의 한 분야로 파악하기보다는 종합의학으로 간주해야 하며, 임상의학에서 진단과 치료는 병리학을 기초로 해서 이루어진다고 할 수 있다.

병리학은 일반적으로 병리학 총론과 각론으로 나뉜다. 병리학 총론에서는 질병의 원인과 그에 대한 신체의 반응, 질병의 경과와 결과 등에 대하여 온몸의 각 장기에 공통하는 일반적인 원리와 원칙을 다룬다. 이 책에서는 Chapter 01에서 Chapter 12까지가 총론에 포함된다. 병리학 총론은 병리학 각론의 기초가 된다. 아직 알려지지 않은 질병은 우선 총론적으로 어떠한 범주에 들어가는 질병인지 대략적으로 판단하는 것이 중요하며, 또 질병의 개념이나 기전을 이해하기 위해서도 병리학 총론을 충분히 학습할 필요가 있다. Chapter 13에서 Chapter 22까지는 병리학 각론으로, 각각의 장기나 계통[1]별로 병태를 다루었다. 병리학 각론의 내용은 진료에 반드시 필요한 것으로서 임상의학의 일부를 이룬다고 할 수 있다. 따라서 병리학 각론의 지식은 특히 의학이 실제로 이루어지는 의료현장에서 필요하다.

2 질병의 개요

삶에 대한 충동, 죽음에 대한 공포, 건강하고 평온한 생존, 젊음에 대한 갈망, 질병에 대한 불안, 불로장생은 예로부터 인류의 근본적인 욕구이자 소망이다. 그래서 건강을 유지하고 질병에서 벗어나 장수하기 위해 인류는 끊임없이 노력을 거듭해왔다. 그러나 일부 급성 질환을 제외하면 질병 극복은 여전히 도달

1) 호흡계통, 소화계통, 신경계통 등과 같이 일정한 목적과 기능을 수행하는 장기조직의 집단을 말한다.

하지 못한 과제이며 질병으로부터 벗어날 수 없는 실정에 있다. 또 저출산 및 고령사회로 접어들면서 여러 질환을 함께 앓고 있는 노인에 대한 의료가 큰 사회적 문제로 대두되었다.

이러한 흐름 속에서 현재 가장 요구되는 것은 지금까지 축적되어 온 질병에 대한 지식, 즉 **근거중심 의료**(evidence based medicine, EBM)에 기초한 치료나 간호, 돌봄을 전인적으로 실천하는 데 있다고 해도 과언이 아니다. 그러기 위해서는 질병의 원인, 발병기전 또는 치료의 유효성 등에 관한 과학적 근거가 있는 정보를 모아 그것을 정리하고 학습할 필요가 있다.

2.1 질병의 원인과 회복력(항상성)

끊임없이 변화하는 환경에 적응하는 능력은 살아 있는 모든 생물체에 가장 기본적인 요소이다. 인류는 기생생물로서 신체에 침입하여 파괴하려고 하는 미생물이나 바이러스 등의 다른 생물체에 의한 공격, 음식물이나 생활환경을 오염시켜 변화시키는 화학물질, 자연환경을 변화시키는 자외선이나 추위 등의 기상학적 현상에 의한 공격 또는 스스로 행동을 변화시키는 감정적 반응에 의한 공격에 항상 노출되어 있다. 인간의 환경을 바꾸려고 하는 이러한 요인은 신체의 통합성을 위협하여 개체의 건강과 생존에 유해한 영향을 미치기 때문에 일반적으로 **유해자극**(noxious stimuli)이라고 한다. 유사한 용어에 **스트레스**(stress)가 있는데, 이 경우에는 신체가 직면한 유해자극(스트레스인자, stressor)과 그에 대항하여 작용하는 신체반응이라는 의미로 사용된다.

신체 내에서는 생존을 유지하기 위해 복잡한 생명현상이 끊임없이 일어나며, 미세한 조절을 통해 이들 현상 간에는 일정한 균형이 유지된다. 인체는 60조 개나 되는 세포로 구성되는데, 이 모든 세포를 둘러싸는 사이질액(interstitial fluid; 세포바깥액) 성분이 크게 바뀌면 세포는 살아갈 수 없게 된다. 사이질액은 모든 세포와 직접 접해 있는 환경이며, 신체 내부에 있기 때문에 **내부환경**(internal environment)이라고 불린다. 바꾸어 말하면 세포가 생존하여 기능을 발휘하려면 균형 잡힌 내부환경을 유지해야 한다.

인체는 일상적으로 많은 유해자극에 의해 교란되고 있지만, 이에 대항하여 건강을 유지할 수 있는 이유는 외부의 다양한 변화에도 불구하고 내부환경을 한결같이 유지하는 기전을 갖추고 있기 때문이다. 즉, 건강은 미묘하게 조절되어 동적 평형상태에 있는 내적환경의 정상성(stationarity)에 의해 유지되며, 이러한 신체의 기능을 **항상성**(homeostasis)이라고 한다. 일상적으로 겪게 되는 여러 가지 자극이나 스트레스에 대해 항상성을 유지하도록 반응하여, 일시적 또는 부분적으로 변화가 일어나도 곧바로 안정된 상태로 되돌아오도록 시스템이 갖추어져 있다.

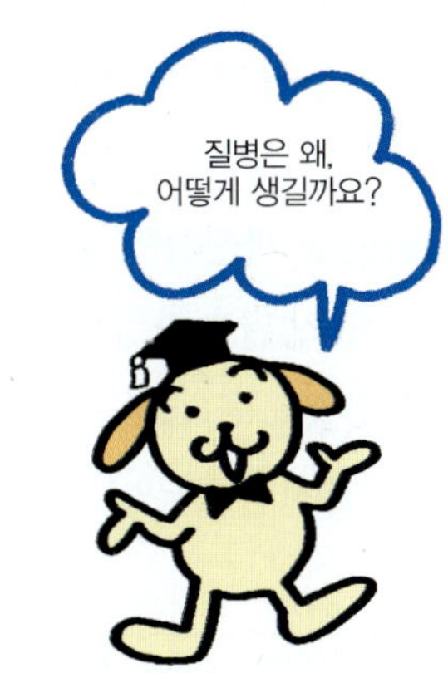

항상성 유지는 신체가 내·외적 위협을 극복하는 데 반드시 필요하기 때문에 신체는 이 항상성을 조절하기 위해 많은 기전을 갖추고 있다. 내부환경의 항상성 유지에는 신장(콩팥)에 의한 혈장 정화, 체내 수분양이나 삼투압 조절 혹은 혈

액의 완충작용이나 폐(허파)의 기체교환에 의한 pH 조절 등이 중요하다. 내분비계통이나 신경계통은 변화하는 내 · 외적 요인을 감지하여 되먹임(feedback) 조절을 통해 항상성을 효율적이고 효과적으로 유지하기 위한 조절기전으로서 중요한 역할을 한다. 또 외부로부터 침입하는 미생물이나 이물질에 대한 면역계통의 반응도 중요하다. 그러나 조절할 수 없을 정도로 신체가 교란되어 항상성이 무너지면 정상적인 기능을 유지할 수 없게 되어 각종 장애에 의한 증상이 발생하고 질병으로서 신체에 나타나게 된다.

신체의 항상성을 파괴하고 질병을 일으키는 원인이 되는 것을 **병인**(etiology)이라고 한다. 병인에는 세균이나 바이러스 등의 미생물, 신체에 해를 미치는 다양한 화학물질이나 외상 등의 **외인**(extrinsic cause)과 개체 또는 장기 등이 원래 가진 질병에 걸리기 쉬운 소질인 **내인**[internal cause; 또는 **소인**(disposition)]이 있는데, 이 내인에는 유전적 요인이 크게 관여한다.

병터의 대부분은 세포나 조직 또는 장기의 형태적 변화를 일으켜 염증, 순환장애, 과다형성 또는 종양 등의 특징적인 현상이 나타난다. 이러한 형태적 변화는 병터부위를 육안이나 현미경 또는 전자현미경 등을 이용해 관찰하면 분명히 알 수 있다. 또 형태적 변화와 함께 혈액이나 체액 등에 생화학적 또는 혈청학적 변화가 나타나 이것이 병태의 파악과 진단에 도움이 된다. 나아가 유전자 수준에서의 연구가 발달하여 질병과 유전정보와의 관계가 밝혀지고 있다. 하지만 많은 검사를 통해 얻은 다양한 정보 중에는 각각의 병인에 특이적인(specific) 변화도 있지만, 여러 병인에 공통하는 비특이적인(nonspecific) 변화도 많이 포함된다. 특정 질병에만 특유하게 나타나 그것으로 질병을 진단하게 되는 경우, 이것을 질병 특유의(pathognomonic) 변화(소견)라고 한다.

2.2 질병에 대한 개인차와 개인의 반응

최근까지는(대부분의 개발도상국에서는 지금도) 질병의 원인으로 감염병이나 영양결핍 등의 외적 요인이 중요했다. 그러나 생활환경이 향상되고 생활습관에도 큰 변화가 생긴 오늘날에는 인구의 고령화로 인해 질병의 구성이나 빈도에 큰 변화가 생겼다. 또 인간의 유전체(genome) 해독에서 볼 수 있듯이 유전요인에 대한 연구의 획기적인 발달로 유전질환의 진단뿐만 아니라 질병에 걸리기 쉬운 체질, 즉 개인차에 대해서도 과학적으로 검증할 수 있게 되었다(column 1 참조).

생활습관병(life style related disease)은 질병의 발병이나 예후[2)]에 관여하는 요인으로서 '유전요인', 병원체나 유해물질 등의 '외적 요인', 그리고 식습관 · 운동 · 흡연 · 음주 등의 '생활습관요인'의 3가지가 중요하며 '**생활습관을 개선하면 질병의 발병이나 진행을 예방할 수 있는 질환**'으로 정의할 수 있다.

주요 생활습관병으로 고혈압, 당뇨병, 이상지질혈증(고지혈증), 비만을 들 수 있다. 이들 질환은 모두 **동맥경화증**(arteriosclerosis) 발병의 대표적인 위험인자이며, 같은 환자에게 여러 요인이 겹쳐 동맥경화증의 진행을 촉진함으로써 허혈심장질환이나 뇌혈관장애의 원인이 된다. 이들 모두 성인기에 발생하는 대표적인

2) 치료 후 질병의 경과로, 경과가 나빠서 사망할 가능성이 높은 경우에는 '예후 불량'이라고 표현한다.

질환으로, 환자 수가 매우 많고(예를 들어 당뇨병이 매우 의심되는 사람의 비율은 20세 이상 남성에서 18.1%, 마찬가지로 여성에서 10.5%, 비만한 사람의 비율은 남성에서 30.7%, 여성에서 21.9%에 달함), 유전소인이 배경에 있는 일반적인(흔한) 질병이라는 의미에서 'common disease'라고도 불린다.

생활습관병의 발병에는 평소의 생활습관이 중요하지만, 그뿐만 아니라 대부분의 경우 **유전요인**이 관여한다. 이는 생활습관병이 종종 혈연자에게서 많이 발생하는 것과 관련이 있다. 따라서 생활습관병은 '많은 유전인자에다가 생활습관으로 대표되는 환경인자가 다양하게 개입해 발병하는 **다인자질환**'이라고 할 수 있다. 이 사실은 유전자에 새겨져 있는 유전암호의 차이에 따라 질병에 걸리는 개인차가 발생하며, 유전자의 그러한 차이로 인해 동일한 환경요인에 노출되어도 질환이 발병하는 사람과 그렇지 않은 사람이 있음을 의미한다.

한 사람 한 사람의 얼굴과 체형이 천차만별이듯이 각각 가진 유전자에 새겨진 암호는 상당한 부위에서 차이가 난다. 이 유전암호의 차이를 **유전자다형성**(DNA polymorphism)이라고 한다. 최근 이루어진 유전체 연구에서 개인 간에 1개의 유전암호, 즉 DNA(유전자)를 구성하는 1개의 염기차이(**단일염기다형성**, single nucleotide polymorphism, SNP)가 질병에 더 잘 걸리거나 약물이 더 잘 듣는 데 영향을 미친다는 사실이 밝혀졌다. 이는 유전자다형성이 존재하는 부위에 따라서는 질병과 관계있는 유전자(와 그 산물인 단백질)의 발현양에 영향을 미치거나 단백질의 아미노산 조성에 변화를 일으켜 단백질의 기능에 영향을 미치는 경우가 있음을 말해준다.

3 인체병리학과 실험병리학

병리학은 크게 **인체병리학**(human pathology)과 **실험병리학**(experimental pathology)으로 나뉜다(그림 1-1). 그러나 이 2가지 병리학이 결코 다른 내용을 의미하는 것은 아니다. 병리학의 대상은 인체의 질병이므로, 실험병리학도 최종적으로는 인체병리학의 해명을 목표로 한다.

인체병리학은 생검(biopsy)이나 수술을 위해 절제된 재료에 대한 **병리진단**(pathological diagnosis)과 사망 환자의 **병리해부**(pathological anatomy)를 기반으로 한다. 의학의 본질상 살아 있는 사람을 대상으로 하는 실험에는 큰 제약이 있다. 그래서 의학 연구에서는 아무래도 실험동물이나 배양세포를 이용하여 질병의 원인이나 기전을 해명할 필요가 있으며, 이를 활용하여 질병 연구를 추진한다.

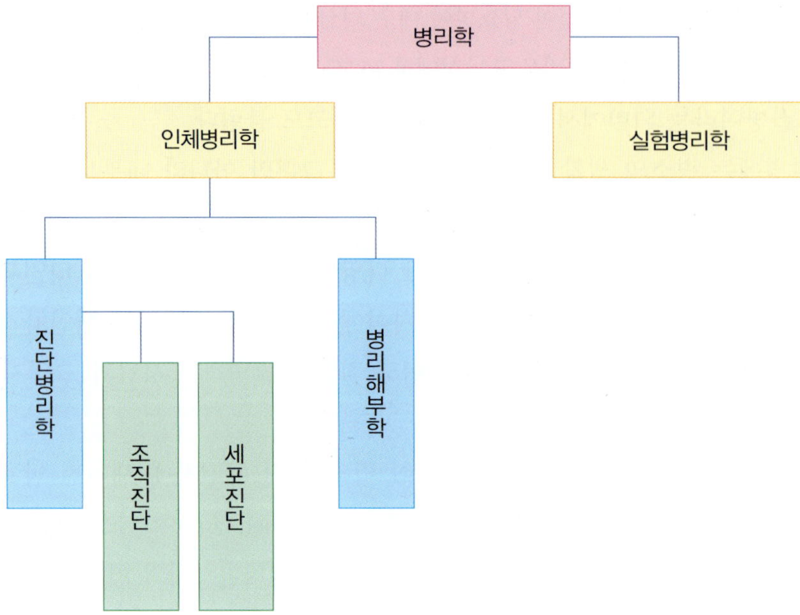

그림 1-1 병리학의 영역

4 병리학과 임상의학

병리학은 다른 많은 기초의학(기초생명과학)과 달리 병리학 영역의 대부분이 임상의학에 속한다. 그런 까닭에 병리학에 관한 연구 성과는 병리진단 및 병리해부를 통해 임상의학과 밀접하게 관계한다.

4.1 진단병리학

병리학은 질병의 본질과 직접 관계하기 때문에 대부분의 경우 병리진단은 질병진단이라고 할 수 있다. 게다가 질병진단뿐만 아니라 질병의 정도, 확산, 양·악성 등도 정확하게 판단할 수 있어서 질병 경과, 치료법 선택, 예후 판정 등에도 중요한 근거를 제공한다. 따라서 일상의 진료에서 다양한 환자의 검체에 대해 병리진단이 이루어지며 임상의학의 중요한 부문을 차지한다. 이처럼 임상과 직결된 병리학 영역을 **진단병리학**(diagnostic pathology)이라고 하며, 일상의 임상현장에서 병리진단이 질병의 최종 진단을 내리는 데에 큰 역할을 한다.

병리진단이란 인체에서 채취한 재료(조직이나 세포)를 현미경으로 관찰하여 병터 유무와 종류를 진단하는 것을 말하며, 재료의 종류와 목적에 따라 ①생검조직진단, ②수술에서 적출된 장기와 조직의 진단, ③수술 중에 이루어지는 신속진단, ④세포진단 등으로 나뉜다.

1) 조직진단(organizational diagnosis)

조직진단이란 세포진단과 구별할 필요가 있을 때 사용하는 용어로, 주로 조직을 검사 대상으로 하는 ①~③이 해당한다. 진단을 목적으로 병터 일부를 채취하는 **생검**(biopsy)이나 수술로 적출한 장기를 이용하여 병터의 진단과 확산 등을 검사하며, 진단병리학 업무의 중심을 이룬다(표 1–1).

생검으로 채취한 조직이나 수술로 적출한 장기는 적출 조직의 몇 배 이상 되는 양의 포르말린에 고정한다. 작은 조직편인 경우는 하루 정도, 적출된 장기인 경우에는 1~2일 고정한 후 필요에 따라 사진을 촬영하고 조직학적으로 검사할 부분을 절단한다. 소화관은 원칙적으로 속공간을 열어 판에 붙이고 펼친 상태를 고정한다. 큰 자궁근종 등은 칼집을 넣어 고정하지 않으면 내부가 고정되지 않아 부패해 버리는 경우가 있다. 잘라낸 조직은 탈수하여 조직을 파라핀포매(paraffin embedding)하고 얇게 잘라 염색한 후 현미경으로 관찰 후 진단한다(그림 1–2).

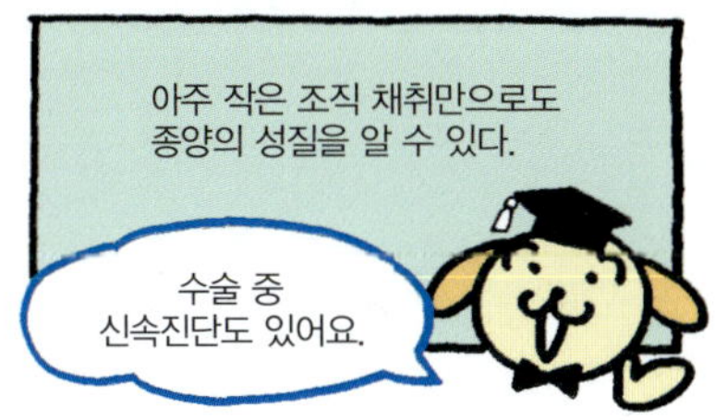
아주 작은 조직 채취만으로도
종양의 성질을 알 수 있다.
수술 중
신속진단도 있어요.

표 1–1 조직진단의 실제

생검	찍어냄생검(펀치생검)	식도, 위, 십이지장 대장내시경하생검 피부 자궁경부 방광
	바늘생검	간(간암, 감염) 신장[신(장)염, 동맥염] 유선(암, 양성종양, 유방병증) 림프절, 종양조직
	시험절제	피부, 연부종양, 유선, 림프절
	내시경하절제	식도, 위, 대장의 폴립, 샘종 조기암
	요도경유절제	방광암, 전립샘비대증
	수술 적출	적출 장기조직의 종양모양 병터

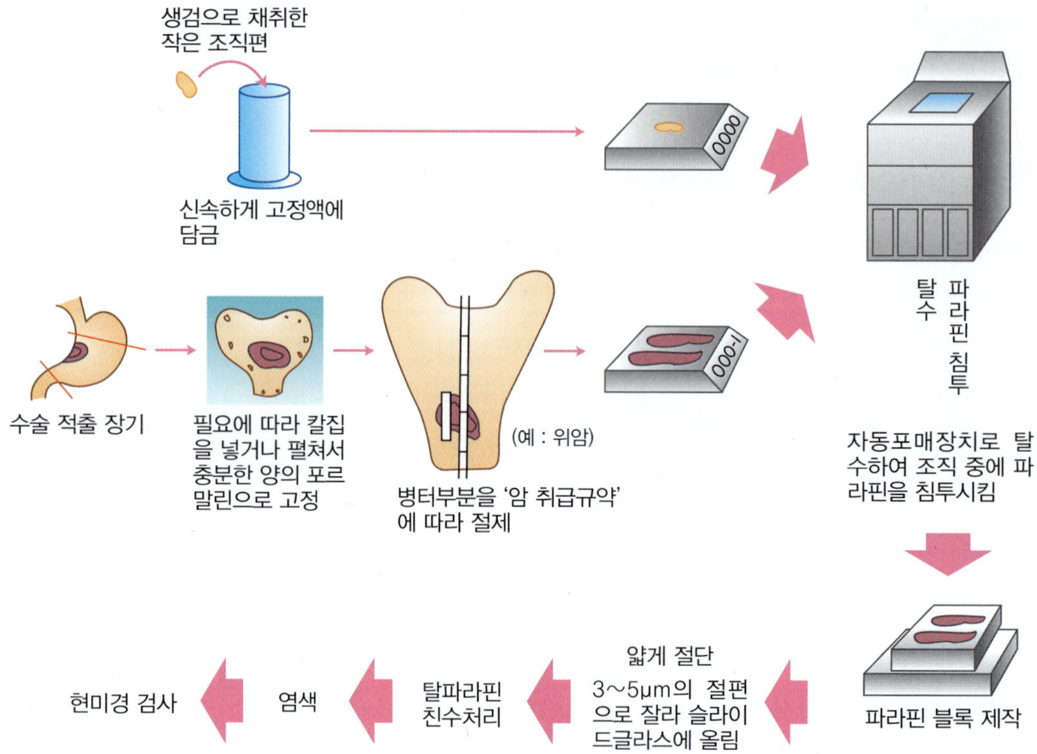

그림 1-2 조직진단의 과정

2) 세포진단(cytological diagnosis)

세포진단이란 가래나 소변, 분비물 등에 포함된 세포를 현미경으로 조사해서 특히 암세포가 있는지를 판단하는 것으로 **세포검사**(cytology)라고도 불린다. **박탈세포검사**(exfoliative cytology)와 **흡인세포검사**(aspiration cytology) 등으로 나뉜다(표 1-2).

박탈세포검사는 장기 표면으로부터 박리한 세포를 조사하는 것으로, 질 내용물-자궁암, 가래-폐암, 소변-방광암 등 다양한 장기를 대상으로 널리 응용된다. 이 검사는 환자에게 고통을 주지 않고 여러 차례 반복해서 재료를 채취할 수 있으며 또 표본 제작도 쉬운 장점이 있어서 자궁암이나 폐암의 집단검진에 적합하다. 흡인세포검사는 유방이나 갑상샘 등에 병터이 있으면 가는 바늘을 삽입해서 흡인하고 이때 채취된 세포 안에 암세포가 있는지를 조사하는 검사로, 박리세포검사보다 신선한 세포를 얻을 수 있는 경우가 많아 병터 진단에 유력한 정보를 제공한다.

세포진단은 병터 부위에서 얻은 검체를 신속하게 알코올로 고정하여 파파니콜로염색 또는 필요에 따라 재빨리 건조시켜 김자염색을 한 후 현미경으로 관찰하는 과정으로 이형세포의 유무를 판정한다(그림 1-3).

이처럼 세포진단은 환자에게 가해지는 침습이 비교적 적고, 검체 채취나 표본제작이 간편하며 단시간에 검사할 수 있다는 장점 외에도 조직표본을 만들 수 없는 가슴막삼출액(흉수)이나 복수, 소변 등 액상 검체 속의 세포를 관찰할 수 있고, 수술 중 가슴안(흉강)이나 복강 세정액 속의 암세포 유무를 조사하여 암의 진행정도를 판정하는 데 큰 도움을 준다.

표 1-2 조직진단의 실제

박탈세포검사	가래(폐암 검진) 소변(방광암 진단) 가슴막삼출액, 복수(암의 침윤)
흡인세포검사	유선, 갑상샘, 림프절 종양조직(암 진단)
찰과세포검사	자궁경부, 자궁내막(자궁암 검진) 기관지 브러싱(폐암 진단)
날인세포검사	수술 중에 적출한 장기의 절제면이나 절제 끝부분 등

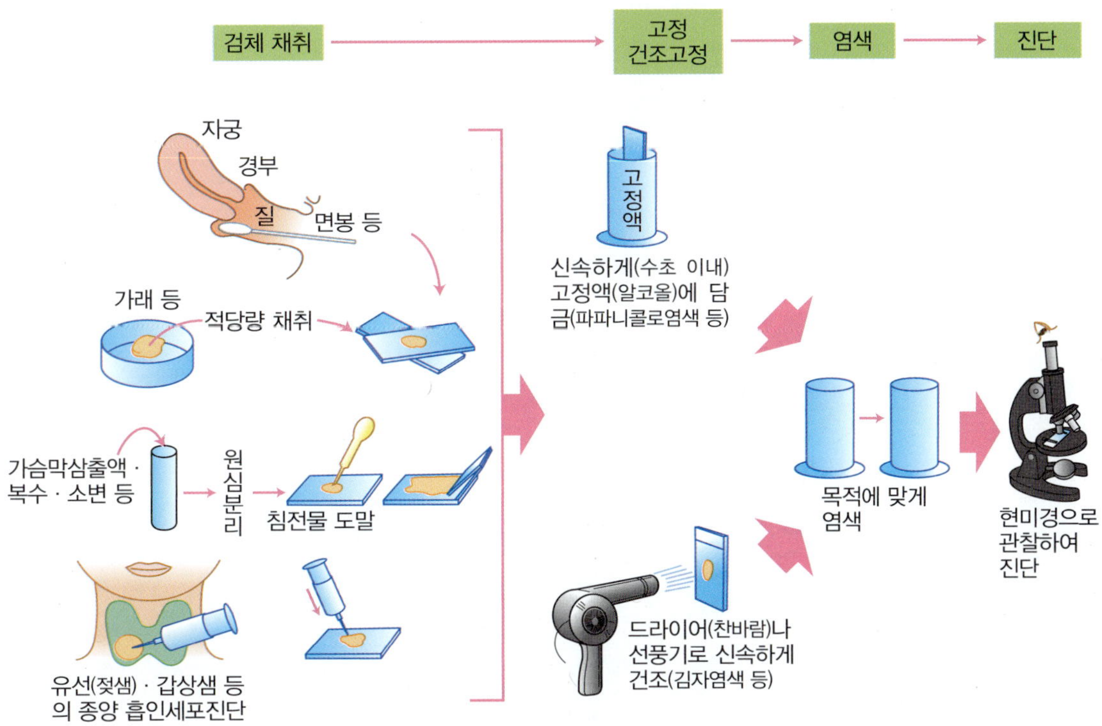

그림 1-3 세포진단의 과정

4.2 병리해부

병리해부(pathological anatomy)는 질병으로 사망한 사람의 병터가 사망 시점에 어떠한 상태였는지를 조사함과 동시에 주병터와 직접적인 사망원인과의 연관성이나 생전 진단이 옳았는지를 검증하고, 치료 효과가 어느 정도 나타났는지를 임상경과와 비교하면서 분명하게 밝히기 위한 목적으로 이루어진다.

외부 피부를 관찰한 후 피부를 절개해 전신의 장기를 관찰하여 임상경과와 비교 검토를 하며 잠정적 육안진찰에 의한 병리진단을 내린다. 이 병리해부 시의 육안소견을 유족에게 설명하고, 유족의 승낙을 얻을 수 있으면 필요에 따라 장기를 포르말린에 고정 및 보존하여 나중에 상세한 육안관찰을 실시하면서 병터 부분을 포함한 각 장기를 절단한다. 그 후 절단한 절편의 조직표본을 제작하여 병터의 조직학적 진단을 내리고 최종적인 병리진단과 총괄적인 내용을 기록하여 병리해부보고서를 완성한다.

병리해부 외에도 의학교육을 위한 **계통해부**, 범죄나 변사의 경우에 법원의 영장에 의해 행해지는 **사법해부**, 감염병 · 중독 · 재해사망 시 각 지방자치단체장의 지시로 대학 법의학교실 등에서 행해지는 **행정해부** 등이 있다.

Column 1

포스트게놈시대의 의학과 정밀의료

유전체(genome)란 각각의 생물종이 가진 유전정보 전체를 가리키는 말이다. 그 실체는 염색체에 들어 있는 DNA이며, 아데닌(adenine), 시토신(cytosine), 구아닌(guanine), 티민(thymine)이라는 4종류 염기의 특정 배열을 통해 유전정보가 유지된다.

인간의 유전체는 약 30억 개의 염기쌍으로 구성되며 약 2만 수천 종의 유전자가 포함되어 있는데, 보통은 이들 유전자를 2개(대립유전자, 부친 유래와 모친 유래)씩 가진다.

인간의 염색체에 있는 DNA의 염기배열을 모두 해독하고자 한 시도가 1990년에 시작되어 국제공동프로젝트로서 추진된 결과, 2003년에 완성판이 공표되었다. 당초에는 각국이 서로 협력해도 10년 이상의 세월을 필요로 했지만, 지금은 기술이 비약적으로 발전하여 수일 안에 개인의 전체 염기배열을 해독할 수 있는 시대가 되었다.

포스트게놈(post-genome)시대의 의학이란 이러한 유전정보 중에서 도움이 되는 것을 찾아내어 그 기능을 명확히 밝히고 나아가 개인차를 만드는 원인이 되는 염기배열의 차이를 해명해서 의료에 도움이 되도록 하는 것이다. 예를 들어 염색체 DNA의 배열에는 미묘한 개인차가 있으며 대략 500~1,000염기 중 1개의 비율로 개인이나 인종 사이의 배열 차이가 발견된다. 이것을 **단일염기다형성**(single nucleotide polymorphism, SNP, **스닙**)이라고 한다. 가까운 예를 들면 술이 센 사람과 약한 사람의 차이도 알코올대사효소 유전자의 스닙 결과 나타나는 것이다. 나아가 유전자의 복제 수조차 개인차가 있다는 사실도 밝혀졌다. 즉, 2개씩 갖고 있어야 할 유전자가 1개밖에 없거나 3개가 있는 일이 생겨(복제수다형) 유전자발현 수준에 영향을 미치는 것이다.

이러한 유전체 정보의 개인차에 따라 질병에 걸리기 쉬운지의 여부뿐만 아니라 사람의 체질에 맞고 효과가 좋으면서 부작용이 적은 약물도 알 수 있게 될 것이라고 보고 있다. 또한 특정 유전자에 대해 각 환자의 배열을 해독하여 결과에 따라서는 예방적 치료를 하는 일도 현실이 되고 있다. 예를 들어 종양억제유전자(tumor suppressor gene) *BRCA1* 혹은 *BRCA2*의 대립유전자 한쪽에 선천적인 변이(유전성 유방암 환자에게 많이 관찰)가 확인된 경우, 본인과 의료팀이 충분히 상의하여 예방적 유방절제술과 유방재건술을 시행하기도 한다.

이러한 유전체 정보의 개인차나 각 개인의 병터에서 관찰되는 특징적인(예를 들어 암조직의 특정 유전체 이상이나 단백질 발현패턴 등) 정보를 얻어 개인별로 적절하게 치료하는 의료를 우리나라에서는 맞춤의료라고 한다. 하지만 2015년 당시 미국 대통령(오바마 대통령)이 일반 국정연설에서 '필요한 치료법을 필요한 때 이를 필요로 하는 사람에게'라고 언급하며 **정밀의료**(precision medicine)를 추진한다고 선언했을 때부터 이 단어가 일반적으로 사용되고 있다. 현재는 정밀의료는 의료의 세계적 목표이다.

요점 정리

- 병리학(pathology)이란 질병의 원인, 발생기전, 경과, 결과 등 일련의 과정으로 조사하여 질병 및 병적 상태의 본질을 연구하는 학문이다.
- 건강은 동적 평형상태에 있는 내적환경의 정상성에 의해 유지되는데, 이러한 신체의 기능을 항상성(homeostasis)이라고 한다.
- 신체의 항상성이 파괴되어 질병을 일으키는 원인이 되는 것을 병인(etiology)이라고 한다. 병인에는 세균이나 바이러스 등의 미생물, 신체에 해를 미치는 다양한 화학물질이나 외상 등의 외인과 개체 또는 장기가 원래 가지고 있는 질병에 걸리기 쉬운 소질, 즉 내인(또는 소인)이 있으며, 이 내인에는 유전적 요인이 크게 관여한다.
- 질병의 발병이나 예후에 관여하는 요인으로 ①유전요인, ②병원체나 유해물질 등의 외적 요인, ③식습관, 운동, 흡연, 음주 등 생활습관요인의 3가지가 중요하며, 생활습관병은 '생활습관을 개선함으로써 질병의 발병이나 진행을 예방할 수 있는 질환'으로 정의할 수 있다.
- 주요 생활습관병으로 고혈압, 당뇨병, 이상지질혈증(고지혈증), 비만을 들 수 있다. 이들 질환은 모두 동맥경화증(arteriosclerosis) 발병의 대표적인 위험인자이며, 같은 환자에게 여러 요인이 겹쳐 동맥경화증의 진행을 촉진함으로써 허혈심장질환이나 뇌혈관장애의 원인이 된다.
- 생활습관병은 많은 유전인자에 생활습관으로 대표되는 환경인자가 다양하게 개입해 발병하는 다인자질환이다.
- 병리학은 크게 인체병리학(human pathology)과 실험병리학(experimental pathology)으로 나뉜다. 인체병리학은 생검이나 수술 중 진단 등의 병리진단(pathological diagnosis)과 사망 환자의 병리해부(pathological anatomy)를 기초로 한다.
- 임상과 직결된 병리학 영역을 진단병리학(diagnostic pathology)이라고 하며, 일상의 임상현장에서 병리진단으로서 질병의 최종 진단을 내리는 데에 큰 역할을 한다.
- 조직진단(organizational diagnosis)이란 진단을 목적으로 병터 일부를 채취하는 생검(biopsy)이나 수술로 적출한 장기를 이용하여 병터의 진단과 확산 등을 검사하는 것으로, 진단병리학 업무의 중심을 이룬다.
- 세포진단(cytodiagnosis)이란 가래나 소변, 분비물 등에 포함된 세포를 현미경으로 조사해서 특히 암세포가 있는지를 판단하는 것으로, 박탈세포검사, 흡인세포검사 등이 있다.
- 병리해부(pathological anatomy)는 질병으로 사망한 사람의 병터 상태를 조사하여 직접적인 사망 원인이나 생전 진단의 검증, 치료 효과를 임상경과와 비교하면서 명확하게 밝힐 목적으로 시행된다.

확인문제

01. 질병의 (①), 발생기전, 경과, 죽음이라는 일련의 과정을 조사함으로써 질병 및 병적 상태의 본질을 연구하는 학문을 (②)(이)라고 한다.

02. (③)의 유지는 생체가 내적 · 외적 위협을 극복하는 데 매우 중요하다.

03. 질병을 일으키는 원인이 되는 병인에는 세균이나 바이러스 등의 (④)(이)나 신체에 해를 미치는 다양한 화학물질, 외상 등의 외인과 원래 질병에 걸리기 쉬운 내인(소인), 그리고 (⑤) 요인이 크게 관여한다.

04. 주요 생활습관병에는 (⑥), (⑦), (⑧), (⑨)이/가 있으며 이들 병태는 모두 (⑩)의 대표적인 위험인자이다.

05. 병리학은 크게 인체병리학과 (⑪)(으)로 나뉜다. 인체병리학은 병리진단과 (⑫)을/를 기반으로 한다.

06. 임상과 직결된 병리학 영역을 (⑬)(이)라고 한다.

07. (⑭)(이)란 병터부위의 장기나 조직 일부를 채취하여 행하는 병리학적 검사를 말한다. 많은 악성 종양 진단에 (⑮)도 이용된다.

08. 세포진단 가운데 (⑯)은/는 자궁암이나 폐암의 집단검진에 적합하다.

09. (⑰)은/는 바늘로 흡인 · 채취한 세포 안의 암세포 유무를 조사하는 검사로, 병터의 진단에 유효하다.

10. 환자의 사망 후 (⑱)의 승낙 하에 이루어지는 (⑲)을/를 통해 진단이나 치료의 적합성 여부가 판단된다.

정답

① 원인, ② 병리학, ③ 항상성, ④ 미생물, ⑤ 유전, (⑥~⑨의 순서는 상관없음) ⑥ 고혈압, ⑦ 당뇨병, ⑧ 이상지질혈증(고지혈증), ⑨ 비만, ⑩ 동맥경화증, ⑪ 실험병리학, ⑫ 병리해부, ⑬ 진단병리학, ⑭ 생검, ⑮ 수술 중 신속진단, ⑯ 박탈세포검사, ⑰ 흡인세포검사, ⑱ 유족, ⑲ 병리해부

CHAPTER

02

세포 · 조직과 손상

학습목표

1. 세포와 조직의 기본적 구조를 이해할 수 있다.
2. 세포가 손상을 입으면 어떠한 변화가 세포와 조직에 일어나는지 설명할 수 있다.
3. 원주상피, 중층편평상피, 이행상피가 존재하는 기관을 열거하고 왜 이러한 상피가 필요한지 설명할 수 있다.
4. 세포를 손상시키는 원인 중 대표적인 것을 열거할 수 있다.
5. 세포변성이 어떠한 개념인지 설명할 수 있다.
6. 괴사와 세포자멸사의 차이에 대해 설명할 수 있다.
7. 위축이란 무엇이며 어떤 종류가 있는지 설명할 수 있다.

핵심용어

- 분화
- 핵
- 데옥시리보핵산(DNA)
- 리보핵산(RNA)
- 세포질
- 사립체
- 용해소체
- 리보소체
- 상피조직
- 암종
- 육종
- 결합조직
- 세포바깥바탕질(세포외바탕질)
- 아교질원섬유
- 신경세포
- 변성
- 괴사
- 허혈
- 자가용해
- 세포자멸사
- 위축
- 형성저하증

신체는 **세포**(cell)의 집합체이다. 따라서 건강하다는 말에는 신체를 구성하는 세포가 건강하다는 의미를 내포한다. 한편, 이러한 세포의 기능이 어떠한 원인에 의해 손상을 입으면 신체는 비정상적인 상태가 되어 **질병**(disease)이 발생하게 된다.

신체를 구성하는 수많은 세포는 원래 수정된 1개의 난세포(수정란)에서 유래한다. 이 세포는 증식을 거듭하는 동안에 수정란과는 다른 특징적인 성질을 가진 각종 세포 무리로 변화하는데, 이를 **분화**(differentiation)라고 한다. 그리고 분화를 달리하는 세포 무리는 각각 일정한 배열과 형태를 취하면서 **조직**(tissue)[1)]을 구성하여 일정한 기능을 한다. 조직을 구성하는 세포 간에는 조직의 구조와 기능에 맞게 세포사이물질(intercellular substance; 예를 들어 아교질)이 존재한다. 이러한 몇몇 조직은 일정한 법칙에 따라 결합하여 **기관**(organ; 예를 들어 폐나 신장 등)을 구성한다. 신체(개체)는 여러 개의 기관이 일정한 법칙에 따라서 적절하게 배열되어 복잡하면서도 전체적으로 잘 조절된 독자적인 기능을 한다.

1 세포의 구조와 기능

생명체를 구성하는 기본 단위는 **세포**(cell)이며, 인체는 약 60조 개의 다양한 세포로 구성되어 있다. 세포는 세포막을 통해 외부와 구분되며, 세포 밖에서 다양한 물질을 받아들이고 세포 안에서 다양한 물질을 합성하여 생명활동을 영위한다. 세포 중에는 증식하거나 운동 또는 이동하는 세포가 있으며, 대사상으로는 모든 세포가 호흡을 한다.

세포는 **핵**(nucleus)과 **세포질**(cytoplasm)로 구성되고, 그 주위를 **세포막**(cell membrane)이 둘러싸서 세포 안팎을 나눈다. 세포질에는 명확한 형태를 취하지 않는 반유동성의 세포질액(cytosol)과 특정한 형태와 기능을 가진 **세포소기관**(cell organelle; 사립체, 세포질그물, 골지기관, 용해소체, 리보소체, 중심소체 등)이 들어 있다(그림 2–1).

또한 세포 내에는 **세포뼈대**(cytoskeleton)를 형성하는 다양한 종류의 섬유 모양 구조물이 있다. 세포뼈대는 세포의 형태를 유지하고, 세포소기관의 위치를 결정하며, 운동이나 분비물 방출 등 세포활동에 많은 도움을 준다.

1) 여기서는 조직학에서의 정의를 설명했는데, 일상의 진료나 검사 업무에서는 조직이라는 단어가 '신체의 일부', '기관의 일부' 혹은 '장기(의 일부)'의 의미로 폭넓게 사용된다.

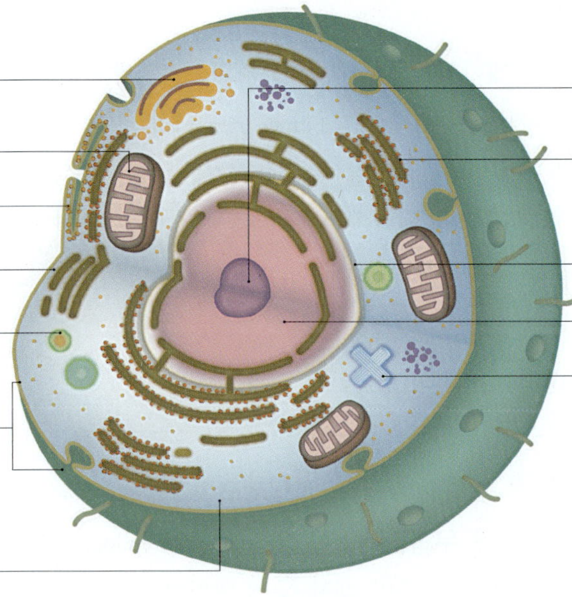

그림 2-1 **세포의 미세구조**

1) 핵(nucleus)

대부분의 세포는 보통 1개의 핵을 가지며 세포에서 일어나는 모든 과정을 조절하는 중앙통제소 역할을 한다. 예외적으로 적혈구와 혈소판은 핵이 없고 뼈대근육세포는 여러 개의 핵을 가진다.

핵은 **핵막**(nuclear membrane)이라는 이중막으로 덮여 있고 그 내부의 **핵질**(nucleoplasm)에는 **핵소체**(nucleolus)와 **염색질**(chromatin)이 있다. 핵소체는 둥근 소체로, 세포질 내의 핵산, 특히 rRNA가 이곳에서 만들어진다. 염색질은 염기성 단백질인 히스톤(histone)에 이중나선구조의 DNA가 감기고 접혀서 응축된 것이다.

핵에는 개체의 유전형질에 관한 모든 정보를 가진 DNA(데옥시리보핵산, deoxyribonucleic acid)가 들어 있으며, 세포분열과 주기를 조절하고 단백질합성에 중요한 역할을 한다. DNA는 세포분열 시기가 되면 응집해서 쌍을 이루는 염색체를 형성한다. 따라서 염색체는 세포분열 시에만 보인다. 사람의 경우 22쌍의 보통염색체와 1쌍의 성염색체인 총 46개의 염색체를 가진다. 핵은 대부분의 세포에서 형태가 거의 일정하기 때문에 핵의 형태학적 변형은 종양의 악성도나 세포사를 추정할 수 있다.

2) 세포질(cytoplasm)

세포질은 세포 내부를 채우는 균일하고 투명한 젤리 형태의 물질로, 핵을 제외한 **세포질액**(cytosol)과 **세포소기관**(cell organelle)으로 이루어진다.

세포질은 세포의 형태를 유지하고 세포 내의 항상성을 유지하며 세포소기관을 지탱해주는 역할을 한다. 또한 대개는 물질대사에 사용되면서 생명유지에 반드시 필요한 화학물질을 저장하기도 한다.

(1) 사립체(mitochondria)

세포 내부의 호흡을 담당하며 에너지를 생산하는 소기관으로, 세포용량의 20~30%를 차지한다. 형태는 원형에서 타원형 등 여러 가지이다. 속막(내막, inner membrane)과 바깥막(외막, outer membrane)의 이중막과 액체의 바탕질(matrix)로 구성된다. 속막은 안쪽을 향해 돌출하여 능선(crista)을 형성하는데, 이 능선 부분에서 ATP(아데노신삼인산)라는 고에너지물질이 합성된다(그림 2-2). 근육이나 간 등 활발하게 활동하는 장기의 세포에는 대량의 사립체가 있으며, ATP가 활발히 생산되고 그 세포 내에서 소비된다.

(2) 세포질그물(endoplasmic reticulum)

핵막의 바깥막에서 이어지는 미로와 같은 주머니 모양의 구조로, 핵을 둘러싸듯 이 존재한다. 막 표면에 리보소체(ribosome)라는 작은 입자가 부착된 **과립세포질그물**(granular endoplasmic reticulum)과 리보소체가 부착되지 않아 표면이 매끄러운 **무과립세포질그물**(agranular endoplasmic reticulum)이 있다(그림 2-3).

과립세포질그물은 분비성 단백질을 만들며 췌장 등에 발달해 있다. 무과립세포질그물의 역할은 세포에 따라 다른데, 간세포에서는 지질의 합성, 해독, 해당 작용을 하고, 근(육)세포에서는 근육세포질그물(근육형질그물, myoplasmic reticulum)로서 칼슘이온(Ca^{2+})의 저장을 담당하며, 부신수질세포나 고환의 사이질세포 등에서는 스테로이드호르몬의 생산을 담당한다.

(3) 골지기관(Golgi apparatus)

편평한 주머니가 여러 층 겹쳐진 형태의 소기관으로, 핵 주위에 위치하며 분비성 세포에 발달해 있다. 과립세포질그물에서 만들어진 단백질이 용해소체(lysosome) 내의 효소가 되거나 분비과립에 흡수되어 세포막으로 운반되기 전에 반드시 경유하는 곳이다. 이곳에서 단백질이 가공되거나(인산화, 당사슬 결합 등) 농축 및 저장되었다가 필요에 따라 세포막으로 보내져 분비된다.

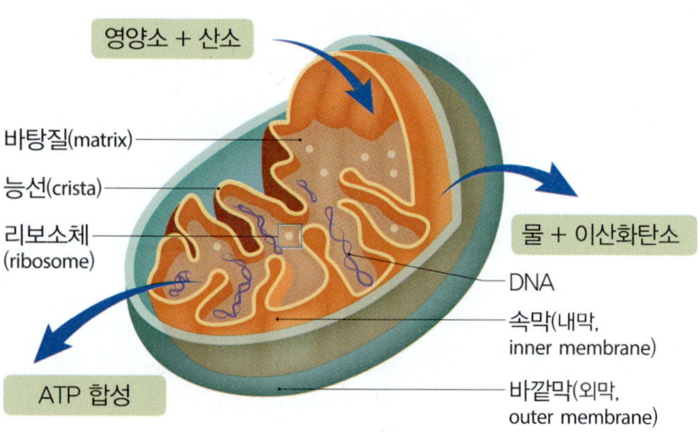

그림 2-2 사립체

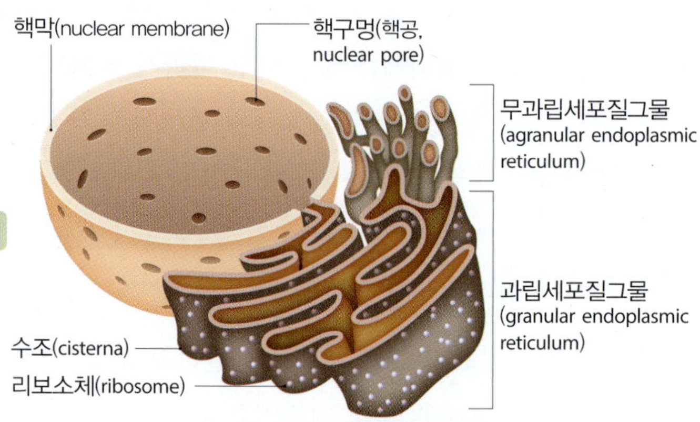

그림 2-3 세포질그물

(4) 용해소체(lysosome)

막으로 둘러싸인 주머니 모양의 작은 과립으로, 세포질 내에 흩어져 있다. 많은 종류의 가수분해효소(인산분해효소, 핵산분해효소, 단백질분해효소 등)를 함유하며, 이들 효소는 세포 자신에게 불필요해진 분자나 구조물, 또 포식작용(phagocytosis)을 통해 세포질 내로 들어온 이물(질)을 분해한다. 용해소체는 특히 백혈구에 많이 존재한다.

(5) 리보소체(ribosome)

단백질의 합성을 담당하는 소기관으로 모든 세포에 존재하지만, 그 수는 세포의 종류와 활성에 따라 다르다. 크게 단백질을 합성하는 자유리보소체(free ribosome)와 세포질그물 표면에 붙어 막단백질이나 분비단백질 등을 합성하는 부착리보소체(attached ribosome)의 두 가지로 나뉜다.

리보소체는 핵 내 DNA로부터 유전정보를 운반해 온 전령 RNA(mRNA)를 바탕으로 아미노산 배열을 만들어냄으로써 단백질을 합성하는 장소이다(그림 2-4).

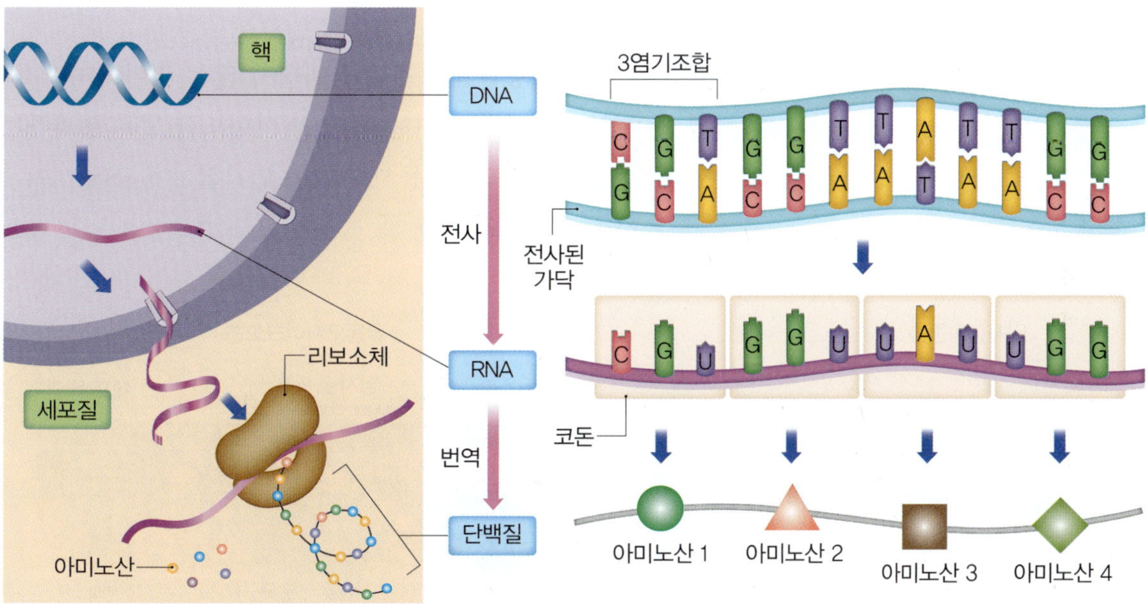

그림 2-4 단백질의 합성

DNA에 부호화되어 있는 유전정보가 발현되려면 우선 DNA의 정보가 RNA라는 형태로 전사될 필요가 있다. 이렇게 만들어진 최초의 RNA에는 DNA 속에 들어 있던 유전정보 이외의 불필요한 염기배열 부분도 복제되어 들어 있으며, 이후 불필요한 부분이 제거되는 등의 조절을 받아 최종적으로 성숙한 mRNA가 된다. mRNA는 핵 바깥으로 운반되어 리보소체에서 단백질로 번역된다.

(6) 중심소체(centriole)

핵 가까이에 존재하는 2개(1쌍)의 짧은 원주 모양의 소체로, 서로 직각으로 교차하듯이 배열되어 있다. 세포분열 시에는 염색체를 양끝으로 당기는 역할을 하며 중심소체 사이에 방추체(spindle; 미세혈관의 집합)가 나타난다. 비분열기에는 미세관(microtubule) 형성에 관여한다.

3) 세포막(cell membrane)

세포막은 다양한 세포소기관과 그것을 감싸는 세포속액이 세포 밖으로 확산되지 않도록 하는 장벽으로, **형질막**(plasma membrane)이라고도 한다. 세포속액과 세포바깥액이 모두 수용액이기 때문에 장벽인 세포막은 불용성이어야 하므로 기본적으로 물에 녹지 않는 **인지질**(phospholipid)로 구성된다. 인지질 분자의 물에 쉽게 녹지 않는 소수성 부분(hydrophobic part)은 서로 마주보고 있고, 물에 쉽게 녹는 친수성 부분(hydrophilic part)은 바깥쪽을 향해 안정화되어 있는데, 이 구조를 **인지질이중층**(lipid bilayer)이라고 한다. 인지질은 물 위에 빼곡히 떠있는 탁구공처럼 수평방향으로 움직일 수 있고(막의 유동성), 막 곳곳에는 단백질이 모자이크 모양으로 매몰되어 지질과 함께 움직이고 있어서 유동모자이크모형(fluid mosaic model)으로 막의 구조를 표현하기도 한다(그림 2-5).

세포막에는 선택투과성이 있어 물질에 따라 세포막을 통과하는 것과 통과하지 않는 것이 있다. 지방산이나 지용성 물질은 쉽게 통과하지만, 물에 녹아 있는 각종 이온이나 포도당, 아미노산 등은 통과하지 않는다. 따라서 통과하지 않는 물질을 필요에 따라 세포 안팎으로 이동시킬 때는 인지질이 중층에 끼어 있는 단백질의 도움을 받아야 한다.

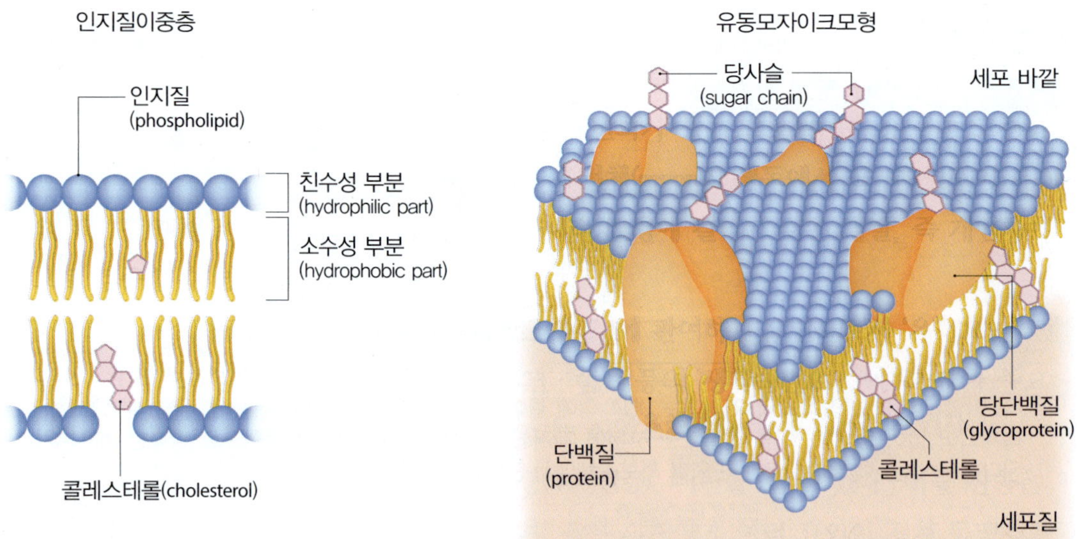

그림 2-5 세포막의 구조

2 조직의 분류와 기능

조직은 같은 방향으로 분화된 세포 무리로 구성되며, 단순한 세포 집단이 아니라 세포와 세포 사이에는 각 조직에 특유한 세포사이물질(intercellular substance)이 있다. 또한 대부분의 조직에는 아직 분화되지 않고 증식 후에 해당 조직을 구성하는 다양한 세포로 분화할 수 있는 능력과 자가복제능력을 함께 가진 세포인 **줄기세포**(stem cell)가 있으며, 이를 **성체줄기세포**(adult stem cell)라고 한다. 이러한 세포는 각 조직에서 새로운 세포를 만들 때나 조직에 심한 손상을 받은 후의 재생에 중요한 역할을 한다. 대표적인 예로 골수의 **조혈줄기세포**(hematopoietic stem cell)를 들 수 있는데, 이 세포는 증식능력과 모든 종류의 혈액세포로 분화하는 능력을 함께 가지고 있어서 조혈기능이 손상된 환자에게 이식하면 환자의 조혈능력을 회복시킬 수 있다.

임신 초기의 초기배아 안에서 얻을 수 있는 줄기세포를 ES세포라고 하는데, 신체를 구성하는 모든 세포로 분화할 수 있다.

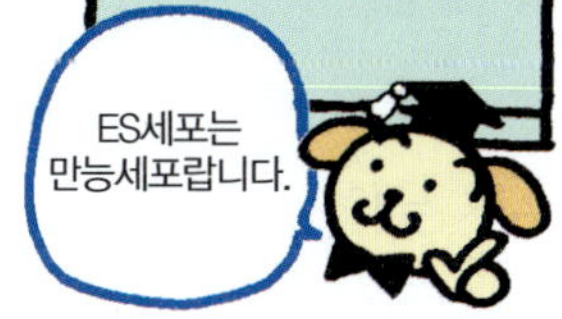

한편, 임신 초기의 초기배아 안에는 **배아줄기세포**(embryonic stem cell, **ES세포**)라는 줄기세포가 있으며, 이 줄기세포는 신체를 구성하는 모든 세포로 분화할 수 있다(column 2 참조).

조직에는 상피조직, 결합조직, 근육조직, 신경조직이 있다.

1) 상피조직(epithelial tissue)

상피조직은 신체의 바깥표면(예를 들어 피부)이나 체표면에서 연속된 속공간(내강, lumen; 소화관, 기도, 요로 등)이나 기관(organ; 간, 췌장 등)의 속면을 덮는 조직이다. 피부를 덮는 상피를 표피(epidermis)라고 하고, 소화관이나 기도의 상피조직처럼 표면이 점액에 항상 젖어 있는 조직을 점막(mucosa)이라고 한다. 내분비샘(endocrine gland)을 제외하면 상피세포로 덮인 공간은 아무리 간이나 췌장, 위 등의 샘세포(glandular cell), 신장의 요세관 상피세포 등으로 둘러싸인 좁은 틈새라고 할지라도 도관 등을 통해 소화관 속공간이나 요로로 지나가 외부와 연결되는 것이 특징이다. 즉, 상피세포로 덮인 공간은 신체 안으로 복잡하게 비집고 들어가 있는 외부로 간주할 수 있다.

상피조직은 구성하는 세포의 성질에 따라 **원주상피**(columnar epithelium), **이행상피**(transitional epithelium), **중층편평상피**(stratified squamous epithelium) 등으로 나뉘며, 각각 신체 안에서 존재하는 장소가 정해져 있다(그림 2-6).

상피조직은 외부로부터 신체를 보호하거나 소화 및 흡수와 호흡을 하고 각종 물질을 생산하여 분비하는 중요한 작용을 한다. 상피조직에서 발생하는 악성종양을 **암종**(carcinoma), 상피 이외의 조직에서 발생하는 악성종양을 **육종**(sarcoma)이라고 하여 구별한다.

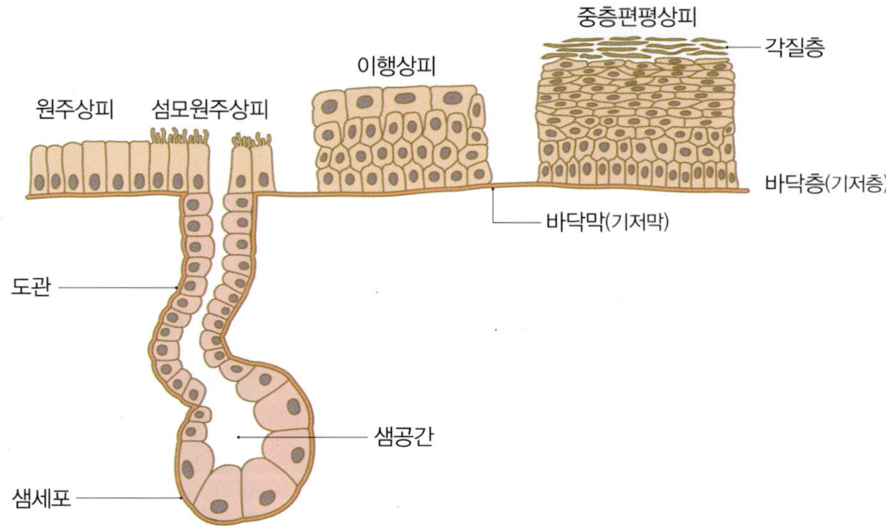

그림 2-6 상피세포의 종류와 구조

원주상피는 위, 장, 담낭, 자궁내막 등의 속면을 덮고 있다. 샘을 구성하는 세포이며, 샘상피라고도 불린다. 섬모원주상피는 코안(비강), 기관, 기관지, 자궁관 등의 점막상피이다. 이행상피는 신우(콩팥깔때기), 요관, 방광 등 요로를 덮는 상피이며 요로상피라고도 불린다. 중층편평상피는 피부, 입안(구강), 식도, 항문, 자궁질부분, 질 등의 표면에 있다. 피부에서는 특히 표피라고 불리며 가장 바깥층은 각질화(cornification)되어 있다. 샘세포는 분비액을 생산하며, 생산된 분비액은 도관을 통해 외부로 배출된다.

2) 결합조직(connective tissue)

결합조직에 속하는 세포는 다양한 형태와 기능을 가지며, 신체와 기관을 지지하거나 기관과 기관을 결합하는 역할을 한다.

결합조직의 대부분을 차지하는 것이 섬유성 결합조직(fibrillar connective tissue)으로, 신체의 곳곳에 존재한다(그림 2-7). 이 조직은 **세포바깥바탕질**(세포외바탕질, extracellular matrix)이라는 반액상 물질로 이루어지며, 그 안에는 **아교질원섬유**(collagenous fibril; **아교질**) 등의 섬유성분이 많고 세포성분은 적다. 혈관은 혈액을 공급하기 위해서 특별히 발달한 결합조직으로 이루어진다. 혈액도 혈장이라는 액체를 바탕질로 하는 일종의 결합조직으로 간주된다. **연골조직**(cartilage tissue)이나 **골조직**(뼈조직, osseous tissue)은 연골바탕질(cartilage matrix)과 뼈바탕질(bone matrix)을 생산하여 신체를 지지하기 위해 특별히 분화된 결합조직이다.

3) 근육조직(muscular tissue)

근육조직에는 **뼈대근육**(골격근, skeletal muscle), **민무늬근육**(평활근, smooth muscle), **심장근육**(심근, cardiac muscle)의 3종류가 있다. 근육세포의 수축을 통해 운동기능을 발휘한다.

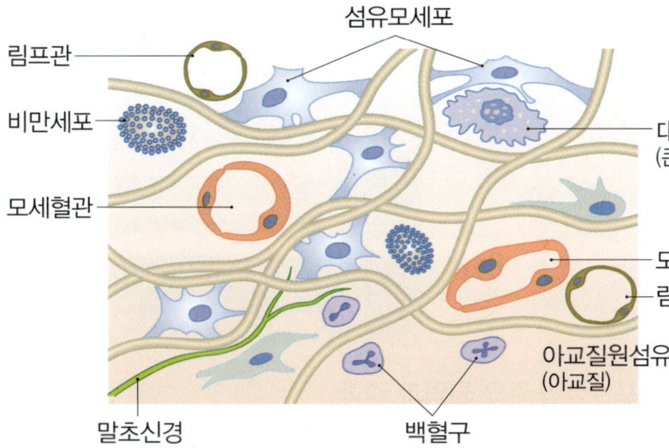

그림 2-7 섬유성 결합조직

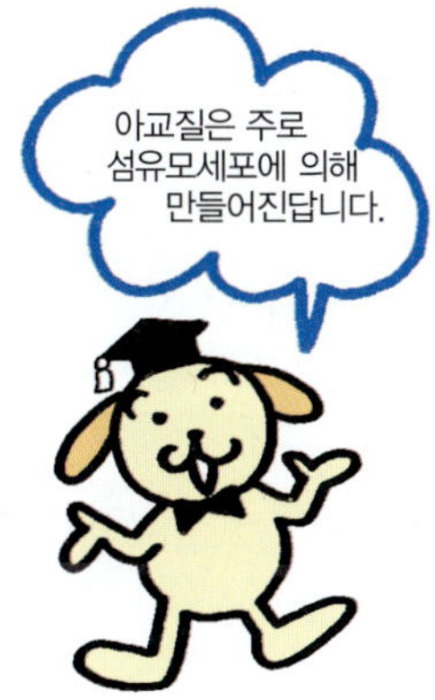
아교질은 주로
섬유모세포에 의해
만들어진답니다.

4) 신경조직(nervous tissue)

신경조직은 **신경세포**(neuron)와 이를 지지하고 영양을 공급하는 **신경(아)교세포**(glial cell)로 구성된다. 신경세포는 신경돌기를 가지며 자극에 의해 흥분하고 그 흥분은 신경돌기를 통해 전달된다.

3 세포손상

세포는 쉬지 않고 활동하며 항상 물질을 대사한다. 세포는 주위의 자극이나 환경 변화에 대응하여 형태를 바꾸거나 기능을 조절하면서 적응한다. 그러나 세포가 적응할 수 있는 범위에는 한계가 있으며, 이를 넘어선 자극이나 스트레스가 가해지면 세포는 손상을 입는다.

손상을 입은 세포는 일반적으로 **변성**(degeneration)이라는 변화를 나타낸다. 손상 정도가 가벼우면 회복될 수 있지만(**가역변화**), 일정 한계를 넘으면 원래 상태로 회복되지 못하고 기능이 완전히 정지되어 결국에는 죽음에 이른다(**비가역변화**). 손상의 결과 일어나는 세포의 죽음을 **괴사**(necrosis)라고 하며 개체 전체의 죽음(사망)과는 구별한다(그림 2-8).

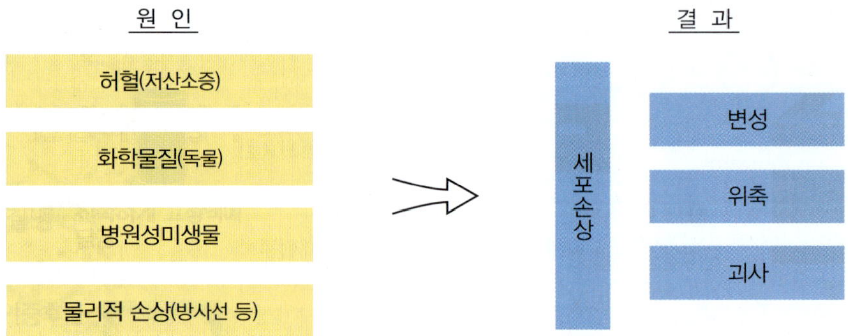

그림 2-8 세포손상의 주요 원인과 결과

3.1 세포손상의 원인

세포를 손상시키는 원인에는 다양한 것이 있는데, 그중에서 ①허혈(저산소증), ②화학물질, ③병원성미생물, ④방사선으로 대표되는 물리적 손상이 중요하다.

1) 허혈(ischemia)

허혈은 가장 일반적인 세포손상의 원인이다. 동맥경화증(arteriosclerosis) 등의 동맥병터나 혈관 내에서 혈액이 응고되어 생기는 혈전에 의해 동맥의 속공간이 좁아지거나 막히면 혈액이 공급되지 않아(허혈) 산소가 결핍된다(저산소증, hypoxia). 예를 들어 이러한 변화가 심장근육이나 뇌조직에 일어나 손상을 입은 세포 대부분이 괴사에 빠지면 심근경색증(myocardial infarction)이나 뇌경색증(cerebral infarction)이 발병하여 심장이나 뇌의 기능은 크게 장애를 입게 된다.

허혈에 대한 감수성은 세포의 종류에 따라 다르다. 가장 민감한 세포는 신경세포로 3~5분의 허혈에도 괴사에 빠지지만, 심장근육이나 신장의 요세관 상피세포는 30~60분 동안 허혈이 지속되어야 괴사된다.

2) 화학물질(chemical substance)

유해한 화학물질이 어떠한 원인으로 체내에 들어와 세포손상을 일으키는 경우를 **중독**(intoxication)이라고 하는데, 심하면 세포의 괴사나 개체의 죽음을 일으킨다. 이 경우 중독물질에 따라서는 특정 세포가 특히 손상을 입기 쉽다. 예를 들어 염화수은($HgCl_2$)이나 어떤 종류의 항생제에 의한 신장 요세관의 손상, 사염화탄소(CCl_4)에 의한 간세포의 손상, 제초제인 파라콰(paraquat)에 의한 폐나 신장의 손상이 그 대표적인 예이다.

최근 사회의 급격한 변화와 함께 우리의 생활환경에 대한 오염이 진행되어 큰 문제가 되고 있다. 산업폐기물, 자동차 배기가스, 식품첨가물, 건축자재, 농약 등 유해성이 제기되는 화학물질이 우리 주변에는 수없이 존재한다. 이러한 물질 중에는 급성 · 만성 중독의 원인되는 것뿐만 아니라 발암작용을 하는 물질도 포함되어 있다는 사실을 충분히 인식할 필요가 있다. 또 의료에 사용되는 약물이더라도 사용법에 따라서는 독물로 작용하는 것이 대부분이며, 약물에 오히려 손상을 입어 '**의인병**(의원병, iatrogenic disease)'을 일으킬 위험을 안고 있다는 사실을 의료종사자로서 항상 인식해야 한다.

3) 병원성미생물(pathogenic microorganism)

생체 내에 침입한 미생물(세균, 바이러스, 진균, 원충, 기생충)은 면역계통에 비자기(nonself) 항원으로 인식되어 다양한 면역반응이나 염증반응 및 감염병을 일으킨다.

4) 물리학적 손상(physical damage)

방사선(radiation)은 방사성 원소의 붕괴로 물체에서 발생되는 입자인데, 높은 물질 투과성과 이온화 작용이 있기 때문에 세포핵에 존재하는 유전자의 실체인 DNA를 손상시켜 만성장애로서 악성종양, 재생불량빈혈, 기형 등을 유발한다.

3.2 세포손상의 결과

정상적인 자극 범위를 벗어나는 유해자극이 가해져서 세포의 항상성 유지능력을 넘어설 때 세포손상이 일어난다. 그 결과 가역변화인 변성이나 위축, 비가역변화인 괴사 등이 발생한다.

1) 변성(denaturation)

손상을 입은 세포에서는 각각의 원인에 따라 DNA의 구조 변화나 복제 장애, 사립체(mitochondria)의 기능이상, 단백질 합성능력 저하, 세포 내 대사경로의 변화, 세포막의 펌프기능이나 투과성 이상 등이 발생한다. 그 결과 세포에 나타나는 다양한 변화를 **변성**이라고 한다.

(1) 세포부기(cell swelling)

산소의 결핍 때문에 사립체에서 ATP 생산이 중지되는 등의 이유로 세포막 기능이 손상되어 세포의 내부 환경을 유지하지 못해 세포질 내에 대량의 수분이 고인 상태를 말하며, **공포변성**(vacuolar degeneration)이라고도 한다. 세포가 손상되었을 때 가장 흔히 나타나는 증상이며, 세포부기가 발생한 세포는 정상적인 핵을 가지며 수분량이 증가하여 크기는 커지지만 세포소기관의 수적 변화는 없다. 특히 세포질의 부기(swelling)나 지방의 공포(vacuole)가 나타나는 경우가 많다. 세포부기는 급성이며 가역적인 변화이다.

(2) 지방변성(fatty degeneration)

산소 결핍이나 다양한 독성 또는 지방대사가 장애를 입으면 나타나며, 세포질 내에 작거나 큰 지방공포가 생긴다(그림 2-9). 지방변성은 세포 내 지방이 축적되는 것으로, 지방대사가 활발히 이루어지는 간에서 가장 발생하기 쉽고, 그 밖에도 심근세포, 근육세포, 신장, 뇌 순으로 발생한다.

지방변성이 간 전체에 파급되는 것을 지방간(fatty liver)이라고 하며 만성 알코올중독 등에서 나타나기 쉽다. 또한 동맥의 죽(상)경화증에서는 콜레스테롤과 괴사물질이 혼합되어 죽 모양 물질이 동맥내막에 침착하게 되는데, 이로 인해 두꺼워진 내막이 중(간)막을 압박하여 압박위축에 빠지게 된다. 심장에서는 지방이 심외막이나 근(육)섬유 사이에 침착하기 쉬우며, 대량으로 침착한 것을 지방심장(fatty heart)이라고 한다. 신장 요세관상피도 지방변성을 일으키기 쉽다.

지방변성은 가역적인 변화이기 때문에 손상의 원인이 제거되면 세포는 정상으로 회복된다.

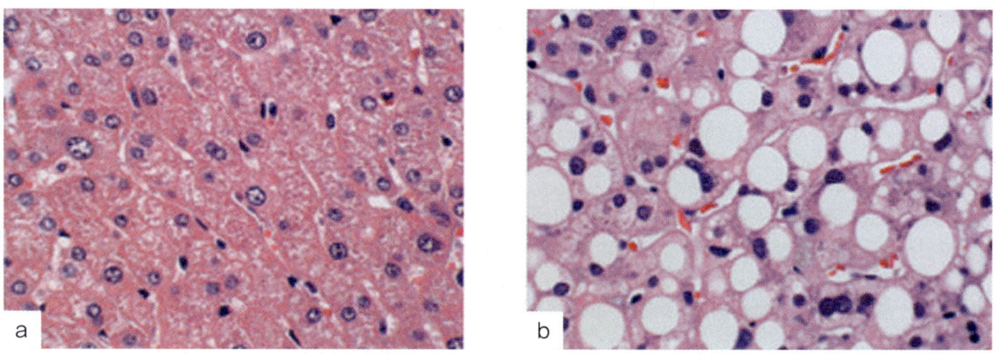

그림 2-9 간세포의 지방변성

지방변성에 빠진 간세포(b)에서는 정상 간세포(a)에서는 볼 수 없는 큰 공포가 세포질 안에서 관찰되며, 핵은 세포 가장자리로 밀려나 있다. 이 공포는 비정상적으로 축적된 지질에 따른 것으로, 그 안에 있는 지질은 표본을 제작할 때 용출되기 때문에 공포로서 관찰되는 것이다. 간세포의 지방변성은 알코올에 의한 간장애 시에 흔히 볼 수 있다.

(3) 점액변성(mucoid degeneration)

점액이 세포 내에 축적된 것으로 소화관 점막 등 점액을 분비하는 상피세포의 종양에서 흔히 관찰되는 변성이다. 위에서 잘 발생하는 반지세포암종(signet ring cell carcinoma)에서는 종양세포 내에 점액이 지나치게 축적되어 핵이 세포 한쪽으로 눌리게 된다. 또한 점액암종(mucinous carcinoma)에서는 종양세포의 점액 형성이 현저하여 종양세포가 점액 내에 떠 있는 형태가 된다. 점액변성은 사이질조직에서도 일어나는데, 갑상샘저하증 시 관찰되는 점액부종(myxedema)에서는 피부의 결합조직 사이에 점액다당(류)으로 채워진 공간이 생긴다.

(4) 유리방울변성(hyaline droplet degeneration)

세포 내에 유리질 모양의 둥근 물질이 모인 상태이다. 고도 단백뇨가 나타나는 경우의 신장 요세관 상피에서 흔히 관찰되는 변화이며, 재흡수된 단백질이 세포질 내에 고여 있다. 유리질방울변성이 심해지면 세포기능이 손상될 수 있다.

(5) 유리질변성(hyline degeneration)

투명하고 균질한 비결정질의 물질인 유리질(hyline)이 세포 사이에 축적된 상태를 말하며, 유리질화(hyalinization)라고도 한다. 동맥경화증을 일으킨 세동맥벽, 기능을 상실한 신장 사구체, 흉터조직 속의 아교질섬유 등이 종종 유리질화한다.

(6) 섬유소모양변성(fibrinoid degeneration)

섬유소를 함유한 혈장 성분이 혈관벽에 침착하고 아교질섬유의 변성이 더해진 상태이다. 혈관벽에서 괴사가 일어나는 경우가 많아 **섬유소모양괴사**(fibrinoid necrosis)라고도 한다. 아교실병 및 그 관련 자가면역질환, 악성고혈압 환자의 세동맥벽에서 주로 나타난다.

(7) 아밀로이드변성(amyloid degeneration)

아밀로이드(amyloid)라는 섬유상의 불용성 단백질이 세포 사이나 조직, 혈관 등에 침착한 것을 말한다. 아밀로이드가 장기에 침착하면 그 장기의 기능이 손상되는데, 예를 들어 심장에 다량으로 침착되면 심부전이 일어나고, 신장에 침착되면 신장기능이 손상되어 심하면 신부전이 된다. 또 장에 침착하면 설사나 영양의 흡수장애를 일으킨다. 이처럼 아밀로이드가 장기에 침착하여 장기의 기능장애를 일으키는 질병을 아밀로이드증(amylidosis)이라고 한다(그림 8-7 참조).

그 밖에도 간, 비장, 갑상샘 등에도 침착하기 쉽다.

2) 위축(atrophy)

세포, 조직 또는 기관(장기)의 용적이 감소하는 것을 **위축**이라고 한다. 위축은 조직 및 기관 등이 정상적인 크기까지 도달한 후에 그 용적이 감소하는 것을 말하며, 처음부터 충분히 형성되지 못해서 용적이 작은 것은 **형성저하증**(hypoplasia) 또는 **발육부전**(growth failure)이라고 하여 위축과 구별한다.

위축의 성립에는 기관과 조직을 구성하는 세포 수의 감소와 세포 크기의 감소가 관여한다(그림 2-10). 위축된 세포에서는 대사활성이 저하되고 기능도 저하된다. 위축에는 생리적 위축, 불용위축, 압박위축이 있다.

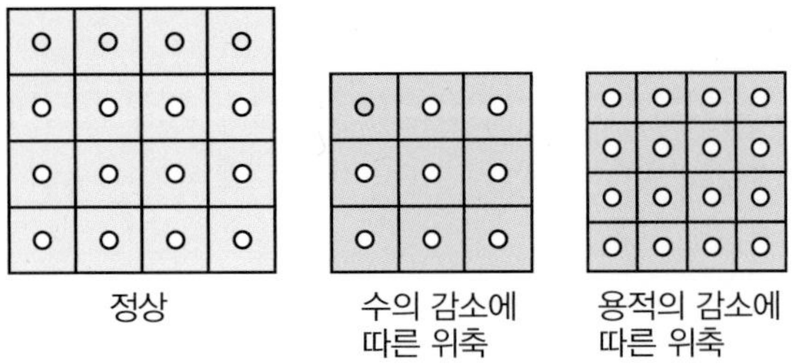

장기나 조직의 크기가 작아지는 것을 위축이라고 한다. 세포 수의 감소에 따른 경우와 세포 수는 변하지 않고 용적이 감소하는 경우가 있는데, 보통은 양쪽 모두 일어난다.

그림 2-10 **위축**

(1) 생리적 위축(physiologic atrophy)

소아기에는 컸던 가슴샘(흉선, thymus)이 성인이 되면 축소되거나 폐경 후 자궁이나 난소의 크기가 감소되는 것은 생리적 위축의 대표적인 예이다. 노인에게서 관찰되는 뇌나 간, 신장 등의 위축은 **노년위축**(senile atrophy)이라고 하여 생리적 위축에 포함시키는 경우가 많지만, 노년위축의 발생에는 동맥경화증에 의한 혈액공급의 감소 등도 위축에 관여한다.

(2) 불용위축(disuse atrophy)

기관이나 조직의 기능을 충분히 활용할 수 없는 기간이 오래 지속될 때 관찰된다. 예를 들어 석고붕대를 하고 있어서 오랫동안 운동을 못했거나 뇌졸중 때문에 움직이지 못하게 되었을 때 팔다리의 근육이 가늘어지는 경우를 들 수 있다. 이러한 사실에서 기관의 크기나 기능을 정상적으로 유지하려면 적절한 자극과 충분한 혈액공급이 필요함을 알 수 있다. 이러한 환자에게는 재활을 통해 적절하게 운동 자극을 하는 것이 매우 중요하다.

(3) 압박위축(pressure atrophy)

조직이나 기관이 지속적으로 일정한 기간 압박을 받아 발생한다. 예를 들어 결석(calculus) 등으로 요로가 막혀 소변이 정체되면 요관이나 신우(콩팥깔때기)가 확장되고 그로 인해 신장조직이 압박을 받아 위축된다. 이러한 상태를 **수신증**(물콩팥증, hydronephrosis)이라고 하는데, 신장기능이 심하게 손상되고 소변 정체로 인해 세균에 감염되기 쉬워 신우신염에 잘 걸린다.

욕창(decubitus) 또한 압박에 의해 발생하는 병터이다. 오랫동안 병상에 누워 지내는 환자에게 발생하는 피부궤양으로, 압박이 많이 가해지는 어깨, 팔꿈치, 엉덩이 등에 생기기 쉽다. 심하면 뼈가 노출된다.

3) 괴사(necrosis)

손상이 심해져 회복이 불가능한 상태가 되면 세포나 조직은 죽음에 이르는데, 이를 **괴사**라고 한다. 세포가 비가역적으로 손상을 받으면 용해소체(lysosome) 안에 함유된 다양한 효소가 활성화되고, 그 때문에 세포를 구성하는 성분이 분해되어 **자가용해**(autolysis)라는 현상이 진행된다. 그 결과 세포 형태에 변화가 일어나는데, 현미경을 통해 세포의 생사를 판단할 수 있게 된다.

괴사에 빠진 세포의 핵은 농축(핵농축, karyopyknosis)되고 파괴되어(핵붕괴, aryoklasis) 결국은 사라진다(그림 2-11). 세포막이나 세포소기관이 파괴되기 때문에 정상적인 상태에서는 세포질 내에만 존재하는 물질이 세포 밖으로 방출되어 혈액에서 발견된다. 예를 들어 심장근육, 간세포, 근육의 괴사에서는 혈중에 LDH, GOT(AST), GPT(ALT) 등의 효소[2)]가 상승하여 질병 진단에 도움이 된다. 괴사에는 그 형태에 따라 몇 가지 종류가 있다.

(1) 응고괴사(coagulation necrosis)

괴사조직에 함유된 단백질이 응고하여 수분상실이 두드러지는 것으로, 날달걀과 삶은 달걀에 비유해 보면 날달걀은 정상 상태이고 삶은 달걀은 응고괴사 상태라고 볼 수 있다. 심근경색증이 발병했을 때 관찰되는 심장근육의 괴사가 대표적이다.

(2) 액화괴사(colliquative necrosis)

괴사조직이 걸쭉하게 녹아서 액상이 되는 것으로 뇌조직에서 나타나는 특징적인 괴사 형태이다. 따라서 뇌경색증을 뇌연화증(encephalomalacia)라고도 한다. 또한 세균감염으로 발생하는 고름집에서는 세균이나 중성구에서 유래한 단백질 성분의 효소에 괴사조직이 용해되어 공동이 발생하고 고름이 고이는 상태가 된다.

(3) 치즈괴사(caseous necrosis)

응고괴사와 액화괴사가 합쳐진 특수 형태의 괴사로, 연하고 부서지기 쉬운 형태의 황백색 치즈처럼 보인다. 결핵이나 매독의 육아종에서 치즈괴사를 관찰할 수 있다.

(4) 지방괴사(fat necrosis)

급성췌장염 발생 시 지방분해효소인 지방분해효소(lipase)가 외부로 유출되어 지방조직이 융해되고 거품 모양의 하얀 괴사가 형성된다.

(5) 괴저괴사(gangrenous necrosis)

허혈이나 감염에 의해 이차적으로 발생하는 응고괴사의 한 유형으로, 혈액공급이 상실된 후 세균감염이 중복되어 일어나는 조직손상이다. 주로 손가락, 발가락, 손, 발에서 시작된다. 괴저에는 다음과 같은

2) LDH : 젖산탈수소효소, lactate dehydrogenase, GOT : 글루탐옥살로아세트산전달효소, glutamic oxaloacetic transaminase, GPT : 글루탐피루브산전달효소, glutamic pyruvate transaminase

종류가 있다.

① **마른괴저**(건성괴저, dry gangrene) : 먼쪽(원위, distal)의 동맥폐색에 의해 발생하는 탈수성 허혈조직이다.

② **습성괴저**(wet gangrene) : 괴사조직에 세균감염이 더해져 부종과 홍반이 동반된다.

③ **기체괴저**(gas gangrene) : 클로스트리듐(*Clostridium*) 종의 감염에 의해 발생하며 피부밑조직에 가스가 발생하는 것이 특징이다.

4 세포자멸사

괴사가 수동적인 세포사라고 한다면 세포에는 스스로 생명을 끊는, 즉 능동적인 세포사 기전이 존재한다. 이 '자살기전'은 세포 유전자에 미리 짜여진 자기파괴프로그램이며, 이 기전이 작용하여 일어나는 세포사를 **세포자멸사**(apoptosis)[3]라고 한다. 세포자멸사는 조직의 발생 및 분화 과정이나 신체의 항상성 유지에 불필요해진 세포를 제거하는 데에 필수적인 기전이다[4].

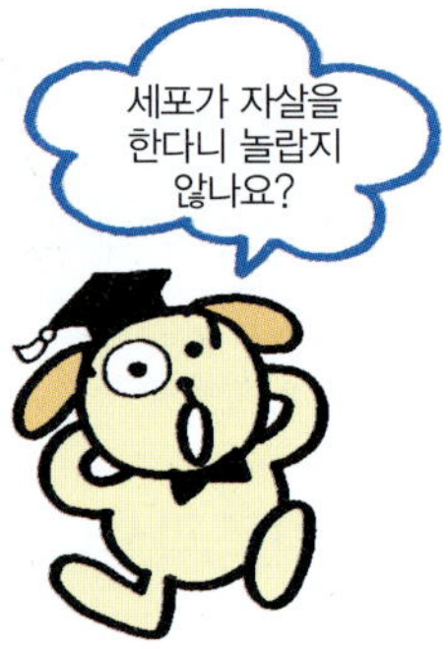

괴사와 달리 세포자멸사에서는 세포소기관의 변화는 적고, 우선 핵에 변화가 생겨서 염색질이 핵막 가장자리로 응집하여 세포가 축소된다. 이윽고 핵과 세포는 단편화되어 주위 세포나 대식세포(큰포식세포) 등에 의해 신속하게 처리(포식)된다. 다량의 세포 내 효소가 세포 밖으로 방출되는 일도 없고, 주위에 염증반응을 일으키는 일도 없다(그림 2-11).

3) 이 말은 그리스어에서 유래한 것으로 나뭇잎이나 꽃잎이 흩어진 모습을 의미한다.

4) 예를 들어 올챙이의 꼬리 탈락은 세포의 세포자멸사 결과로 일어난다. 사람의 손 · 발가락도 처음에는 손 · 발가락 사이가 메워진 상태로 형성되었다가 이후 손 · 발가락 사이에 있는 세포가 세포자멸사를 통해 탈락함으로써 형성된다. 면역계통에서는 자기성분에 반응하는 위험한 면역세포가 이 기전을 통해 제거된다. 또 세포자멸사는 항암제나 방사선에 의해서도 유도가 가능하여 이 성질을 이용해서 악성종양을 치료한다.

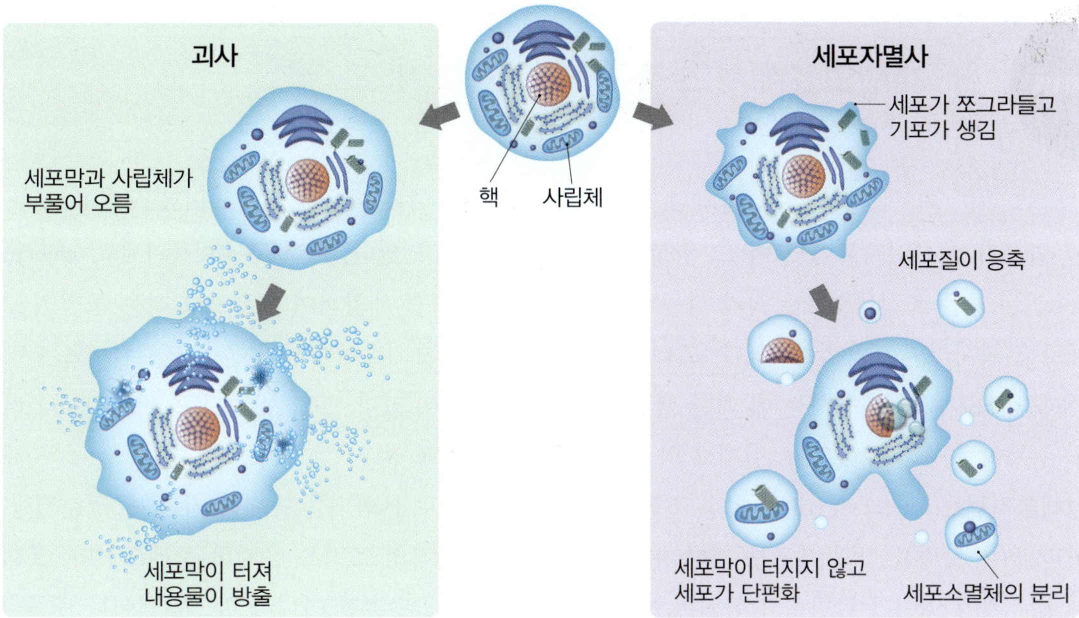

그림 2-11 괴사와 세포자멸사

Column 2

재생의료에서의 줄기세포와 iPS세포

최근 줄기세포의 여러 조직으로 분화하는 능력을 이용해서 재생의료를 목표로 한 다양한 연구가 이루어지고 있으며 그 임상적 응용이 확대되고 있다. **ES세포**(배아줄기세포, embryonic stem cell)는 모든 조직세포로 분화가 가능하기 때문에 이 세포를 배양하여 목적으로 하는 조직의 구성세포로 분화시키면 이용할 수 있다. 그러나 ES세포는 임신 초기배아에서 얻을 수 있는 세포여서 인간 유래의 ES세포를 이용하는 데 대한 생명윤리상의 문제점이 크다. 그래서 ES세포 이외의 줄기세포에도 주목이 집중되고 있으며, 실제로 의료현장에서 이용되고 있다.

성체줄기세포(adult stem cell)는 특정 조직을 구성하는 세포로 분화되는 능력을 가지며 또 분열할 때 자신과 같은 능력을 가진 세포를 재생(자가복제)함으로써 각각의 조직을 유지하는 세포이다. 조혈줄기세포는 가장 연구가 활발히 진행되는 성체줄기세포이며, 골수뿐만 아니라 말초혈액이나 탯줄혈액(제대혈)에도 있어서 이 세포를 이용한 치료가 이미 일반적으로 행해지고 있다. 실제로 연간 5천 건을 넘는 조혈줄기세포이식을 이용한 의료가 시행되어 백혈병, 재생불량빈혈 등의 질병에 걸린 환자를 구하고 있다. 그 밖에 뼈 · 연골, 근육이나 지방세포 등으로 분화할 수 있는 결합조직의 성체줄기세포나 피부, 소화관 상피, 생식기, 간, 각막 내피, 신경조직과 같은 성체줄기세포의 존재가 밝혀지고 있으며, 이들의 임상응용을 목표로 연구가 추진되고 있다.

이러한 흐름 속에서 2006년 일본에서는 마우스의 섬유모세포에 4종류의 유전자를 도입하여 발현시킴으로써 ES세포와 같은 만능성을 가진 줄기세포를 만들 수 있다고 발표했다. 이렇게 만들어진 줄기세포는 **유도만능줄기세포**(induced pluriopotent stem, **iPS세포**)라고 명명되었다. 다음 해 같은 방법으로 사람 iPS세포의 제작에 성공하였고 이 획기적인 성과 및 업적으로 야마나카 교수에게 2012년 노벨생리의학상이 수여되었다.

iPS세포는 초기배아를 이용하지 않기 때문에 윤리적 문제를 피할 수 있고 또 자신의 세포를 이용하기 때문에 거부반응이라는 까다로운 문제도 해결할 수 있다. 당초 지적되던 발암 위험성도 최근에는 다양한 방법이 개선되어 더 안전한 iPS세포를 효율적으로 제작하는 기술이 개발되었다. 2017년에는 나이관련황반변성(age-related macular degeneration)이라는 망막의 난치병 치료에 iPS세포에서 제작된 망막세포의 이식이 실제로 시도되었다. 혈소판과 같은 핵이 없는 세포에서는 발암 우려가 없기 때문에 iPS세포를 이용한 혈소판의 대량 제작도 실용화 단계에 접어들었다. 그 밖에 중증 심장질환, 파킨슨병, 골수손상 등의 치료 응용을 위한 임상시험이 시작되었다. 또 다양한 질환의 환자로부터 iPS세포를 만들고 이들을 질환의 원인 탐구나 신약 개발에 이용하고 있다.

iPS세포를 이용한 재생의료는 큰 가능성이 있어, 그 임상적 응용은 앞으로 더욱 확대될 것으로 전망된다.

요점 정리

- 세포는 신체를 구성하여 생활을 영위해가는 최소단위이며, 세포막으로 둘러싸여 있다. 성숙한 적혈구나 혈소판을 제외하면 모두 핵을 가지며, 핵 속에는 유전자의 본체인 데옥시리보핵산(deoxyribonucleic acid, DNA)과 단백질의 복합체인 염색질이 함유되어 있다.
- 염색질에는 46개의 염색체가 있으며 세포질에는 여러 가지 세포소기관이나 세포뼈대가 존재한다.
- 조직은 같은 방향으로 분화된 세포 무리로 구성된다. 조직 속에는 다양한 세포로 분화할 수 있는 능력과 자가복제능력을 함께 가진 줄기세포(stem cell)가 있다. 이 가운데 조혈줄기세포(hematopoietic stem cell)는 조혈기능이 손상된 사람에게 이식하면 조혈능력을 회복시킬 수 있다. 임신 초기의 초기배아 안에 있는 배아줄기세포(embryonic stem cell, ES세포)는 신체를 구성하는 모든 세포로 분화할 수 있다.
- 조직에는 상피조직, 지지조직, 근육조직, 신경조직이 있다.
- 상피조직(epithelial tissue)은 신체의 바깥표면과 체표면에 연속되어 있는 속공간(내강)이나 기관의 속면을 덮고 있는 조직이다.
- 결합조직(connective tissue)의 대부분을 차지하는 것은 섬유성 결합조직으로 신체 곳곳에 존재한다. 아교질원섬유(아교질) 등의 섬유성분이 많고 세포 성분은 적다. 아교질원섬유는 주로 섬유모세포에 의해 만들어진다.
- 근육조직(muscular tissue)에는 뼈대근육(골격근), 민무늬근육(평활근), 심장근육(심근)의 3종류가 있다.
- 신경조직(nervous tissue)은 신경세포와 신경조직으로 이루어진다.
- 변성(degeneration)은 손상을 입은 세포에 나타나는 다양한 변화를 일컬으며 가역적인 변화이다. 손상 원인이 없어지면 세포는 정상적으로 회복된다.
- 세포, 조직 또는 장기의 용적이 감소하는 것을 위축(atrophy)이라고 한다. 위축이란 일단 정상 크기에 이르렀다가 용적이 감소하는 것이며, 처음부터 충분히 형성되지 못해서 용적이 작은 것은 형성저하증(hypoplasia)이라고 한다.
- 고도의 손상이 일어난 결과 세포나 조직이 죽는 것을 괴사(necrosis)라고 하며, 비가역적인 변화이다.
- 세포에는 스스로 생명을 끊는 능동적인 세포사 기전이 있는데, 이러한 기전에 의해 발생하는 세포사를 세포자멸사(apoptosis)라고 하여 괴사와는 구별한다.

확인문제

01. 유전자의 본체는 (①　　　)이다.

02. (②　　　)은/는 세포의 에너지 생산공장으로서 산화인산화에 의해 ATP를 생산하여 필요 부위에 공급한다.

03. 원주상피가 덮고 있는 부위의 예로 (③　　　), (④　　　), (⑤　　　), (⑥　　　), (⑦　　　) 등을 들 수 있다.

04. 원주상피 가운데 (⑧　　　), (⑨　　　), (⑩　　　), (⑪　　　) 등의 상피는 섬모를 가진다.

05. 이행상피가 덮고 있는 부위의 예로 (⑫　　　), (⑬　　　), (⑭　　　) 등을 들 수 있다.

06. 중층편평상피가 덮고 있는 부위의 예로 (⑮　　　), (⑯　　　), (⑰　　　), (⑱　　　) 등을 들 수 있다.

07. 아교질원섬유는 주로 (⑲　　　)세포에 의해 만들어진다.

08. 근육조직에는 (⑳　　　), (㉑　　　), (㉒　　　)의 3종류가 있다.

09. 손상을 입은 세포에 나타나는 다양한 변화를 (㉓　　　)(이)라고 하며 가역적인 변화이다.

10. 일단 정상적인 크기에 도달한 조직, 장기가 그 용적을 줄이는 것을 (㉔　　　)(이)라고 한다.

11. (㉕　　　)은/는 오랫동안 병상에 누워 있는 환자에게 생기는 피부궤양으로, 압박에 의해 발생한다.

12. 손상이 심해져 세포나 조직의 죽음이 일어났을 때에는 개체 전체의 죽음과 구별해서 (㉖　　　)(이)라고 불린다.

13. 심근경색증이 있을 때의 심장근육 괴사는 (㉗　　　)의 형태를 취한다.

14. 뇌경색증이 있을 때의 뇌조직 괴사는 (㉘　　　)의 형태를 취하기 때문에 뇌연화라고도 불린다.

15. (㉙　　　)은/는 세포가 스스로 그 생명을 끊는 능동적인 세포사이다.

정답

① DNA, ② 사립체, (③~⑦의 순서는 상관 없음) ③위, ④ 장, ⑤ 담낭, ⑥ 췌관, ⑦ 자궁내막, (⑧~⑪의 순서는 상관 없음) ⑧ 코안(비강), ⑨ 기관, ⑩ 기관지, ⑪ 자궁관, (⑫~⑭의 순서는 상관 없음) ⑫ 신우(콩팥깔때기), ⑬ 요관, ⑭ 방광, (⑮~⑱의 순서는 상관 없음) ⑮ 피부, ⑯ 입안(구강), ⑰ 식도, ⑱ 질, ⑲ 섬유모, (⑳~㉒의 순서는 상관 없음) ⑳ 뼈대근육(골격근), ㉑ 민무늬근육(평활근), ㉒ 심장근육(심근), ㉓ 변성, ㉔ 위축, ㉕ 욕창, ㉖ 괴사, ㉗ 응고괴사, ㉘ 액화괴사, ㉙ 세포자멸사

CHAPTER

03

재생과 회복

학습목표

1. 조직은 생리적으로 탈락하고(세포사) 이를 보충하는 기전(재생)이 있음을 이해한다.
2. 신체가 입은 손상을 원래의 정상적 상태로 되돌리는 작용(회복)에 대해 설명할 수 있다.
3. 재생이란 무엇인가를 설명하고 재생되지 않는 조직, 재생력이 약한 조직, 재생력이 강한 조직을 열거할 수 있다.
4. 화생이란 무엇인지 예를 들어 설명할 수 있다.
5. 육아조직을 그림으로 나타내어 설명할 수 있다.
6. 일차치유와 이차치유의 차이를 설명할 수 있다.
7. 이물(질) 처리에 대해서 설명할 수 있다.
8. 비대와 과다형성의 차이를 설명할 수 있다.

핵심용어

- 생리적 재생
- 완전 재생
- 불완전 재생
- 분화
- 화생
- 상처치유
- 육아조직
- 흉터
- 기질화
- 일차치유
- 이차치유
- 애벌뼈(가골)
- 대식세포(큰포식세포)
- 포식
- 혈철소
- 이물육아종
- 이물거대세포
- 비대
- 증식
- 작업비대
- 보상비대

1 재생과 재생의료

조직이 어떠한 원인에 의해 손상되었을 때 그 손상된 조직을 원래 상태로 복원하는 것을 **재생**(regeneration)이라고 한다.

표피, 모발, 손톱, 자궁내막, 혈액세포(혈구) 등에서는 재생이 생리적으로 일어나며 이것을 **생리적 재생**(physiologic regeneration)이라고 한다. 이 경우 이전 조직과 완전히 같은 상태로 재현되기 때문에 **완전재생**이라고 한다. 한편, 재생이 불완전하여 원래 상태와는 다른 경우를 **불완전재생**이라고 한다(그림 3-1). 병적 상태에서 일어나는 재생은 대부분이 불완전 재생이며, 조직이 재생되지 않는 부분은 결합조직으로 치환되는 경우가 많다.

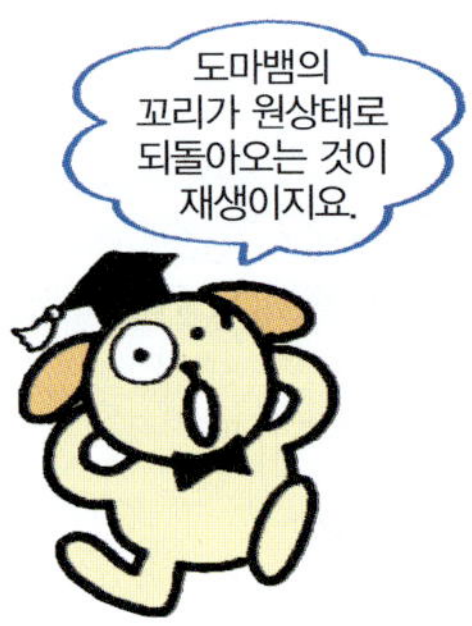
도마뱀의
꼬리가 원상태로
되돌아오는 것이
재생이지요.

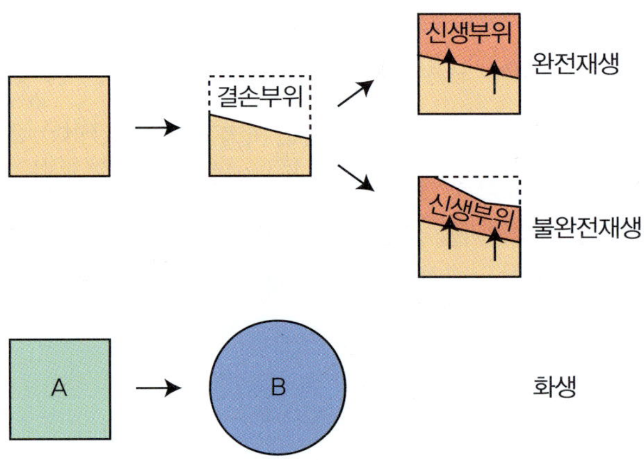

그림 3-1 재생과 화생

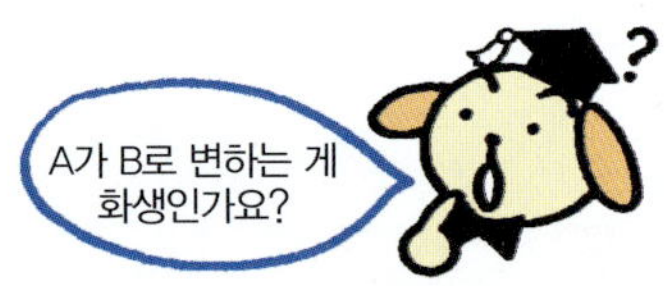
A가 B로 변하는 게
화생인가요?

일반적으로 재생능력은 하등동물일수록 강하고 고등동물은 약하다. 예를 들어 도마뱀은 꼬리를 잘라내어도 원상태로 재생된다. 그러나 사람은 손가락이나 발가락을 잘라내면 원상태로 돌아오지 않으며, 재생능력의 강약은 조직에 따라서도 다르다(표 3-1). 특별한 기능을 수행하기 위해 특별한 구조로 **분화**(differentiation)하는 세포는 재생능력이 약하다. 조직이 재생할 때에는 각 조직의 줄기세포(stem cell) 등이 분열 및 증식한다. 조직의 재생과정은 조직의 발생과정과 공통되는 점도 있다.

심근경색증(Chapter 07 '순환장애' 참조)의 경우 괴사에 빠진 심장근육세포는 재생되지 않고 그 대신 결합조직이 증가하여 괴사된 부분과 대체된다(조직화, organization). 이 부분에는 심장근육이 가진 수축능력이 없기 때문에 심장기능은 저하된다. 뇌경색증의 경우에도 괴사에 빠진 신경세포는 재생되지 않고 대신 재생능력이 높은 신경아교조직 등으로 대체된다. 하지만 신경세포는 재생되지 않아 감각장애나 손발의 마비를 일으킨다.

조직이 가진 재생능력은 치료에 이미 응용되고 있으며, 골수이식이나 탯줄혈액 줄기세포이식 등에서는 골수나 탯줄혈액에 존재하는 조혈줄기세포에 의해 혈액세포가 재생된다. 또한 동물실험을 통해 보통은 재생되지 않는 조직인 심장근육조차 특수한 줄기세포를 심장에 이식함으로써 재생시킬 수 있게 되었으며, 사람의 경우도 망막 재생을 위한 연구가 임상에 이미 응용되고 있다(Chapter 02 column 2 참조).

표 3-1 조직의 재생능력

재생능력이 강한 조직(불안정세포)	편평상피, 혈액세포, 결합조직, 말초신경섬유, 신경(아)교조직
재생능력이 약한 조직(안정세포)	샘상피, 뼈대근육(골격근), 민무늬근육(평활근)
재생되지 않는 조직(영구세포)	눈의 렌즈, 중추신경세포, 심장근육

2 화생

이미 어떤 방향으로 분화되어 성숙한 조직이 다른 성질을 가진 조직으로 바뀌는 것을 **화생**(metaplasia)이라고 한다. 손상에 대한 세포의 적응방식 중 하나이며, 가역적인 변화이다. 조직 내에 존재하는 줄기세포에서 더 적응하기 쉬운 다른 세포로 분화함으로써 발생한다.

1) 상피조직의 화생

기관지점막의 원주상피가 흡연에 의한 자극 때문에 편평상피로 바뀌는 **편평상피화생**(squamous metaplasia)이나 위나선균(헬리코박터 파일로리) 감염에 의한 만성 위염 시 위의 점막상피가 장상피로 바뀌는 **장상피화생**(intestinal metaplasia) 등이 있다.

화생의 원인이 되는 손상이 지속되면 화생을 일으킨 조직에서 암이 발생하는 경우가 있는데, 기관지점막 의 편평상피화생에서는 편평세포암종(squamous cell carcinoma)이 발생한다. 자궁경부의 사람유두종바이러스(human papilloma virus, HPV) 감염에서는 자궁경관의 샘(gland)을 덮는 원주상피에서 편평상피로 화생이 일어나 편평세포암종의 발생 기원이 된다.

2) 결합조직의 화생

본래 뼈가 형성되지 않는 섬유성 결합조직에서 섬유모세포가 골세포로 변화하여 골화(뼈형성, ossification)를 일으키는 경우가 있다.

3 상처치유와 육아조직

외상에 의한 조직의 결손을 상처(wound)라고 한다. 신체는 상처를 입으면 다양한 반응을 일으켜 상처를 치유하려고 하며, 이 과정을 **상처치유**(wound healing)라고 한다. 상처치유 시 일어나는 신체의 반응에는 염증반응(Chapter 04 '염증' 참조)과 육아조직의 증식이 있다.

상처를 입으면 상처부위가 바로 닫히는 것이 아니라 상처부위에서 새살이 올라와 상처가 닫히고 이윽고 치유된다. 이때 상처에서 새로 돋아나는 붉고 부드러운 조직을 **육아조직**(granulation tissue)이라고 한다. 육아조직은 모세혈관이 풍부하고 백혈구나 조직구의 침윤과 섬유모세포의 증식이 관찰된다(그림 3-2). 시간이 경과함에 따라 섬유모세포가 생산하는 아교질원섬유가 증가하여 육아조직은 아교질원섬유로 대체된다. 아교질원섬유가 풍부한 하얗고 단단한 조직을 **흉터**(scar)라고 하며 육아조직이 흉터조직으로 변화하는 과정을 **조직화**(기질화, organization)라고 한다.

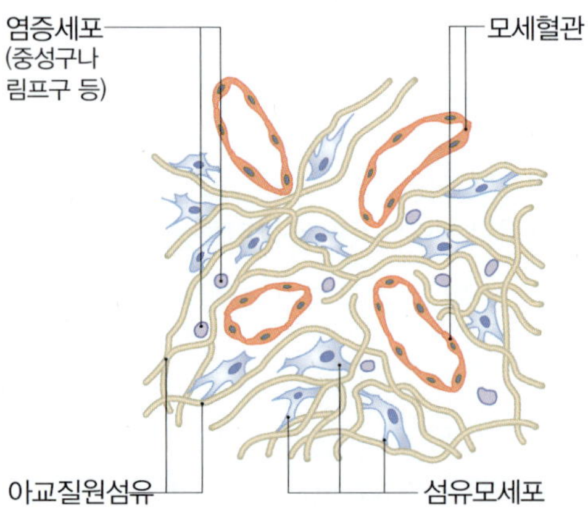

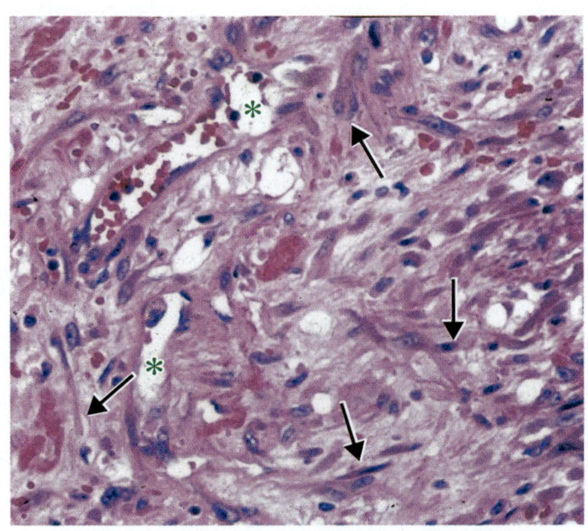

신생된 모세혈관(*)과 섬유모세포(→)의 증식

그림 3-2 육아조직

3.1 상처치유의 과정

상처치유의 과정은 세 시기로 나뉜다. 상처부위의 응혈이나 괴사조직에 대해 백혈구나 조직구 등의 염증세포가 반응하는 **삼출기**, 육아조직이 형성되는 **증식기**, 조직화에 의한 **흉터형성기**이다. 조직화는 상처치유뿐만 아니라 경색이나 염증 후의 조직회복 시에도 관찰된다. 이들 삼출기, 증식기 및 흉터형성기에는 염증세포나 섬유모세포 등에서 다양한 활성물질(사이토카인, 케모카인, 증식인자 등)이 분비되며 서로 영향을 주고 반응하면서 상처치유과정이 진행되어 간다.

3.2 상처치유의 형식

조직화에서 형성되는 흉터조직의 양은 상처에 따라 소실된 조직의 재생능력에 반비례하여 상처치유 양식에 영향을 준다. 예리한 메스로 절개된 수술상처를 봉합한 경우 상처부위에는 육아조직이 약간 형성되지만, 흉터는 거의 남지 않는다. 이것을 **일차치유**라고 한다. 이에 대해 으깸손상(압궤손상, crush injury)과 같이 상처가 크고 육아조직의 증식이 많은 경우에는 큰 흉터를 남기고 치유된다. 이것을 **이차치유**라고 하며, 치유가 늦고 흉터가 남기 때문에 일차치유와 구별된다(그림 3-3). 이차치유 시에는 흉터가 형성되기 때문에 장기변형이나 운동장애가 남는 경우가 있다.

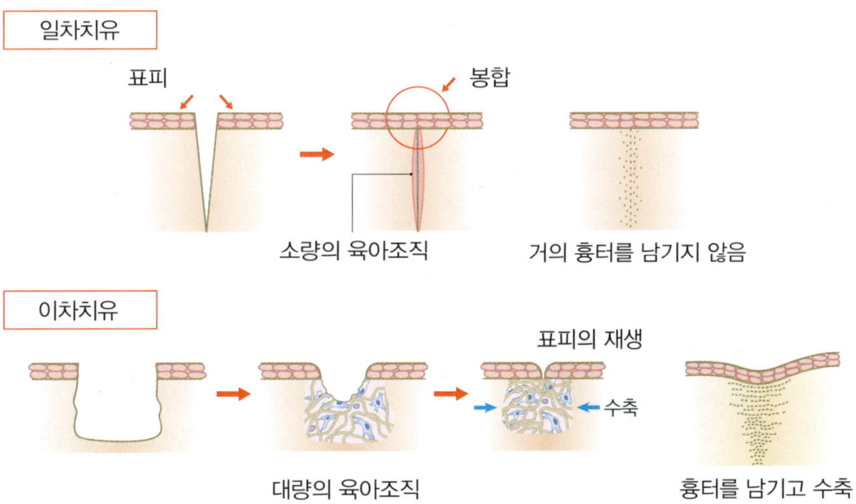

그림 3-3 상처치유

3.3 상처치유에 영향을 미치는 인자

상처치유에는 전신인자와 국소인자가 영향을 미친다(표 3-2). 전신인자에는 고령, 영양결핍, 혈액질환, 부신피질호르몬 투여, 당뇨병 합병 등이 있다. 국소인자로서 상처 부위의 감염이나 혈액순환장애, 이물(질), 세포의 종류 및 괴사조직의 양 등이 영향을 미치며, 상처부위의 안정이 유지되지 못하는 경우(외력이나 압박이 가해지는 경우)에는 상처치유가 지연된다.

표 3-2 상처치유에 영향을 미치는 인자

전신인자	국소인자
• 고령 • 단백질 영양부족, 비타민 C 결핍, 아연 결핍 • 스테로이드 과용 • 중성구나 대식세포(큰포식세포)의 감소증 • 당뇨병 • 세포독성약물(항암제) 투여 • 심한 빈혈, 출혈성질환	• 감염 • 허혈(혈액공급이 나쁨) • 이물(질)의 존재 • 괴사조직의 존재 • 손상부위의 움직임 • 방사선 조사 • 손상부위의 압박

3.4 골절의 치유

골절 시에는 골절에 의해 생긴 골절단에 혈종(hematoma)이 형성된다. 이어서 주위 골막(뼈막, periosteum)에서 섬유모세포가 증식하여 육아조직과 유사한 애벌뼈(가골, callus)가 만들어지고 골절단의 혈종과 대체된다(그림 3-4). 애벌뼈에서는 석회화(calcification)가 일어나 튼튼한 골조직이 된다(Chapter 21 '근육뼈대계통 질환' 참조).

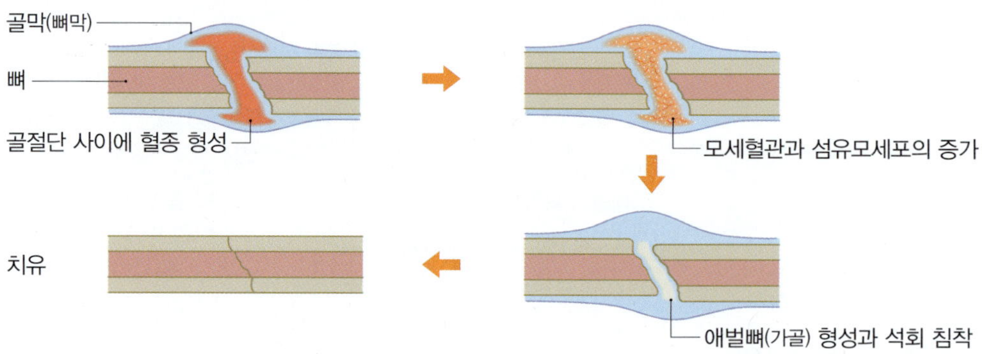

그림 3-4 골절의 치유

4 이물(질) 처리

신체에 있어 **이물(질)**(foreign body)이란 외부 혹은 자신에게서 유래하는 유해한 물질을 말하며, 신체에는 이물(질)을 제거하는 반응이 갖추어져 있다. 감염을 일으키는 세균이나 바이러스는 외부에서 오는 이물(질)이며, 이에 대한 염증반응이나 면역반응이 생체방어에 작용한다(Chapter 04 '염증', Chapter 06 '면역' 참조). 괴사조직이나 혈관 내에서 혈액이 응고하여 생긴 혈전 등도 이물(질)로서 인식된다. 예를 들어 심근경색증에서는 심장근육이 괴사되는데, 괴사조직은 이물(질)로 인식된다. 육아조직에 의해 괴사조직이 대체되고 흡수된 후 이윽고 육아조직은 흉터조직으로 변화한다(**조직화**, organization).

신체에 있어서는 이물(질)이 몸 밖으로 제거되는 것이 가장 좋은 방법이지만, 이물(질)이 제거되지 않는 경우에는 염증세포의 하나인 **대식세포**(큰포식세포, macrophage)에 흡수된다. 이 과정을 **포식**(engulfment)이라고 한다. 대식세포는 다양한 수용체를 가지며, 수용체를 통해 이물(질)을 인식함으로써 포식능력을 높인다. 대식세포에는 소화효소가 풍부하여 포식된 이물(질) 대부분은 소화된다. 출혈에 의해 혈관 밖으로 나온 적혈구도 이물(질)로 인식되어 대식세포에 포식된다. 대부분의 적혈구 성분은 소화되지만, 혈색소(hemoglobin) 내의 철은 소화되지 않아 갈색 과립상 색소로서 대식세포의 세포질 내에 남는다. 이것을 **혈철소**(hemosiderin)라고 하며, 혈철소가 조직에 침착한 상태를 혈철소증(hemosiderosis)이라고 한다. 과도한 수혈에서는 골수, 간, 췌장 등에 혈철소증이 관찰되기도 한다(그림 3-5).

소화나 흡수가 어려운 이물(질)인 경우에는 대식세포나 대식세포가 합체해서 생긴 다핵의 거대세포(**이물거대세포**, foreign body giant cell)가 이물(질) 주위를 둘러싸고 그 주위에 섬유모세포가 증식해서 덩어리 모양의 육아조직이 형성된다. 이처럼 이물(질)에 반응하여 생긴 덩어리 모양의 육아조직을 **이물육아종**(foreign body granuloma)[1]이라고 한다(그림 3-6).

조직화가 충분히 이루어지지 않은 이물(질)에 대해서는 육아조직에서 변화한 섬유조직이 이물(질)을 주머니 모양으로 둘러싼다. 이것을 **피막형성**(encapsulation)이라고 하며, 이물(질)의 불완전한 처리방법이다.

1) 처리하기 어려운 이물(질)에 대해 신체가 반응해서 생긴 육아조직으로 된 종양을 뜻하는 용어이다. 실제로 종양은 아니지만 종양의 본체가 명확하게 밝혀지지 않은 무렵에 이름이 붙여졌기 때문에 '종(-oma)'이라는 어미가 붙어 있다. 유사한 것에 죽종(atheroma)과 황색종(xanthoma)이 있다.

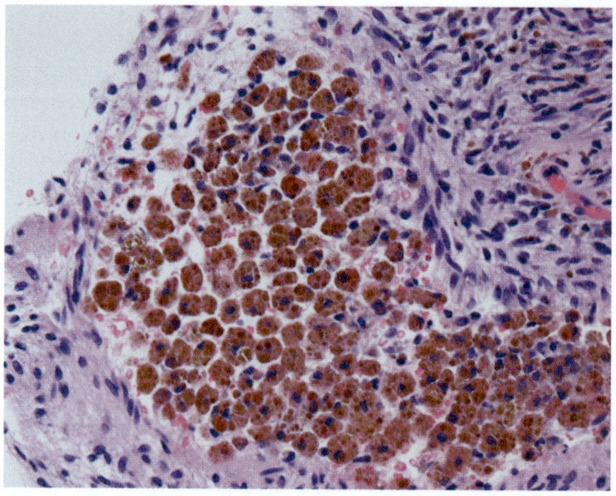

그림 3-5 대식세포에 의한 혈철소의 포식

혈철소를 포식한 대식세포(큰포식세포). 갈색 혈철소가 다수 관찰된다.

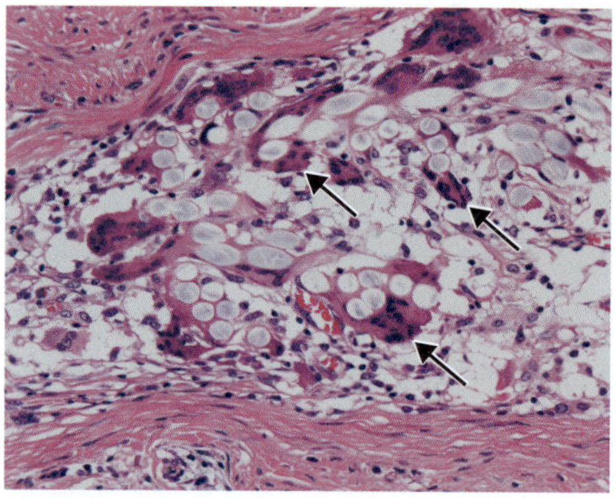

수술에 이용된 인조섬유포에 대한 이물반응으로, 다핵의 이물거대세포(→)가 인조섬유포를 둘러싸고 있거나 포식하고 있다.

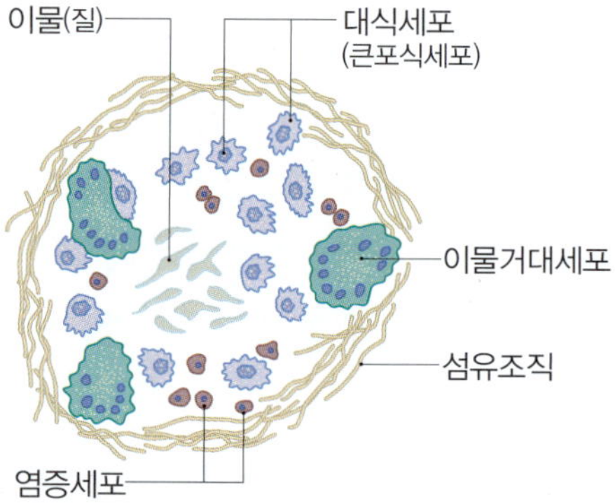

소화가 어려운 이물(질)을 포식한 대식세포는 다핵거대세포가 된다.

그림 3-6 이물육아종

5 비대와 증식

장기가 커지는 이유는 각 세포의 크기가 커지거나, 세포 크기에는 변함이 없으나 그 수가 증가하기 때문이다. 이때 전자를 **비대**(hypertrophy)라고 하고, 후자를 **증식**(hyperplasia)이라고 한다(그림 3-7). 비대와 증식에는 생리적인 것과 병적인 것이 있다.

장기에 가해진 부하에 대응하기 위해 일어나는 장기의 비대를 **작업비대**(work hypertrophy)라고 한다. 운동선수의 근육이나 심장의 비대는 생리적인 작업비대이다. 한편, 대동맥판막의 협착으로 부하가 증가하여 일어나는 좌심실비대(left ventricular hypertrophy)는 병적인 작업비대이다. 좌우에 1쌍이 있는 기에서는 한쪽이 손상을 입으면 반대쪽이 비대해져서 기능을 보상하는데, 이를 **보상비대**(compensatory hypertrophy)라고 한다. 뼈대근육(골격근)의 유전질환인 근디스트로피(muscular dystrophy)에서는 근(육)조직은 위축되지만, 지방조직이나 섬유조직이 증가하여 외견상 근육이 비대해진 것처럼 보여서 거짓비대(pseudohypertrophy)라고 한다. 실제로는 위축되어 있으며 근력은 저하되어 있다. 뇌경색증 등에서 근육이 마비된 경우 혹은 사고나 노화 등으로 근육의 기능이 저하된 경우에 남은 근육을 강화해서 생활을 위한 기능회복을 꾀하는 것이 재활(rehabilitation)의 기본인데, 이것은 남아 있는 근육의 작업비대나 보상비대를 기대하는 것이라고 할 수 있다.

임신 시의 유방 비대는 유선세포가 증식한 결과이며, 생리적 증식의 한 종류이다. 이는 임신 중 호르몬(에스트로젠, 프로제스테론, 프로락틴) 분비가 증가하여 발생하는 것이다. 호르몬의 과잉분비에 따른 병적 증식의 예로 자궁내막증식증(endometrial hyperplasia)을 들 수 있다.

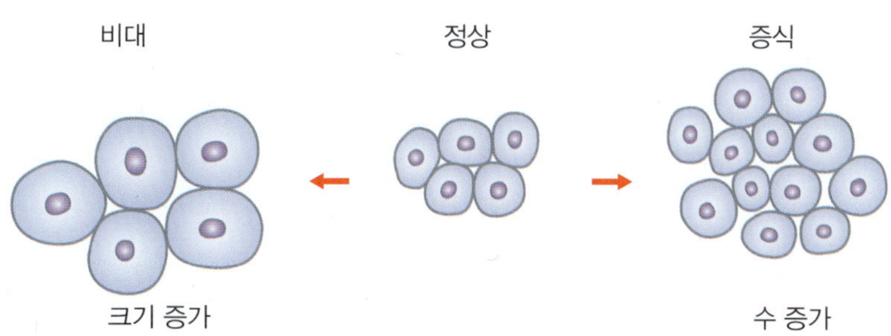

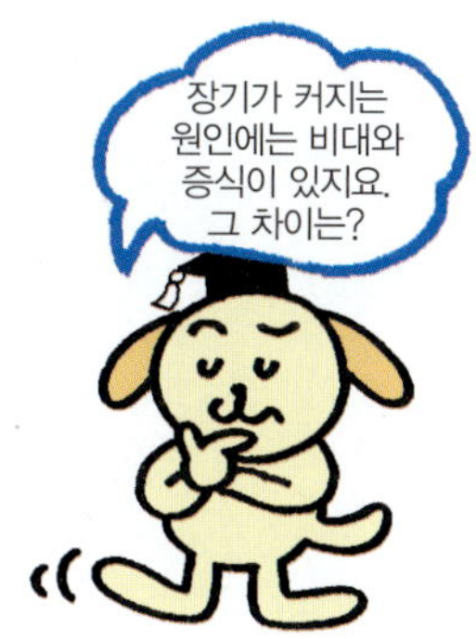

그림 3-7 비대와 증식

요점 정리

- 조직이 손상이나 장애 등으로 인해 소실된 조직을 복원하는 기전을 재생이라고 한다. 재생에는 완전재생과 불완전재생이 있다.
- 이미 분화한 조직이 다른 분화 조직으로 치환되는 것을 화생(metaplasia)이라고 한다. 화생의 예는 기관지점막의 원주상피가 일으키는 편평상피화생(squamous metaplasia)과 위의 점막상피가 일으키는 장상피화생(intestinal metaplasia) 등이 있다. 화생이 발암과 관련이 있기도 한다.
- 상처치유(wound healing)란 외상에 의한 조직의 결손을 치유하려고 하는 과정이다.
- 상처를 입으면 상처부위를 덮는 육아조직(granulation tissue)의 증식이 관찰된다.
- 상처치유과정은 ①상처부위에 백혈구나 조직구 등의 염증세포가 반응하는 삼출기, ②육아조직이 형성되는 증식기, ③육아조직이 아교원섬유로 대체되어 흉터조직으로 변화하는 흉터형성기의 3가지 시기로 나뉜다.
- 신체에는 이물(질)을 제거하는 반응을 갖추고 있다. 이물(질)이 조직에 머무는 경우에는 대식세포(큰포식세포)에 포식(engulfment)되어 소화 및 흡수된다. 제거가 어려운 이물(질)에 대해서는 육아조직이 증식하여 대체되는 조직화(기질화, organization)나 이물(질) 주위에 대식세포나 이물거대세포가 둘러싸는 이물육아종(foreign body granuloma)이 있다.
- 조직화가 어려운 이물(질)의 경우 이물(질) 주위를 육아조직이 둘러싸는 피막형성(encapsulation)이라는 처리방법도 있다.
- 각각의 세포 크기가 증가하는 것을 비대(hypertrophy)라고 하고, 세포의 크기는 변하지 않고 그 수가 증가하는 것을 증식(hyperplasia)이라고 한다. 각각에는 생리적인 것과 병적인 것이 있다.

확인문제

01. 손상된 조직을 복원하는 것을 (①)(이)라고 한다.

02. 재생되지 않는 조직은 (②), (③), (④)이다.

03. 재생능력이 강한 조직은 (⑤), (⑥), 결합조직, 신경아교조직 등이다.

04. 담배를 피우는 사람의 기관지상피가 편평상피로 바뀌었다. 이것을 (⑦)(이)라고 한다.

05. 상처치유과정은 상처부위에 (⑧) 등의 염증세포가 반응하는 삼출기, (⑨)이/가 형성되는 증식기, (⑨)이/가 아교질원섬유로 대체되어 (⑩)조직으로 변화하는 (⑩)형성기로 나뉜다.

06. (⑪)은/는 이물(질)을 포식해서 처리(제거)한다.

07. 소화흡수에 의한 제거가 어려운 이물(질)에 대해 (⑨)이/가 증식하여 이물(질)로 바뀌는 것을 (⑫)(이)라고 한다.

08. 각 세포의 크기가 증가하는 것을 (⑬)(이)라고 하고, 세포의 크기에는 변함없고 수가 증가하는 것을 (⑭)(이)라고 한다.

09. 임신 중 유선조직은 호르몬의 영향으로 (⑭)을/를 일으킨다.

10. 신장 1개를 수술로 적출한 후 나머지 1개의 신장이 비대해졌다. 이것은 (⑮)비대이다.

정답

① 재생, (②~④의 순서는 상관없음) ② 눈의 렌즈, ③ 신경중추세포, ④ 심장근육, (⑤~⑥의 순서는 상관없음) ⑤ 편평상피, ⑥ 혈액세포(혈구), ⑦ 편평상피화생, ⑧ 백혈구, ⑨ 육아조직, ⑩ 흉터, ⑪ 대식세포(큰포식세포), ⑫ 조직화(기질화), ⑬ 비대, ⑭ 증식, ⑮ 보상

CHAPTER

04

염증

학습목표

1. 염증의 의미를 신체방어 측면에서 이해할 수 있다.
2. 염증의 원인 및 염증질환이 어떻게 일어나는지에 대해 설명할 수 있다.
3. 염증에 관여하는 염증세포의 종류와 그것이 생산하는 화학매개물질이나 사이토카인의 역할을 설명할 수 있다.
4. 급성염증과 만성염증의 차이를 이해하고, 염증에 의한 조직손상과 회복 기전을 설명할 수 있다.
5. 급성염증에서 순환장애와 삼출의 의미를 설명할 수 있다.
6. 급성염증의 결과에 대해 설명할 수 있다.
7. 만성염증에 의해 장기기능이 저하되는 예를 들고 조직손상과 회복(섬유화) 측면에서 설명할 수 있다.
8. 육아종염증과 병터에 대해 설명할 수 있다.

핵심용어

- 신체방어반응
- 발적
- 발열
- 통증
- 부기(종창)
- 염증의 4징후
- 급성염증
- 만성염증
- 투과성 항진
- 삼출
- 부착분자
- 유주
- 화학쏠림성(주화성)
- 염증세포
- 백혈구
- 대식세포(큰포식세포)
- 섬유모세포
- 화학매개물질
- 혈관작용아민
- 히스타민
- 세로토닌
- 사이토카인
- 케모카인
- 염증사이토카인
- 보체
- 포식세포
- 그물내피계통
- 단핵식세포계통
- 고름집
- 샛길
- 축농
- 괴저
- 육아종염증
- 결핵
- 결핵결절
- 유육종증(사코이드증)
- 치즈괴사
- 전신염증반응증후군

1 염증이란?

사람이 살아가기 위해서는 다양한 장기의 기능을 정상적으로 유지할 필요가 있다. 이를 **항상성**(homeostasis)이라고 한다. 일상적인 생활을 하더라도 세균이나 바이러스에 노출되어 여드름이 생기거나 감기에 걸린다. 또 넘어져서 무릎이 까이거나 화상을 입는 등 외부 자극에 의해 신체는 종종 손상된다. 손상된다는 말은 구체적으로 신체 일부가 붕괴되어 조직이 죽는(괴사) 것으로, 일반적으로 조직손상이라고 한다. 생체가 항상성을 유지하기 위해서는 이들 외부 자극을 제거하고 손상된 조직을 원래대로 되돌리는 기전이 필요하다. 염증(inflammation)은 그 기전의 중심이며, 신체는 항상 이 염증에 의해 지켜진다. 즉, 염증이란 신체에 가해지는 다양한 자극에 대한 **생체방어반응**이다.

1.1 염증의 원인

염증을 일으키는 자극에는 세균이나 바이러스 감염, 화학물질(산이나 알칼리 등), 물리적 자극(외상 등), 방사선이나 자외선, 열(화상) 등이 있다. 간단히 말하면 생체의 일부인 조직이나 세포를 손상시키는 모든 자극이라고 할 수 있다.

신체에 이러한 자극이 가해진 경우 염증이 일어나지 않는다면 예를 들어 신체는 세균을 제거할 수 없기 때문에 몸 전체가 세균에 침범되어 죽게 된다. 또한 염증이 일어나지 않으면 손상된 조직을 회복할 수 없기 때문에 상처를 입어 생긴 흉터도 낫지 않게 된다.

1.2 염증의 증상

1) 국소증상

염증의 대표적 증상은 **발적**(redness), **발열**(heat), **통증**(pain), **부기**(종창, swelling)로서 **염증의 4징후**라고 하는데, 여기에 국소의 **기능장애**(loss of function)를 포함시켜 염증의 5징후라고도 한다. 예를 들어 피부에 있는 베인 상처가 곪았을 때 관찰되듯이 상처는 붉게 부어오르고 만지면 열이 나고 통증이 있다. 또 염증이 근육이나 관절에 미치면 운동장애가 나타난다. 그러나 이 상처도 잠시 지나면 부기와 통증도 줄어들어 치유된다. 즉, 손상을 입은 조직을 회복시키기 위해 염증이 생긴다고도 할 수 있다.

2) 전신증상

염증은 기본적으로 인체의 국소에서 일어나지만 그 영향은 종종 전신증상으로서 나타나는데, 이것을 **전신염증반응**(systemic inflammatory response) 또는 **급성기반응**(acute phase reaction)이라고 한다. 감염이나 면역반응 때문에 비정상적으로 생산된 사이토카인(TNF, IL−1, IL−6) 등에 의한 전신반응이며, 임상적으로는 고열, C반응단백질(C−reactive protein, CRP)의 상승, 백혈구의 비정상적인 증가가 나타나며, 나아가 심장박동수 증가, 혈압상승 등이 나타나기도 한다.

패혈증(sepsis)이나 세균혈증(bacteremia)이라는 병태에서는 병원체가 혈액 안으로 침입 및 증식해 비정상적으로 증가한 백혈구에서 방출되는 사이토카인(IL−1)이 중추에 작용해서 고열이 나거나 병원체가 생산하는 독성물질(내독소 등)이 전신의 혈관내피세포에 작용해서 작은 혈관에 많은 수의 혈전을 만드는 파종혈관내응고(disseminated intravascular coagulation, DIC)에 의해 쇼크 상태에 빠져 사망하는 경우가 있다. 최근 화제가 되고 있는 **전신염증반응증후군**(systemic inflammatory response syndrome, SIRS)은 패혈증, 외상, 췌장염 등의 침습에 대응해서 면역세포가 생산하는 대량의 사이토카인에 의해 발생한 전신성 급성염증반응을 가리키며, 다기관부전(multiple organ failure, MOF)이나 쇼크(shock)로 발전하는 경우가 많은 심각한 병태이다.

2 염증의 기본 병태

염증은 혈관과 혈관 주위에 있는 조직의 반응이다. 어떠한 자극에 의한 조직의 장애(조직의 변성이나 괴사)가 일어나면 그에 대한 혈관의 반응(혈관의 수축이나 확장, 나아가 혈액 중 백혈구의 혈관 밖 이동)이 촉진된다. 그리고 혈관에서 조직으로 이동한 백혈구가 생산하는 여러 가지 화학물질에 대해 혈관 주위에 있는 세포나 조직의 반응(증식) 등이 일어난다.

염증에는 자극이 직접 작용한 부위에 한정되어 일어나는 국소반응과 염증이 몸 전체에 미치는 전신반응이 있다. 또 자극에 대해 단시간에 일어나는 **급성염증**과 지속적으로 일어나는 **만성염증**이 있다. 대부분의 급성염증은 치유되거나 흉터가 생기지만 일부는 만성염증으로 진행된다. 또 만성간염이나 사구체신염처럼 급성염증을 거치지 않고 처음부터 만성염증으로 발병하는 질병이나, 만성염증 과정에서 급성염증이 더해지는 경우도 있다. 이 차이는 조직장애의 원인 또는 질적 차이, 염증이 일어난 숙주 혹은 부위(장기) 차이 등에 따른다.

3 급성염증의 기전

급성염증은 급성조직장애가 발생하거나 세균 등이 침입한 경우 그것을 제거하고 회복시키기 위해 혈관반응을 통해 염증세포나 염증에 관여하는 다양한 화학물질이 염증 국소로 운반되는 신속한 반응이다. 급성혈관반응에는 세동맥이나 모세혈관과 같은 가는 혈관(미세혈관계)의 순환장애와, 백혈구가 염증세포로서 혈관 밖으로 유주하는 2가지가 중요하다.

3.1 국소의 혈관반응(순환장애와 삼출)

순환장애(dyscyclia)란 혈관의 확장과 수축에 의해 혈류가 바뀌어 혈관투과성이 항진한 상태를 말한다. 이 변화는 몇몇 화학물질에 의해 진행된다. 조직이 손상되면 그 직후에 세로토닌(serotonin) 등에 의해 일과성으로 세동맥이 수축되어 조직이 허혈 상태에 빠진다. 이어서 히스타민(histamine) 등의 혈관작용물질에 의해 세동맥이나 모세혈관이 확장되면 혈류가 증가(충혈)한다(그림 4-1).

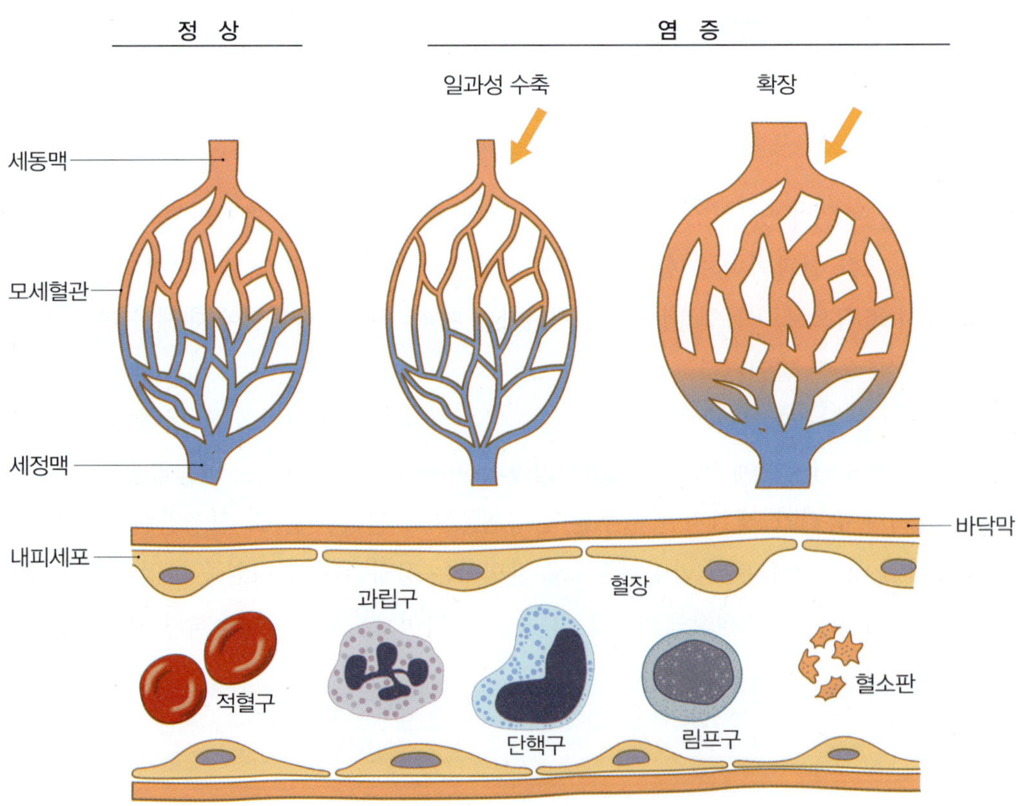

그림 4-1 염증에 의한 미세혈관계통의 반응

위 그림은 미세혈관계통의 모식도로, 오른쪽에 염증 시의 반응(일과성 빈혈과 충혈)을 나타낸다.
아래 그림은 모세혈관의 모식도로, 모세혈관 안에 다양한 혈구가 있다.

확장된 혈관에서는 혈류가 천천히 흐르게 되고 혈관내피세포의 세포 사이 연결부분이 벌어져 이곳에서 혈액성분이 혈관 밖으로 새어 나온다(그림 4-2). 이 현상을 혈관의 **투과성 항진**이라고 하며, 혈장성분이 혈관 밖으로 새어 나오는 것을 **삼출**(exudation), 새어 나온 액체를 **삼출액**(exudate)이라고 한다. 이 삼출액은 보통 혈관 밖으로는 잘 새지 않는 단백질을 많이 함유한다. 혈관 밖으로 액체가 누출됨에 따라 혈관 안의 혈액은 농축되어 혈류가 느려지면 혈구성분의 혈관 밖 유주가 일어나기 쉬워진다.

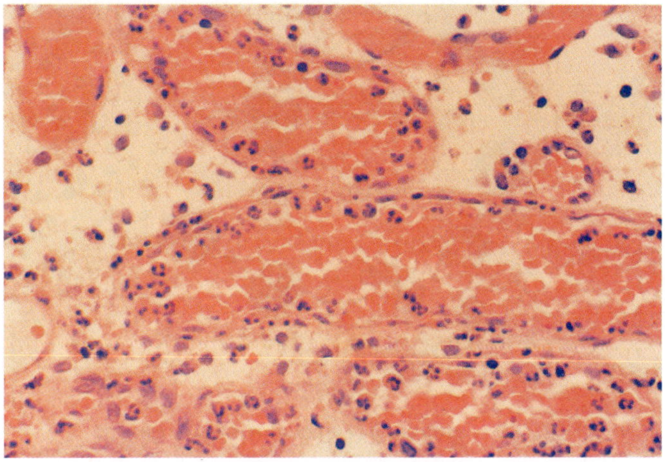

그림 4-2 충혈과 삼출

급성염증 시의 가장 현저한 반응인 충혈과 삼출이다. 모세혈관이나 세정맥이 확장되고 적혈구로 채워져 있다(충혈). 백혈구, 특히 중성구가 혈관 속면에 부착해 있다. 몇 개의 백혈구는 혈관벽 안으로 침입해 있으며, 또 혈관 밖으로 이미 유주한 백혈구도 있다. 혈관 주위 조직은 액체성분의 삼출로 부종상태가 되어 투명하게 보인다(염증성 부종).

3.2 혈구성분의 유주

혈관에서 혈구성분이 바깥으로 나오는 반응은 염증의 중요한 단계이며, 급성 및 만성염증 모두에서 관찰된다. 염증반응이 진행됨에 따라 염증세포는 그 장소에서 다양한 화학물질을 방출한다(그림 4-3). 혈액 안을 흐르는 **백혈구**(leukocyte)는 상당히 크기 때문에 혈관 밖으로 좀처럼 새어나가지 못하지만, 염증으로 혈류가 느려지거나 화학물질 등으로 혈관내피세포가 자극을 받으면 백혈구는 이동 속도를 떨어뜨려 내피세포 표면을 회전한다(rolling). 이어서 내피세포 표면에서 정지(arrest)하여 내피세포에 부착(adhesion)한다. 이 과정에서 내피세포 표면에 셀렉틴(selectin), 백혈구 표면에 인테그린(integrin) 등의 부착분자(adhesion molecule)가 나와 내피세포와의 강력한 접착이 일어난다. 내피세포에 접착된 백혈구는 변형되어 내피세포의 세포 틈새를 지나 혈관 밖으로 나와 염증 장소(손상 조직)를 향해 유주(swarming)한다(그림 4-4).

염증 장소에서 백혈구는 다양한 화학물질을 방출함과 동시에 포식작용을 통해 손상 조직이나 세균 등 염증의 원인이 되는 물질을 처리한다. 중성구 등의 세포가 어느 특정 물질(세균 유래 펩타이드나 면역반응물질 등)을 향해 운동하는 것을 **화학쏠림성**(주화성, chemotaxis)이라고 하며(그림 4-5), 화학쏠림성 운동을 일으키는 물질을 화학쏠림인자(chemotactic factor, chemotaxin)라고 한다.

또한 백혈구가 생산하는 물질에는 국소의 염증반응을 효율적으로 일으키기 위해 혈관을 증식시키는 물질이나 조직의 회복에 관여하는 섬유모세포의 증식을 촉진하는 물질(성장인자)이 있다.

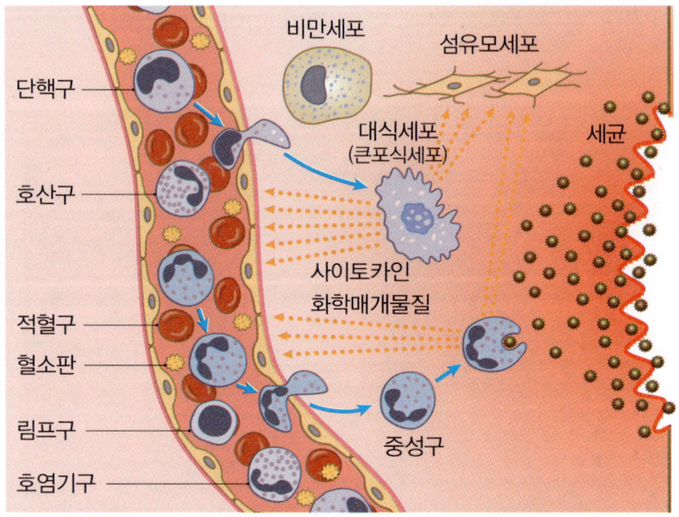

그림 4-3 혈관 안에서 밖으로 이동하는 백혈구

혈관 안에 존재하는 백혈구는 세균이 침입하면 혈관 밖으로 유출되어 세균에 다양한 작용을 하여 살균한다. 단핵구는 혈관 밖에서 대식세포(큰포식세포)가 되어 사이토카인이나 케모카인 등을 방출하고 조직손상을 조장하거나 안정화시켜 최종적으로 회복시킨다.

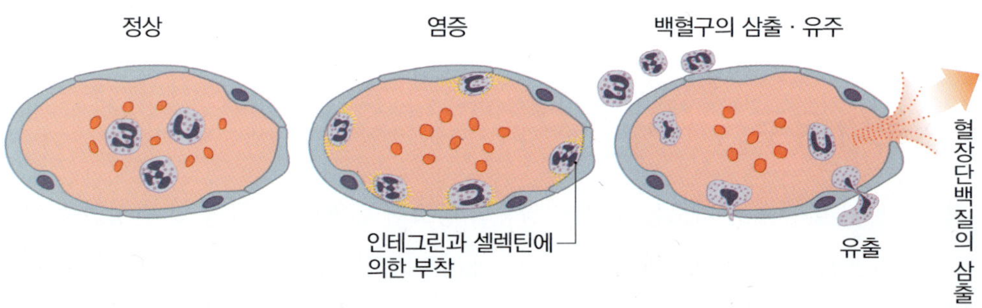

그림 4-4 급성염증 시의 특징적인 삼출

충혈로 혈류가 느려지면 백혈구가 내피세포에 접해서 흐르다가 결국 내피세포에 부착한다. 이때 셀렉틴(selectin; 내피 표면)과 인테그린(integrin; 백혈구 표면)이 부착에 관여한다. 내피세포의 세포 틈새가 벌어져 혈장성분이나 백혈구가 혈관 밖으로 삼출되는데, 백혈구가 변형되면서 혈관 밖으로 삼출되는 것을 유출이라고 한다.

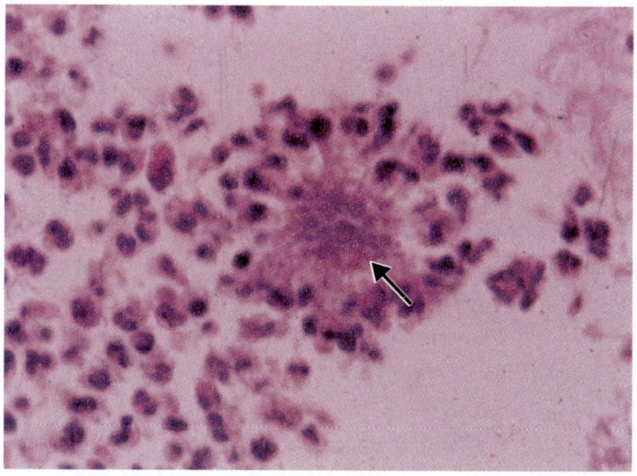

중성구에는 운동(유주)능력이 있어 염증이 생긴 곳으로 모여서 세균 등의 침입자나 이물(질)을 처리한다. 그림에서는 중성구가 세균집락(colony; ➞) 주위에 모여 있어 꽃잎처럼 보인다.

그림 4–5 **화학쏠림성(주화성)**

3.3 염증에 관여하는 세포

염증에 관여하는 세포는 다양한데, 그중에서 혈액에서 혈관 밖으로 삼출되는 백혈구, 원래 조직 내(혈관 밖)에 존재하는 **조직구**나 **비만세포**(mast cell) 등이 중심이 되며, 이것을 통틀어 **염증세포**(inflammatory cell)라고 한다. 골수에서 유래된 백혈구에는 과립(백혈)구(granulocyte)라고 불리는 **중성구**(neutrophil), **호산구**(eosinophil), **호염기구**(basophil) 외에도 **단핵구**와 이것이 분화한 **대식세포**(큰포식세포, macrophage), **림프구**, 림프구가 분화한 **형질세포** 등이 포함된다(그림 4–6).

이들 백혈구는 혈관 안에 있을 때는 활동성이 적지만, 혈관 밖으로 나옴으로써 활성화되어 염증에 작용한다. 중성구를 비롯한 과립구계통 세포는 급성염증과 관계가 있으며 대식세포나 림프구는 주로 만성염증에 작용한다. 각 백혈구는 다른 기능을 가지지만, 생산하는 화학물질에는 공통된 것도 많다(3.4 '염증에 관여하는 세포 유래의 화학매개물질' 참조).

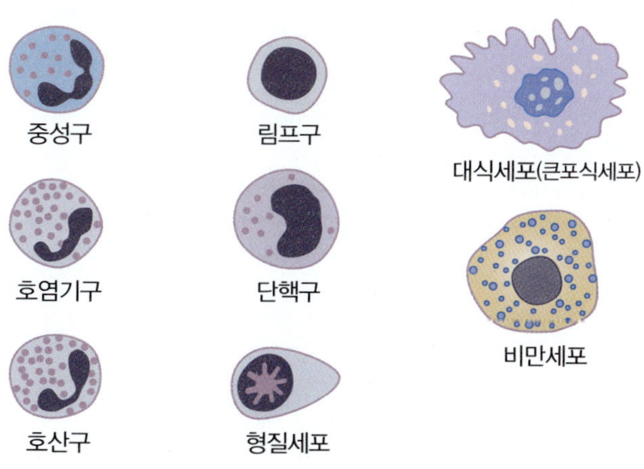

그림 4–6 **염증세포의 종류**

1) 과립(백혈)구(granulocyte)

세포 내에 많은 과립(화학전달물질이나 단백질소화효소)을 가지며 핵은 분엽 모양이다.

중성구가 대표적이며 유주능력이 있어 염증 장소로 재빨리 이동할 수 있다. 세포 내에 **용해소체**(lysosome)라는 미세한 과립을 가지는데, 이것이 살균작용이나 단백질분해작용을 발휘함으로써 염증의 원인이나 염증으로 변성된 조직 등을 처리한다. 또한 **포식작용**(phagocytosis)에 의해 염증 장소에 있는 세균이나 조직의 잔해 등 조직회복에 방해가 되는 물질을 세포 안으로 흡수하여 제거한다.

호산구는 알레르기반응이나 기생충 감염 시 많이 나타나며 다른 세포에서 방출된 화학전달물질의 작용을 약화시킨다.

호염기구는 히스타민 등의 화학물질을 방출하여 혈관확장이나 투과성 항진 등의 작용을 통해 주로 급성 염증반응을 촉진한다.

2) 림프구(lymphocyte)

림프구는 면역반응을 담당하는데, 염증은 면역반응이기도 하며 림프구가 깊이 관여한다. 림프구에는 T세포(= T림프구)와 B세포(= B림프구)가 있다. **T세포**는 그 자신이 생산하는 **사이토카인**(cytokine; 생리활성물질)에 의해 자신이나 B세포의 분화를 조절하고 염증반응을 통괄한다. T세포에 자극을 받은 **B세포**는 형질세포로 분화하여 염증의 표적에 대한 특이적인 항체를 생산한다(Chapter 06 '면역' 참조).

3) 단핵구(monocyte)와 대식세포(큰포식세포, macrophage)

림프구와 마찬가지로 만성화된 염증 장소에서는 단핵구의 침윤이 많이 관찰된다. 단핵구는 혈관 밖으로 나오면 활성화되어 대식세포로 분화된다. 대식세포는 염증의 진행과 종식에 상당히 중요한 세포이다. 주요 기능으로 항원제시나 포식작용, 살균작용 외에 염증에 관여하는 화학물질, 예를 들어 사이토카인이나 **활성산소**(reactive oxygen species)를 방출하여 조직손상을 일으킴과 동시에 성장인자 등을 생산하여 조직회복에도 작용한다.

4) 형질세포(plasma cell)

B세포가 국소부위에서 성숙하여 항체 생성 세포로 변화한 것으로, 항체인 면역글로불린을 생성, 저장, 분비하는 역할을 한다.

5) 섬유모세포(fibroblast)

섬유세포는 혈관 밖(사이질)에 존재하는 세포이다. 이 세포는 염증에 관여하는 여러 가지 화학물질에 의해 활성화되어 **섬유모세포**(fibroblasst)가 된 후 증식해서 염증으로 손상된 조직에 섬유나 세포바깥바탕질(세포외바탕질, extracellular matrix)을 생산함으로써 염증을 진정시키고 조직을 회복시키는 기능(섬유화)을 한다. 섬유모세포의 증식에는 염증세포에서 유래하는 사이토카인이나 성장인자가 관여한다. 급성염증이 가라앉고 손상된 조직이 섬유조직으로 바뀌면 섬유모세포도 사라지지만, 만성염증에서는 종종 섬유모세포가 계속해서 활성화하여 조직에 과도한 섬유화가 일어난다.

6) 혈관내피세포(vascular endothelial cell)

염증은 혈관을 중심으로 한 반응이며, 염증세포는 혈관으로부터 염증 장소로 공급된다. 또 염증에 관련된 물질이 혈관내피세포를 증식시킨다. 효율적으로 염증을 진행시키기 위해 혈관내피세포가 증식하여 혈관이 증가하는데, 증식한 혈관은 염증이 치유되고 조직이 회복되면 서서히 소실된다.

3.4 염증에 관여하는 세포 유래의 화학매개물질

염증에 관여하는 여러 가지 화학물질을 **화학매개물질**(chemical mediator)이라고 하며, 염증조직에 동원된 백혈구는 물론 조직 안에 원래 존재하는 대식세포, 비만세포, 혈관내피세포 등에서 생산된다. 또 혈장 안에 이미 불활성 물질로서 존재하다가 염증부위에서 활성화되는 화학매개물질도 있다[보체(complement)나 키닌(kinin) 등]. 세포 유래의 대표적인 화학매개물질을 정리하면 **표 4-1**과 같다.

표 4-1 세포 유래의 염증 화학매개물질

혈관작용아민	히스타민, 세로토닌	혈관확장, 투과성 항진
아라키돈산 대사물질	프로스타글랜딘, 류코트라이엔	혈관확장 · 수축, 투과성 항진, 백혈구 유주
사이토카인	TNF, IL-1 등 MCP-1, IL-8(케모카인) 등	백혈구 유주, 유출, 집적
성장인자	PDGF, FGF, VEGF 등	세포증식, 섬유화 촉진, 혈관신생
기타	반응산소종(ROS) 산화질소(NO) 용해소체 유래 산소	조직장애, 병원체 제거 혈관확장, 살균, 백혈구 유주 살균, 조직용해, 병원체 제거

1) 혈관작용아민(vasoactive amine)

혈관작용아민은 염증을 특징짓는 혈관반응에 관여하며 **히스타민**(histamine)과 **세로토닌**(serotonin)이 있다. 히스타민은 비만세포나 호염기구, 혈소판에서 생산되어 세포 내 과립에 축적된다. 외상이나 열, 염증 또는 면역반응, 알레르기반응, 사이토카인, 보체 등에 의해 과립에서 세포 밖으로 방출되어 혈관의 확장이나 투과성을 항진시킨다. 세로토닌은 혈소판의 과립 속에 존재하며 혈소판이 응집되면 방출된다. 주로 혈관수축이나 혈액응고에 작용한다.

2) 아라키돈산 대사물질(arachidonic acid metabolite)

아라키돈산은 세포막을 구성하는 인지질로, 여러 가지 염증성 자극이나 보체의 활성화에 의해 백혈구, 혈관내피세포, 비만세포에서 방출된다. 이 아라키돈산은 2가지 대사경로를 거쳐 활성을 가진 물질이 된다. 첫 번째 경로는 고리산소화효소(cyclooxygenase) 경로이며 프로스타글랜딘(prostaglandin)이나 트롬복세인(thromboxan)이 되어 혈관을 수축 또는 확장시킨다. 두 번째 경로는 불포화지방산산화효소(lipoxygenase) 경로이며 류코트라이엔(leukotrien)이나 라이폭신(lipoxin)이 되어 혈관을 수축시키거나 백혈구를 유주시킨다. 이 가운데 고리산소화효소 경로를 억제하는 물질은 염증을 진정시키는 약제로서 실제로 의료현장에서 널리 사용된다.

3) 사이토카인(cytokine)

사이토카인은 염증 및 면역을 담당하는 세포나 혈관내피세포, 섬유모세포 등의 많은 세포가 생산하는 폴리펩타이드로, 염증 및 면역반응의 중요한 화학매개물질로서 작용한다.

사이토카인에는 많은 종류가 있다. **종양괴사인자**(tumor necrosis factor, TNF), **인터페론**(interferon, INF) 등은 이미 알려진 물질이며, 그 후 새롭게 발견된 사이토카인은 백혈구와 백혈구 사이(inter-)의 커뮤니케이션에 작용한다는 의미로 **인터루킨**(interleukin, IL)이라고 불리며, 발견된 순서대로 IL-1, IL-2로 번호가 매겨져 있다. 지금까지 30종류 이상이 발견되었다. 백혈구가 염증 장소로 모이기 위해서는 자극이 필요하며 사이토카인 중에 특히 백혈구의 유주에 관여하는 것을 **케모카인**(chemokine)이라고 한다. 대표적인 케모카인으로 **대식세포 화학쏠림인자**(대식세포 주화인자, macrophage chemoattractant protein-1, MCP-1), **IL-8** 등이 있다. 케모카인 유도에는 세균 유래의 펩타이드나 보체(나중에 설명)가 중요하다. 또 TNF, IL-1 등의 사이토카인은 내피세포의 부착분자 발현을 높여 백혈구가 혈관 밖으로 유출되는 것을 촉진한다.

염증반응에 깊은 연관성을 가진 사이토카인을 **염증사이토카인**이라고 하며 IL-1, IL-6, TNF-α, **과립구집락자극인자**(granulocyte colony-stimulating factor, G-CSF) 등이 있다. 특히 IL-1, TNF-α는 혈관내피세포에 작용해서 백혈구 부착을 촉진하고 응고활성을 항진한다. 또 내피세포에서 생산되는 다른 사이토카인의 발현을 촉진한다.

4) 성장인자(growth factor)

성장인자는 특정 세포의 증식이나 분화에 관여하는 폴리펩타이드이며, 대표적인 것에 **혈소판 유래 성장인자**(platelet-derived growth factor, PDGF), **섬유모세포성장인자**(fibroblast growth factor, FGF), **혈관내피성장인자**(vascular endothelial growth factor, VEGF), **(형질)전환성장인자**(transforming growth factor, TGF) 등이 있으며, 이들은 섬유모세포의 증식이나 아교질의 형성, 혈관신생 등에 작용한다.

5) 기타

그 밖의 화학매개물질로 **반응산소종**(reactive oxygen species, ROS)이나 **산화질소**(nitric oxide, NO) 등이 있다.

반응산소종(ROS)은 세균이나 면역복합체 등에 의해 자극을 받은 중성구나 대식세포에서 생산되며, 포식된 세균이나 조직의 잔해 등을 제거하는 강력한 활성을 가진다. ROS에 의해 케모카인이나 사이토카인이 유도되어 염증반응을 촉진한다.

산화질소(NO)는 여러 세포에서 생산되는 반감기가 짧은 가용성 기체이다. 원래 혈관 민무늬근육(평활근)을 이완시키는 작용이 있어서 혈관확장물질로 보았다. 이러한 작용 외에도 대식세포에서 방출된 NO는 살균작용, 항혈소판작용, 백혈구 유주, 세포를 괴사시키는 등의 다양한 작용을 통해 염증반응에 관여한다.

백혈구, 특히 중성구와 대식세포에서 방출되는 용해소체의 효소에는 강력한 살균작용과 조직용해작용이 있다. 이 물질에 의해 염증의 원인이나 염증에 의한 조직괴사물질 등이 처리됨으로써 조직의 재생을 준비하는 것으로 판단된다.

3.5 보체

보체(complement)는 간에서 만들어지는 혈장 속 단백질이며, 병원체의 포식을 촉진하는 작용(**옵소닌화**, opsonization)이나 세포막에 구멍을 뚫어 세포를 죽이는 작용을 가진 **막공격복합체**(membrane attack complex, MAC)**의 형성**, 염증세포의 유주를 돕는 **화학쏠림인자**(주화인자)로서의 작용과 함께 면역복합체를 제거하는 작용이 있다(Chapter 06 2.3 '보체와 그 기능' 참조).

3.6 포식작용

신체에는 세균이나 이물(질)을 체내로 흡수하여 분해할 수 있는 다수의 세포가 있다. 그 작용을 **포식작용**(phagocytosis)이라고 하고(그림 4-7), 포식작용을 하는 세포를 **포식세포**(phagocyte)라고 한다. 중성구나 대식세포는 케모카인에 의해 유주하는 세포이며, 스스로 이물(질)에 다가갈 수 있다. 염증 장소에 퍼져 있는 세균이나 괴사물 등은 포식세포에 흡수된 후 포식세포의 세포질에 있는 용해소체에 의해 소화 및 분해 처리된다.

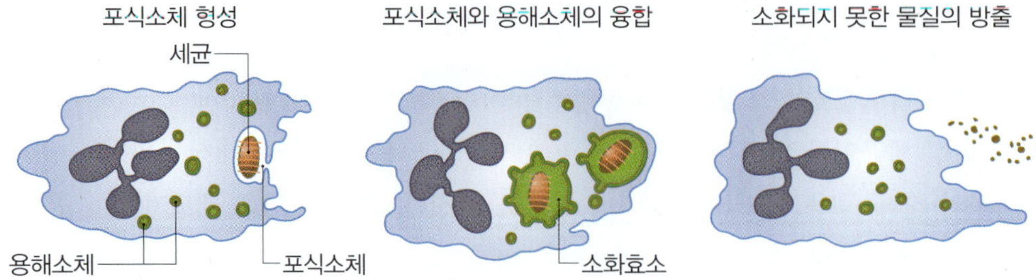

그림 4-7 포식작용

포식세포(그림에서는 과립(백혈)구)에 의해 세균 등의 이물(질)이 포식되어 포식소체가 형성된다. 포식세포에는 용해소체라는 과립 모양의 소기관이 많다. 용해소체에는 여러 가지 분해(소화)효소가 들어 있으며, 용해소체와 포식소체의 융합으로 분해효소가 포식세포 안으로 방출된다. 이렇게 해서 세균 등을 소화 및 분해하고 살균하는데, 완전하게 소화하지 못한 물질은 세포 밖으로 방출된다. 포식세포에 의한 포식은 항체나 보체가 있으면 현저하게 증가된다.

3.7 그물내피계통

그물내피계통(reticuloendothelial system, RES)은 골수, 간, 비장, 림프절 등의 조혈기관(간이나 비장은 태아기에는 조혈작용이 있음)을 주체로 하여 전신의 결합조직이나 여러 장기에 분포하는 포식능력이 왕성한 특수 세포 무리(그물세포, 그물내피, 조직구)로 구성되며, 신체방어반응에 중요한 역할을 한다.

최근에는 그물내피계통 대신 **단핵식세포계통**(mononuclear phagocyte system, MPS)이라고 불리기도 한다. 단핵식세포계통의 개념은 내용적으로 매우 비슷하지만, 세포의 기원에 대한 견해에 큰 차이가 있다.

단핵식세포계통에서는 그물내피계통을 구성하는 포식능력이 왕성한 세포 무리는 각각의 장기에 원래부터 고착되어 있는 세포가 아니라 골수 유래의 단핵구가 혈류를 통해 국소로 이주한 후 전신에 분포하는 대식세포나 항원제시세포, 특정 장기에 존재하는 고유의 포식세포(간의 쿠퍼세포, 뼈의 파골세포)로 분화한 것으로 본다. 세균이나 바이러스 등의 침입과 파급을 방어하는 기전이기도 하며, 왕성한 포식능력과 함께 면역기전에 관여하면서 전신의 신체방어반응을 담당한다.

4 급성염증의 종류

4.1 장액염증

장액염증(serous inflammation)이란 혈액의 혈청성분(장액)이 삼출액의 주체를 이루는 염증으로, 세포성분은 적다. 비염에 의한 콧물, 복막염에서 관찰되는 복수 등이 여기에 해당한다.

4.2 카타르염증

카타르염증(catarrhal inflammation)은 기도나 소화관 등 점막 표면의 염증으로, 장액이나 점액의 분비가 두드러진다. 점막상피에서 점액이 과잉 분비되는데, 상피의 박리나 점막부종을 동반하다. 카타르비염(대량의 콧물과 코막힘)이나 카타르막충수염 등이 여기에 해당한다. 반응은 국소적이며 보통은 치유되지만, 만성화되면 염증성 용종(polyp) 등의 점막비후를 일으킨다.

4.3 섬유소염증

혈관투과성이 증가되면 대량의 섬유소(fibrin)를 함유한 삼출액이 나온다. 섬유소염증(fibrinous inflammation)에는 장막(가슴막, 심외막, 복막)이나 폐의 염증이 대표적이다(그림 4-8). 섬유소가 가슴막(흉막)이나 심외막으로 석출되어 까칠해지기 때문에 호흡이나 박동 시마다 스치는 소리가 난다. 또 섬유소의 분해나 흡수가 불충분한 경우에는 유착을 일으킨다. 거짓막장염(위막장염)이나 인두디프테리아에서는 괴사에 빠진 점막 표층을 덮듯이 섬유소나 점액으로 이루어진 막 모양 물질(거짓막)이 표면을 덮는다.

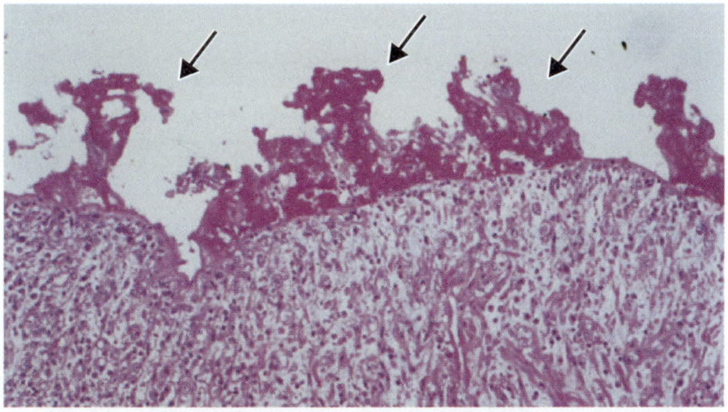

그림 4-8 **섬유소염증**

심근경색증 후에 발생한 심외막의 섬유소염증으로, 표면에 섬유소가 융모 모양으로 침전되어 있다(→). 아래쪽에는 염증세포의 침윤을 동반한 육아조직이 있다.

4.4 고름염증

고름염증(화농염증, purulent/suppurative inflammation)은 많은 수의 중성구가 출현하는 염증으로, 가장 전형적인 급성염증이다. 포도알균(*Staphylococcus*)이나 사슬알균(*Streptococcus*), 녹농균(*Pseudomonas aeruginosa*) 등의 고름형성균(화농균)에 감염되면 많은 수의 중성구와 세균이나 세포의 잔해로 이루어진 고름(pus)이 형성된다. 최근에는 메티실린 내성 황색포도알균(methicillin-resistant *Staphylococcus aureus*, MRSA) 등에 의한 고름염증이 종종 의료관련감염으로서 문제가 된다(Chapter 05 '감염' 참조).

1) 연조직염(phlegmon)

결합조직 안에 수많은 중성구가 뿌려지듯이 균일하게 침윤된 염증으로, 절개해도 고름은 나오지 않는다(그림 4-9a). 충수염이 그 예이며, 발적과 통증이 심하다.

2) 고름집(abscess)

곪은 조직이 괴사 및 파괴되어 공동을 형성한 후 여기에 고름이 고이는 것을 **고름집**이라고 한다(그림 4-9b, 4-10). 표면 근처에 있던 고름집이 터지면 궤양(ulcer)이 된다. 깊은 부분에 있는 고름집이 가는 관을 통해 표면으로 계속해서 흘러나오는 경우가 있는데, 이것을 **샛길**(누공, fistula)이라고 한다. 고름집은 발생 장소에 따라 폐고름집(pulmonary abscess), 뇌고름집(brain abscess)이라고 불린다.

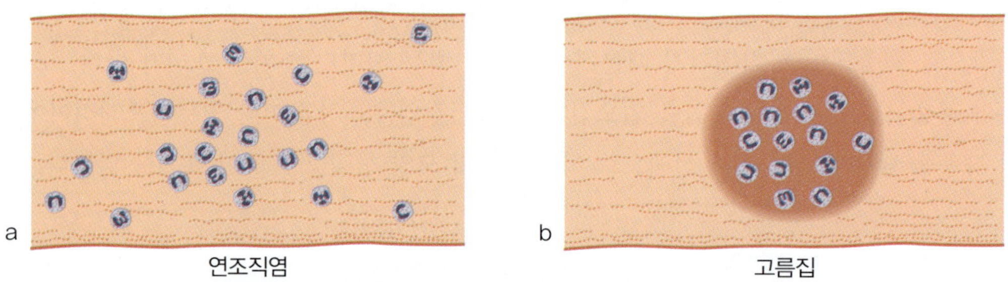

그림 4-9 연조직염과 고름집

a. 조직 내에 흩뿌려지듯이 많은 중성구가 침윤되어 있으며, 병터의 경계가 확실하지 않다.
b. 병터의 경계가 확실하다. 병터부위는 괴사되어 공동을 형성하고 있으며, 내부에는 많은 중성구가 들어 있는 고름으로 가득 차 있다.

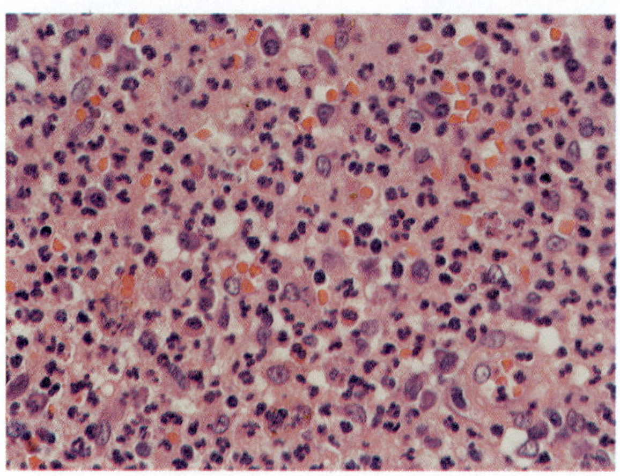

그림 4-10 고름집의 조직상

괴사에 의해 용해된 병터부위에 중성구가 가득 차 있다(고름). 중성구는 짙은 보라색으로 염색된 작은 분엽 모양의 핵을 가지고 있어 다른 세포와 구별된다.

3) 축농(empyema)

원래 신체 안에 공간을 형성하는 장소 즉, 위턱굴(상악동)이나 담낭(쓸개) 등에 고름이 고인 상태를 축농이라고 한다. 위턱굴 등의 부비동(코곁굴)에 고름이 고이는 비부비동염(nasosinusitis)이 대표적인 예이며, 흔히 축농증이라고 하면 보통 비부비동염을 가리킨다. 담낭에 고이면 담낭축농증, 자궁관에 고이면 자궁관 축농증, 가슴안(흉강)에 고이면 가슴고름집(농흉)이라고 한다.

4.5 괴사염증

괴사염증(necrotizing inflammation)은 조직의 괴사가 두드러지는 염증이다. 피부나 소화관 등에서는 괴사부위가 탈락하여 장기 표면에 조직결손이 생기면 궤양(ulcer)이 된다.

위궤양은 위액에 의해 점막이 손상되어 조직융해, 허혈이 더해져서 괴사에 빠진다. 결핵에서는 병터부위에 **치즈괴사**(caseous necrosis)라고 하는 특유의 괴사가 일어난다. 헤르페스바이러스(herpesvirus)에 의한 신생아 바이러스간염(그림 4-11)에서는 간세포의 괴사가 두드러진다. 고름염증 혹은 괴사염증에 부패균이 감염을 일으키면 부패에 의한 분해가 진행되어 암모니아나 아민류 등이 생산되어 심한 악취를 풍기게 되는데, 이를 **괴저**(gangrene)라고 한다. 가스 생산균이 감염을 일으켜 조직 내에서 기포가 관찰되는 것을 **기체괴저**(gas gangrene)라고 한다.

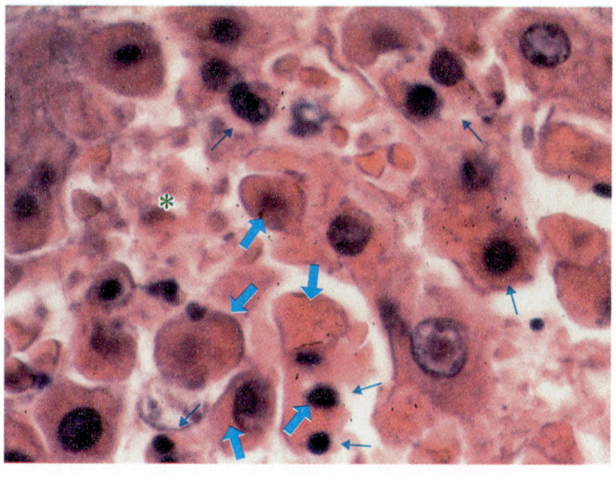

그림 4-11 **신생아 헤르페스간염**

바이러스에 감염된 세포가 호산성(붉은색)이 되어(➡) 단편화되어 있다(*). 동시에 핵도 농축(→) 또는 소실되어 있어 간세포에 괴사가 일어나고 있음을 알 수 있다(Chapter 02 '세포 · 조직과 손상' 참조).

5 급성염증의 결과

급성염증은 일반적으로 수일에서 1~2주일 정도면 다음 단계로 진행된다. 급성염증은 조직손상이 가벼우면 완전 치유되지만, 손상이 크면 흉터를 형성한 후 종식된다. 방어반응으로서의 힘이 부족해서 급성염증의 원인을 제거할 수 없거나 자극이 계속되면 만성염증으로 진행된다.

6 만성염증의 기전

만성염증(chronic inflammation)은 ①급성염증이 지연되어 만성염증으로 진행하는 경우와 ②처음부터 만성염증으로 발병하는 경우가 있다. 급성염증과의 차이를 표 4-2에 정리하였다.

표 4-2 급성염증과 만성염증의 비교

	급성염증	만성염증
기간	수일간(일~주)	장기간(월~년)
발병	급격	잠행성
침윤 세포	중성구	대식세포, 림프구, 형질세포, 섬유모세포
혈관변화	혈관확장, 투과성 항진	혈관신생
삼출, 부종	+	−
발적, 부기(종창), 통증	+	−
섬유화	−	+

6.1 급성염증에서 이어지는 만성염증

급성염증이 치유되지 않고 급성염증의 원인을 제거할 수 없는 경우에 일어난다. 병터에서는 중성구를 대신해서 대식세포나 림프구, 형질세포가 두드러지게 많아진다. 예를 들어 스트레스에 의해 급성십이지장궤양이 발병하고 그 원인인 스트레스가 반복되면 급성염증이 치유되지 않고 점막장애가 계속되어 만성십이지장궤양이 되는 경우이다.

6.2 처음부터 만성염증으로 발병하는 경우

만성염증으로 발병하는 것은 예를 들어 바이러스간염(viral hepatitis; B형이나 C형)처럼 조직파괴성이 그만큼 강하지 않고 또 면역기전에 의해 제거되기 어려운 성질의 병원체에 지속적으로 감염되는 경우이다. 또 류마티스관절염(rheumarthritis)처럼 자신의 조직 일부에 대한 자가항체(autoantibody)가 생산되어 조직에 결합하고 그것을 자극으로 염증이 발생하는, 이른바 자가면역질환이나 혈액 중 지질이 혈관벽에 침착하여 그에 대한 반응으로서 염증을 일으키는 동맥경화증(arteriosclerosis) 등이 있다.

만성염증에서 침윤세포의 주체는 중성구가 아니라 대식세포, 림프구, 형질세포이며, 만성으로 지속되는 염증자극에 의한 조직파괴와 그에 반응하는 조직의 증식(섬유화)을 특징으로 한다. 다시 말해 만성적인 조직손상에 대한 지연된 회복반응으로 볼 수 있다.

6.3 만성염증의 화학매개물질

만성염증의 화학매개물질에는 여러 가지가 있다. 대부분은 침윤된 염증세포, 특히 대식세포나 림프구에서 생산 및 방출되는 사이토카인이나 성장인자가 중심이 된다. 급성염증의 중심인 중성구의 침윤이나 그 세포 내 효소 등은 거의 관련이 없다.

만성염증에서 대식세포는 케모카인의 작용으로 혈류에 있는 단핵구가 조직으로 유출되고, 림프구에서 생산되는 인터페론에 의해 조직대식세포로 바뀌어 그 기능이 활발해진다. 조직을 손상시키는 인자를 제거하거나 염증에 의해 붕괴된 조직을 처리하거나 대식세포 자신이 생산하는 성장인자를 함유한 사이토카인에 의해 섬유모세포나 민무늬근육세포의 증식을 촉진하여 조직회복(섬유화)을 촉진하는 두 가지 기능이 있다.

6.4 만성염증의 결과

만성염증질환은 장기간에 걸쳐 조직의 손상과 회복이 반복되면서 장기의 섬유화가 진행된다. 전형적인 예로 바이러스간염(B형, C형)에 의한 간경화증(liver cirrhosis)을 들 수 있다. 간염바이러스에 감염된 간에서는 바이러스에 의해 간세포 파괴가 일어나며 이에 대해 림프구를 중심으로 한 염증세포가 침윤한다. 파괴된 간세포 일부는 재생되지만, 염증세포에서 방출된 사이토카인이나 성장인자 등에 의해 탈락한 간세포 영역에 섬유모세포가 증가하여 섬유화가 일어난다. 재생된 간세포는 지속적인 바이러스 감염에 의해 다시 파괴되었다가 재생되고 동시에 섬유화가 진행되는 과정을 반복하면서 수년에서 수십년 후에는 간경화증으로 진행된다.

7 육아종염증

육아종염증(granulomatous inflammation)은 만성염증에 속하지만, 현미경적 구조와 원인 때문에 특수한 염증으로 분류된다. 그 특수성이란 육아종(granuloma)이라는 일반 염증에서는 관찰할 수 없는 특징적인 병터를 형성하는 것을 말하며, 병터를 보면 병원체를 어느 정도 추측할 수 있다. 이 염증은 결핵이나 한센병, 매독 등 면역기전을 통해 제거하기 어려운 특수한 병원체에 의한 만성증식염증이며, 병원체에 반응한 T세포에서 생산되는 사이토카인(IL−12나 IFN−γ)에 의해 대식세포가 모이고 증식해서 상피세포와 같은 형태가 되거나(상피모양세포) 여러 대식세포가 융합하여 다핵거대세포가 된다. 즉, 육아종의 주요 구성세포는 대식세포와 림프구이다.

육아종성 병터를 나타내는 대표적 질환은 **결핵**(tuberculosis)과 **유육종증**(사코이드증, sarcoidosis)이다. 특히 결핵에서는 상피모양세포와 다핵거대세포로 이루어진 결핵결절(tubercle) 중심에 **치즈괴사**(caseous necrosis)라는 특유의 괴사가 관찰되는 것이 특징이다(그림 4−12). 유육종증에서는 결핵과 매우 유사한 육아종을 형성하지만, 결핵과 달리 치즈괴사는 확인되지 않는다. 유육종증은 폐나 림프절, 간 등의 많은 장기에 육아종 병터를 형성하는 원인 불명의 질환이었지만, 최근 아크네균(*Propionibacterium acnes*)이 한 원인으로 주목받고 있다[1]. 현재는 발생률이 줄었지만, 매독도 육아종을 형성하는 질환으로 알려져 있다.

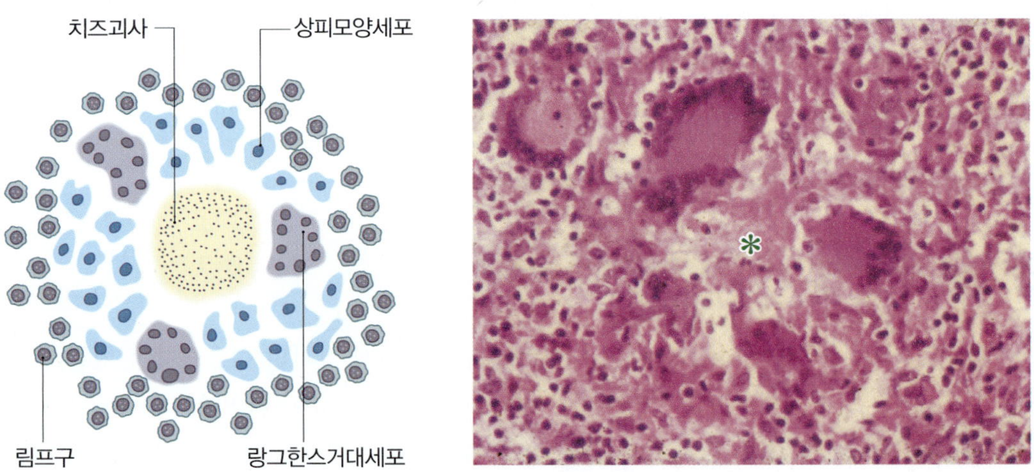

그림 4−12 결핵결절

결핵결절은 좁쌀 크기의 병터로, 치즈괴사(*) 주위를 상피모양세포라는 대식세포 유래의 세포와 다핵의 랑그한스거대세포가 둘러싸고 있다. 주위에는 림프구가 모여 있다. 결핵결절은 결핵 병터의 기본단위이며, 대부분의 병터는 이러한 결핵결절의 무수한 집단으로 형성된다.

---

1) 아크네균(*Propionibacterium acnes*)은 그람양성의 무산소성 막대균으로, 여드름의 원인균이기도 하다. 유육종증 환자의 림프절에서 분리되어 원인균으로 여겨왔지만, 이 균과 유육종증 발병의 인과관계는 아직 밝혀지지 않았다. 발병 원인 중 하나이며 아마도 발병에는 개체의 면역반응 이상이 관여하는 것으로 보고 있다.

요점 정리

- 염증(inflammation)이란 신체에 가해진 유해한 자극(감염, 화학물질, 열, 외상 등)에 대한 신체방어반응으로, 대표적인 증상은 발적(redness), 발열(heat), 통증(pain), 부기(종창, swelling)가 있으며 여기에 기능장애까지 포함시켜 염증의 5징후라고도 한다.
- 염증은 전신에도 여러 가지 영향을 주어 발열, 백혈구의 비정상적인 증가, 심장박동수 증가, 혈압상승 등의 전신염증반응(systemic inflammatory response)을 일으킨다.
- 혈액성분이 혈관 밖으로 새어 나오는 것을 삼출(exudation), 새어 나온 액체를 삼출액(exudate)이라고 한다. 액체뿐만 아니라 백혈구도 혈관 밖으로 삼출되어 염증 장소로 유주(swarming)한다.
- 혈액에서 혈관 밖으로 삼출되는 백혈구와 원래 혈관 밖에 존재하는 조직구나 비만세포는 염증에 관여하기 위한 염증세포(inflammatory cell)라고 한다. 백혈구에는 중성구, 호산구, 호염기구, 단핵구와 단핵구가 분화한 대식세포, 림프구, 형질세포 등이 포함된다.
- 세균이 침입하면 이들 혈구는 혈관 밖으로 유출되어 세균을 포식하거나 살균한다. 이처럼 염증이 일어난 장소를 향해 운동하는 것을 화학쏠림성(주화성, chemotaxis)이라고 하며 그 운동을 일으키는 물질을 화학쏠림인자라고 한다.
- 보체(complement)는 간에서 만들어지는 방어반응에 필요한 혈장 안의 단백질로, 병원체의 포식을 촉진하는 작용(옵소닌화, opsonization)이나 염증세포의 유주를 돕는 작용을 한다.
- 급성염증에는 장액염증(serous inflammation), 카타르염증(catarrhal inflammation), 섬유소염증(fibrinous inflammation), 고름염증(화농염증, purulent/suppurative inflammation), 괴사염증(necrotizing inflammation) 등이 있다.
- 만성염증(chronic inflammation)에는 급성염증이 지연되어 만성염증으로 진행하는 경우와 바이러스간염처럼 처음부터 만성염증으로 발병하는 경우가 있다. 만성염증질환은 장기간에 걸쳐 조직의 손상과 회복이 반복되면서 장기의 섬유화가 진행된다. 전형적인 예로 바이러스간염(B형, C형)에 의한 간경화증을 들 수 있다.
- 육아종염증(granulomatous inflammation)은 결핵이나 한센병, 매독 등의 특수한 병원체에 의한 만성증식염증이다.

확인문제

01. 염증의 4징후란 (①　　　), (②　　　), (③　　　), (④　　　)이며, (⑤　　　)을/를 더해서 5징후라고도 한다.

02. 혈액성분이 혈관 밖으로 누출되는 것을 (⑥　　　), 누출된 액체를 (⑦　　　)(이)라고 한다.

03. 백혈구는 염증 장소로 (⑧　　　)할 수 있다.

04. 백혈구나 조직구, (⑨　　　)은/는 염증에 관여하기 때문에 염증세포라고 불린다.

05. 단핵구는 (⑩　　　)(으)로 분화한다.

06. 중성구 등의 세포가 염증이 일어나는 장소를 향해 운동하는 것을 (⑪　　　)성이라고 한다.

07. 화학매개물질에는 히스타민이나 세로토닌 등의 (⑫　　　), 프로스타글랜딘이나 류코트라이엔 등의 아라키돈산 대사물질, 인터페론, 케모카인 등의 (⑬　　　)이/가 있다.

08. (⑭　　　)은/는 간에서 만들어지는 방어반응에 필요한 혈장 속 단백질로, 병원체의 포식을 촉진하는 (⑮　　　) 작용을 가진다.

09. (⑯　　　)계통은 골수, 간, 비장, 림프절 등의 조혈기관을 주체로 하여 신체방어반응에 중요한 역할을 하며, 단핵식세포계통이라고도 불린다.

10. 만성염증의 전형적인 질환의 예로 바이러스감염에 의한 (⑰　　　)이/가 있다.

11. 육아종염증을 일으키는 대표적인 질병은 (⑱　　　)와/과 (⑲　　　)이다.

정답

(①~④의 순서는 상관없음) ① 발적, ② 발열, ③ 통증, ④ 부기(종창), ⑤ 기능장애, ⑥ 삼출, ⑦ 삼출액, ⑧ 유주, ⑨ 비만세포, ⑩ 대식세포(큰포식세포), ⑪ 화학쏠림(주화), ⑫ 혈관작용아민, ⑬ 사이토카인, ⑭ 보체, ⑮ 옵소닌화, ⑯ 그물내피, ⑰ 간경화증, (⑱~⑲의 순서는 상관없음) ⑱ 결핵, ⑲ 유육종증(사르코이드증)

CHAPTER

05

감염

학습목표

1. 사람의 정상균무리가 인체에 반드시 필요하다는 사실을 이해할 수 있다.
2. 병원성미생물의 종류를 열거할 수 있다.
3. 그람염색이란 무엇인지 설명할 수 있다.
4. 장기 특이적인 감염병의 병원성균을 열거할 수 있다.
5. 감염양식이나 잠복기간에 대해 설명할 수 있다.
6. 인체에 갖추어진 감염방어능력을 이해할 수 있다.
7. 감염대책의 기본적 사항을 이해할 수 있다.
8. 약제내성균, 중복감염, 기회감염의 의미를 설명할 수 있다.

핵심용어

- 병원성미생물
- 약제내성균
- 정상균무리
- 정착
- 감염
- 잠복기
- 바이러스
- 감염방어기능
- 세균혈증
- 패혈증
- 후천면역결핍증후군(AIDS)
- HIV 감염병
- 기회감염
- 성매개병(STD)
- 항균제
- 중복감염
- ESBL 생산균
- 메티실린내성 황색포도알균(MRSA)
- 감염대책

1 감염병이란?

병원성미생물(pathogenic microorganism)은 지구상의 어떠한 환경에서도 서식한다. 이들이 사람의 체내에 침입함으로써 야기되는 질환이 **감염병**(infectious disease)이다. 진단법이나 치료가 확립된 감염병은 많지만, 중증의 기저질환이 있는 환자나 노인이 발병한 경우는 의료가 발전한 오늘날도 사망에 이를 수 있다.

감염병은 세계 모든 지역에서 관찰되는 것, 말라리아나 콜레라 등 일정한 기후조건이나 위생환경이 나쁜 지역에 한해 발생하는 것, 온대지역에서는 인플루엔자와 같이 겨울철에 집중해서 발생하는 것 등 다양하다. 또 어떤 종류의 감염병이 유행하는가는 인간 사회의 양식이 깊이 관여한다. 오늘날과 같이 교통수단이 발달하기 이전에는 거리적으로 먼 지역 및 국가에서 발생하는 감염병이 자국으로 반입되는 빈도는 낮았다. 그런데 주로 항공기의 발달로 외국 여행자나 외국 거주자가 증가하면서 타국에서 발생한 감염병이 24시간 이내에 우리 지역으로 반입되는 일이 충분히 가능해졌다. 코로나19 감염병(COVID-19), MERS(중동호흡기증후군)나 에볼라출혈열과 같은 감염병이 여기에 해당하며, 일반세균 중에서도 항균제에 고도로 저항성을 나타내는 **약제내성균**이 사람의 이동에 동반하여 주변 인접국에서 반입되는 경우도 예측할 수 있다. 이처럼 유사 이전부터 진화를 계속하는 병원성미생물에 의한 감염병은 인류에게 항상 위협이 되는 질환이다.

2 인체에 공생하는 미생물

출생 직후부터 사람의 입안이나 장, 코안, 귀안, 체표면(피부)에는 세균이 서식하기 시작하여 생후 3년을 기준으로 약 100조 개의 세균이나 진균으로 구성된 개인 특유의 세균무리가 형성된다. 인체의 세포가 약 30조 개인 사실을 감안하면 인체 내 세포의 70~80%는 사람 이외의 세포라는 말이 된다. 이들은 **정상균무리**(normal flora)라고 불리며(중량으로 하면 뇌의 무게와 동등), 인체와의 상호작용을 통해 면역능력이나 혈액응고능력을 비롯한 인간의 생체기능 유지에 필요한 기능에 빼놓을 수 없는 구성체로서 존재한다. 정상균무리의 균형이 무너진 것이 발병 원인으로 의심되는 질환이 다수 알려졌으며(표 5-1) 항균제의 불필요한 투여로 정상균무리를 손상시키지 않도록 유의하는 것이 중요하다.

체내에 서식하는 미생물은 물론 환경에서 인체로 침입한 미생물이라도 감염병이라는 질환을 반드시 일으키는 것은 아니다. 인체에는 중성구, 림프구, 대식세포 등 체내의 병원성미생물을 항상 일정하게 감시하고 있어 병원성균이 증식하고 확산되어 감염병이 발생하는 것을 막는다. 이러한 감시기전에 의해 세균이 체내에 서식하는 데에만 그치게 하는 상태를 **정착**(colonization)이라고 한다. 각종 질환이나 노화로 인해 감염방어능력에 장애가 생겨 정착 상태에 있는 병원성균이 체내에서 활발하게 증식을 시작할 수 있는 상태가 되면 다양한 염증반응을 동반하는 병태가 야기되는데 이를 **감염**(infection)이라고 하며, 정착과는 구별한다.

표 5-1 정상균무리의 교란이 발병 원인이 될 가능성이 있는 질환

천식, 비만, 습진, 꽃가루 알레르기, 1형 당뇨병, 음식물 알레르기, 암, 자폐증, 위식도역류증, 염증성 장질환

항생물질을 복용하면 이들 질환에 걸린다고 하는 직접적인 인과관계가 있는 것은 아니다.

3 병원성미생물의 종류와 그 특징

사람에게 감염병을 일으키는 병원체에는 **세균**(bacteria), **진균**(fungus), **바이러스**(virus), **원충**(protozoa), **기생충**(parasite) 등이 있다(표 5-2). 그중에서도 세균 감염병은 임상에서 가장 빈번하게 접하게 되는 질환이며, 신속한 진단에 이어 적절한 치료를 하는 것이 특히 중요하다. 감염병 중 임상에서 중요하면서 발병 빈도가 높은 병원성균을 정리하면 표 5-3과 같다.

감염병 환자의 가래, 소변, 혈액, 고름 등에 들어 있는 세균은 그람염색(gram staining)에 의해 **그람양성균**(gram−positive bacterium; 균체가 청자색으로 염색)과 **그람음성균**(gram−negative bacterium; 균체가 적색~분홍색으로 염색)으로 나눌 수 있다. 그람양성균은 균체가 공 모양인 것이 많고(그람양성 알균, gram positive coccus), 그람음성균은 가늘고 긴 것이 많다(그람음성 막대균, gram negative rod). 그람양성균과 그람음성균을 구별하는 것은 치료에 이용할 항균제를 선택할 때 중요하다.

가래나 소변 등 세균의 존재가 의심되어 세균검사에 제출하는 재료를 '임상검체(clinical material)'라고 하는데, 검체에 다수의 중성구가 함유되는 것은 그람염색으로 확인할 수 있으며, 이 경우는 검체 외관이 농성(황색)을 나타내는 경우가 많다. 실제로 어떠한 세균이 존재하는가는 그람염색에 이어 시행되는 분리배양검사에서 배지(medium)에 발육한 집락(colony)의 생화학적 성질 또는 균의 질량이나 유전자 정보를 해석함으로써 균종을 분류할 수 있다. 그람양성 알균과 그람음성 막대균 각각의 대표적 균종인 황색포도알균(*Staphylococcus aureus*)과 대장균(*Escherichia coli*)의 그람염색 소견 및 한천평판배지 위에서 발육한 집락을 그림 5-1에 나타내었다.

표 5-2 병원체의 종류

세균(bacteria)	임상적으로 중요하며 가장 빈도가 높은 감염병을 일으킨다. 대부분은 항균제(항생물질)로 치료할 수 있지만, 약물에 내성을 나타내는 세균도 적지 않다.
진균(fungus)	칸디다, 아스페르길루스 등이 있으며, 건강한 숙주에 심각한 감염병을 일으키는 경우는 매우 드물다. 일부 진균 감염병에는 치료제가 있다.
바이러스(virus)	인플루엔자, 감기, 급성 · 만성간염, AIDS 등의 원인이 된다. 자궁경부암이나 성인T세포백혈병 등 암의 원인이 되는 바이러스도 있다.
원충(protozoa)	말라리아, 톡소포자충, 이질아메바 등이 있다.
기생충(parasite)	회충, 흡충(내부 기생충), 벼룩, 이(외부 기생충) 등이 있다.

표 5-3 대표적 병원성균

그람양성 알균	그람음성 막대균
황색포도알균(*Staphylococcus aureus*) 사슬알균속(*Streptococcus* species) 폐렴알균(*Streptococcus pneumoniae*) 장알균속(*Enterococcus* species)	대장균(*Escherichia coli*) 클레브시엘라속(*Klebsiella* species) 인플루엔자균(*Haemophilus influenzae*) 녹농균(*Pseudomonas aeruginosa*) 박테로이데스속(*Bacteroides* species)

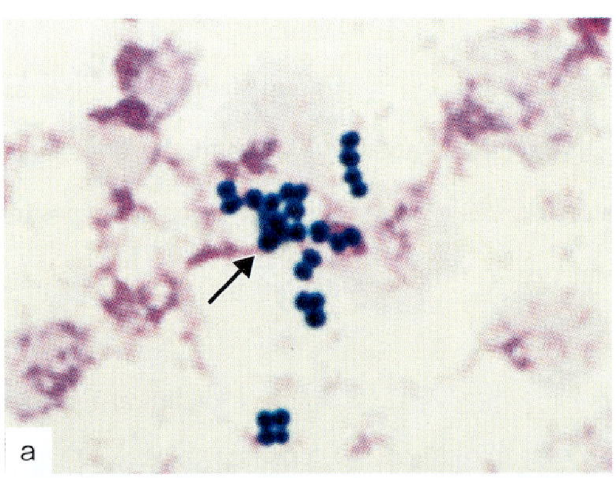
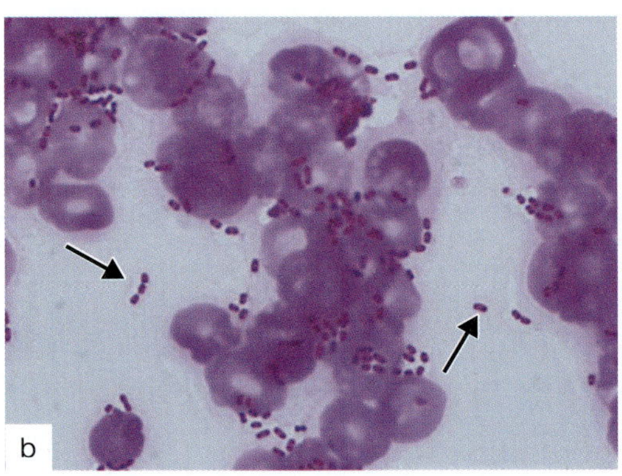
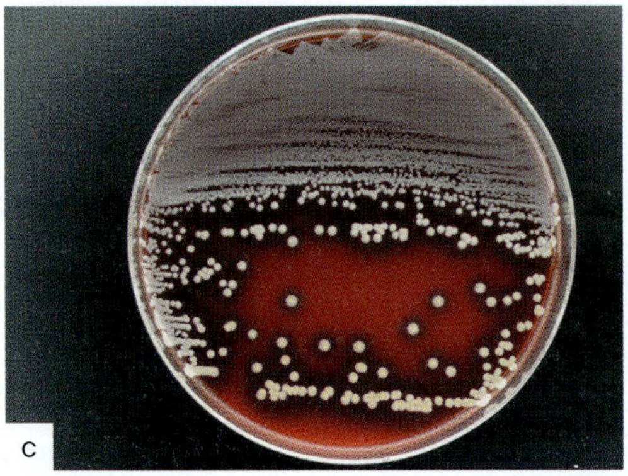

a. 황색포도알균의 그람염색상. 청자색으로 물든 알균이 모여 일부가 포도송이 모양(→)을 나타내고 있다.
b. 대장균의 그람염색상. 적색~분홍색의 곤봉 모양 균체(→)를 확인할 수 있다.
c. 혈액한천배지 위에서 발육한 황색포도알균의 집락이다.

그림 5-1 그람양성 알균과 그람음성 막대균

4 감염양식, 감염경로, 잠복기간

감염양식이란 **내인감염**(endogenous infection; 체내 정상균무리에 의한 감염)과 **외인감염**(exogenous infection; 환경의 세균이나 바이러스 등에 의한 감염), **수평감염**(horizontal infection; 사람-사람 감염)과 **수직감염**(vertical infection; 출생 전 경태반 감염 또는 경모유 감염), **지역감염**(community infection; 건강한 사람에게 병원 밖에서 일어나는 감염)과 **의료관련감염**(healthcare-associated infection, HAI; 병원이나 의료시설에서 발생하는 감염) 등 감염의 성립을 규정하는 환경이나 인자를 나타내는 말이다.

한편, 감염경로란 병원체가 생체에 침입하는 경로 또는 감염을 매개하는 인자를 가리키는 개념이다. 경구감염, 공기감염, 비말감염, 접촉감염, 성매개감염, 모자감염, 혈류매개감염, 곤충매개감염 등을 들 수 있다. 병원성미생물이 숙주 체내로 들어오는 입구는 피부, 호흡기, 소화기, 혈액, 생식기 등으로 다양하며 이들을 **침입구**라고 한다. 피부는 황색포도알균이나 진균(칸디다), 호흡기는 많은 병원성균(폐렴알균, 인플루엔자균, 녹농균 등) 및 감기, 인플루엔자의 바이러스 등, 소화기는 살모넬라, 비브리오, 장출혈성대장균(O157) 등 감염성 장염의 원인균, 혈액은 B · C형 간염바이러스, 성인T세포백혈병바이러스, AIDS 바이러스(HIV) 등, 생식기는 임균, 매독, 클라미디아 및 HIV 등 성매개병(sexually transmitted disease, STD)의 원인이 되는 미생물의 침입구가 되며 동시에 최초의 (1차) 감염 장기가 된다.

미생물이 체내에 침입한 후 감염병이 발병할 때까지의 기간을 **잠복기**(incubation period)라고 한다. 이 기간은 병원성미생물에 따라 크게 차이가 난다(그림 5-2). 각종 감염병의 잠복기를 염두에 둔 다음 환자의 병력을 파악하는 것이 중요하다. 임상 증상에서 어떤 감염병을 의심할 때도 잠복기에 크게 벗어난 시간경과를 보이는 경우는 해당 감염병일 가능성은 낮다고 예측할 수 있다.

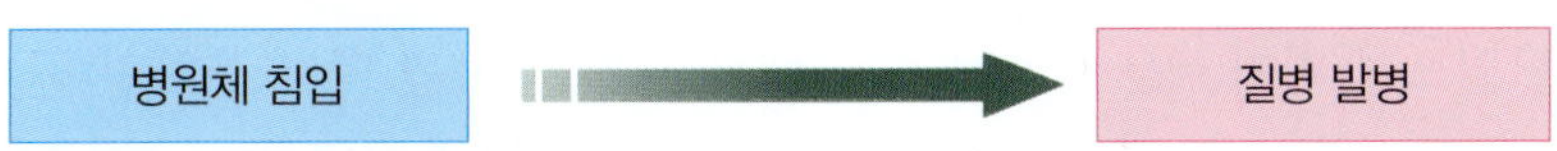

일반세균 감염병	…	3~4일
인플루엔자	…	1~3일
노로바이러스	…	1~2일
홍역, 풍진, 수두	…	7~14일
결핵	…	1개월~평생
HIV 감염 ⇒ AIDS	…	5년~10년

그림 5-2 잠복기

병원체가 침입하여 질병 발병 전이지만 주위 사람에게 감염을 전파할 수 있는 기간을 latent period라고 한다. 이에 대해 incubation period는 병원체가 침입하여 증상이 발생할 때까지의 기간을 의미한다. 우리나라에서는 모두 '잠복기'라는 용어로서 사용한다.

5 감염방어능력(감염면역)

건강한 사람은 미생물의 침입으로부터 신체를 지키는 여러 가지 감염방어능력을 갖추고 있다. 방어기능을 담당하는 대표적인 것으로 ①미생물 침입의 물리적 장벽인 피부와 점막상피, ②미생물을 흡입하여(포식) 살균하는 **중성구** 및 **대식세포**, ③병원성균이 가진 병독성인자의 정보를 다른 면역 담당 세포에게 전달하는 **T세포**(세포면역), ④병원성균에 부착하여 살균기능을 보조하는 항체를 생산하는 **B세포**(체액면역) 및 항체의 역할을 돕는 **보체**(complement) 등을 들 수 있다. 이러한 기능의 공동작용을 통해 인체는 병원체를 침입구 부분에만 가두어 두거나 침입 초기 단계에 제거할 수 있다. 이들 감염방어능력을 저하시키는 병태가 있으면 병원성균은 신체의 방벽과 감시기능이 저하된 틈을 노려 숙주에게 공격을 가하여 감염병이 발생한다.

6 감염 장기와 병원성균

감염병의 원인이 되는 세균을 병원성균(pathogenic organism)이라고 하는데, 병원성균과 감염 장기 사이에는 비교적 특이한 조합이 있다. 따라서 어느 장기의 감염병인지를 임상적으로 진단할 수 있으면, 그 감염 장기에 즐겨 감염병을 일으키는 병원성균을 추측하여 투여할 항균제를 선택할 수 있다. **그림 5-3**에 대표적 감염병과 병원성균을 나타내었다.

가장 먼저 감염을 일으킨 장기(예를 들어 폐렴 등)에서 균의 증식을 막지 못하면 균 자체가 혈액 안으로 유입되어 **세균혈증**(bacteremia)이라는 병태를 야기함으로써 각 장기에 다양한 장애를 일으키게 된다.

그림 5-4는 다발골수종(multiple myeloma)을 기저질환으로 가진 77세 여성 사례이다. 겨울철에 인플루엔자바이러스 감염병에 걸린 후 급격하게 호흡곤란에 빠져 내원 시에는 쇼크 상태였다. 가슴 CT(**그림 5-4a**)에서는 우폐 상엽에 폐렴상이 확인되고 가래배양 및 혈액배양(**그림 5-4b**)에서 폐렴알균이 검출되었다. 다발골수종은 체액면역의 저하를 일으키는 질환으로, 폐렴알균 감염병에 걸리기 쉽고 또 중증화하는 경향이 강하다. 또 인플루엔자에 걸린 후에는 폐렴알균이나 황색포도알균 등 세균의 이차감염을 합병하는 경우도 널리 알려져 있으며, 인플루엔자와 폐렴알균 감염병의 중증화를 예방하는 차원에서도 다발골수종과 같은 체액면역부전을 가진 환자는 두 가지 백신접종이 강력하게 권장된다.

건강한 사람도 발치 후나 외상 후에는 미량의 균이 혈류로 들어가 일과성 세균혈증을 일으킬 수 있다. 감염심내막염(infective endocarditis)이라는 혈액의 펌프기능을 하는 심장판막을 침범하는 감염병이 있는데,

이 일부는 발치 후에 발생한 세균혈증이 원인이다. 또 설사 등 이른바 배탈이 났을 때 장 내의 정상균무리가 문맥혈 안으로 유입되는 경우가 있다. 그러나 건강한 사람은 감염방어능력이 정상적으로 기능하여 이들 미생물은 증식하는 일 없이 매우 단시간에 제거되기 때문에 임상적으로 감염병의 징후를 나타내는 일은 없다.

한편, 세균혈증을 확인할 수 없더라도 '감염병에 대한 제어불능의 숙주반응을 원인으로 한 생명을 위협하는 장기장애'를 띠는 경우가 많다. 이 상태는 **패혈증**(sepsis)으로 정의된다. 진단에는 quick SOFA(sequential organ failure assessment)라는 진단기준이 이용되며, 감염병이 존재하고 ①의식상태의 변화, ②호흡수≧22회/분, ③수축기혈압≦100mmHg의 3항목 가운데 2개 이상이 확인되는 경우 패혈증을 의심하여 집중치료관리를 고려해야 한다. 이 진단기준은 ICU(집중치료실) 바깥 현장에서 특수한 검사를 시행하지 않아도 감염병이 중증화하는 징후를 인식하는 데 상당히 유용하다.

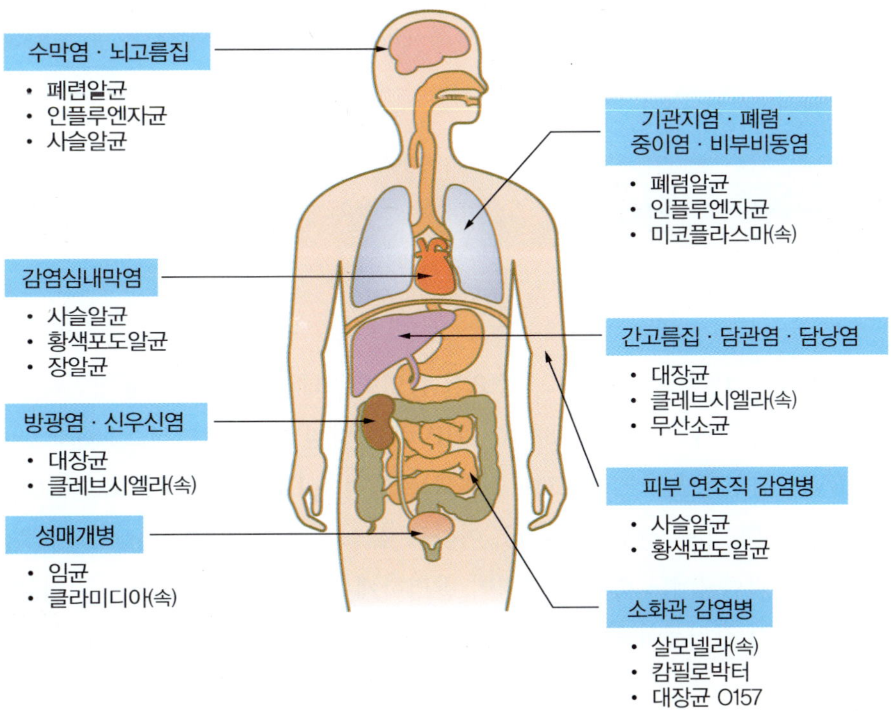

그림 5-3 각종 감염병과 그 병원성균

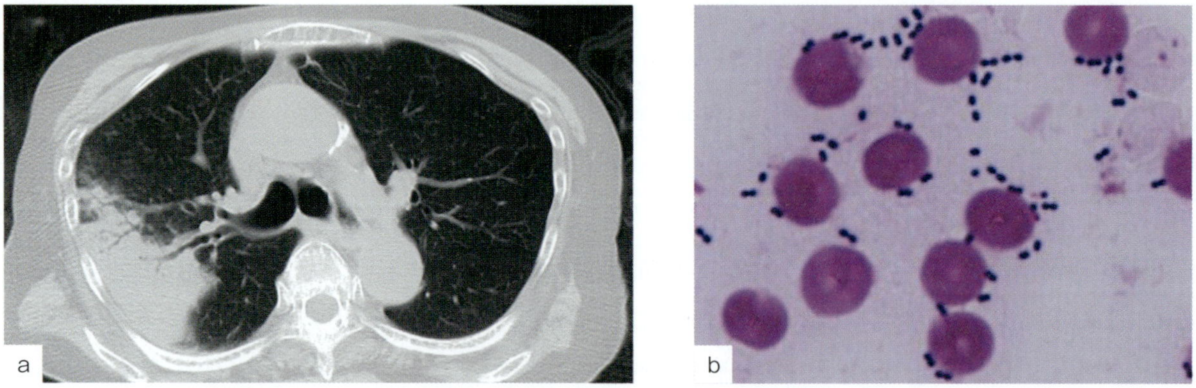

그림 5-4 **인플루엔자 감염병에 합병한 폐렴**

77세 여성 : 호흡곤란과 혈압저하로 응급실에 실려 왔으며 인플루엔자 신속진단검사에서 양성이었다.

a. 가슴 CT에서 위폐 상엽에 air bronchogram을 동반한 침윤상이 확인되었다(폐렴).

b. 혈액배양에서 그람양성 알균이 분리되고 폐렴알균으로 동정되었다(가래배양에서도 같은 균종이 분리).

7 AIDS와 기회감염

감염방어능력에 손상이 생기면 매우 위험하고 중요한 감염병은 **HIV 감염** 및 이에 기인하는 **후천면역결핍증후군**(acquired immunodeficiency syndrome, AIDS)이다. HIV란 사람면역결핍바이러스(human immunodeficiency virus)를 의미한다. HIV가 감염을 일으키는 CD4^{+} T세포는 혈액 1μL(1/1,000mL)에 800~1,000개 정도 확인되지만, HIV에 감염된 후 약 10년 전후에 200/μL 이하로 감소되면 면역력이 정상인 사람에게서는 감염이 일어나지 않을 약한 병원성균에도 중증 감염병이 발병하게 된다. 이러한 감염을 **기회감염**(opportunistic infection)이라고 하며, 이처럼 감염성이 증가된 상태를 'HIV 감염자(무증상보균자)가 AIDS를 발병했다'고 진단한다(그림 5-5).

기회감염을 일으키는 대표적인 감염병에는 폐포자충폐렴(pneumocystis pneumonia)(그림 15-7 참조), 거대세포바이러스(cytomegalovirus) 감염병 등이 있다. 현재 AIDS(HIV 감염병)는 동성과 이성을 불문하고 불특정 다수의 상대와 콘돔을 사용하지 않고 성행위를 함으로써 감염되는 경우가 대부분이기 때문에 클라미디아 감염병 등을 포함한 **성매개병**(sexually transmitted disease, STD)의 예방에 관한 사회적 계몽이 가장 중요하다.

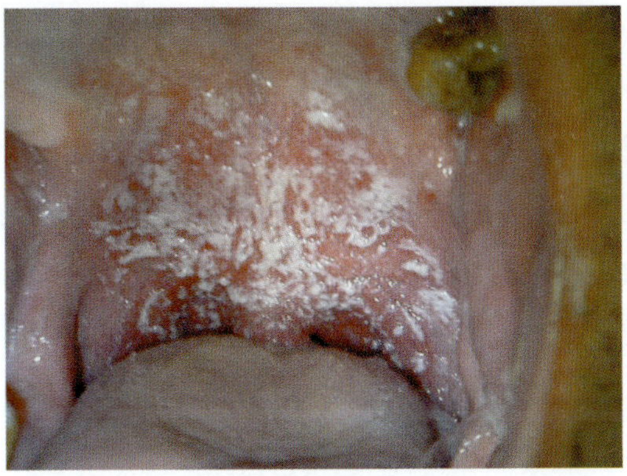

그림 5-5 AIDS 환자에게서 확인되는 기회감염

입안칸디다증(구강칸디다증) : AIDS와 같이 세포면역의 기능이 심각하게 파괴된 환자는 피부 점막에 상주하는 진균에 의한 기회감염이 발생한다. 감염방어능력이 정상인 사람의 입안에도 칸디다(진균의 일종)가 상주하지만, 이 사진과 같은 칸디다 감염병은 발병하지 않는다.

8 항균화학요법, 내성균, 중복감염

병원성균이 숙주의 생체 내에서 활발하게 분열하려면 사람의 세포와 마찬가지로 세균도 DNA나 RNA로 부호화된 유전자 정보에 근거하여 단백질을 합성하고 자신을 재생함으로써 증식해야 한다. **항균제**(antimicrobial; 항생물질)는 이러한 일련의 각 과정을 억제함으로써 항균작용을 발휘한다. 항균제의 대표적 작용기전은 다음과 같다(그림 5-6).

① **세포벽 합성 억제** : 베타락탐(beta-lactam) 계열 항균제[페니실린(penicillin), 세팔로스포린(cephalosporin)], 글리코펩타이드(glycopeptide), 리포펩타이드(lipopeptid)

② **단백질 합성 억제** : 아미노글리코사이드(aminoglycoside), 마크롤라이드(macrolide), 옥사졸리디논(oxazolidinone) 등

③ **DNA 복제 억제**(또는 DNA 사슬 단열) : 플루오로퀴놀론(fluoroquinolone)

④ **RNA 중합 억제** : 리팜피신(rifampicin)

⑤ **엽산 대사 억제** : 설파제(sulfonamide) 등

DNA나 RNA는 유전자 정보의 본체이기 때문에 이들의 합성, 복제, 중합 등을 억제하면 세균은 다음 단계인 단백질 합성 과정으로 진행할 수 없게 된다. 또 유전자 정보를 제대로 해독한 경우라도 세균의 성장에 필요한 단백질 합성 자체를 억제하면 세균은 증식할 수 없다. 또한 단백질인 독소를 합성할 수 없게 되어 병원성이 약해진다. 그리고 세균은 **세포벽**이라는 막을 통해 외부로부터 자신을 지키기 때문에 이 세포벽 합성을 억제하면 세균은 용해되어 버린다. 실제로 감염병 치료를 위해 앞에서 설명한 다른 작용기전을 가진 항균제를 함께 사용하기도 한다.

병원성균에 대해 항균제를 계속해서 사용하면 세균의 유전자 정보에 변화가 일어나 그때까지 항균 효과를 나타내던 항균제의 작용에 저항하는 성질을 가지게 된다. 이처럼 항균제가 잘 듣지 않게 되는 성질로 변화(진화)한 병원성균을 **내성균**이라고 한다. 한 예를 들면 최근 많은 β락탐 계열 항균제에 폭넓게 내성을 나타내는 대장균이 출현하였다. 이것은 ESBL(기질확장성 β-락탐분해효소, extended-spectrum beta-lactamase)이라는 항균제의 구조를 화학적 작용으로 분해하는 효소가 세균에 의해 생산되는 것이 원인이며, 많은 항균제에 대해 내성을 나타내는 새로운 유형의 감염병으로서 문제가 되고 있다(column 3 참조).

한편, 한 환자에게 장기간 항균제를 투여하면 투여된 항균제에 효과가 없는 균만 생존하여 세력을 확대함으로써 감염병이 지속되는 경우가 있는데, 이를 **중복감염**(균교대감염, superinfection)이라고 한다.

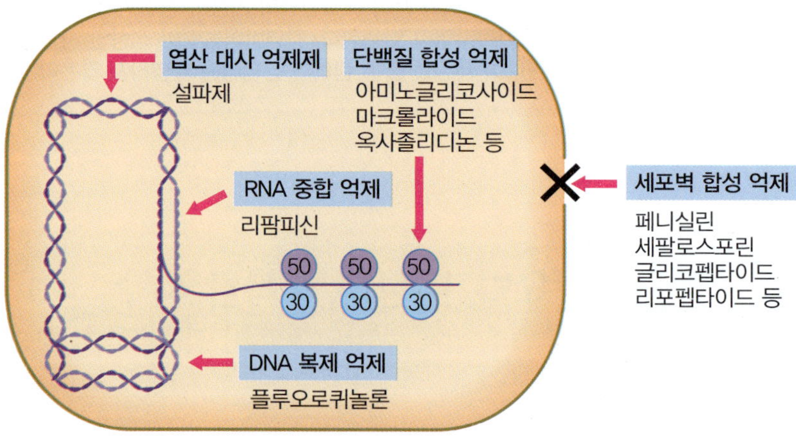

그림 5-6 대표적인 항균제의 작용기전

9 감염의 예방과 제어

감염병에 의한 건강 피해를 없애기 위해서는 감염병에 걸리지 않기 위한 '예방'과 집단감염과 같이 일단 발생한 일을 종식시키기 위한 '제어'가 필요하다. 일상의 임상에서는 이들을 합쳐서 **감염대책**(infection prevention and control)이라고 하며 다음의 2가지 감염방지책이 있다.

9.1 표준주의

표준주의(standard precaution)는 감염병 여부에 관계없이 환자에 대한 간호나 증상에 따른 전파 가능성이 있는 감염병을 예상하여 다음과 같은 감염방지행동을 취하는 것을 의미한다.

① 환자의 혈액이나 배설물(소변, 가래, 설사 등) 또는 점막에 닿을 가능성이 있을 때는 반드시 **장갑**을 착용한다.

② 기침이 나는 환자의 경우 비말감염을 일으키는 감염체가 흩날릴 것을 예측하여 반드시 **마스크**를 착용한다.

③ 의료종사자가 감염되면 환자에게도 감염이 전파할 가능성이 높은 바이러스 감염병(홍역, 풍진, 볼거리, 수두)에 대해서는 업무를 시작하기 전 백신을 접종해두어야 한다. 그 밖에 B형 간염바이러스 및 인플루엔자바이러스에 대한 **백신접종**이 의료종사자에게 권장된다.

9.2 감염경로별 주의지침

감염경로별 주의지침이란 감염병의 진단 및 병원체가 확정된 후의 특이적 감염방지책을 의미한다(그림 5-7).

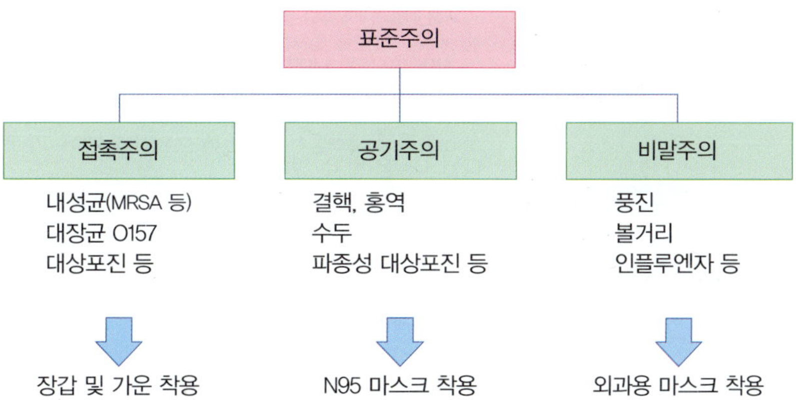

그림 5-7 감염대책의 기본

1) 접촉주의

메티실린 내성 황색포도알균(methicillin-resistant *Staphylococcus aureus*, MRSA)[1]이나 장출혈성대장균(O157) 등의 세균은 사람의 옷이나 손에 쉽게 부착하기 때문에 이러한 병원성균을 보유한 환자를 간호할 때는 반드시 개인보호구(personal protective equipment, PPE)라고 불리는 장갑 및 가운을 착용하고, 간호가 종료된 후에는 즉시 PPE를 벗고 알코올 제제로 **마찰식 손소독**(**위생학적 손씻기**)을 행하는 것이 원칙이다(그림 5-8).

1) 본래 황색포도알균은 사람의 코안에 상주하는 균이다. 페니실린에 내성이 생긴 황색포도알균에도 항균활성을 나타내는 약제로서 메티실린(methicillin)이 개발되었으나 이 약제에도 내성을 획득한 것이 메티실린 내성 황색포도알균(MRSA)이다. 현재 MRSA는 병원 내뿐만 아니라 병원 밖에도 널리 생존한다고 알려져 있으며, 특히 병원 밖의 균주는 소아의 '농가진' 등 피부 연조직 감염병을 일으킨다. MRSA는 건강한 성인에게 감염되는 빈도는 낮지만, 의료종사자의 손에 부착된 균이 의료행위를 통해 감염방어능력이 떨어진 환자에게 전파됨으로써 MRSA 감염병이 발병할 수 있다. MRSA 감염병은 의료관련 감염병으로는 가장 많으며, 또 중증화되는 일도 적지 않기 때문에 의료종사자는 평소 알코올 제제로 손소독을 철저히 시행해야 한다.

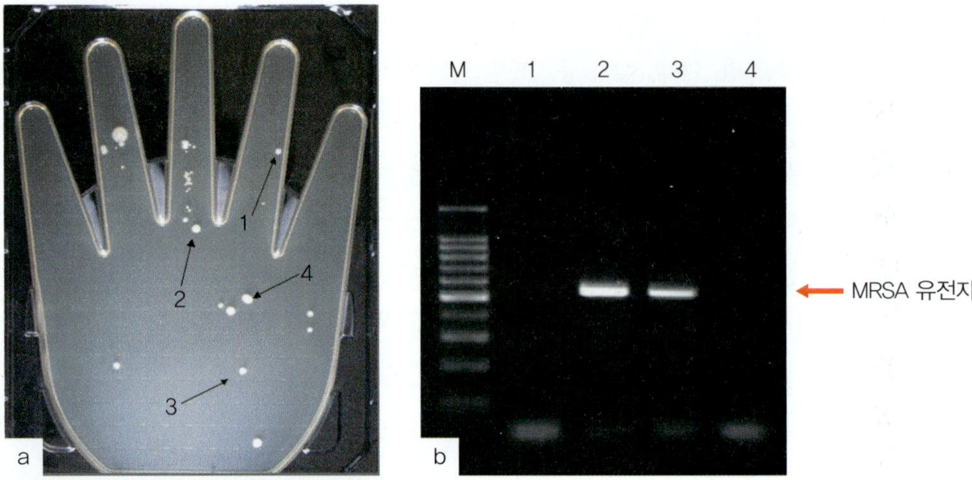

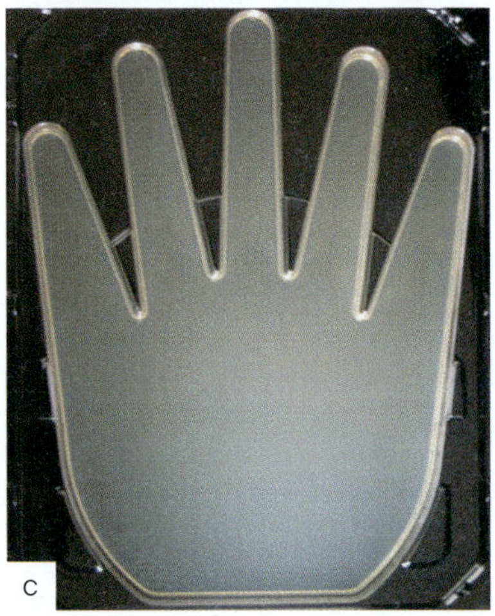

a. 가래에서 MRSA가 분리된 환자의 복부를 촉진한 의료종사자의 손바닥을 손 모양 배지(palm stamp)에 접종한 다음 날의 사진이다. 백색의 많은 집락이 발육되어 있다.
b. a에서 확인된 집락(1~4)에 대해 MRSA 유전자 유무를 해석하면 2와 3은 MRSA임을 알 수 있다(→는 MRSA 유전자를 나타냄. M은 유전자 크기의 지표).

a, b를 통해 의료종사자의 손에는 환자의 MRSA가 쉽게 부착한다는 사실을 알 수 있다.

c. a의 손 모양 배지에 손을 접촉한 다음 알코올로 손 소독을 한 직후 다른 손 모양 배지에 손을 접촉한 다음날의 사진이다. 손에 부착해 있던 세균은 알코올에 의해 거의 사멸되었다.

그림 5-8 **손소독의 중요성**

2) 비말주의

인플루엔자나 백일해에 걸린 환자가 재채기나 기침을 할 때는 병원체를 포함한 비말이 주위 1~2m의 범위로 흩날린다. 따라서 진찰이나 환자 간호에는 수술 시 사용하는 **외과용 마스크**를 착용한다.

3) 공기주의

비말핵(droplet nuclei)이라고 불리는 병원체 자체가 환자의 기도에서 배출되어 다른 사람과의 거리에 관계없이 실내 및 공간 안을 부유하여 감염이 전파된다. 비말핵 감염을 방지하기 위해서는 외과용 마스크보다 필터 효과가 강력한 **N95 마스크**를 착용할 필요가 있다.

Column 3

긴급 과제로서의 '항균제내성(AMR)' 대책

항균제는 의료뿐만 아니라 양식장이나 양계장과 같은 식품업 등의 폭넓은 분야에서도 세계 각국에서 빈번하게 사용된다. 이로 인해 항균제의 투여 및 사용은 사람의 정상균무리를 비롯한 병원성균의 내성화와 함께 동물 체내에서 내성화한 균의 내성유전자를 음식물과 함께 섭취함으로써 사람의 체내 및 생활환경에 **항균제내성**(antimicrobial resistance, AMR)을 획득한 다수의 약제내성균이 만연하는 위험으로 이어질 것으로 우려된다.

오늘날의 의료에서 항균제가 필요한 상황은 주술기 항균제 투여(수술에 의한 세균감염병 합병 예방), 혈액 악성종양, 고형암, 장기이식, 자가면역질환 등 다양한 질환 치료에 부수하는 감염병 치료 등이 포함된다. 만일 항균제내성 문제가 더욱 심각해진다면 감염병 치료를 하지 못할 뿐만 아니라 오늘날 널리 시행되는 일반 또는 선진의료 대부분을 안전하게 하지 못할 가능성이 있다.

또한 항균세내성 문제에 적절한 대책이 없다면 2050년에는 내성균 감염병에 의한 사망자가 현재의 70만 명에서 1,000만 명으로 증가할 가능성이 시사된다.

항균제내성 문제의 개선은 세계적 규모의 긴급 과제이며, 선진국의 정상회담에서도 중요한 의제로서 다루어지고 있다. 의료에서 항균제의 적정한 사용과 의료 이외 환경에서 항균제의 적정한 불사용을 계몽 및 추진해가는 것이 전문가의 역할이다.

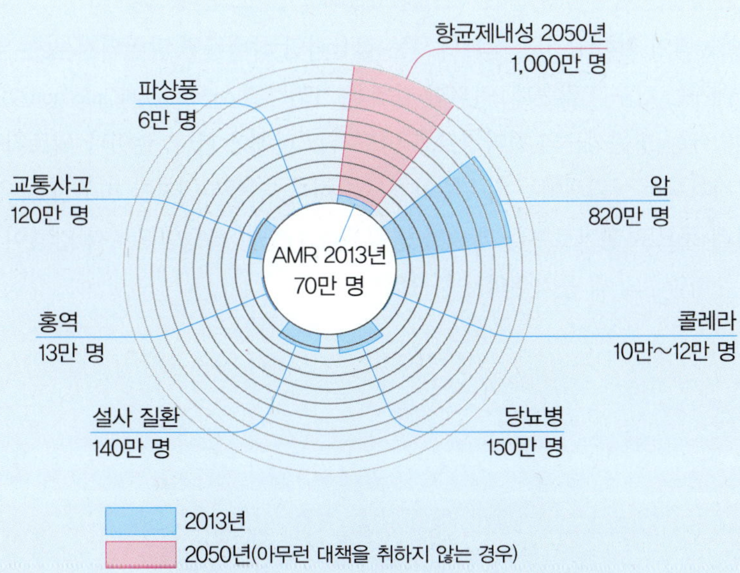

항균제내성(AMR)에 기인하는 사망자수 추정

요점 정리

- 숙주의 면역 감시기전에 의해 침입구에 머무르는 것을 병원성균의 정착(colonization)이라고 하고, 숙주에게 질병을 발병시키는 상태를 감염(infection)이라고 한다.
- 대표적인 병원성미생물에는 세균, 진균, 바이러스, 원충, 기생충 등이 있다. 세균 감염병은 특히 빈도가 높고 대부분은 진단 및 치료법이 확립되어 있다.
- 세균은 그람염색이라는 방법에 따라 크게 그람양성균(gram-positive bacterium)과 그람음성균(gram-negative bacterium)으로 나뉜다.
- 병원성미생물이 인체에 침입하여 감염병을 나타낼 때까지의 기간을 잠복기(latent period)라고 한다.
- 감염방어를 담당하는 세포 및 구조에는 포식작용을 담당하는 중성구나 대식세포, 세포면역에 작용하는 T세포, 체액면역에 작용하는 B세포, 항체, 보체, 미생물 침입에 장벽기능을 하는 피부 및 점막 등이 있다.
- HIV 감염병에서 손상을 입는 것은 CD4라고 불리는 T세포이다.
- 감염을 일으킨 장기에서 균의 증식을 억제하지 못하면 균은 감염 병터에서 계속 증식하다가 혈액 속으로 유입되어 온몸을 순환하게 되는데 이를 세균혈증(bacteremia)이라고 한다. 또 이것이 진행되어 전신에 감염병 양상을 띠는 것을 패혈증(sepsis)이라고 한다.
- 병원성균의 재생과 증식에 필요한 단백질이나 세포벽의 합성을 억제하는 것이 항균제인데, 같은 항균제가 잘 듣지 않게 되는 저항성을 획득한 균을 내성균이라고 한다.
- 특정 항균제를 장기간 투여하면 그 항균제에는 감수성을 나타내지 않는 균이 증식하는 경우가 있는데 이것을 중복감염(균교대감염, superinfection)이라고 한다.
- 감염방어능력이 저하(붕괴)된 상태에서는 정상적인 상태라면 감염되지 않는 약독성균에 감염되어 위중해지는 경우가 많은데, 이러한 감염을 기회감염(opportunistic infection)이라고 한다.
- 감염 예방에는 병원성균의 전파경로를 반드시 고려해야 한다. 손이나 의료기구 등에 직접 닿음으로써 전파되는 병원체에는 접촉주의가 중요하다. 인플루엔자를 비롯한 많은 바이러스나 결핵균은 가래 등으로 환자로부터 배출된 병원체를 기도로 흡입함으로써 감염이 성립한다. 이러한 경우에는 비말주의 및 공기주의가 중요하다.

확인문제

01. 병원성미생물(병원성균)이 인체 안으로 침입한 후에는 침입구에 머무는 (①　　　　)와/과 질병을 발병시키는 (②　　　　)(으)로 크게 나뉜다.

02. 사람에게 감염병을 일으키는 주요 병원성미생물에는 (③　　　　), (④　　　　), (⑤　　　　), (⑥　　　　), (⑦　　　　) 등이 있다. 세균은 그람염색에 의해 (⑧　　　　)균과 (⑨　　　　)균으로 나뉜다.

03. (⑩　　　　)(이)란 병원체가 체내에 침입한 후 감염병을 발병할 때까지의 기간을 의미한다. 일반세균에서는 이 기간이 보통 (⑪　　　　) 이내이며, HIV 감염의 경우는 (⑫　　　　) 이상이다.

04. 인체의 감염방어능력에는 여러 종류의 세포와 항체 등이 관여한다. HIV 감염병에서는 이 중에서도 (⑬　　　　)(이)라는 세포가 손상을 받는다.

05. 그람음성균에 의한 감염병은 (⑭　　　　)와/과 (⑮　　　　)의 장기계통에 많고, 그람양성균 감염병은 혈류감염을 일으는데 이 중에서도 (⑯　　　　)은/는 특히 중요한 감염병이다. (⑰　　　　) 감염병은 그람양성균 및 음성균 모두가 관여한다. 성매개병(STD)의 원인균에는 (⑱　　　　), (⑲　　　　), (⑳　　　　) 등이 있으며 오늘날 특히 주목받는 것은 (㉑　　　　) 감염병이다.

06. 감염병 치료에는 각종 (㉒　　　　)이/가 투여된다. 이 약제에 저항성을 획득한 병원성균을 (㉓　　　　)(이)라고 한다. 건강한 사람에게는 감염병을 일으키지 않는 약독성균에 의한 감염을 (㉔　　　　)감염이라고 하며 감염방어능력이 저하된 숙주에게는 심각한 감염병을 발병하는 경우가 있다.

07. 기본적 감염예방책은 MRSA 등의 경우 (㉕　　　　)주의가, 인플루엔자나 결핵 등의 경우 (㉖　　　　)주의 및 (㉗　　　　)주의가 중요하다.

정답

(①~②의 순서는 상관없음) ① 정착, ② 감염, (③~⑦의 순서는 상관없음) ③ 세균, ④ 진균, ⑤ 바이러스, ⑥ 원충, ⑦ 기생충, (⑧~⑨의 순서는 상관없음) ⑧ 그람양성, ⑨ 그람음성, ⑩ 잠복기, ⑪ 수일, ⑫ 수년, ⑬ $CD4^+$ T세포, (⑭~⑮의 순서는 상관없음) ⑭ 소화기, ⑮ 비뇨기, ⑯ 감염심내막염, ⑰ 호흡기, (⑱~⑳의 순서는 상관없음) ⑱ 클라미디아, ⑲ 임균, ⑳ 매독, ㉑ HIV, ㉒ 항균제, ㉓ 내성균, ㉔ 기회, ㉕ 접촉, (㉖~㉗의 순서는 상관없음) ㉖ 비말, ㉗ 공기

CHAPTER

06

면역

학습목표

1. 면역계통의 구조와 역할 및 면역반응의 기본적인 기전을 이해할 수 있다.
2. 면역계통을 담당하는 주요 세포를 열거하고 각각의 역할을 설명할 수 있다.
3. 선천면역 및 후천면역 내의 체액면역과 세포면역에서 각각의 면역반응 주요 기전을 설명할 수 있다.
4. 면역계통의 이상반응인 알레르기 및 자가면역질환의 기본적인 발병기전을 이해할 수 있다.
5. 알레르기를 발병기전에 따라 분류하고 각각에 상당하는 대표적인 알레르기질환과 자가면역질환을 열거할 수 있다.
6. 면역결핍에 이르는 원인과 그 결과를 설명할 수 있다.
7. 면역결핍을 원인별로 분류할 수 있다.
8. 장기이식에서 면역계통의 역할을 설명할 수 있다.
9. 이식 장기의 거부반응은 왜 일어나는지를 설명할 수 있다.
10. 암에 대한 면역반응 및 면역요법을 설명할 수 있다.

핵심용어

- 항원
- 선천면역(비특이적 방어기전)
- 후천면역(특이적 방어기전)
- 항체
- 면역반응
- 면역관용
- B세포
- 도움T세포
- 사이토카인
- 세포독성T세포
- 억제T세포
- 자연살해세포(NK세포)
- 대식세포(큰포식세포)
- 항원제시세포
- 항체의존세포매개 세포독성(ADCC)
- 면역글로불린(Ig)
- 보체
- 알레르기
- 자가면역질환
- 장기 특이적 자가면역질환
- 장기 비특이적(전신성) 자가면역질환
- 면역결핍
- 동종항원
- 거부반응
- 면역관문기전

면역(immunity)의 어원은 병역이나 납세 등의 의무를 면한다는 뜻의 라틴어 '*immunitas*'로, 역병(전염병)을 면하거나 질병을 면한다는 의미로 변하여 오늘날의 의학적인 개념에 이르렀다.

이 면역이라는 현상, 즉 신체에는 반복해서 발생하는 전염병으로부터 자신을 방어하는 기능이 있다는 사실은 예로부터 경험적으로 알려져 있었다. 18세기 말 에드워드 제너(Edward Jenner)는 종두(vaccination)를 통해 천연두의 발생을 예방하는 데 성공했고 이를 최초로 과학적으로 증명했다. 그 후 19세기 후반에 각종 병원성미생물이 발견됨에 따라 루이스 파스퇴르(Louis Pasteur)에 의한 광견병 백신의 개발, 에밀 아돌프 폰 베링(Emil Adolf von Behring)과 기타사토 시바사부로(Kitasato Shibasaburō)에 의한 항체 발견, 나아가 20세기에 들어서 면역학의 기초적인 개념이 잇달아 정립되어 근대 면역학이 확립되기에 이르렀다.

최근에는 분자유전학적 방법을 이용하여 면역기전이 유전자 수준에서 상세하게 규명되었다. 게다가 면역의 기본적인 특징인 '이물(질)과 특이적으로 반응하는' 성질은 각종 의학적 검사에 응용되고 있을 뿐만 아니라, 림프구 등의 면역 담당 세포가 생산하는 여러 활성물질이나 억제물질이 암이나 자가면역질환 등에 매우 효과적인 치료제로서 이용되며 면역학은 근대 의료에 크게 공헌하였다.

1 면역계통의 역할

인체는 항상 외부로부터 여러 가지 미생물이나 이물(질)의 침입에 노출되어 있으며, 이것들이 몸속에서 증식하거나 존속하게 되면 대부분의 경우 신체에 해가 된다. 또 외부뿐만 아니라 신체의 내부에서도 돌연변이를 일으킨 자신의 세포(암세포 등)나 다른 개체의 세포와 조직(수혈이나 이식을 받았을 때)도 정확하게는 자신의 구성성분이 아닌 이물(질)로 간주할 수 있다. 이러한 이물(질) 즉, 체내에 들어온 미생물이나 체내의 암세포, 이식된 조직 등의 '비자기(nonself)' 물질을 **항원**(antigen)이라고 한다. 면역계통의 본질적인 역할은 이 '비자기'를 '자기(self)'와 구별하여 인식하고 제거함으로써 신체를 방어하는 것이다.

일반적으로 병원성미생물이 체내에 침입하면 맨 처음 작용하는 것은 체내에 선천적으로 갖추어진 대식세포나 중성구 등의 포식세포에 의한 **선천면역**(자연면역, innate immunity; **비특이적 방어기전**)이며, 잠시 후에 림프구에 의한 특이적 면역반응인 **후천면역**(획득면역, acquired immunity; **특이적 방어기전**)이 작용하여 강력하고 효율적으로 미생물을 제거한다.

후천면역에서는 체내의 이물(질)(항원)에 대해 특이적으로 결합하는 **항체**(antibody)를 생산하거나 특이적으로 반응하는 림프구를 증식시켜 이물(질)을 제거한다. 이처럼 항원에 대해 면역계통이 작용하는 것을 **면역반응**(immune response)이라고 하며, 후천면역반응은 크게 나누어 ①림프구에 의해 생산된 항체와 결합함으로써 항원이 제거되는 **체액면역반응**(humoral immune response)과 ②항원특이적인 손상 활성을 가진 림프구 자신이 직접 공격하여 항원을 제거하는 **세포면역반응**(cellular immune response)으로 이루어진다.

면역은 감염병이나 암으로부터 신체를 지키는 한편, 때로는 자신의 조직이나 세포를 공격하여 장애를 일으키는 이상반응도 나타낸다. 이 면역의 과잉반응이라고도 할 수 있는 현상을 흔히 **알레르기반응**이라고 하며, 그 가운데 특히 항원이 되는 외부의 이물(질)에 대해 과잉 면역반응을 일으킴으로써 조직손상을 일으키는 것이 각종 알레르기질환이다. 또 일반적으로 신체는 자신의 구성성분에 대해서는 면역반응이 성립하지 않아야 하지만[**면역관용**(immunologic tolerance)], 그것이 붕괴되어 면역계통이 자신의 조직이나 세포를 공격하게 되면 각종 **자가면역질환**(autoimmune disease)이 발생한다.

2 면역계통의 구조와 기능

면역계통의 큰 특징은 중요한 구성 세포인 림프구가 혈관이나 림프관을 통해 전신을 자유롭게 이동하여 여러 장소에서 면역반응을 일으킬 수 있다는 점 즉, 특정 장기에 한정되지 않고 전신이 면역계통이 작용하는 장소(수비범위)라는 점이다. 그중에서도 특히 면역계통 세포가 많은 좁은 의미의 면역계통 장기에는 림프구가 분화하여 성숙하는 중요한 장소인 가슴샘(흉선, thymus)과 골수(bone marrow; 중추림프조직), 그리고 많은 림프구가 모인 말초림프조직으로서 비장, 림프절, 피부 · 점막 부속 림프조직이 있다(표 6-1).

면역계통을 담당하는 주요 세포는 림프구와 단핵구이지만, 골수계통의 다른 혈액세포도 이러한 세포의 제어를 받아 각종 면역반응에 직 · 간접적으로 작용한다(그림 6-1). 림프구는 면역기능의 중심을 이루는 세포이며, ①항체를 생산하는 B세포(B cell), ②그 자신이 특이적으로 이물(질)을 공격하는 세포독성T세포(cytotoxic T cell), ③다른 림프구의 기능을 도와 면역반응을 높이는 도움T세포(helper T cell), ④면역반응을 억제하는 **억제T세포**(suppressor T cell, Treg), ⑤어떤 종류의 종양세포나 감염세포를 공격하는 자연살해세포(NK 세포, natural killer cell), 그리고 최근 밝혀진 ⑥선천(면역)림프구(innate lymphoid cell)로 구성된다.

표 6-1 면역계통의 주요 장기

Ⅰ. 중추림프조직
A. 골수(림프구, 특히 B세포가 분화 · 성숙) B. 가슴샘(T세포가 분화 · 성숙)
Ⅱ. 말초림프조직
A. 비장 B. 림프절 C. 피부 · 점막 부속 림프조직

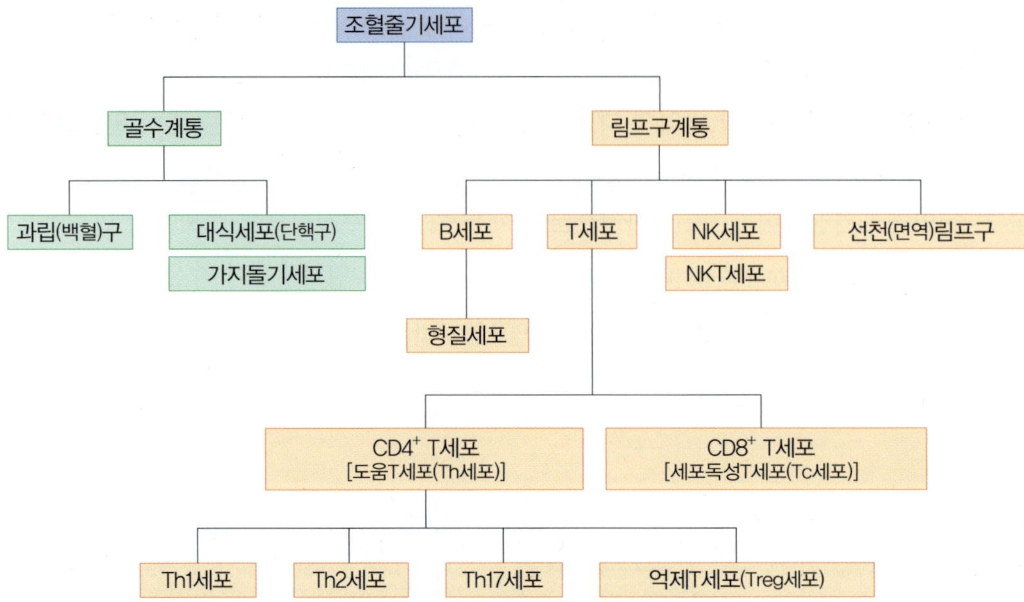

그림 6-1 **주요 면역 담당 세포**

2.1 주요 면역 담당 세포의 종류와 기능

1) B세포(B cell)

항체를 생산하는 림프구이며, 골수 안에서 조혈줄기세포로부터 분화되어 만들어지므로 **골수 유래**(bone marrow-derived) 즉, B세포(= B림프구)라고 불린다. 골수에서 만들어진 B세포는 말초림프조직에서 항원의 자극을 받고, 또 도움T세포의 도움을 받아 활성화됨으로써 항체생산세포(형질세포)가 되어 항체를 분비한다. B세포는 말초림프구의 10~20%를 차지한다.

2) T세포(T cell)

조혈줄기세포의 일부는 골수를 나와 **가슴샘**(흉선, thymus)으로 들어간 후 가슴샘 내에서 분화하여 **T세포**(= T림프구)가 된다. 이 분화과정에서 항체와 마찬가지로 각 항원에 대응하는 T세포수용체(T cell receptor)나 CD3, CD4, CD8 등의 분화항원(표면 표지분자)이 T세포 표면으로 나타난다. 이 중 $CD4^+$ T세포는 주로 항원과 반응하여 활성화되면 **도움T세포**(Th세포)가 되어 **사이토카인**(cytokine)이라는 각종 생리활성물질을 분비해 면역반응을 촉진하는 작용을 한다. 또 $CD8^+$ T세포는 활성화되면 **세포독성T세포**(Tc세포)가 되어 표면에 대응 항원을 가진 세포를 직접 공격하는 세포면역(cellular immunity)을 일으킨다.

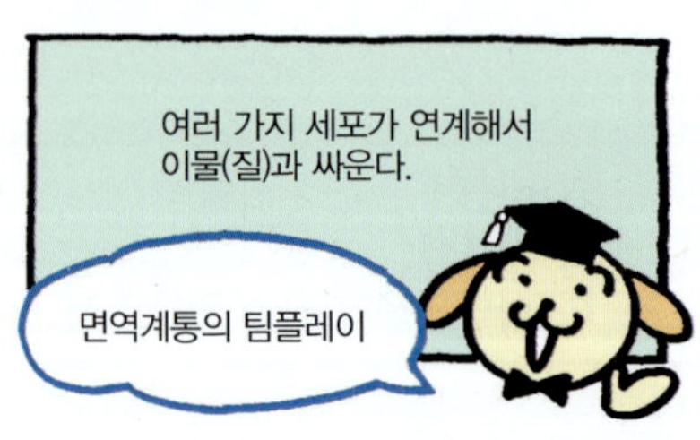

$CD4^+$ T세포는 생산하는 사이토카인의 종류에 따라 Th1, Th2, Th17, 억제T세포(Treg세포)의 4가지 아집단(subset)으로 나뉜다. Th1

세포는 주로 인터루킨 2(interleukin−2, IL−2)나 인터페론 γ(interferon−γ, IFN−γ)를 생산하여 세포면역을 촉진하고, Th2세포는 주로 IL−4, IL−5, IL−6, IL−10을 생산하여 체액면역(humoral immunity)을 촉진하는데, 이 2가지 Th세포가 만드는 사이토카인에는 중복되는 것도 있다. 최근 Th17세포는 IL−17이나 IL−22를 생산해서 알레르기나 자가면역, 감염방어 등의 면역반응에 중요하다고 밝혀졌다. Treg세포는 전환성장인자(transforming growth factor β, TGF β)나 IL−10을 생산하여 앞에서 설명한 Th세포와는 달리 면역반응을 억제하는 작용을 한다.

3) 자연살해세포(NK세포, natural killer cell), 선천(면역)림프구(innate lymphoid cell)

NK세포는 특정 항원에 면역되지 않은데도 어떤 종류의 종양세포나 감염 세포를 죽일 수 있는 세포로, 미숙한 T세포의 한 형태로 보고 있다. T세포수용체는 발현되지 않으며 손상을 입히는 상대방의 인식기전도 아직 밝혀지지 않았지만, 일부 종양면역이나 조기의 감염방어에 중요한 역할을 한다. 그 밖에 T세포수용체를 가진 NK세포로서 **NKT세포**가 있으며 조기의 면역반응을 유도하는 역할을 하는 것으로 보고 있다. 최근 새롭게 밝혀진 선친(면역)림프구는 항원수용체를 발현하지 않고 조기의 면역반응 유도에 관여한다고 보지만, 그 분화나 역할에 대해서는 불명확한 점이 많다.

4) 대식세포(큰포식세포, macrophage)

골수 유래 세포로 말초혈액에서는 **단핵구**(monocyte), 조직 속에서는 **대식세포**, 간에서는 **쿠퍼세포**(Kupffer cell), 뇌에서는 **미세(아)교세포**(소교세포, microglia)라고 불린다. 이 세포들은 포식작용을 통해 선천면역을 담당할 뿐만 아니라 후천면역반응 유도 시 항원을 림프구(Th세포)에 제시하는 **항원제시세포**(antigen−presenting cell)로서 중요한 역할을 한다. 그 밖에 **가지돌기세포**(수상돌기세포, dendritic cell)[1]는 대식세포와 달리 포식작용을 하지는 않지만, 매우 효율적인 항원제시능력을 가진다. 이들 세포 표면에 존재하는 **톨유사수용체**(Toll−like receptork, TLR)[2]나 세포질 내의 NOD유사수용체(NOD−like receptor)[3]는 세포 안팎의 병원체 센서로서 미생물이나 세포 내의 불필요 성분을 인식하여 염증사이토카인이나 보체의 생산을 유도함으로써 염증이나 면역반응을 일으킴으로써 초기의 선천면역과 그에 이어지는 후천면역을 모두 촉진한다.

1) 가지돌기세포(수상돌기세포, dendritic cell)는 대표적인 항원제시세포로서 세포 내에 흡수한 항원을 처리하여 도움T세포에 효율적으로 항원을 제시한다(그림 6−4, 6−5 참조) 이때 IL−12 등의 사이토카인을 생산하여 Th1세포나 Th2세포로의 분화를 유도한다. 피부에서는 랑그한스세포(Langhans cell)로서 알려져 있다.

2) 항체나 T세포수용체에 의한 특이적인 항원인식에 앞서 더 원시적으로 세균이나 바이러스 등의 이물(질)을 인식하는 수용체 분자로, 주로 포식세포계통의 세포 표면이나 세포 내 섭취소체(막 구조를 갖는 세포 내 소포로 포식에 의해 흡수된 항원은 보통 섭취소체로 들어가 처리됨)에 발현한다. 지금까지 10종류의 톨유사수용체가 발견되었으며, 각각 다른 세균벽 성분이나 바이러스 핵산을 인식한다. 주로 선천면역에 작용하지만, 항원제시세포를 활성화함으로써 후천면역반응도 촉진한다.

3) 세포질에 존재하며 세포 내에 흡수된 세균이나 바이러스 성분, 화학물질이나 과잉의 대사물(결정 성분 등)과 결합해서 염증조절복합체(inflammasome)를 형성하며, IL−1을 주로 하는 염증사이토카인을 생산함으로써 염증 병태를 일으킨다. 관련 분자의 선천적인 유전자변이에 의해 주기성 발열 등의 전신증상을 띠는 유전성 자가염증질환을 일으킨다. 또 최근 통풍이나 크론병 등의 병태와도 연관성이 보고되며, 이들은 널리 (자가면역에 대해) 자가염증증후군이라고 불린다.

5) 과립(백혈)구(granulocyte)

과립(백혈)구 가운데 **중성구**(neutrophil)와 **호산구**(eosinophil)에는 포식작용이 있어 선천면역으로서 감염방어에 도움이 된다. 중성구는 주로 세포 바깥의 증식성 세균 등 소형 미생물을 포식하여 소화하는 데 비해 호산구는 기생충 등의 큰 미생물을 공격한다. **호염기구**(basophil)나 조직 속의 **비만세포**(mast cell)는 그 과립 안에 히스타민(histamine)이나 세로토닌(serotonin) 등의 화학전달물질을 가지고 있어 세포 표면에 결합한 항체에 항원자극이 가해지면 탈과립을 일으켜 주위에 염증을 파급시킴으로써 I형 알레르기를 일으킨다.

2.2 항체와 그 기능

항체(antibody, Ab)는 항원(antigen, Ag)과 특이적으로 반응하는 당단백질이며, B세포가 분화한 형질세포에서 만들어진다. 기본적으로는 2개의 무거운 사슬(중쇄, **H사슬**, heavy chain)과 2개의 가벼운 사슬(경쇄, **L사슬**, light chain)이 이황결합(disulfide bond)을 통해 결합하여 1개의 항체 분자를 형성한다. H사슬과 L사슬 모두 N말단 부분이 각 항원에 대응하여 매우 현저한 다양성을 나타내는 가변부분으로 되어 있으며, 대응하는 항원과 그 부분에서 결합한다(그림 6-2).

항체가 만들어질 때는 염색체 상에 다수 배열된 이 가변부분의 유전자에 재편성이 일어나고 이때 이 유전자의 조합이 다양하기 때문에 다양한 항원에 대응한 항체가 각각의 림프구에서 만들어지게 된다. 항체는 혈청단백질 속의 γ-글로불린 분획에 있으며 **면역글로불린**(immunoglobulin, Ig)이라고도 불린다. 면역글로불린은 IgG, IgM, IgA, IgE, IgD의 5가지로 분류된다.

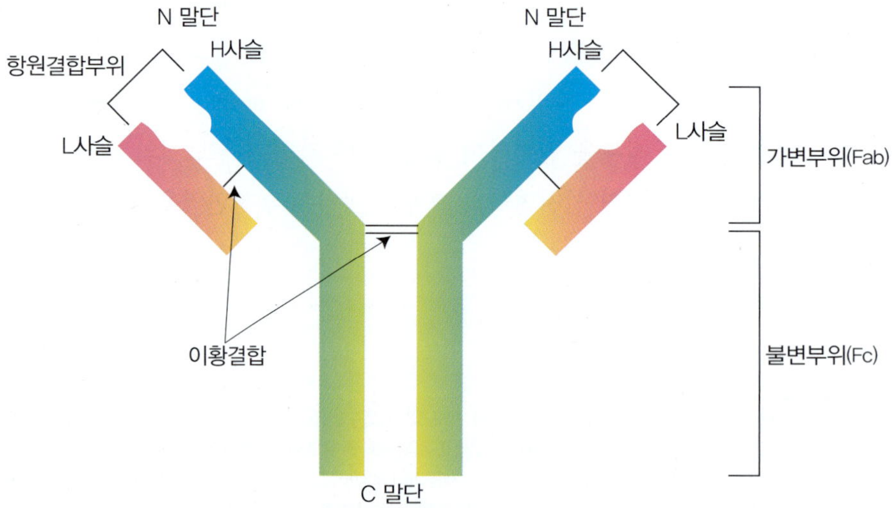

그림 6-2 항체(IgG)의 구조

2개의 H사슬과 L사슬이 결합하여 좌우대칭의 항체 분자를 만든다.

항원은 항체와 결합함으로써 무독화되거나(중화, neutralization), 대식세포 등에 포식되기 쉬워진다(**옵소닌화**, opsonization). 또 대식세포 등의 포식세포나 NK세포의 표면에는 항체의 불변부위(Fc)에 대한 수용체가 있고 이 Fc수용체를 통해 항체가 결합한 표적세포를 손상시키는 기전도 있다(**항체의존세포매개세포독성**, antibody-dependent cell-mediated cytotoxicity, ADCC; 알레르기 II형)(그림 6-6 참조).

1) IgG(immunoglobulin G)

IgG는 혈청 중에 가장 많이 함유된 면역글로불린으로, 감염방어에 가장 중요한 항체이다. 또 태반을 통과할 수 있는 유일한 항체이며, 아직 충분한 항체생산능력이 없는 신생아는 모체로부터 받은 IgG가 신생아기의 감염방어에 중요한 역할을 한다.

2) IgM(immunoglobulin M)

IgM은 가장 분자량이 큰 단백질로, 세균이나 바이러스의 중화나 응집반응에 관여한다. 또 일반적으로 면역반응 시 가장 먼저 나타나는 항체이며, 그 후 IgG로 종류전환(class switch)이 일어나 IgG가 우세해진다.

3) IgA(immunoglobulin A)

IgA는 침이나 눈물, 장 분비액 등에 많이 함유된 분비항체로, 점막 표면의 감염방어에 도움이 된다.

4) IgE(immunoglobulin E)

IgE는 일반적으로 혈액에서는 미량밖에 검출되지 않지만, 알레르기를 일으키는 항체로서 중요하다.

2.3 보체와 그 기능

보체(complement)는 항체의 작용을 보조하는 혈청단백질로서 발견되었다. 30종류 이상의 단백질이 보체성분으로서 알려졌으며, 항체에 의존하는 고전경로와 항체에 의존하지 않는 제2경로(대체경로) 및 제3의 경로(렉턴경로)에 의해 연쇄반응으로 활성화된다. 활성화된 보체성분은 포식세포를 국소로 동원[이렇게 불러 모으는 작용을 **화학쏠림성**(화학주성, chemotaxis)이라고 함]하여 염증을 일으키고 이와 동시에 포식작용을 촉진(옵소닌화)함으로써 선천면역을 가속화시킨다. 나아가 활성화된 보체는 최종적으로 항체와 함께 세포막을 파괴하여 용균이나 용혈이 일어난다(알레르기 II형).

2.4 면역반응

체내로 침입한 미생물에 대해서는 우선 선천면역이 작용하는데, 이를 담당하는 것이 주로 대식세포나 중성구, NK세포이며, 보체나 염증사이토카인도 염증을 일으키면서 비특이적 감염방어에 작용한다. 선천면역에서 이들 세포는 미생물의 특유 패턴인(항원 특이적이지는 않음) 병원체 관련 분자패턴(pathogen-associated molecular patterns, PAMPs)을 인식하는 패턴인식수용체(pattern-recognition receptor, PRR)를 그 세포 표면이나 세포 내 섭취소체, 핵 내에 발현하며, 이 PRR을 통해 세포나 바이러스 등을 인식 및 결합해서 흡수하여 포식 및 소화(살균)한 다음 항원 특이적인 후천면역반응으로 연결시킨다. 앞에서 설명한 톨유사수용체나 NOD유사수용체는 대표적인 PRR이다.

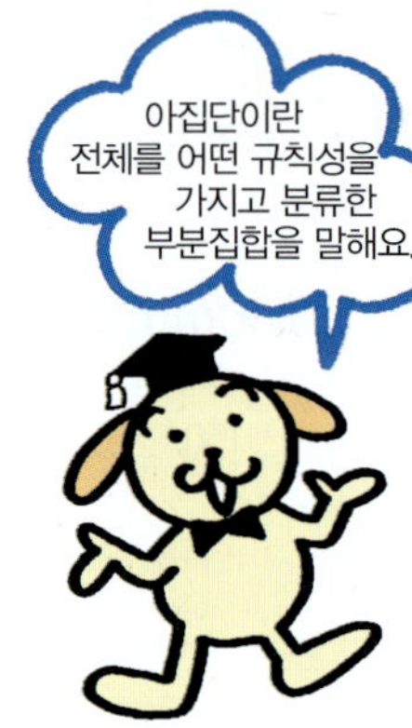
아집단이란
전체를 어떤 규칙성을
가지고 분류한
부분집합을 말해요.

인체에는 외부에 존재하는 상당한 종류의 항원에 각각 대응하여 항체를 생산하거나 세포손상활성을 나타내는 다수의 림프구 아집단[각각을 **클론**(clone)이라고 함]이 존재한다. 이들 림프구 클론은 보통 클론으로서의 림프구 수는 적고 활성화도 되어 있지 않지만, 일단 항원에 자극이 일어나면 그에 대응하는 림프구 클론만 증식하고 활성화되어 항체나 사이토카인을 생산함으로써 세포손상활성을 나타내게 된다. 이것이 **면역반응**(immune reaction)의 기본이다(그림 6-3).

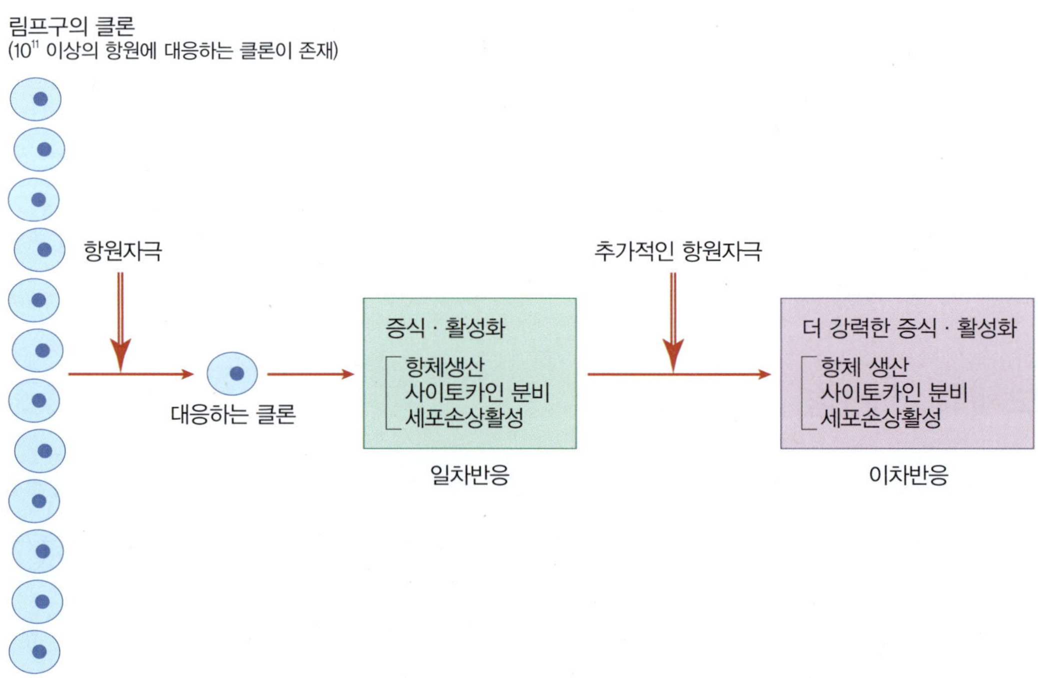

그림 6-3 면역반응의 기본

두 번째 항원자극을 받았을 때의 면역반응은 일차반응 때보다 한층 더 강력하며 더 짧은 시간에 나타난다.

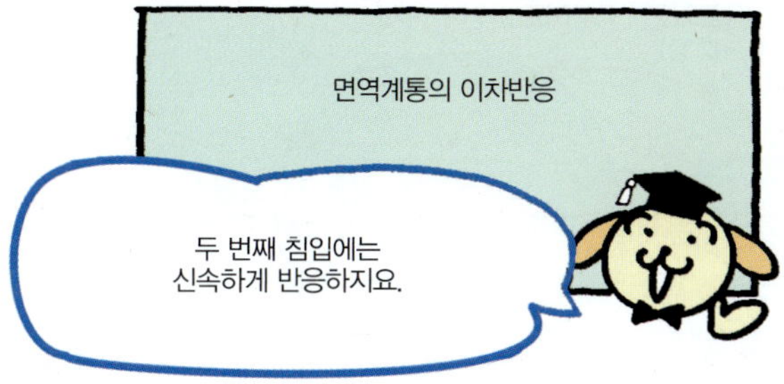

체내에 침입한 미생물 등의 항원은 대식세포 등의 항원제시세포 내에 흡수되어 단편화 처리되며, 처리된 항원펩타이드는 대식세포 표면에 있는 **주조직적합복합체**(major histocompatibility complex, MHC)[4] 사이에 끼워져 T세포에 항원으로서 제시된다. T세포는 그 표면에 있는 T세포수용체를 통해 항원펩타이드와 자신의 MHC 항원을 식별하여 도움T세포(Th세포)가 된 후 각종 사이토카인을 분비한다. 이때 Th1세포 우위의 활성화가 일어나면 주로 세포면역 즉, 세포독성T세포의 활성이 촉진되고, Th2세포 우위의 활성화가 일어나면 체액면역 즉, B세포에 의한 항체 생산이 촉진된다.

1) 세포면역(cellular immunity)

세포면역반응(그림 6-4)에서는 우선 대식세포나 가지돌기세포(항원제시세포)에서 처리된 바이러스 항원 등의 항원펩타이드와 결합한 MHC 클래스 II 항원을 인식하여 활성화된 $CD4^+$ 도움T세포(Th1세포)가 IL-2나 IFN-γ 등의 사이토카인을 분비한다.

한편, 바이러스 감염 세포 등의 표면에 있는 자기 MHC 클래스 I 분자에 결합한 항원을 인식하면 활성화된 $CD8^+$ 세포독성T세포가 증식하여 직접 바이러스 감염 세포를 잇달아 손상시키는데, 앞에서 설명한 Th1세포에서 분비된 사이토카인의 자극이 가해지면 더욱 증식 및 활성화되어 세포손상작용이 한층 증강된다.

4) MHC 항원은 원래 이식된 장기가 거부될 때의 표적항원으로서 발견되었다. 대부분의 세포 표면에 존재하는 항원이며, 개체 간의 다형성이 커서 이식 시에는 이 항원을 최대한 일치시킬 필요가 있다. 사람의 MHC 항원은 HLA(human leukocyte antigen)이며, 클래스 I 항원과 클래스 II 항원으로 나뉜다. 클래스 I 항원으로는 HLA-A, B, C가, 클래스 II 항원으로는 HLA-DP, DQ, DR이 알려져 있다.

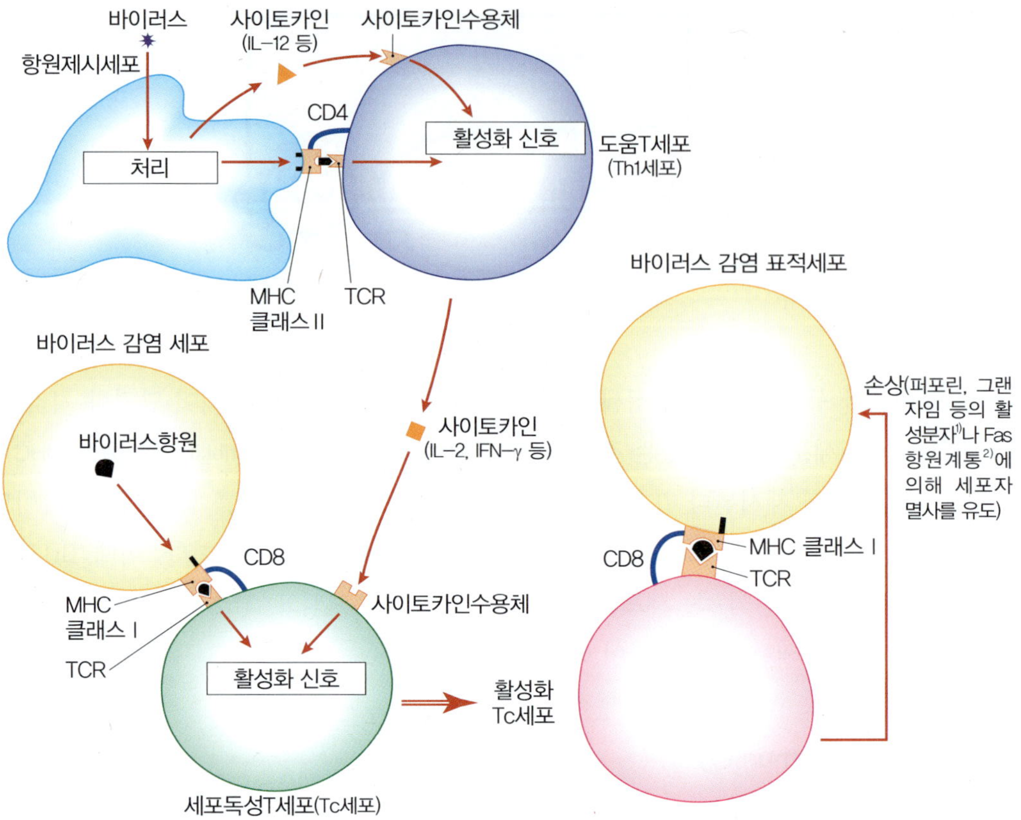

그림 6-4 **세포면역**

TCR : T세포수용체(T-cell receptor)
각 세포가 결합할 때는 그 밖의 부착분자 등과 그 수용체의 결합에 의한 정보전달도 중요하다.

1) 퍼포린(perforin)은 표적세포의 세포막에 작은 구멍을 뚫고, 그랜자임(granzyme)은 이 구멍을 통해 표적세포 내로 들어가 세포사(세포자멸사, apoptosis)를 유도한다.
2) 표적세포 위에 있는 Fas항원에 활성화 Tc세포 위에 있는 Fas리간드가 결합하면 이 경로에서도 세포자멸사의 신호가 표적세포로 전달된다.

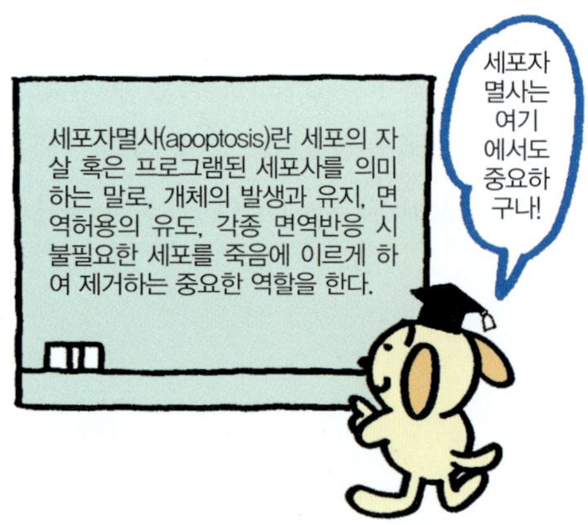
세포자멸사(apoptosis)란 세포의 자살 혹은 프로그램된 세포사를 의미하는 말로, 개체의 발생과 유지, 면역허용의 유도, 각종 면역반응 시 불필요한 세포를 죽음에 이르게 하여 제거하는 중요한 역할을 한다.
세포자멸사는 여기에서도 중요하구나!

2) 체액면역(humoral immunity)

체액면역반응에서는 처리된 항원이 아니라 B세포가 그 표면의 막결합형 항체(B세포수용체)에 직접 항원을 결합시킴으로써 활성화되어 항체를 생산하게 된다(그림 6-5). 이때 별도로 대식세포에서 처리된 항원과 자신의 MHC 클래스 II 항원을 인식한 $CD4^+$ 도움T세포(Th2세포)에서 사이토카인이 분비됨으로써 B세포의 항체 생산이 더욱 촉진된다.

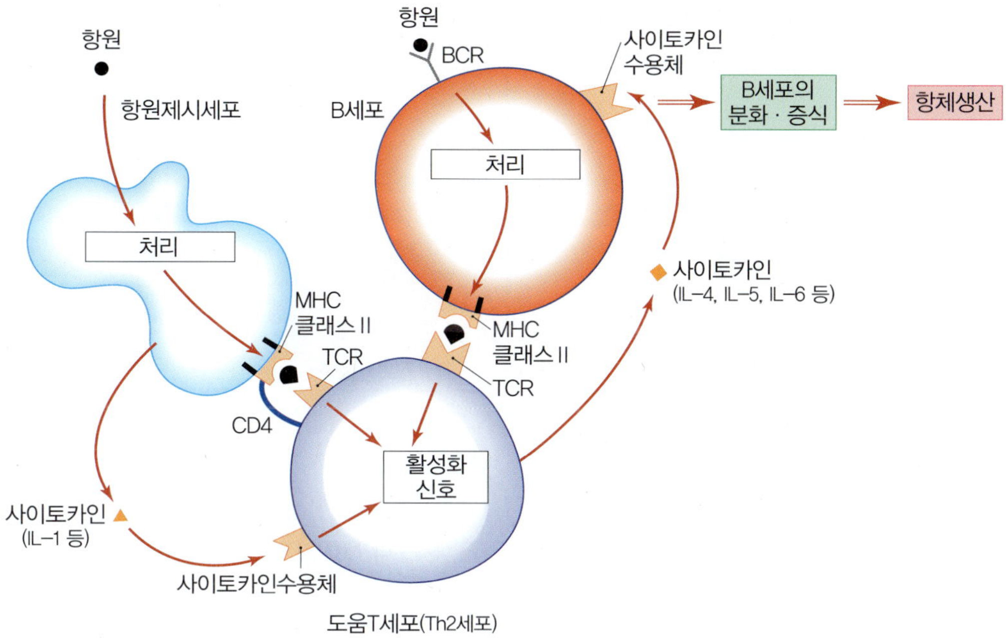

그림 6-5 체액면역

각 세포의 결합 시에는 그 밖의 부착분자 등과 그 수용체의 결합에 의해 정보전달이 이루어진다.
BCR : B세포수용체(B-cell receptor; 막결합형 항체)
TCR : T세포수용체(T-cell receptor)

3 알레르기

면역의 본질은 체내에 들어온 이물(질) 제거에 있지만, 실제로 반응하는 장소에서는 많든 적든 조직의 손상을 동반하게 된다. 특히 이물(질) 자체가 그다지 유해하지 않은 경우에는 신체에는 조직손상이라는 결과만 발생하게 된다. 이것이 **알레르기**(allergy) 또는 **과민반응**(hypersensitivity reaction)이며, 이로 인해 일어나는 질병을 알레르기질환이라고 한다. 알레르기의 발병에는 환경요인(주로 항원)과 유전요인이 관여하는데, 특히 유전요인을 강조하는 경우에는 아토피라는 단어도 사용된다.

알레르기는 발생기전에 따라 I~IV(V)형으로 분류된다(그림 6-6).

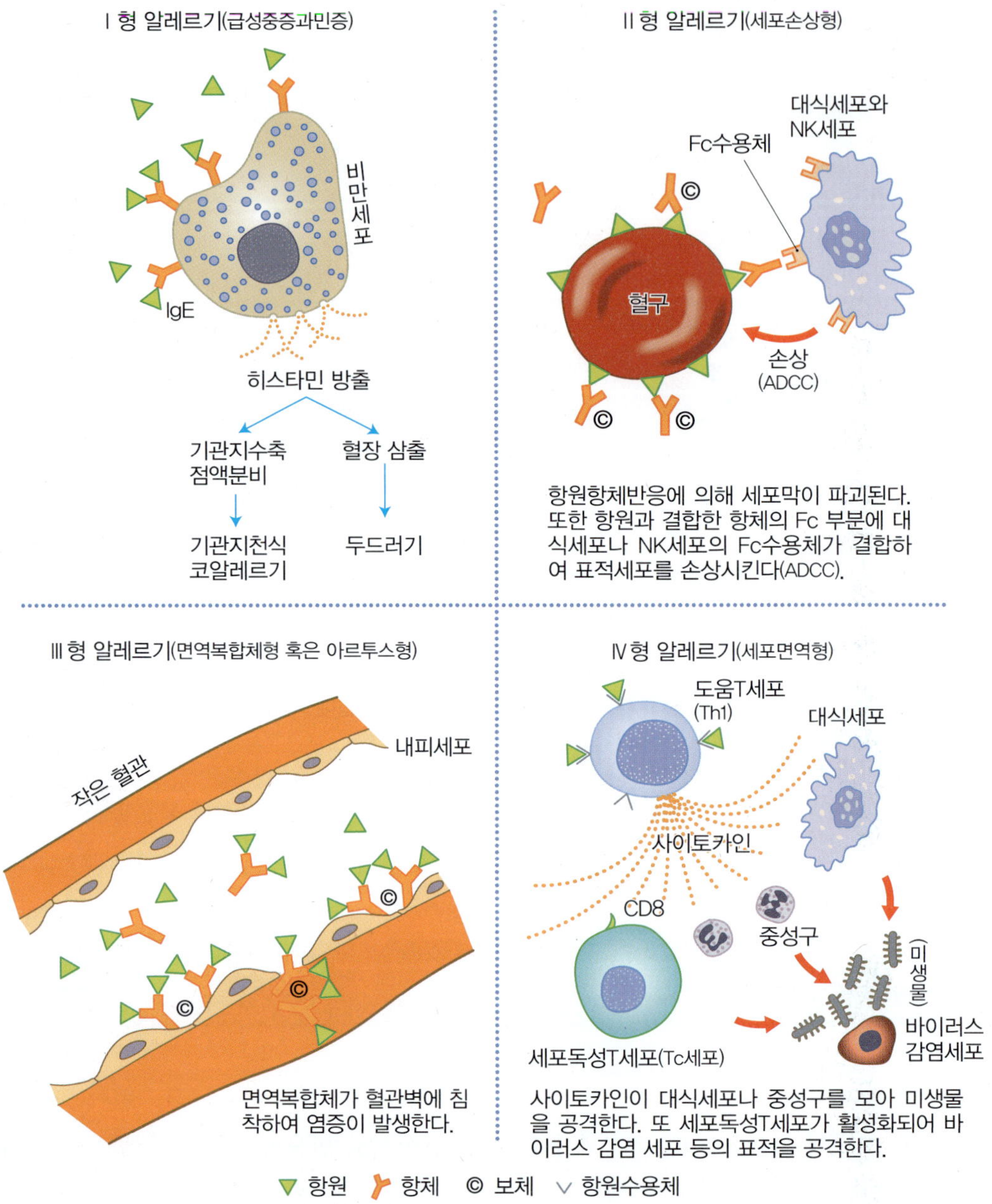

그림 6–6 알레르기반응의 4가지 형태(Coombs와 Gell의 분류)

1) I 형

즉시형, 급성중증과민증(anaphylaxis)형이라고도 불리며, 기관지천식, 알레르기비염, 두드러기 등 예로부터 잘 알려진 대표적인 알레르기질환은 모두 이 기전에 따른다. **비만세포**(mast cell)나 호염기구의 표면에 결합해 있는 IgE 항체[즉시과민항체(reagin)라고도 함]에 특정 항원(allergen)이 결합하면 이것이 발단이 되어 이들 세포에서 히스타민(histamine), 세로토닌(serotonin), 류코트라이엔(leukotriene) 등의 화학전달물질이 분비되고, 이들 화학물질이 조직 손상을 일으킨다(그림 6–7).

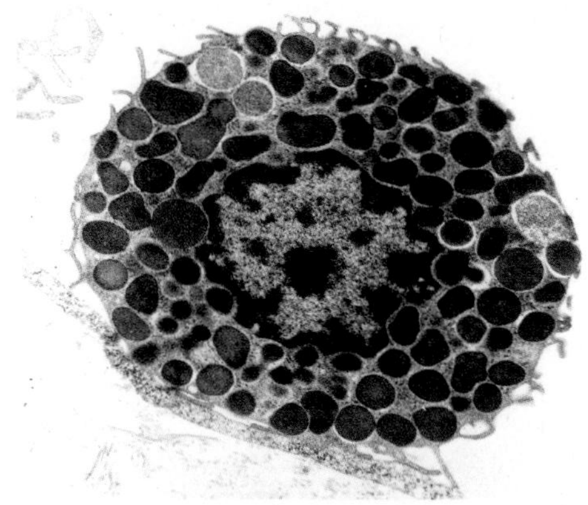

그림 6-7 비만세포
세포질 내에 검정 과립이 가득 차 있다. 과립 내에는 히스타민이나 세로토닌 등의 화학전달물질이 저장되어 있다가 항원의 항체결합에 의해 과립 내용물이 세포 밖으로 방출된다(탈과립, degranulation).

2) II형(V형)

세포나 적혈구 등의 막 표면에 있는 항원에 IgG나 IgM 등의 항체, 보체가 결합하여 그 세포나 혈구를 파괴한다. 또 항체의존세포매개세포독성(ADCC)에 의해서도 표적세포를 손상한다. 자가면역용혈빈혈(autoimmune hemolytic anemia)이나 저혈소판자색반병(thrombocytopenic purpura)은 이 기전에 의해 일어난다.

세포 표면의 항원이 호르몬 등의 수용체인 경우에는 결합한 항체가 세포를 파괴하는 것이 아니라 수용체를 억제하여 호르몬의 기능을 억제하거나 반대로 수용체를 자극하여 호르몬이 작용하는 것처럼 세포를 활성화하는 경우가 있다. 이처럼 막 표면의 항원에 대한 항체가 세포의 기능항진 혹은 기능저하를 일으키는 유형은 II형의 아형이지만, V형으로 분류되는 경우가 많다. 그레이브스병(Graves disease)이나 중증근무력증(myasthenia gravis)은 이 V형 기전에 의해 발병한다.

3) III형(면역복합체형)

손상되는 조직과는 관계없는 가용성 항원이 순환하는 혈액 중에서 IgG 항체와 결합해서 면역복합체(immune complex)를 형성하고 각종 장기의 작은 혈관벽에 침착하여 그곳에 보체가 결합하고 주위에 염증을 일으킴으로써 조직이 손상된다. 전신홍반루푸스(systemic lupus erythematosus, SLE)에서 관찰되는 루푸스신(장)염이나 급성사구체신염 등은 이 기전에 의해 일어난다.

4) IV형

지연알레르기(delayed allergy)라고도 하며, I~III형과 같이 항체에 의해서가 아니라 세포면역에 의해 조직이 손상된다. 즉, 도움T세포가 생산하는 사이토카인에 의해 활성화된 포식세포나 세포독성T세포가 직접적인 손상작용을 일으킨다.

결핵균에 감염된 적이 있는 개체에 정제 투베르쿨린(결핵균이 만드는 단백질을 정제한 것)을 주사하면 사이토카인의 작용에 의해 대식세포나 중성구 등이 주사부위에 모여 24~48시간 후 주사부위에 두드러기(wheal)가 나타나는 투베르쿨린반응이나 장기이식 시의 거부반응 등은 이 기전에 의해 일어난다.

4 자가면역질환

면역의 기본은 '비자기'를 '자기'와 구별하여 제거하는 것이며, 일반적으로 자신의 조직이나 세포 등의 자가항원에 대한 면역반응은 거의 일어나지 않는다(**면역관용**, immunologic tolerance). 최근의 연구에 따르면 자신에 대한 매우 약한 면역반응은 생리적으로 일어나지만, 이것이 손상을 일으키는 일은 없다고 한다. 그러나 이 면역관용이 어떠한 원인으로 파괴되면 자신을 공격하여 제거하려고 하는 강한 면역반응이 성립하여 자가면역질환(autoimmune disease)이 발병한다. 이 경우 앞에서 설명한 알레르기의 분류 가운데 II~V형의 기전이 자가면역질환에서도 작용한다.

예를 들어 적혈구 표면의 자가항원에 대한 자가항체(항적혈구항체)는 자신의 적혈구를 II형의 기전으로 손상시켜 용혈을 일으킨다(**자가면역용혈빈혈**). 또 자신의 DNA와 그에 대한 자신의 항DNA항체는 면역복합체를 형성하여 사구체(glomerulus)에 침착해서(III형) **사구체신염**을 일으킨다(전신홍반루푸스의 루푸스신(장)염). 또한, 다발경화증이나 하시모토병(만성갑상샘염), 많은 전신성 자가면역질환(아교질병) 등에서는 IV형 알레르기 기전에 의한 조직손상이 주요 병태를 형성한다고 보고 있다. 즉, 특정 자가항원펩타이드에 특이적인 T세포가 조직손상의 중심적인 기능을 한다. V형 알레르기에 의한 자가면역질환의 예로는 그레이브스병이나 **중증근무력증**이 있다. 중증근무력증에서는 신경근육접합부(myoneural junction)에 있는 아세틸콜린수용체(acetylcholine receptor)에 대한 자가항체가 이 수용체에 특이적으로 결합해서 그 기능을 억제시켜 신경에서 근육으로 가는 정보 전달을 방해함으로써 발병한다.

일반적으로 자가면역질환은 특정 장기에만 자가면역현상이 일어나는 **장기 특이적 자가면역질환**과 특정 장기에 한정되지 않고 전신에 분포하는 항원에 대한 자가항체가 나타나며 손상도 광범위한 **장기 비특이적(전신성) 자가면역질환**의 2가지로 나눌 수 있다(표 6-2). 갑상샘의 하시모토병, 말초혈액 속에서 항아세틸콜린수용체항체가 검출되는 중증근무력증, 항적혈구항체에 의한 자가면역용혈빈혈 등은 전자에 해당한다. 이에 비해 각종 세포의 핵에 공통적으로 존재하는 항원에 대한 자가항체(항핵항체)가 검출되는 전신홍반루푸스 등 아교질병 대부분은 후자에 해당한다.

아교질병(collagen disease)은 현재 전신성 자가면역질환 또는 전신성 류마티스질환으로 일컬어지는 경우가 많으며, 주로 자가면역기전에 의해 전신의 결합조직이 계통적으로 침범되는 질환을 말한다. 피부, 근육, 뼈 · 관절, 혈관, 신경계통 외에 많은 내장 기관이 발병 대상이 되지만, 질환에 따라 발병되는 장기의 분포는 다르다.

주요 아교질병에는 다음과 같은 것이 있다.

표 6-2 자가면역질환의 분류

장기 특이적 자가면역질환	장기 비특이적 자가면역질환
하시모토병, 그레이브스병, 중증근무력증 악성빈혈, 애디슨병, 1형 당뇨병 굿패스처증후군 자가면역용혈빈혈 특발혈소판감소자반병 일차담관성간경화증 궤양대장염, 교감눈염증 물집증, 유사물집증	전신홍반루푸스 류마티스관절염 전신피부경화증 다발근염/피부근염 쇠그렌증후군 혈관염증후군(ANCA* 관련 혈관염, 결절성 다발동맥염 등)

* ANCA : antineutrophil cytoplasmic antibody, 항중성구세포질항체

1) 전신홍반루푸스(systemic lupus erythematosus, SLE)

젊은 여성에게서 많이 발생한다. 피부(나비홍반), 관절, 신장(루푸스신(장)염), 중추신경계통, 심장, 폐 등 각종 장기가 침범되며, 항핵항체나 항DNA항체를 비롯한 다양한 자가항체(autoantibody)가 환자의 혈청에서 관찰된다(그림 6-8).

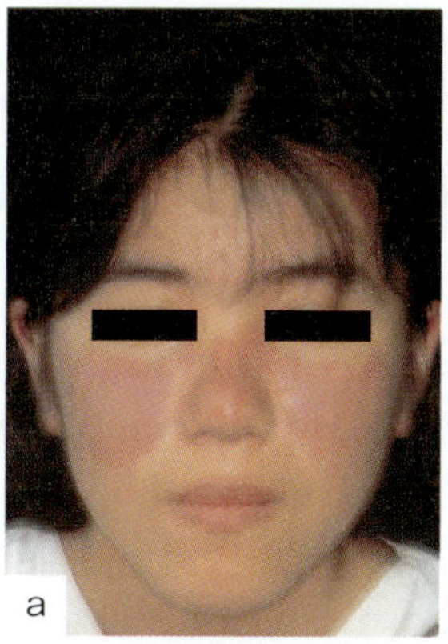

a

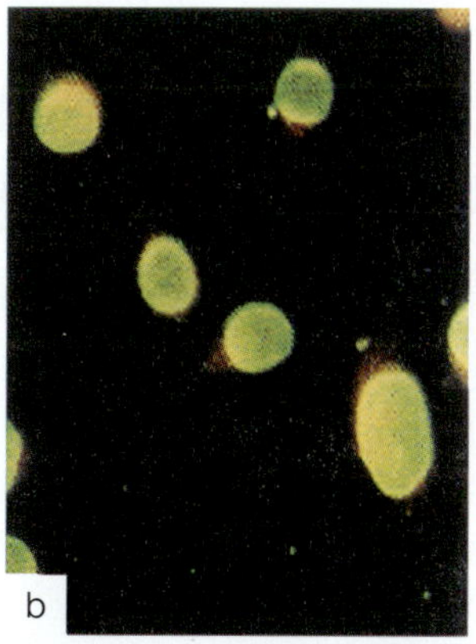

b

그림 6-8 전신홍반루푸스에서 관찰되는 나비홍반과 항핵항체

a. 대표적인 피진이며, 나비가 날개를 펼친 형태이어서 나비홍반이라고 불린다.
b. 형광항체법이라는 검사법에서 양성을 나타낸 항핵항체(antinuclear antibody)의 사진이다. 세포 절편에 SLE 환자의 혈청을 반응시키면 혈청 중에 존재하는 항핵항체가 절편 위의 핵항원과 결합한다. 이때 형광색소로 표지한 이차항체(항핵항체와 결합)를 첨가하면 절편 위의 핵이 형광을 발하게 되기 때문에 핵과 결합하는 항핵항체가 환자의 혈청 속에 존재함을 알 수 있다.

2) 류마티스관절염(rheumatoid arthritis, RA)

전신성 류마티스질환 중에서 가장 환자 수가 많다. 만성다관절염(polyarthritis)을 특징으로 하며, 점차 관절 파괴를 일으켜 신체의 기능장애에 이르는 경우가 많다. 그 밖에 피부, 폐, 신경계통도 침범하는 경우가 있다. 환자의 혈청에서는 류마티스인자(rheumatoid factor; 변성된 IgG에 대한 항체)나 항CCP항체 등의 자가항체가 관찰된다. 병태로는 관절 (윤)활막의 특정 항원에 특이적인 자가반응성 T세포에 의한 IV형의 기전 및 그와 관련된 각종 염증사이토카인에 의한 손상이 지적된다.

최근 주로 세포면역반응에서 이들 염증사이토카인이나 보조자극분자를 분자표적으로 하여 억제하도록 제조된 생물학적 제제가 류마티스관절염 치료에 사용되며 상당히 높은 관해율을 보이고 있다.

3) 전신피부경화증(systemic scleroderma, SSc)

면역계통의 이상으로 피부에 아교질이 지나치게 많이 침착하여 피부가 단단해진다. 피부 이외에 폐, 심장, 소화관 등에도 아교질이 축적되어(장기섬유화) 내장이 기능장애에 이르는 경우도 많다. 또 **레이노현상**(Raynaud phenomenon; 추울 때 손가락이 창백해져서 점차 보라색으로 변함) 등의 말초순환장애를 일으키기 쉽다.

5 면역결핍증

선천성 또는 후천성 원인으로 면역계통이 제대로 작동하지 않는 것을 **면역결핍**(immunodeficiency)이라고 한다. 면역계통의 주요 역할은 감염방어이므로, 면역결핍상태가 되면 감염병에 걸리기 쉬워진다. 특히, 일반적으로는 거의 병원성을 나타내지 않는 약한 미생물에도 쉽게 감염병을 일으키는, 이른바 기회감염(opportunistic infection)이 발생하게 된다.

면역결핍증은 ①유전적인 원인으로 면역이상이 일어나는 일차면역결핍증, ②후천면역결핍증후군, ③만성질환이나 약물요법에 동반하는 면역결핍, ④노화에 따른 면역결핍으로 크게 구분된다.

1) 일차면역결핍증

면역계통을 담당하는 요인의 유전적 결핍에 의한 것으로, 유 · 소아기에 반복되는 감염병으로서 발병하는 경우가 많다. 대략적으로 ①보체 결핍, ②포식세포의 이물(질) 처리능력 결핍, ③B세포의 결핍과 기능이상, ④T세포 및 B세포의 결핍에 의한 복합면역결핍증으로 분류할 수 있다.

2) 후천면역결핍증후군(acquired immunodeficiency syndrome, AIDS)

사람면역결핍바이러스(human immunodeficiency virus, HIV)의 감염에 의해 일어난다. HIV는 주로 CD4+ (도움)T세포와 대식세포에 감염되어 이들 세포를 손상시킴으로써 면역결핍을 초래한다. 그러나 말초혈액의 CD4+ T세포가 실제로 감소하여 AIDS를 발병하기까지는 보통 수년~10년이 걸린다. 최근 치료제의 개발이 진행됨에 따라 다제병용요법의 적용으로 예후는 현저히 개선되었다(Chapter 05 7 'AIDS와 기회감염' 참조).

3) 만성질환이나 약물요법에 동반하는 면역결핍

당뇨병이나 신부전, 전신성 자가면역질환 등의 만성질환에서는 림프구나 포식세포의 기능저하가 나타나 감염병을 일으키기 쉽다. 악성종양에서도 다양한 정도로 면역계통의 기능저하가 나타난다. 또한 자가면역질환이나 악성종양에서는 그 치료에 사용되는 스테로이드나 면역억제제, 항암제 등에 의한 림프구나 포식세포계통의 기능저하가 임상에서 문제가 되며, 심각한 경우에는 AIDS와 같이 폐포자충폐렴(*Pneumocystis carinii* pneumonia)이나 거대세포바이러스(cytomegalovirus, CMV) 감염병 등의 기회감염으로 사망에 이르기도 한다.

6 이식면역

신체를 구성하는 세포 표면에는 ABO 혈액형 항원이나 HLA 항원처럼 개체 간에 차이가 있는 항원이 여럿 존재한다. 이러한 항원을 **동종항원**(alloantigen)이라고 하며, 각각의 개체가 가진 항원의 유형은 유전적으로 규정된 것이다. 최근 우리나라에서도 장기이식이 본격적으로 시행되고 있는데, **기증자**(donor)로부터 이식받은 장기에 존재하는 이러한 동종항원을 이식받은 **수용자**(recipient)의 면역계통이 '비자기'라고 인식한 경우에 이식된 장기를 제거하려고 하는 면역반응이 일어난다. 이것을 **거부반응**(rejection reaction)이라고 하며, 이식된 장기가 생착할 수 있는지의 여부는 모두 이 거부반응의 유무와 그 정도에 달려 있다.

ABO형이나 HLA 항원처럼 이식 시 문제가 되는 동종항원을 **이식항원**(transplantation antigen)이라고 하는데, 이식 시에는 기증자와 수용자 사이에 이 이식항원을 최대한 일치시켜두는 것이 중요하다. 즉, 기증자와 수용자의 HLA 항원형이 완전하게 일치하거나 기증자의 HLA가 수용자의 HLA에 완전히 포함될 때 이식 장기는 생착되며, 이들 조건이 갖추어지지 않을 때 이식 장기는 거부된다.

HLA 항원에는 클래스 I(A, B, C 항원)과 클래스 II(DP, DQ, DR 항원)가 있다. 각각의 항원은 개체 간 다형성이 매우 크기 때문에 기증자와 수용자 사이에 이들 항원형을 모두 일치시키기란 매우 어렵다(유전자형이 모두 동일한 일란성 쌍생아 간에는 당연히 항원형도 모두 동일하기 때문에 장기이식이 완벽히 성공함). 또 몇 가지 별로 중요하지 않은 이식항원이 존재하며, ABO형이나 HLA 항원을 일치시켜도 거부반응이 나타나는 경우가 있다. 현시점에서는 HLA-A, B, DR 3종류의 항원이 수용자와 일치되면 일단 'HLA가 일치된다'고 판단하여 유력한 기증자로 간주한다. 현재 실용화가 추진되고 있는 iPS세포를 이용한 이식에서는 자신의 세포를 이용하기 때문에 거부반응이 일어나지 않아 장래의 난치병 치료법으로서 매우 유망하다(Chapter 02 column 2 참조).

지금까지는 이식 장기에 존재하는 이식항원을 수용자의 면역계통이 인식하여 그 생착을 억제하거나 거부하는 이른바 **숙주대이식편반응**(host versus graft reaction, HVGR)에 대해 설명했는데, 최근 백혈병 치료 등에서 도입된 골수이식에서는 이와는 반대의 반응이 일어날 수 있다. 즉, 이식된 골수세포(혈액줄기세포)에는 면역계통 세포가 들어 있기 때문에 기증자의 면역 담당 세포가 수용자의 장기세포에 발현된 HLA 등의 이식항원을 '비자기'로 인식하여 손상을 일으킬 가능성이 있다. 이것을 **이식편대숙주반응**(graft versus host reaction, GVHR)이라고 하며 골수이식 시뿐만 아니라 일반 수혈 시에도 림프구 등의 면역세포가 살아 있는 상태로 이식될 때 일어날 수 있다.

7 암과 면역

생체는 보통의 세포분열 시 드물기는 하지만 일정한 빈도로 DNA의 돌연변이가 일어나며 또 외부의 변이자극(음식물 중의 발암물질이나 자외선 등)에 의해서도 유전자변이가 일어날 수 있다. 대다수의 유전자변이는 생체에 본래 갖추어진 회복기전을 통해 회복되지만, 회복할 수 없을 정도로 반복해서 변이가 축적되면 무질서하게 증식하는 암세포가 된다. 암세포는 자신의 구성성분에는 없는 암특이항원 등의 이물(질)을 발현하는 경우도 많으며, 이 경우 그 새롭게 생산된 이물(질)에 대해 면역감시기전이 작동한다. 실제로 생체에서 발견되는 암은 이들 회복기전이나 면역감시에서 벗어나 성장한 것으로 판단된다(Chapter 09 5.2 '숙주가 종양에 미치는 영향' 참조).

암에 대한 면역기전은 미생물의 경우와 마찬가지로 맨 처음 선천면역이 작동하여 대식세포나 NK세포가 비특이적으로 암세포를 공격한다. 분해 및 처리된 암세포 펩타이드를 HLA 항원이 사이에 끼워 도움T세포에 제시함으로써 후천면역이 작동하고 B세포에 의한 항체 생산이나 세포독성T세포에 의한 손상을 항진시킨다.

암 치료법에는 ①외과요법, ②방사선요법, ③화학요법(항암제), ④면역요법이 있으며, 최근 특히 유전자 해석의 발전에 따라 **분자표적치료제**의 개발이나 유전자를 변형시킨 특이적 면역요법의 개발이 진행되어 암에 대한 면역요법은 큰 발전을 이루었다.

특이적 면역요법을 크게 나누면 ①암항원 펩타이드를 환자의 면역계통에 효과적으로 제시함으로써 작동세포나 항체를 유도하는 능동면역요법(**암백신요법**), ②수동면역요법으로서 암세포를 선택적으로 손상시키는 항체나 면역제어의 해제를 유도하는 **면역관문**(immune checkpoint) **억제항체**를 환자에게 주입하는 **항체요법**, ③항원특이적 T세포를 환자에게 주입하는 **면역세포요법**이 있다. 이 가운데 가장 개발 및 도입이 진행된 것이 항체요법이며, 각종 증식인자나 그 수용체 등에 대한 항체가 백혈병, 림프종, 유방암, 대장암, 폐암 등에 항종양 효과를 나타낸다.

어떤 종류의 암세포에서는 면역관문(immune checkpoint)이라고 불리는 기전에 의해 활성화된 세포독성T세포의 암세포 공격을 회피한다는 사실이 밝혀졌다(그림 6-9, Chapter 09 column 6 참조). 활성화된 세포독성T세포에는 PD-1이라는 수용체가 발현되며, 보통은 항원제시세포에 발현하는 PD-L1과 결합함으로써 T세포의 기능을 억제한다. 흑색종이나 폐의 소세포암에는 PD-L1이 발현하며, 이것이 PD-1을 발현하는 T세포와 결합하여 암세포의 공격을 차단한다고 판단한다. PD-1이나 PD-L1을 억제하는 항체분자를 약물로 투여함으로써 이 면역관문기전을 차단해서 암에 대한 면역반응을 높이는 치료가 시행된다.

최근 환자로부터 추출한 세포독성T세포에 암 특이적 **키메라항원수용체**(chimeric antigen receptor)[5]를 유전자도입으로 환자에게 되돌려 넣어 암세포를 효율적으로 손상시키는 키메라항원수용체 도입 T세포요법(CAR-T요법)이 난치성 백혈병이나 림프종 치료에 도입되어 그 성과가 주목받고 있다.

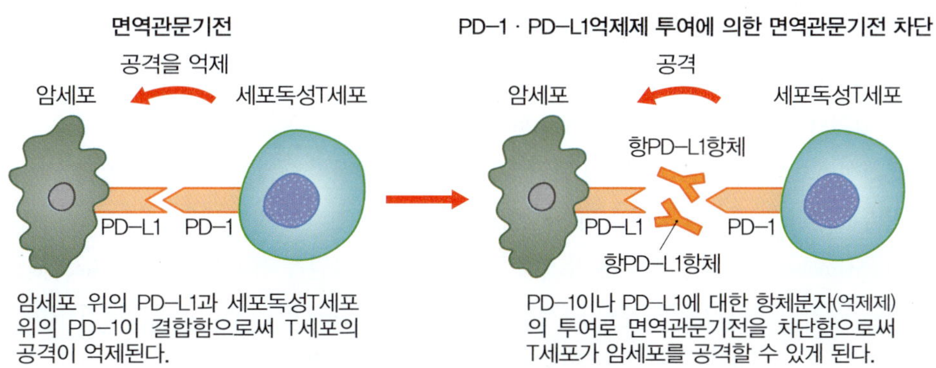

그림 6-9 면역관문기전 및 그 억제제 투여에 의한 T세포 손상의 회복

5) 키메라란 2가지 이상의 다른 유래를 가진 유전자로 이루어진 물질이나 개체를 가리키며, 그리스신화에 등장하는 괴물(Chimaera)을 어원으로 한다. 여기서는 암환자의 말초혈 T세포를, 암특이항원에 결합하는 항체와 T세포를 강력하게 활성화하는 보조자극분자나 TCR(그림 6-4 참조)을 연결 및 융합(키메라화)한 구조를 가진 T세포에 유전자변형을 한 후 대량으로 증가시켜 환자에게 재주입함으로써 항체를 통해 암항원에 견고하게 결합할 수 있는 세포독성T세포가 더 효과적으로 암세포를 공격할 수 있는 장점을 가진다.

요점 정리

- 신체에서 면역계통의 역할은 '비자기'를 '자기'로부터 구별하여 제거하는 것이다. 체내에 들어온 미생물이나 체내의 암세포, 이식된 조직 등의 '비자기' 물질을 항원(antigen)이라고 한다.
- 항원이 침입하면 포식세포에 의한 포식과 제거의 선천면역(자연면역, innate immunity; 비특이적 방어기전)이 작용하며, 잠시 후 림프구에 의한 특이적 면역반응인 후천면역(획득면역, acquired immunity; 특이적 방어기전)이 작용하게 된다.
- 림프구는 면역기능의 중심을 이루는 세포로, 항체를 생산해 체액면역반응을 일으키는 B세포(B cell), 세포면역반응에 작용하는 세포독성T세포(cytotoxic T cell), 다른 림프구의 작용을 도와 면역반응을 제어하는 도움T세포(helper T cell), 항원 특이성이 낮은 면역반응을 일으키는 자연살해세포(natural killer cell) 등으로 구성된다.
- 항체는 면역글로불린(immunoglobulin, Ig)이라고도 불리며 IgG, IgM, IgA, IgE 등으로 분류된다.
- 보체(complement)는 항체의 작용을 보조하는 혈청단백질로서 발견되어 각종 면역반응이나 염증반응에 관여한다. 활성화된 보체 성분은 포식세포를 반응 국소에 모아(화학쏠림성) 그 포식작용을 촉진하고(옵소닌화) 항체를 통해 세포를 파괴하는 데 필요하다.
- 체내로 들어온 이물(질)이 직접 작용하는 것이 아니라 면역반응에 의한 양적 제거 시 신체조직의 손상이나 질병이 발생하는 것을 알레르기(allergy)라고 하며, 알레르기는 그 기전에 따라 I~IV(V)형으로 분류된다.
- 보통은 '자기'의 구성성분에 대해서는 면역반응을 일으키지 않지만(면역관용, immunologic tolerance), 이 면역관용이 어떤 원인으로 파괴되면 자신의 조직이나 세포를 공격하여 제거하려는 면역반응이 일어나 자가면역질환(autoimmune disease)이 발병한다.
- 선천성 또는 후천성 원인에 의해 면역계통이 제대로 작용하지 않는 것을 면역결핍(immunodeficiency)이라고 한다. 면역결핍 상태가 되면 감염병(기회감염)에 걸리기 쉬워진다.
- 기증자(donor)로부터 이식받은 장기에 존재하는 동종항원을 이식받은 수용자(recipient)의 면역계통이 '비자기'라고 인식한 경우 이식된 장기를 제거하려고 하는 면역반응(거부반응)이 일어난다.
- 암에 대한 면역요법은 크게 발전하였다. 특히 보통의 면역반응에 제동을 거는 분자를 억제함으로써 세포독성T세포의 항종양 활성을 높이는 면역관문억제제나 환자에게서 꺼낸 세포독성T세포에 강력한 항종양 활성을 갖도록 유전자변형을 한 후 그 수를 늘려 암환자에게 재주입하는 면역세포요법이 주목받고 있다.

확인문제

01. 항원 침입 시 체내에서는 우선 (①　　　)(비특이적 방어기전)이/가 작용하는데, 잠시 지나면 (②　　　)(특이적 방어기전)이/가 작용해서 항원을 제거하게 된다.

02. 항체가 항원과 결합하여 면역이 작용하는 것을 (③　　　)반응이라고 한다.

03. (④　　　)은/는 항체를 생산하는 림프구이다.

04. 세포독성T세포는 (⑤　　　)반응에 작용한다.

05. 대식세포는 간에서는 (⑥　　　), 뇌에서는 (⑦　　　)(이)라고 불린다.

06. 항체는 기본적으로는 2개의 무거운 사슬인 (⑧　　　)와/과 2개의 가벼운 사슬인 (⑨　　　)이/가 집합한 분자구조를 나타낸다.

07. 항체는 (⑩　　　)(이)라고도 불린다.

08. 포식세포에 의한 세균의 포식은 (⑪　　　)(이)나 항체의 존재에 의해 현저하게 항진된다. 이를 (⑫　　　)화라고 한다.

09. I형 알레르기는 (⑬　　　)형으로, 급성중증과민증형이라고도 불린다.

10. II(V)형 알레르기는 (⑭　　　)형이다.

11. III형 알레르기는 (⑮　　　)형이다.

12. 일반적으로 자신의 조직이나 세포 등의 자가항원에 대한 면역반응이 거의 일어나지 않는 것을 (⑯　　　)(이)라고 한다.

13. 선천성 혹은 후천성 원인에 의해 면역계통이 잘 작용하지 않는 것을 (⑰　　　)(이)라고 한다.

14. 장기이식 시에는 기증자와 수용자 간에 ABO 혈액형이나 (⑱　　　) 항원 등의 동종항원을 최대한 일치시켜두는 것이 중요하다.

15. 보통은 세포면역반응이 과도하게 작용하는 것을 차단하는 면역(⑲　　　)기전이 작용하며, 암세포도 이 기전을 잘 활용하여 면역세포로부터의 공격을 피한다. 이 기전을 억제하는 항체를 투여함으로써 암에 대한 면역반응을 높이는 치료가 시행 중이다.

정답

① 선천면역, ② 후천면역, ③ 체액면역, ④ B세포(B림프구), ⑤ 세포면역, ⑥ 쿠퍼세포, ⑦ 미세(아)교세포(소교세포), ⑧ H사슬, ⑨ L사슬, ⑩ 면역글로불린(Ig), ⑪ 보체, ⑫ 옵소닌, ⑬ 즉시, ⑭ 세포손상, ⑮ 면역복합체, ⑯ 면역관용, ⑰ 면역결핍, ⑱ HLA, ⑲ 관문

CHAPTER

07

순환장애

학습목표

1. 혈액과 림프액의 순환을 이해할 수 있다.
2. 순환장애의 원인을 일으키는 병태를 설명할 수 있다.
3. 혈액순환장애에 의한 병태(출혈, 혈전, 색전, 경색)와 체액균형장애에 의한 병태(부종, 쇼크)를 설명할 수 있다.
4. 충혈과 울혈의 차이를 설명할 수 있다.
5. 출혈소인에 대해 설명할 수 있다.
6. 혈전형성에 관여하는 인자를 열거하고 동맥혈전과 정맥혈전의 차이를 설명할 수 있다.
7. 색전증이란 무엇인지 설명하고, 또 그 원인을 열거할 수 있다.
8. 경색의 종류를 열거하고 설명할 수 있다.
9. 부종이 일어나는 기전에 대해 설명할 수 있다.
10. 쇼크의 원인과 발병 형태를 설명할 수 있다.
11. 고혈압의 원인과 합병증 및 종류에 대해 설명할 수 있다.

핵심용어

- 혈액순환
- 충혈
- 울혈
- 폐울혈
- 폐부종
- 곁순환
- 문맥고혈압
- 식도정맥류
- 파열출혈
- 누출출혈
- 혈액응고
- 혈전증
- 동맥혈전
- 정맥혈전
- 섬유소용해현상
- 파종혈관내응고(DIC)
- 색전증
- 허혈
- 경색
- 수종
- 심장성부종
- 신장성부종
- 비가역쇼크
- 본태고혈압
- 이차고혈압
- 울혈심부전
- 유리질동맥경화증
- 양성신경화증
- 섬유소모양괴사
- 악성신경화증

1 생체와 순환기전

신체가 정상 기능을 유지하려면 혈액과 림프의 순환이 정상적으로 유지되어야 한다. 정상적인 혈액순환을 통해 신체 각 부위의 조직이나 세포로 생명유지에 필요한 산소와 영양소가 공급되고, 이산화탄소나 그 밖의 노폐물이 국소로부터 운반되어 나온다.

혈액순환은 좌심실(left ventricle)에서 나와 온몸을 순환한 후 우심방(right atrium)으로 되돌아오는 **온몸순환**(전신순환, systemic circulation; **대순환**)과 우심실(right ventricle)에서 폐를 통해 좌심방(left atrium)으로 되돌아오는 **폐순환**(pulmonary circulation; **소순환**)으로 크게 나뉜다(그림 7-1). 이에 따라 온몸의 장기에 혈액이 공급된다.

한편, 세포 수준에서의 물질교환은 세동맥, 모세혈관, 세정맥, 림프관 등의 미세한 혈관계통에서 이루어지며, 이를 **미세순환**(microcirculation)이라고 한다. 미세순환계통은 혈액과 세포 사이에서 산소 · 이산화탄소와 영양분 · 대사산물을 교환하는 직접적인 장소이며, 생명유지에 매우 중요하다. 또한 순환장애뿐만 아니라 염증이나 대사장애, 종양 등 다양한 질환의 발생과 병태에 관여한다.

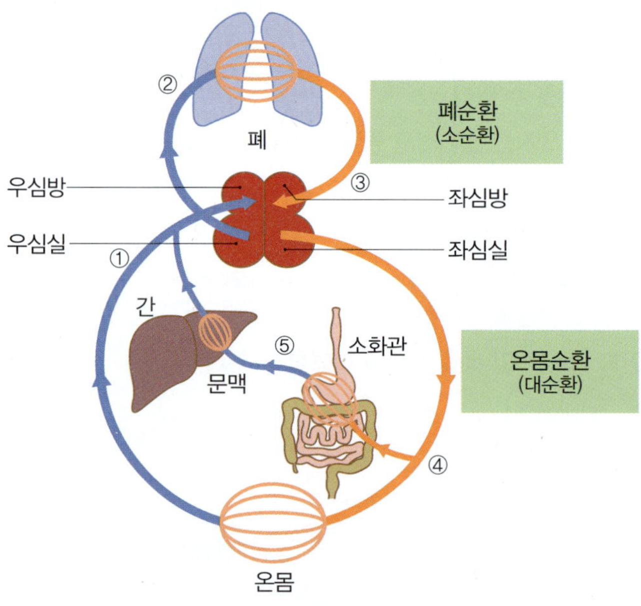

그림 7-1 혈액순환

온몸을 순환한 정맥혈은 대정맥을 지나 우심방으로 돌아왔다가(①) 우심실과 폐동맥을 거쳐 폐로 들어간다(②). 폐에서 기체교환을 끝내고 동맥혈이 되어 폐정맥을 지나 좌심방으로 돌아온 후(③) 좌심실에서 온몸으로 보내진다(④). 소화관에서 나온 혈액은 문맥(⑤)으로 들어가 간을 거쳐 대정맥으로 합류한다.

2 충혈과 울혈

장기나 국소 조직을 흐르는 혈액의 양이 많은 상태를 충혈 또는 울혈이라고 한다(그림 7-2).

충혈(hyperemia)은 동맥이 확장되어 세동맥이나 모세혈관 내의 혈액이 증가한 상태를 말한다. 조직의 기능항진(운동 시의 근육) 또는 흥분이나 부끄러움 등의 감정(얼굴의 홍조)이 원인이 되는데, 이러한 충혈은 대부분 일시적이며 병적인 의의는 없다. 충혈이 일어나는 병태 중에는 급성염증(Chapter 04 '염증' 참조)이 가장 중요하다.

울혈(congestion)은 정맥혈의 환류가 장애를 받아 혈액이 정맥과 모세혈관 내에 정체한 것을 말한다. 국소적인 울혈은 혈전에 의한 정맥 속공간의 폐쇄, 종양이나 탈장 등에 의한 정맥의 압박 등이 원인이다.

전신의 울혈은 울혈심부전(congestive heart failure)이 있을 때 관찰된다. 이것은 심장, 특히 우심실의 기능이 약하기 때문에 폐 쪽으로 혈액을 충분히 박출할 수 없게 되고 그로 인해 전신의 여러 장기에 정맥혈이 정체되어 간이나 비장(지라), 신장(콩팥) 등이 울혈로 인해 비대해진다. 복수(ascites)가 차거나 피부 밑에 부종(edema)도 생긴다.

폐의 울혈은 심근경색증, 판막증, 심장기형 등에 의한 좌심부전(left sided heart failure)에 의해 일어난다. 좌심실의 펌프기능이 저하되어 충분한 혈액을 박출할 수 없게 되면 폐의 혈관에 혈액이 정체된다(**폐울혈**, stethemia). 폐모세혈관이 확장되어 혈관 밖으로 혈액 내의 수분이 누출되거나(**폐부종**, pulmonary edema) 출혈이 일어나기도 한다(그림 7-3). 만성폐울혈에서는 출혈을 일으킨 적혈구가 폐포(허파꽈리) 내의 대식세포에 포식되고 혈색소가 처리된 후 혈철소(헤모시데린, hemosiderin)가 되어 대식세포 내에 축적되는데, 이러한 세포를 **심부전세포**(heart failure cell)라고 한다(그림 7-4).

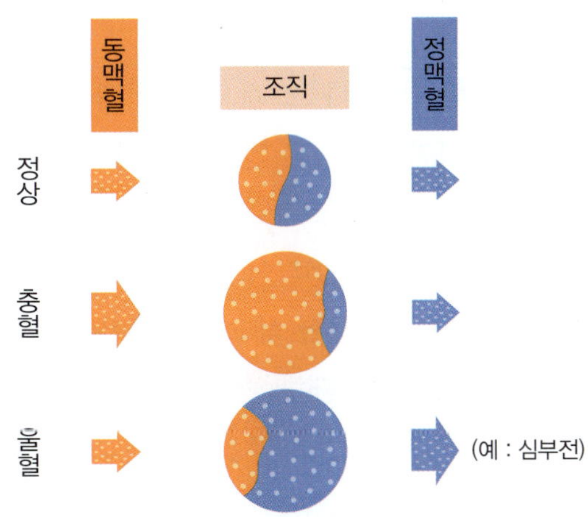

그림 7-2 충혈과 울혈

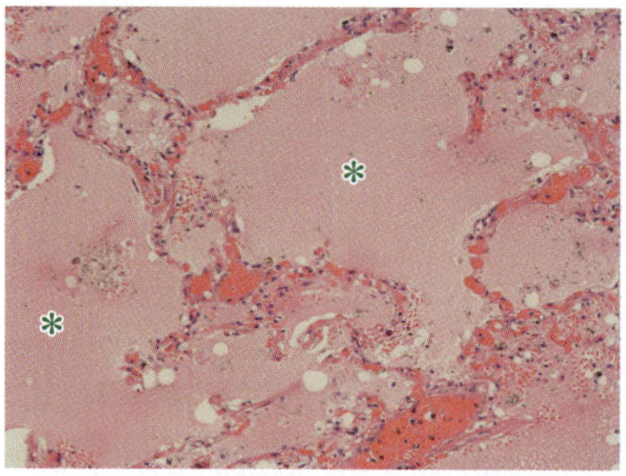

폐포중격의 모세혈관 울혈과 폐포 내의 누출액 (*) 저류. 산소교환을 하는 폐포에 물이 고여서 호흡을 할 수 없게 된다.

그림 7-3 폐울혈과 폐부종

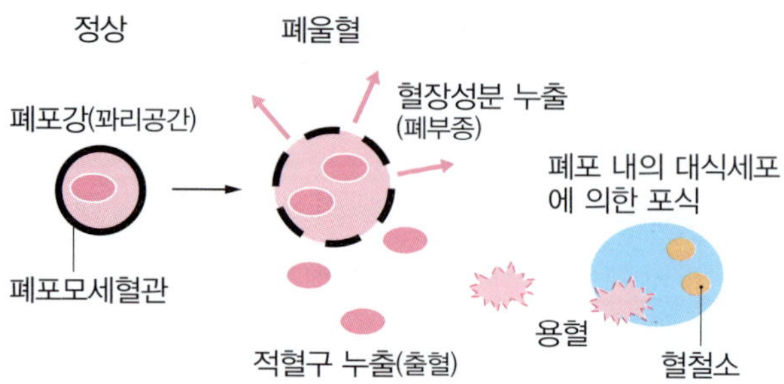

그림 7-4 만성폐울혈에서의 심부전세포

3 곁순환

혈관에는 다른 혈관과 연결통로가 있는 것과 없는것이 있다. 이 혈관과 혈관 사이의 연락을 **연결**(문합, anastomosis)이라고 한다. 연결을 가지는 혈관에서는 본래의 통로에 심한 협착이나 폐쇄가 일어나면 혈액은 그 연결된 혈관을 통해 흐르게 된다. 이 혈행로를 **곁순환**(collateral circulation) 또는 곁통로(collateral channel)라고 한다(그림 7-5). 연결가지는 동맥에는 적고 정맥에는 많다.

곁순환은 평상시에는 혈액이 적은데 이곳으로 대량의 혈액이 흘러들어오면 임상적으로 문제가 된다. 그 대표적인 예가 간경화증(liver cirrhosis) 시의 **문맥고혈압**(portal hypertension)이다.

간경화증에서는 간의 정상구조가 파괴되어 간이 단단해지고 간 내를 통과하는 문맥가지가 압박을 받기 때문에 간 내부를 문맥혈이 통과하기 어려워진다. 그래서 문맥 내에 혈액이 정체되어 정맥압이 높아지는데, 이것을 문맥고혈압이라고 한다. 그러면 문맥혈은 간을 우회해서 통과하기 쉬운 다른 통로로 흐르게 된다(그림 7-6). 즉, 간선도로가 정체되면 차가 우회도로로 가는 것과 같은 현상이다.

위 주위의 정맥은 식도하부의 정맥과 연결(문합)되어 있으므로 문맥고혈압이 있으면 식도로 향하는 이 곁통로를 통해 다량의 혈액이 흐르게 된다. 따라서 식도의 정맥은 확장되고 구불구불해져 정맥류를 형성한다. 이 **식도정맥류**(esophageal varix)가 파열되면 대량 출혈을 일으켜 종종 간경화증 환자의 사망원인이 된다(그림 7-7).

태생기에 있던 배꼽정맥의 흔적을 통해 배꼽 주위의 복벽 피부밑조직에 있는 정맥으로 흐르는 곁통로가 있다. 이 때문에 배꼽 주위의 정맥이 방사상으로 확장되는데 이를 **메두사머리**(caput medusae)[1]라고 한다.

장간막정맥과 직장정맥과의 연결을 통해 항문 주위로 향하는 곁통로가 발달하면 그 부분에 정맥류가 발생하여 치핵(hemorrhoid)의 원인이 된다.

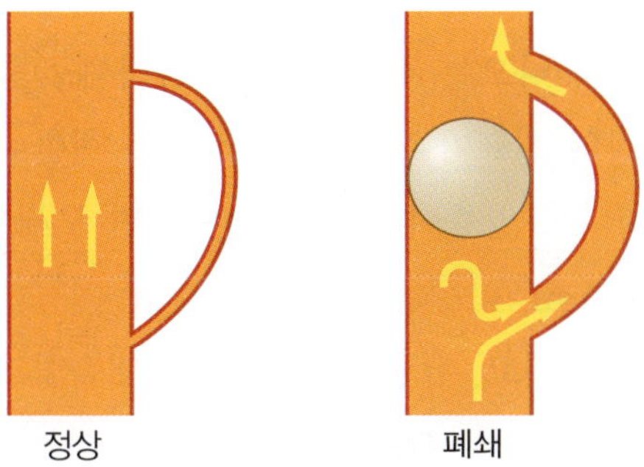

그림 7-5 **곁순환**

본래 지나가는 길이 막히면 연결혈관을 흐르게 된다. 우회로가 된 혈관(곁통로)은 확장된다.

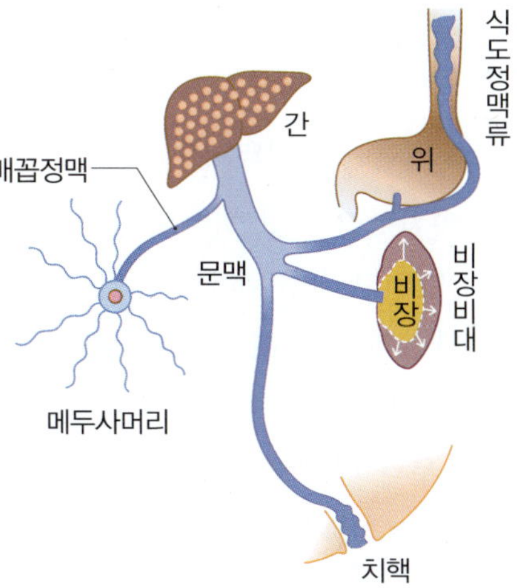

그림 7-6 **문맥고혈압 시의 곁순환**

간경화증이 있으면 간 내에 있는 문맥가지가 압박을 받아 문맥혈이 통과하기 어려워지며 그로 인해 문맥압이 항진한다. 곁순환이 형성되기 때문에 메두사머리, 비장비대, 식도정맥류, 치핵 등이 생긴다.

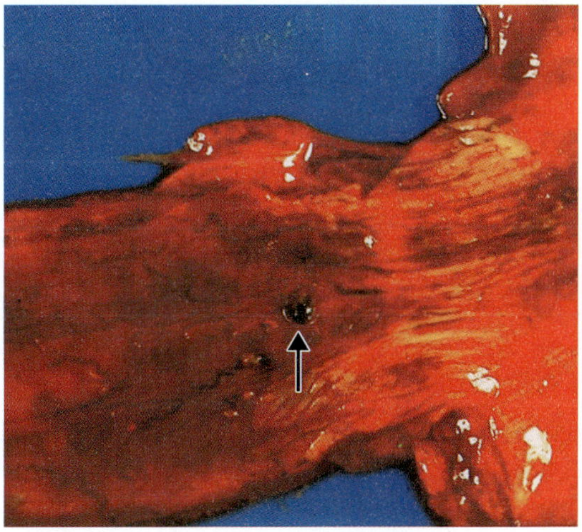

그림 7-7 **식도정맥류**

간경화증에서 합병한 것으로, 확장되어 구불구불해진 정맥(암자색으로 보임)이 있다. 이 정맥이 파열(→)되면 대량 출혈의 원인이 된다.

1) 그리스신화에 나오는 메두사는 뭍의 괴물이지만, 예전에는 머리카락이 아름다운 아가씨였다. 그런데 미의 신인 미네르바와 아름다움을 다투다가 패하여 아름다운 머리카락이 뱀으로 바뀌고 얼굴도 보기 흉해졌다. 복벽의 정맥출혈이 이 메두사머리와 비슷하여 붙여진 이름이다.

4 출혈

4.1 출혈의 종류

출혈(hemorrhage)이란 혈액의 전체 성분이 심혈관계통 밖으로 나오는 것을 말한다. 혈액세포 중에서 유주능력[2)]이 없는 적혈구가 혈관 밖으로 나오는 것이 출혈 판정의 지표가 된다. 일반적으로 혈관이나 심장의 벽이 파열되어 일어나지만(**파열출혈**), 혈관벽의 파열이 아니라도 염증이나 울혈이 있으면 모세혈관벽에서 적혈구가 새어나오게 되며 이것을 **누출출혈**이라고 한다(그림 7-8).

혈관의 종류에 따라 동맥출혈, 정맥출혈, 모세혈관출혈로 나뉘고, 유출 부위에 따라 내출혈과 외출혈로 나뉘며, 외상 유무나 병터의 종류에 따라 **점출혈**(petechia; 모세혈관성), **자반**(purpura; 피부 밑의 작은 출혈), **혈종**(hematoma; 출혈에 의한 응혈이 조직 안에 덩어리를 만듦) 등으로 나뉜다.

또 출혈 장소에 따라 **객혈**(hemoptysis; 폐나 기관으로부터의 출혈), **토혈**(hematemesis; 상부 소화관으로부터 출혈이 있어 혈액을 포함한 내용물을 구토), **하혈**(melena; 혈액을 포함한 분변을 배설), **혈뇨**(hematuria; 요로계통의 출혈에 의해 소변에 혈액이 섞임) 등으로도 불린다.

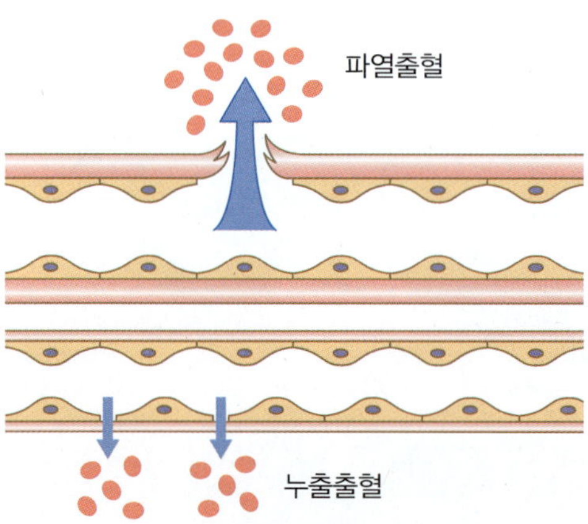

그림 7-8 파열출혈과 누출출혈

출혈은 혈관벽이 파열되어 일어나지만, 벽이 얇고 가는 혈관(모세혈관 등)에서는 내피세포와 내피세포 사이가 벌어져도 출혈이 일어난다.

4.2 출혈의 결과와 영향

대량 출혈(전체 혈액의 약 1/3)이 급격하게 일어나면 쇼크에 빠져 사망한다. 그만큼 출혈량이 많지 않아도 출혈 부위에 따라서는 치명적인 결과를 일으킨다. 뇌출혈(그림 7-9), 거미막밑출혈(지주막하출혈, subarachnoid

2) 혈액세포(혈구), 특히 백혈구가 아메바처럼 움직여서 혈관 밖으로 나가는 것을 유주(swarming)라고 한다.

hemorrhage) 등에서는 두개내압이 항진하고, 심장막 내 출혈에서는 심장의 움직임을 기계적으로 압박하며(**심장눌림증**, cardiac tamponade), 결핵 등에 의한 객혈에서는 기관지폐쇄를 일으키기 때문에 갑작스럽게 사망하는 원인이 된다. 또한 소량의 출혈이 오래 계속되면 혈중 적혈구나 혈색소가 감소되어 빈혈(anemia)이 발생한다.

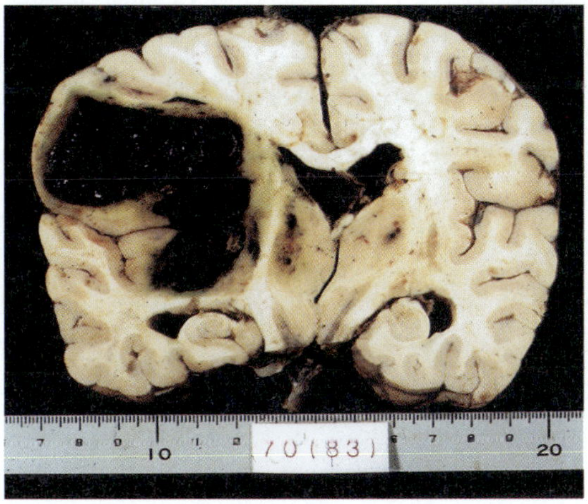

그림 7–9 뇌출혈에 의한 혈종 형성

왼쪽 대뇌반구에 광범위한 출혈병터가 있으며 뇌조직의 파괴가 현저하다. 병터가 있는 쪽(왼쪽)이 비대해져 반대쪽 뇌조직을 누르고 있다.

4.3 출혈소인

특별한 원인 없이 또는 매우 가벼운 외상에도 쉽게 출혈을 일으키고 좀처럼 지혈되지 않는 체질을 출혈소인(hemorrhagic diathesis)이라고 한다. 혈액응고이상, 혈소판이상, 혈관벽이상이 원인이 된다.

1) 혈액응고이상

혈액응고는 혈액에 포함된 여러 **응고인자**(coagulation factor)의 연쇄반응에 의해 일어난다. 따라서 응고인자가 하나라도 결핍되면 지혈반응이 정지되어 쉽게 출혈을 일으키고 지혈하기 어려운 결과가 발생한다. 혈액응고이상의 원인에는 선천적인 것과 이차적인 것이 있다.

선천적인 것에는 **혈우병**(hemophilia)이 대표적이며 제VIII인자 결핍(혈우병 A) 또는 제IX인자 결핍(혈우병 B)에 의한 응고이상이다. 반성열성 유전으로 모체(증상 없음)를 통해 남아에게 발병한다. 관절내출혈, 피부밑출혈(피하출혈)이 유아기 때부터 반복된다. 이차적인 것에는 간경화증 등 심각한 간질환이나 비타민 K 결핍이 있다. 이는 응고인자의 대부분이 간에서 만들어지고 일부 응고인자는 비타민 K가 없으면 활성화되지 못하기 때문이다.

2) 혈소판이상

혈소판(platelet)은 지혈에서 가장 중요한 기능을 하는 혈액세포이다. 혈소판의 양적인 감소 또는 질적인 이상은 출혈소인의 원인이 된다. 기능의 이상은 혈소판기능저하(증)(thrombasthenia)에서 관찰되며, 혈소판의 기능에 이상이 있기 때문에 지혈이 잘 되지 않는다.

혈소판 감소는 혈소판 생성장애 즉, 범혈구감소증(panhematopenia)이나 백혈병 등에서 관찰된다. 면역이상에 따른 혈소판감소(증)(thrombocytopenia)도 있는데, 혈소판에 대한 항체의 생산으로 **특발혈소판감소(증)**가 일어난다.

3) 혈관벽이상

비타민 C가 결핍되면 모세혈관벽이 약해져서 출혈을 일으키기 쉬워져 괴혈병(scurvy)이 발생한다.

5 혈액응고와 혈전증

5.1 응고기전

혈관벽이 손상을 받아 출혈이 일어나는 것은 신체에 있어 중대한 사건이다. 따라서 신체는 출혈을 멈추게 하는 다양한 기전을 갖추고 있는데, 이것이 **응고기전**(clotting mechanism)이다.

작은 혈관이 파열되면 혈관은 수축되고, 그 부위의 혈류가 느려지면서 파열된 혈관벽으로 노출된 아교질원섬유 등에 혈소판이 점착 및 응집해서 신속하게 혈소판 덩어리가 형성된다(일차응고혈전의 형성). 그러나 이것만으로는 혈류에 씻겨 내려가 불안정하므로 계속해서 혈액응고계통이 활성화되어 **섬유소**(fibrin)가 형성됨으로써 안정된 **응고혈전**이 된다(그림 7-10).

응고반응은 보통 외인성 응고계와 내인성 응고계로 나뉜다(그림 7-11). 외인성 응고계는 손상된 혈관바깥막(혈관외막)의 **조직인자**가 혈장 중 제VII인자와 결합함으로써 시작되고, 내인성 응고계는 혈액 속에 혼입된 각종 물질에 의해 제XII인자 등이 활성화함으로써 시작되는데, 이 둘은 도중에 합류하여 **트롬빈**(thrombin)이 생성된다. 트롬빈은 혈소판을 활성화함과 동시에 혈장 속에 있는 섬유소원(fibrinogen)을 불용성 섬유소로 전환시킨다. 이 섬유소가 혈소판, 백혈구, 적혈구를 거미집처럼 얽히게 하여 혈전을 단단하고 안정적으로 만든다. 파열되었던 혈관이 이 혈전으로 메워지면 지혈은 완료된다.

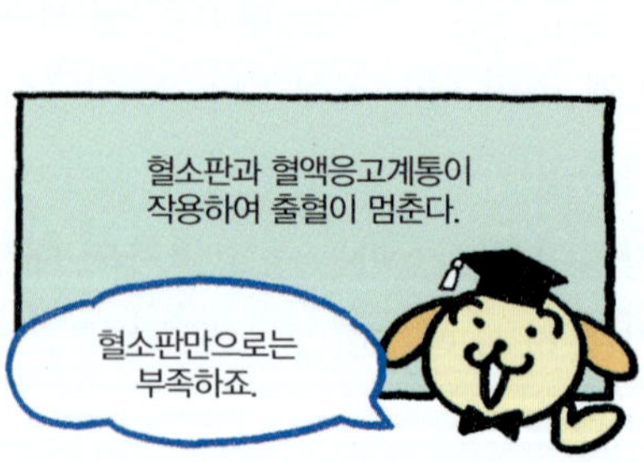
혈소판과 혈액응고계통이
작용하여 출혈이 멈춘다.
혈소판만으로는
부족하죠.

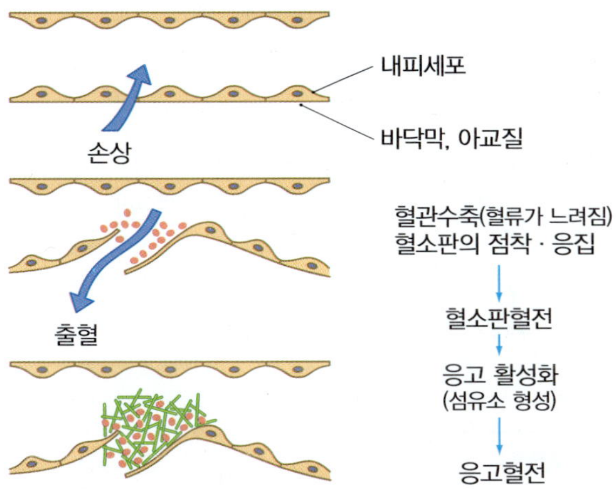

그림 7-10 응고기전

보통은 1~3분에 혈소판혈전에 의해 파열부위가 빠르게 메워진다. 내인성 · 외인성 응고계의 활성화에 의해 트롬빈이 형성되면 섬유소원이 생겨 단단한 혈전이 된 후 5~10분에 지혈이 완료된다.

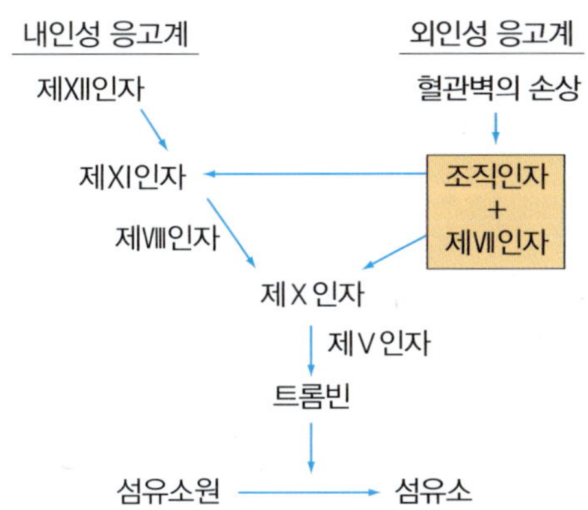

그림 7-11 혈액응고과정

혈관이 파열되어 출혈이 일어난 경우, 혈액이 혈관바깥막(에 존재하는 조직인자)에 접촉함으로써 혈액 중의 제VII인자가 활성화되어 혈액응고가 시작된다. 혈액응고의 원인이 혈관 바깥쪽에 있어서 '외인성' 응고반응이라고 한다. 채혈된 혈액에는 혈관바깥막은 함유되어 있지 않지만, 시간이 흐르면 시험관 내에서 응고가 일어난다. 이처럼 유리시험관 등의 이물(질) 표면이나 손상된 내피세포 표면에서 일어나는 혈액응고를 '내인성' 응고반응이라고 한다.

5.2 혈전증

응고기전은 생존에 반드시 필요한 생리적인 현상이다. 필요 이상으로 혈소판이나 응고인자가 활성화하지 않도록 내피세포에서는 다양한 억제인자가 생산된다(그림 7-12). 이 균형이 무너져 혈관이나 심장 내에서 혈액의 응고가 일어나기도 하는데, 이 병적 현상을 **혈전증**(thrombosis)이라고 한다. 혈관이나 심장 내에서 혈액이 굳어 생긴 덩어리를 **혈전**(thrombus)이라고 한다.

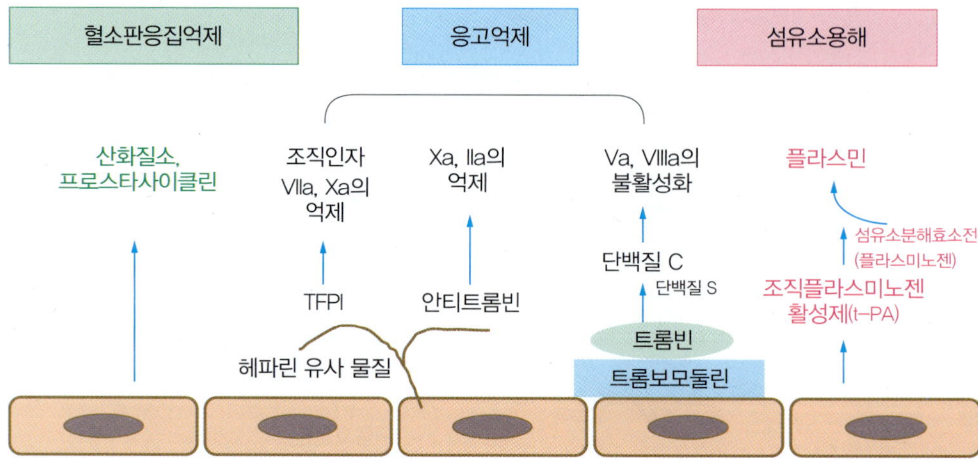

그림 7-12 **내피세포의 항혈전작용**

내피세포는 항혈전작용을 가진 물질을 생산하여 혈류를 유지한다. 산화질소(NO)와 프로스타사이클린(prostacyclin)은 혈소판의 응집을 억제한다. 세포막 위에는 헤파린 유사 물질이 존재하며 여기에 조직인자계 응고억제제(TFPI)나 안티트롬빈이 결합하여 조직인자, 활성화 VII인자(VIIa), X인자(Xa), 트롬빈(IIa)을 억제한다. 또 세포막 위에는 트롬보모둘린(thrombomodulin)이 존재한다. 트롬보모둘린은 트롬빈을 포착함으로써 트롬빈의 응고활성을 소실시킨다. 또한, 트롬빈-트롬보모둘린 복합체는 단백질 C를 활성화하며, 활성화된 단백질 C는 활성화 V인자(Va)와 VIII인자(VIIIa)를 불활성화한다. 내피세포는 형성된 혈전을 용해하는 조직플라스미노젠활성제(t-PA)를 생산한다. t-PA는 섬유소분해효소전구체(플라스미노젠)을 플라스민으로 전환하며, 플라스민은 섬유소를 분해한다.

5.3 혈전형성의 세 요인

혈전형성에 관여하는 인자에는 ①혈관벽의 변화(내피세포의 손상), ②혈류의 변화(혈액이 천천히 흐르거나 멈추거나 난류가 일어남), ③혈액성분의 변화(혈액농축, 응고인자의 증가나 활성화)의 3가지가 있다.

1) 혈관벽의 변화(내피세포의 손상)

혈관내피세포가 손상을 받으면 혈액응고인자가 방출되고, 그 표면에 혈소판이 부착되고 응집되어 혈전이 형성된다. 또 손상에 의해 혈관내피세포가 탈락되면 내피세포 바로 아래의 아교질이 노출되며 이 부위에 혈소판이 모여들고 혈액응고기전이 활성화되어 혈전이 형성된다. 혈관내피세포가 손상을 입는 대표적인 병태는 죽(상)경화증이다.

2) 혈류의 변화

혈액의 정상적인 흐름에서는 혈관 중심부는 혈류속도가 빠르며 혈액의 고형성분(혈액세포)이 흐르고, 혈관 가장자리인 혈관벽 쪽은 혈류속도가 느리며 액체성분이 흐른다. 따라서 혈액의 고형성분이 내피세포에 접착해서 손상시키는 일이 없다. 그러나 혈류속도가 저하되거나 혈관확장 등이 발생하면 혈전이 형성될 수 있다. 혈류속도가 저하되면 혈액의 고형성분이 혈관 중심부에서 가장자리로 이동하여 혈관벽에 부착되고 섬유소가 모여 혈전이 형성된다. 또 혈관이 확장되면 혈류의 변화로 인해 혈액의 고형성분이 혈관 가장자리로 이동하여 혈관벽에 부착되어 혈전을 형성하게 된다.

3) 혈액성분의 변화

섬유소원(fibrinogen), 프로트롬빈(prothrombin), 혈소판(platelet) 등의 혈액 구성성분이 변화함으로써 혈액응고를 일으켜 혈전이 형성된다.

5.4 혈전의 종류

혈전은 심혈관계통의 어느 부위에서나 발생하며 형성되는 장소에 따라 동맥혈전, 정맥혈전, 미세혈전으로 나뉜다.

1) 동맥혈전(arterial thrombus)

동맥은 혈류가 매우 빠르기 때문에 어떤 이유로 내피세포가 벗겨지면 그곳에 혈소판이 점착해서 응집한다. 이어서 혈액응고계통이 활성화되고 혈소판을 에워싸서 섬유소가 형성됨으로써 혈소판 응집덩어리는 안정화한다. 이처럼 동맥혈전은 주로 혈소판과 섬유소로 이루어지며, 육안으로 희게 보이기 때문에 **백색혈전**이라고도 한다.

동맥경화증 등 동맥벽에 이상이 있는 부위나 심장의 염증(류마티스열, 세균심내막염), 심근경색증 등이 발생하는 심장 내에 형성되기 쉽다(그림 7-13, 7-14).

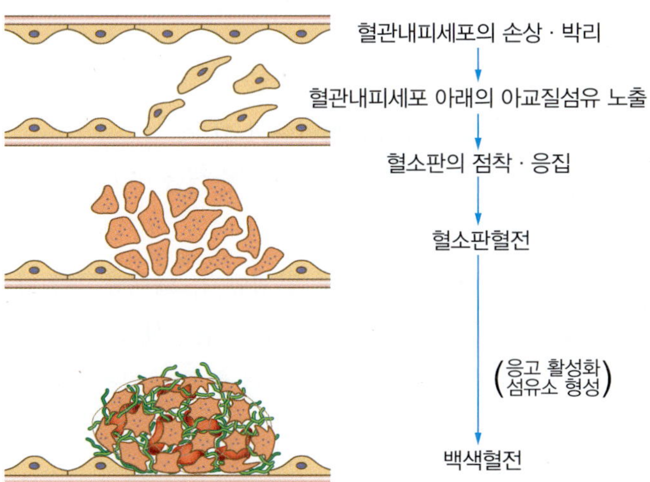

그림 7-13 동맥혈전의 형성기전

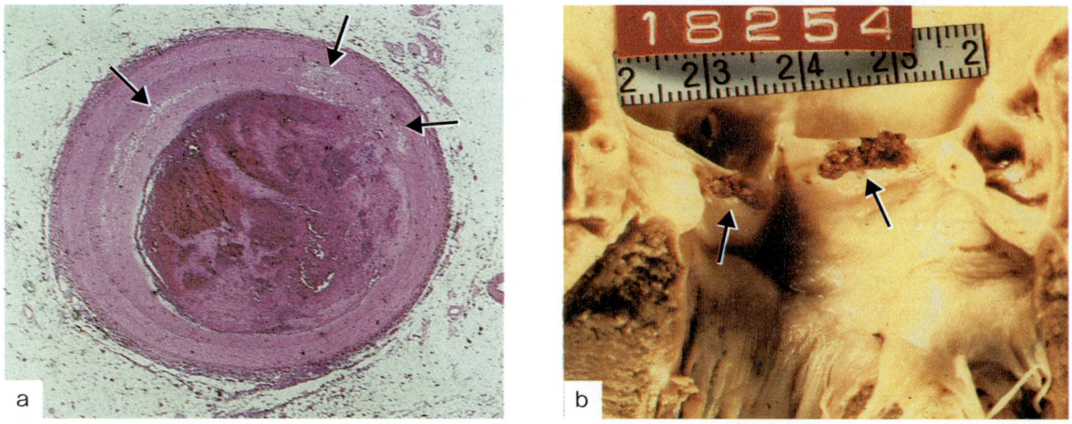

그림 7-14 **동맥혈전**

a. 관상동맥혈전증(coronary thrombosis). 동맥경화증(→)은 비교적 가볍지만, 속공간이 혈전에 막혀 급성 심장발작에 의한 사망원인이 된다. 혈전 안의 분홍색 부분은 혈소판을 주요 구성성분으로 하며 붉은색 부분은 적혈구를 함유한다.

b. 대동맥판(막)에 생긴 혈전. 형태가 사마귀를 닮아서 사마귀(우췌, wart)(→)라고 불린다.

2) 정맥혈전(venus thrombus)

정맥은 혈류가 느리고 고여 있거나 정체되어 있어서 응고계통이 활성화되기 쉽다. 따라서 정맥혈전은 주로 섬유소와 적혈구로 이루어지며, 육안으로 붉게 보이기 때문에 **적색혈전**이라고 한다.

다리나 골반 내의 정맥에 생기기 쉽고, 또 온몸에 울혈이 있거나 장기간 병상에 누워있거나 비행기 등에서 장시간 같은 자세를 계속 취하고 있을 때에 발생하기 쉽다. 암환자는 정맥혈전증의 발생 빈도가 높다. 이는 암조직에서 혈액응고계통을 활성화하는 인자가 생산되고, 암 치료에 의한 내피세포장애가 유발되기 때문이다(column 4 참조).

3) 혼합혈전과 단순혈전

혈전이 발육하여 혈전 주위의 혈류가 불규칙해지면 적혈구가 혈소판과 섬유소그물 안에 걸려 흰 부위와 붉은 부위가 번갈아 보이게 되는데, 이것을 **혼합혈전**이라고 한다.

혼합혈전에 대해 비교적 단일 성분으로 구성된 혈전을 **단순혈전**이라고 하며, 주로 미세순환계통에서 형성된다. 대표적인 질환으로서 **파종혈관내응고**(disseminated intravascular coagulation, DIC)가 있다. DIC는 쇼크나 중증 감염병, 악성종양 등에 동반하여 이차적으로 발생한다. 혈액응고가 급격하게 일어나 주로 섬유소로 이루어진 작은 혈전(미세혈전)이 온몸의 모세혈관에 생겨 심각한 순환장애가 일어난다. 혈중 응고인자나 혈소판이 소비되는 한편, 섬유소용해도 항진하기 때문에 출혈도 일어난다.

5.5 혈전성향

혈전증의 발병에는 많은 환경적 요인이 관여한다. 혈전이 생기기 쉬운 체질을 혈전성향(thrombophilia)이라고 한다. 혈전성향에는 선천적인 것과 이차적인 것이 있다. 선천적인 것에는 응고억제인자(안티트롬빈, 단백질 C, 단백질 S 등)의 결손이 있고, 이차적인 것에는 **항인지질항체증후군**(antiphospholipid antibody syndrome)[3]이나 악성종양 등이 있다.

5.6 혈전의 결과와 영향

① 혈전이 성장하여 혈관을 막는다. 막힌 혈관이 연결(문합)을 갖지 않는 끝동맥(end artery)이면 그 말초에는 혈액이 공급되지 않아 **경색증**(infarction)을 일으킨다. 정맥에서는 울혈, 정맥류를 형성한다.

② 신체 안에는 형성된 혈전을 녹이려고 하는 기전(**섬유소용해현상**)을 갖추고 있으며, 이로 인해 과잉의 혈전 형성과 발육을 억제한다. 이 섬유소용해현상에 의해 혈전이 용해되는 경우가 있다(그림 7-12 참조).

③ 혈전 일부가 떨어져 나가 혈류를 타고 흘러가 **색전증**(embolism)을 일으킨다.

④ **조직화**(기질화, organization; 혈관벽의 민무늬근육세포가 혈전 안으로 들어가 혈전을 치환)되어 혈관벽의 비후를 남긴다.

6 색전증

색전증(embolism)이란 혈류를 통해 운반되어 온 비용해성 이물(질)에 의해 혈관이 막힌 상태로, 혈관 안을 흘러서 혈관을 막는 이물(질)을 **색전**(embolus)이라고 한다.

색전이 되는 것에는 혈전, 조직편(골수조직, 지방조직, 종양조직, 양수), 세균, 기생충 등의 고체, 기름방울 등의 액체, 공기, 질소가스 등의 기체가 있다. 이 중에서 가장 많은 것은 혈전이 색전증을 일으키는 **혈전색전증**(thromboembolism)이다.

3) 항인지질항체라고 불리는 자가항체가 혈중에 존재하여 동맥이나 정맥에 혈전이 형성된다. 습관유산 등의 임신합병증을 일으키기 쉽다.

6.1 동맥색전과 정맥색전

색전증은 동맥성과 정맥성으로 나뉜다. 색전은 혈관 안을 흘러서 자기 자신의 크기보다 작은 속공간의 혈관까지 도달하면 그 부분에서 막히는데, 동맥계통을 흐르는 색전은 동맥혈을 공급받는 뇌, 비장(지라)이나 신장(콩팥) 등의 혈관을 막고, 정맥계통에서 생긴 색전은 정맥의 흐름을 타고 우심장에서 폐로 흘러들어가 폐 내의 혈관을 막게 된다(그림 7–15).

동맥색전의 원인은 심장 내(좌심실이나 좌심방)에서 형성된 혈전이 떨어져 나가 발생하는 경우가 많은데, 특히 심근경색증, 판막증이나 심방세동(atrial fibrillation; 부정맥의 일종)에 동반하는 경우가 많다. 동맥경화증 병터에 형성된 혈전도 색전이 될 수 있다. 이러한 혈전색전에 의해 뇌경색증, 신장경색증, 비장경색증 등이 일어난다.

정맥색전은 골반 내의 정맥이나 다리의 정맥 등에 형성된 정맥혈전이 떨어져 나가 발생하는 경우가 대부분이며, 폐의 혈관을 막아 **폐색전증**의 원인이 된다. 커다란 색전이 큰 폐동맥가지에 막히면 급사의 원인이 된다.

폐색전증은 인구의 고령화, 진단기술의 향상, 암환자의 증가 등에 따라 빈도가 증가하고 있다. 위험인자에는 혈전형성의 세 요인에 관련하는 인자인 ①혈류 정체[거동 불능, 장기간 앉은 자세(여행, 재해 시), 비만, 울혈심부전 등], ②혈관내피장애(각종 수술과 외상, 카테터검사나 유치, 염증 등), ③혈액응고능력 항진(악성종양, 각종 수술과 외상, 화상, 약물, 탈수 등)을 들 수 있다.

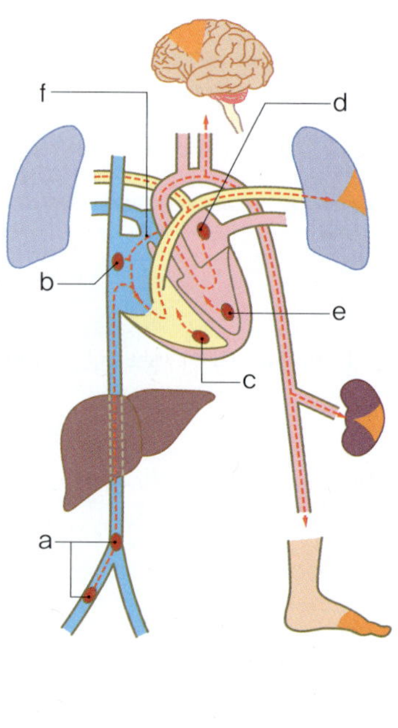

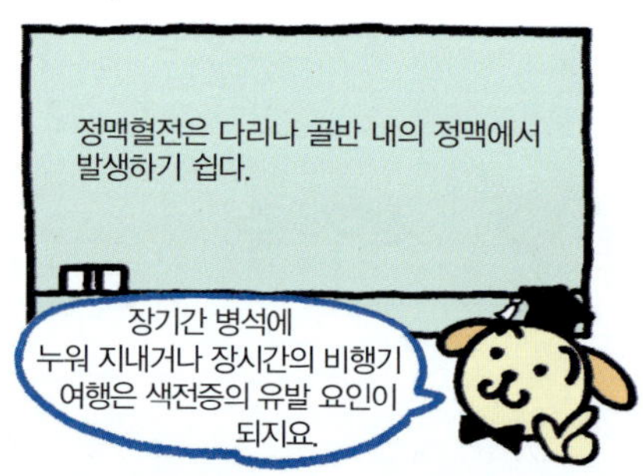

온몸순환계통의 정맥(a, 예를 들어 골반 내 정맥이나 다리의 정맥) 혈전에 유래하는 색전은 우심장을 지나 폐에 막히면 폐경색증을 일으킨다. 마찬가지로 우심방(b)이나 우심실(c)의 혈전 박리에 의해서도 폐경색증이 일어난다.
우심방과 좌심방 사이에 있는 타원구멍(f)이 선천적으로 열려 있으면 정맥색전이라 할지라도 좌심방으로 들어갔다가 좌심실에서 유출되어 온몸순환계통에 색전증을 일으키는 경우가 있다(모순색전증, paradoxical embolism).
좌심방(d)이나 좌심실(e)의 혈전인 경우에는 온몸순환계통(뇌, 신장, 다리 등)의 색전증에 의해 경색이 여러 장소에서 발생한다.

그림 7–15 색전증의 경로

6.2 지방색전증과 공기색전증

지방색전증(fat embolism)은 골절이나 외상, 화상 등으로 피부 밑이나 골수의 지방조직이 파괴되었을 때 발생한다. 대량의 지방이 혈액순환으로 들어가면 폐나 뇌의 혈관에 막혀 호흡곤란이나 의식장애의 원인이 된다. 여기에는 지방에 의한 혈관폐쇄와 함께 지방의 독성도 관여한다.

공기색전증(air embolism)은 수술 시 정맥에 공기가 들어가면 기포가 색전이 되어 폐동맥가지를 막아 발생한다. 정맥주사 시 잘못해서 공기가 주입되어도 같은 현상이 일어나므로 주의해야 한다.

7 허혈과 경색

허혈(ischemia)이란 국소로 유입되는 동맥혈이 감소하여 조직에 필요한 혈액이 부족한 상태를 말한다. 원인은 혈전증, 색전증, 동맥경화증, 외부의 기계적 압박 등에 의한 동맥의 협착 및 폐쇄 등에 따른다. 또 혈관의 기능적인 연축(spasm)에 의해서도 일어난다.

허혈로 인해 조직이 받는 손상 정도는 국소에서의 허혈 진행속도(완만한가, 갑작스러운가), 동맥의 협착 정도(부분적인가, 완전한가), 손상되는 장기의 종류(산소소비량의 많고 적음, 저산소에 대한 강도), 곁순환의 정도 등에 따라 달라진다. 서서히 진행되는 불완전한 허혈에서는 변성, 위축, 섬유화, 지방조직에 의한 치환 등이 일어난다. 갑작스럽게 진행되는 완전한 허혈에서는 조직이 괴사에 빠져 경색을 일으킨다.

경색(infarction)은 장기나 조직이 동맥혈의 공급을 받지 못하게 되어 허혈 상태가 된 영역이 국한성으로 괴사에 빠지는 것을 말한다. 경색은 혈액을 공급하는 동맥이 막혀 일어난다. 또 완전한 허혈에 의해 일어나기 때문에 갑작스럽게 동맥이 막히는 것은 물론, 동맥의 분지방법이나 연결(문합) 유무와도 관계가 있다. 관상동맥처럼 분지된 가지 사이에 연결이 없는 **끝동맥**에서는 허혈로 인한 경색이 일어나기 쉽지만, 장간막동맥이나 피부동맥 등에서는 여러 곳에 연결이 있기 때문에 경색이 잘 일어나지 않는다(그림 7-16). 산소소비량이 많고 허혈에 약한 장기(예를 들어 심장근육이나 뇌)는 경색을 일으키기 쉽다. 동맥이 막히는 원인으로는 혈전증 또는 혈전색전증이 많다.

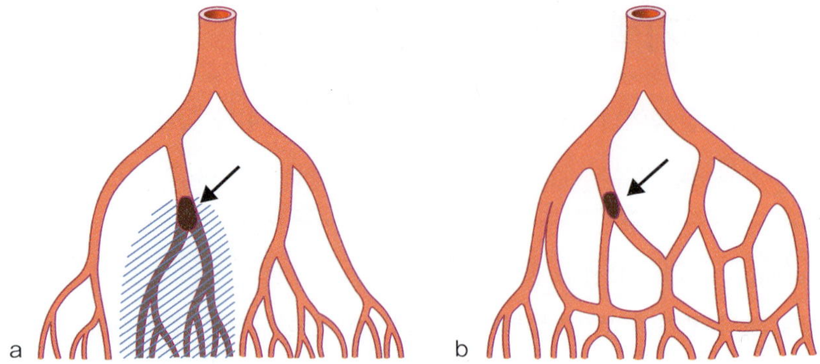

그림 7-16 경색

a. 연결이 없는 끝동맥에서는 검은 부분(→)이 혈전 또는 색전에 의해 막히면 사선 부위가 경색된다.
b. 연결이 많은 동맥에서는 검은 부분(→)이 막혀도 충분한 곁순환이 있기 때문에 말초조직에 허혈이 일어나지 않는다.

7.1 경색의 종류

경색은 그 외관에 따라 2가지로 나뉜다.

1) 빈혈경색(anemic infarction)

경색부위의 색상이 창백하여 **백색경색**(white infarct)이라고도 한다. 끝동맥을 통해 영양을 공급받는 장기에서 일어나며 신장, 비장, 심장, 뇌에서 많이 발생한다(그림 7-17).

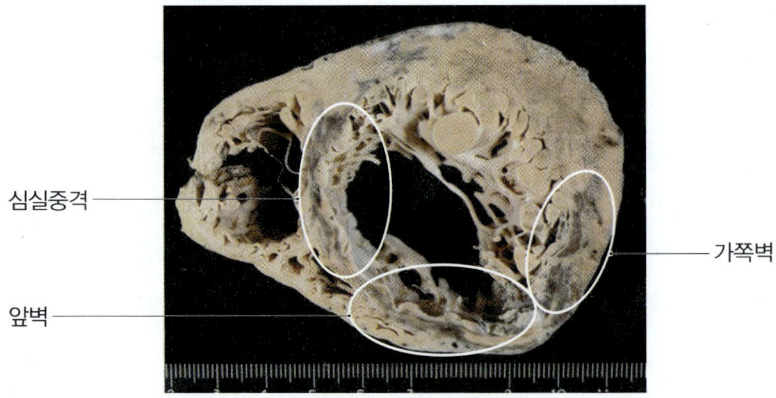

그림 7-17 심근경색증

심장을 가로로 자른 단면으로, 왼쪽이 우심실, 오른쪽이 좌심실, 아래쪽이 앞벽이다. 좌심실의 가쪽벽(오른쪽) 전반부, 앞벽(아래쪽) 및 심실중격(좌심실과 우심실 사이의 벽)에 걸쳐 괴사와 섬유화가 일어나 출혈과 충혈을 동반하고 있다.

2) 출혈경색(hemorrhagic infarction)

경색부위가 출혈을 동반하여 붉기 때문에 **적색경색**(red infarct)이라고도 한다. 일반적으로 정맥이 막힌 경우나 이중으로 동맥의 지배를 받는 장기에서 일어나기 쉽다. 많이 발생하는 장기는 폐, 소장 및 뇌이다.

뇌경색증 일부에 출혈성 경색을 일으키는 경우가 있는데, 그 발생기전은 다음과 같다. 뇌에 영양을 공급하는 동맥이 혈전 또는 혈전색전증에 의해 막히면 그 관류영역에 빈혈경색이 일어난다. 그 후 혈관 안을 막고 있던 혈전이 용해되면 혈류가 재개되어 괴사에 빠졌던 부위에 혈액이 흘러들어 가는데 모세혈관에도 괴사가 일어나 있으므로 그 부위로부터 출혈이 발생해 출혈경색이 된다.

7.2 괴사와 섬유화

경색에 빠진 부분에서는 조직괴사가 일어난다. 괴사조직은 신체에는 이물(질)에 해당하므로 괴사조직에 대해 중성구나 대식세포의 침윤이 일어나고, 단백질분해효소에 의해 괴사조직을 녹이거나 포식하여 처리한다. 그 후 육아조직에 의해 조직화(기질화)되어 괴사로 생긴 결손부위를 채워 회복하게 된다(Chapter 03 **4** '이물(질) 처리' 참조). 육아조직은 시간이 흐르면 섬유화되어 흉터조직이 된다.

8 부종

부종(edema)이란 혈관바깥조직에 액체성분이 지나치게 증가한 상태를 말한다. 부종의 원인을 이해하려면 모세혈관 영역에서 혈관 안과 조직 사이에 있는 액체성분의 출입에 대한 지식이 필요하다(그림 7-18).

① 동맥 쪽 모세혈관에서는 혈압(35mmHg) − 혈장교질삼투압(25mmHg) = 10mmHg의 여과압으로 혈관에서 조직으로 혈액 내의 액체성분이 밀려나온다.

② 정맥 쪽 모세혈관에서는 혈장교질삼투압(25mmHg) − 정맥압(15mmHg) = 10mmHg의 압력으로 조직에서 혈관 안으로 액체성분을 흡수한다.

③ 모세혈관으로 흡수되지 않은 액체성분은 림프관으로 들어가 정맥과 합류한다.

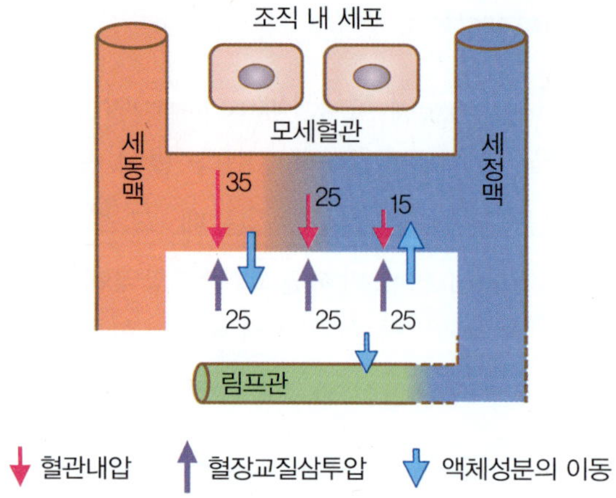

그림 7-18 모세혈관에서의 체액 이동

8.1 부종의 원인

부종의 원인으로는 ①모세혈관에서의 정맥압 상승(정맥폐쇄, 우심부전), ②혈장교질삼투압의 저하(**신증후군**[4], 저단백혈증), ③림프관 폐쇄, ④모세혈관 투과성 항진(염증) 등을 들 수 있다.

8.2 부종의 종류

부종은 국소부종과 전신부종으로 나뉜다. 또 복강, 가슴안(흉강), 심장막안(심낭) 등에 액체가 고이는 것을 **수종**(hydrops; 복수, 가슴막삼출액, 심장막액)이라고 하며 폐포 내에 액체가 고이는 것을 **폐부종**(pulmonary edema)이라고 한다.

국소부종에는 정맥 폐쇄에 의한 다리부종, 간경화증나 암의 복막파종 등에 의한 복수, 염증부종(염증에 의한 투과성 항진에 따른 삼출액 저류), 사상충(filaria)의 림프관 내 감염이나 유방암 수술 후의 림프관 폐쇄에 의한 림프부종 등이 있다.

전신부종에는 우심부전에 의한 **심장성부종**(cardiac edema)과 **신장성부종**(renal edema)이 있다. 심장성부종은 복사뼈나 종아리 앞면에 나타나기 쉽고 또 수종을 일으킨다. 신장성부종의 원인에는 급성신(장)염이나 신증후군 등이 있으며 특히 얼굴에 나타나기 쉽다.

4) 신증후군(nephrotic syndrome)이란 신장의 사구체(glomerulus)가 손상되어 대량의 단백질이 소변으로 새어 나오기 때문에 혈청 중의 단백질이 감소(6g/dL 이하)하는 질병이다. 원인에는 사구체신염 등 사구체 자체의 손상에 의한 것과 당뇨병 등의 전신성 질환에 의해 사구체가 장애를 받는 것이 있다(Chapter 19 '비뇨계통 질환' 참조)

9 쇼크

신체 안을 흐르는 혈액의 양이 급속도로 심하게 감소함으로써 생명유지에 필요한 혈액이 공급되지 못하는 심각한 병태를 **쇼크**(shock)라고 한다. 심장의 펌프기능이 갑자기 저하되거나 혈관이 광범위하게 확장되면 전신을 순환하는 혈액량(이것을 유효 순환혈액량이라고 함)이 감소한다. 이 때문에 장기나 조직의 미세순환계통을 흐르는 혈액량이 급격하게 감소하는 것이 쇼크의 발생요인이다.

9.1 쇼크의 종류

쇼크는 발생기전에 따라 4가지로 분류된다.

1) 저혈량쇼크(hypovolemic shock)

외상이나 수술 등에 의한 대량 출혈이나 광범위한 화상, 심한 구토, 설사 등에 의한 대량의 체액상실로 일어난다.

2) 심장성쇼크(cardiogenic shock)

심장의 펌프기능이 급격하게 장애를 받아 심(장)박출량이 감소됨으로써 일어난다. 가장 대표적인 것으로는 급성심근경색증에 동반하는 심장근육의 수축력 저하나 부정맥을 들 수 있다.

3) 폐쇄쇼크(obstructive shock)

심장 혹은 대혈관에서 혈액을 보낼 수 없게 되어 발생하는 것으로, 폐색전증, 심장눌림증(cardiac tamponade), 긴장기흉(tension pneumothorax) 등이 원인이 된다.

4) 분포성쇼크(distributive shock)

혈관의 급격한 확장으로 말초혈관저항이 감소해 혈압이 저하되어 일어난다. 혈관확장의 원인에 따라 I형 알레르기에 의한 급성중증과민반응쇼크(anaphylactic shock)나 세균감염(특히 그람음성 막대균이 생산하는 내독소)에 동반하는 **패혈쇼크**(septic shock), 격렬한 통증, 공포 등의 강한 정신적 자극이나 뇌 · 척수로 가는 심한 장애에 따른 신경성쇼크(neurogenic shock) 등이 있다.

9.2 쇼크의 결과와 영향

쇼크의 병태는 유효 순환혈액량이 감소하여 발생한 미세순환계통의 장애이다. 유효 순환혈액량이 감소하여 혈압이 저하되면 신체의 보상기전으로서 교감신경이나 부신수질에서 카테콜아민(catecholamine)의 분비가 항진되어 전신의 세동맥과 모세혈관을 수축시킨다. 이것은 말초의 미세혈관을 좁혀서 혈액이 순환하는 공간을 감소시킴으로써 유효 순환혈액량의 상대적인 증가를 촉진하려는 것으로 결과적으로 혈압을 상승시킨다. 이와 같은 혈관수축은 뇌와 심장에는 일어나지 않아 뇌와 심장의 혈액순환은 유지된다. 즉, 생명유지에 가장 중요한 기관인 뇌와 심장을 다른 기관을 희생시켜서라도 지키려고 하는 신체의 방어기전으로 볼 수 있다.

그러나 이 보상기전에도 한계가 있어 순환혈액량의 감소가 장시간에 걸쳐 고도로 지속되면 심각한 쇼크 상태가 된다. 모세혈관 수축에 의한 조직의 혈류저하가 계속되면 조직이나 세포는 **저산소증**(hypoxia)에 빠진다. 저산소증에 의해 내피세포가 손상되면 모세혈관으로부터 혈장성분이 혈관 밖으로 누출되고 순환혈액량이 더 감소되어 혈압저하와 저산소증이 심해진다. 이러한 상태를 **비가역쇼크**(irreversible shock)라고 하며 매우 위험하다. 쇼크 시에는 신장에서 혈류가 감소하여 요세관이 괴사를 일으키고 급성신부전(acute renal failure)에 빠진다. 위나 장에서는 점막출혈, 미란이나 궤양이 일어나게 되고 폐에서는 폐부종도 나타난다.

10 고혈압

혈압(blood pressure)이란 혈액이 동맥 안을 흐를 때에 혈관 내벽을 누르는 압력을 말한다. 수축기압이 140mmHg 이상 또는 확장기압이 90mmHg 이상인 경우를 고혈압(hypertension)이라고 하는데(표 7-1), 원인이 분명하지 않은 본태고혈압과 기저질환을 가진 이차고혈압으로 나뉜다.

표 7-1 성인의 혈압 분류(2022년 고혈압 진료지침)

		수축기압		확장기압
정상혈압*		<120	그리고	<80
주의혈압		120~129	그리고	<80
고혈압전단계		130~139	또는	80~89
고혈압	1기	140~159	또는	90~99
	2기	≧160	또는	≧100
수축기단독고혈압		≧140	그리고	<90

* 심뇌혈관질환의 발병 위험이 가장 낮은 최적 혈압

10.1 본태고혈압

고혈압의 90% 이상은 본태고혈압(essential hypertension)이다. 대부분은 중년에게서 발병하여 수년에서 수십년이라는 긴 경과를 거친다(**양성고혈압**).

고혈압이 지속되면 좌심실비대, 대동맥이나 관상동맥 등의 죽(상)경화증, 전신의 세동맥경화증 등에 의해 장기에 장애가 발생하여 뇌혈관장애, 심부전, 신부전 등이 합병된다. 또 확장기압이 120~130mmHg 이상인 고혈압에서는 신부전이 급속히 진행되어 눈의 울혈유두(유두부종, choked disc)나 망막출혈을 동반하기 때문에 적절한 치료를 하지 않으면 비교적 짧은 경과로 사망에 이르는 경우가 있다. 이것을 **악성고혈압**이라고 하며, 일반적으로 젊은 사람에게서 관찰된다.

본태고혈압의 원인은 확실하지 않지만 유전적인 인자나 염분 섭취량, 비만, 체질, 직업, 정신적 스트레스 등의 환경적 인자가 관여한다.

10.2 이차고혈압

혈압상승의 원인이 되는 기저질환이 존재하는 것을 이차고혈압(secondary hypertension)이라고 한다. 이 중에는 신장성[만성사구체신염이나 신(장)동맥의 협착 등], 내분비성, 약제유발성 등이 있는데, 신장성고혈압의 빈도가 가장 높다. 신장성고혈압에서는 동맥경화증 등에 의해 신(장)동맥이 협착되어 신장의 혈액량이 감소하기 때문에 사구체옆장치(juxtaglomerular apparatus)에서 레닌이 분비되어 **레닌-안지오텐신계통**(renin-angiotensin system)의 작용에 의해 혈압이 상승한다. 내분비성고혈압에서는 카테콜아민이나 알도스테론(aldosterone), 코티솔(cortisol)을 과잉으로 분비하는 부신종양이나 과다형성[각각 크롬친화세포종(pheochromocytoma), 일차알도스테론증(primary aldosteronism), 쿠싱증후군(Cushing syndrome)](Chapter 18 '내분비계통 질환' 참조) 등에 의해 혈압이 상승한다.

10.3 고혈압 합병증

고혈압이 장기간 지속되면 심장이나 온몸의 혈관에 다양한 변화가 일어난다.

1) 심장질환(heart disease)

고혈압에 대해 심장은 수축력을 높여서 보상한다. 따라서 고혈압이 오래 계속되면 심장근육은 비대(**심장비대**, cardiomegaly)해짐으로써 심(장)박출량을 유지한다. 혈압이 더 상승하면 결국에는 더 이상 보상할 수 없어 심장기능은 떨어지고 **울혈심부전**(congestive heart failure)에 빠진다.

2) 혈관병터(vascular lesion)

대동맥과 중간동맥에서는 고혈압에 의해 **죽(상)경화증**(atherosclerosis)가 촉진되어 **심근경색증**이나 **대동맥류**, **대동맥박리**를 합병하는 원인이 된다. 세동맥에서는 동맥벽에 혈장단백질이 침착하고 세포바깥바탕질이 생성됨에 따라 동맥벽이 균일하게 분홍색을 띠며 비대해져 속공간이 좁아진다. 비대해진 벽이 유리 모양의 광택을 띠기 때문에 **유리질세동맥경화증**(hyaline arteriolosclerosis)(그림 7-19a)이라고 한다. 이 변화는 노화에 의해서도 발생하므로 정상 혈압에서도 관찰되지만, 고혈압에 의해 촉진된다.

세동맥 수준에서는 혈액공급이 감소되기 때문에 조직에 허혈을 일으킨다. 신장에서는 사구체나 요세관이 허혈로 위축 및 소실되고, 그 때문에 신장기능이 장애를 받기 때문에 **양성**(또는 **세동맥경화성**) **신(장)경화증**(benign or arteriosclerotic nephrosclerosis)이라고 불린다.

뇌혈관에서는 장기간의 고혈압으로 뇌실질 내 세동맥의 혈관벽에 괴사가 일어나고 그 혈관벽이 파열됨으로써 뇌출혈이 일어난다(Chapter 17 '신경계통 질환' 참조). 예전에는 뇌혈관장애(뇌출혈, 뇌경색증, 거미막밑출혈)가 차지하는 고혈압성 뇌출혈의 비율이 높았지만, 최근에는 혈압관리와 생활습관의 변화로 뇌출혈의 비율이 감소하고 뇌경색증이 많아지고 있다.

악성고혈압에서는 특히 신장의 미세동맥에 속막의 부종과 민무늬근육세포의 증식에 의해 속공간이 고도로 협착되어 양파껍질(onion-skin) 유사 조직상을 나타낸다. 또 높은 빈도로 세동맥벽에 **섬유소모양괴사**(fibrinoid necrosis)가 발생한다[**악성신(장)경화증**(malignant nephrosclerosis)](그림 7-19b, c).

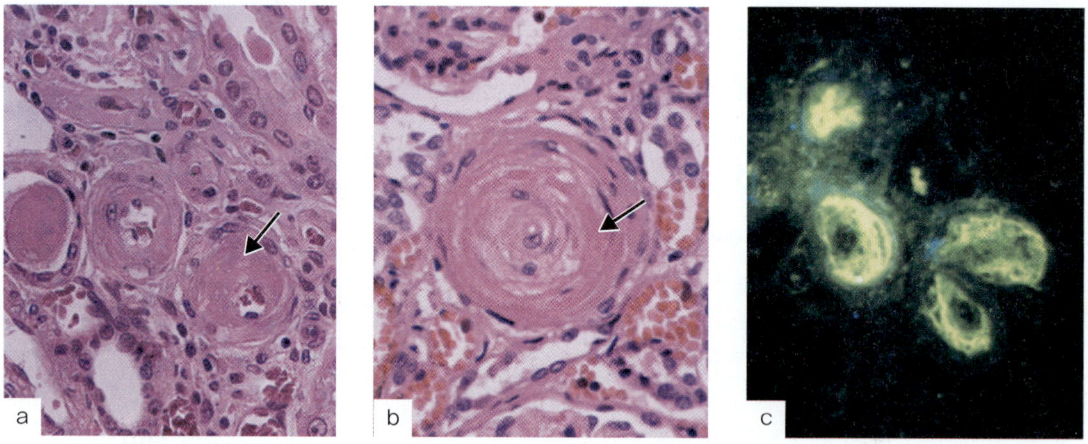

그림 7-19 고혈압에 의한 세동맥 병터

a. 세동맥경화증. 세동맥벽이 두꺼워지고 속공간이 좁아져 있다. 비대해진 부위는 분홍색으로 균일하게 염색되어 있고 광택이 있는 것처럼 보이므로(→) 유리 모양이라고 표현된다.
b–c. 악성 고혈압 환자의 세동맥 병터
b. 속막(내막)이 부종처럼 비대해져 속공간이 거의 보이지 않는다. 비대해진 속막에 민무늬근육세포나 아교질섬유가 동심원 모양으로 배열되어 있어서 양파껍질 병터라고 불린다. 2시에서 4시(→) 부위에 있는 분홍색으로 물든 침착물은 염색성이 섬유소(fibrin)와 유사해서 섬유소모양(fibrinoid)이라고 한다.
c. 형광항체법으로 관찰하면 세동맥벽에 섬유소-섬유소원의 침착이 있다(섬유소모양괴사).

Column 4

암 관련 혈전증(CAT)

암환자에게 혈전증이 많다고 알려져 있다. 가장 많은 것은 정맥혈전이 유리하여 발생하는 색전증으로, 그 빈도는 비암환자의 4~7배로 높다. 또 정맥혈전색전증 환자의 약 1/5은 암과 관련이 있다고 한다. 여기에 더해 동맥혈전색전증, 파종혈관내응고(DIC), 비세균성 혈전심내막염 등도 관찰된다.

암 자체뿐만 아니라 암 치료와 관련한 혈전증의 빈도도 증가하고 있다. 이를 일컬어 암 관련 혈전증(cancer associated thrombosis, CAT)이라고 한다. 암환자의 사망원인 1위는 암 자체의 진행에 따른 것이지만, 2위는 혈전색전증이다.

암 관련 혈전증에는 많은 기전이 관여한다. 암조직(특히 샘암종)은 조직인자, 응고를 촉진하는 응혈원(procoagulant; 응고인자 활성물질)이나 뮤신 유사 물질 등 혈액응고계통을 활성화시키는 물질을 방출함과 동시에 혈관내피세포의 기능(항혈전성)을 억제하는 각종 사이토카인도 분비한다. 화학요법, 방사선요법 등의 암 치료도 혈관내피세포의 기능을 손상시킬 가능성이 있다. 여기에 치료에 의해 붕괴한 암조직에서는 혈액응고 활성화인자가 방출되어 나온다. 이로 인해 암환자의 혈액은 응고하기 쉬운 상태라고 할 수 있다.

치료를 위한 혈관 내 카테터 유치 처리는 혈관내피를 직접 손상시킨다. 또 장기간 거동을 못하거나(수술 후 등) 종양이나 복수에 의한 정맥압박은 혈류의 정체를 일으킨다. 이들은 모두 혈전 형성을 조장하는 점에서 암환자 개개인의 상태(암의 종류나 진행도, 치료 내용 등)를 고려한 대응이 필요하다.

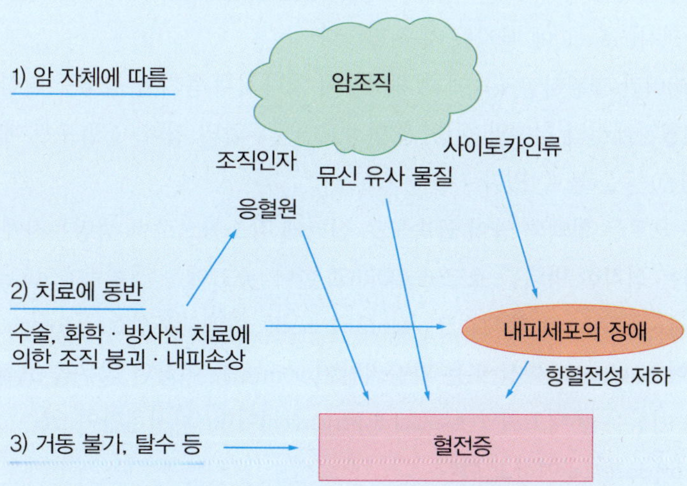

요점정리

- 충혈(hyperemia)은 동맥이 확장되어 세동맥이나 모세혈관 속의 혈액이 증가한 것이고, 울혈(congestion)은 정맥혈의 환류가 장애를 받아 혈액이 정맥과 모세혈관 속에 정체된 것이다.
- 혈관과 혈관 사이의 연락을 연결(문합, anastomosis)이라고 한다. 본래의 통로가 고도로 협착되거나 폐쇄되면 혈액은 그 연결된 혈관을 통해 흐르는데 이 혈행로를 곁순환(collateral circulation) 또는 곁통로(collateral channel)라고 한다.
- 혈액의 전체 성분이 심혈관계통 밖으로 나오는 것을 출혈(hemorrhage)이라고 한다. 혈관이나 심장의 벽이 파열되어 일어나는 것을 파열출혈, 혈관벽이 파열되지 않았어도 혈관벽으로부터 적혈구가 새어나오는 것을 누출출혈이라고 한다.
- 혈액응고가 혈관이나 심장 내에서 일어나는 것을 혈전증(thrombosis)이라고 한다. 혈관이나 심장 내에서 혈액이 굳어서 생긴 덩어리를 혈전(thrombus)이라고 한다.
- 혈전이 미치는 영향은 ①혈전이 성장하여 혈관 속공간을 폐쇄한다, ②용해된다(섬유소용해현상), ③혈전의 일부가 유리되어 혈류를 타고 흐르다가 색전증을 일으킨다, ④조직화(기질화)되어 혈관벽을 비후하게 한다.
- 혈류를 타고 운반되어 온 비용해성 이물(질)에 의해 혈관이 폐쇄되는 상태를 색전증(embolism)이라고 한다. 혈관 내를 흐르다가 혈관을 막는 이물(질)을 색전(embolus)이라고 한다. 혈전이 벗겨져서 색전을 일으키는 것이 혈전색전증(thromboembolism)이다.
- 허혈(ischemia)이란 국소로 유입되는 동맥혈이 감소하여 조직에 필요한 혈액이 부족한 상태를 말한다. 원인은 혈전증, 색전증, 동맥경화증, 외부로부터의 기계적 압박 등에 의한 동맥의 협착 및 폐쇄 등에 따른다.
- 경색(infarction)이란 장기나 조직이 동맥혈의 공급을 받지 못하게 되어 허혈 상태가 된 영역이 국한성으로 괴사(necrosis)에 빠지는 것을 말한다.
- 부종(edema)이란 혈관바깥조직에 액체성분이 지나치게 증가한 상태를 말한다. 부종의 원인으로는 ①모세혈관에서의 정맥압 상승, ②혈장교질삼투압의 저하, ③림프관 폐쇄, ④모세혈관 투과성 항진(염증) 등을 들 수 있다.
- 신체 안을 흐르는 혈액의 양이 급속도로 심하게 감소함으로써 생명유지에 필요한 혈액이 공급되지 못하는 심각한 병태를 쇼크(shock)라고 한다. 쇼크에는 저혈량쇼크(hypovolemic shock), 심장성쇼크(cardiogenic shock), 폐쇄쇼크(obstructive shock), 혈액분포성쇼크(distributive shock) 등이 있다.
- 수축기압이 140mmHg 이상 또는 확장기압이 90mmHg 이상인 경우를 고혈압이라고 한다. 고혈압의 90% 이상은 본태고혈압(essential hypertension)이며, 기저질환이 있는 고혈압을 이차고혈압(secondary hypertension)이라고 한다.

확인문제

01. 충혈이란 조직에 (①　　　)혈이 증가한 상태를 말한다.

02. 울혈이란 조직에 (②　　　)혈이 증가한 상태를 말한다.

03. 폐의 울혈은 (③　　　)에 의해 발생하는 경우가 많다.

04. 출혈에는 파열출혈과 (④　　　)출혈이 있다.

05. 출혈성 소인의 원인을 3가지 들어라.

06. 혈액응고가 혈관이나 심장 내에서 일어나는 병적 현상을 (⑤　　　)(이)라고 한다.

07. 혈전형성에 관여하는 인자를 3가지 들어라.

08. 백색혈전은 주로 (⑥　　　)와/과 섬유소로 이루어진다.

09. 적색혈전은 주로 (⑦　　　)와/과 섬유소로 이루어진다.

10. 혈관 안을 흘러서 혈관을 막는 이물(질)을 (⑧　　　)(이)라고 한다.

11. 다리 등의 정맥혈전증은 (⑨　　　)의 원인이 된다.

12. 허혈 영역이 국한성으로 괴사에 빠진 것을 (⑩　　　)(이)라고 한다.

13. 부종이란 (⑪　　　)에 액체성분이 증가한 상태를 말한다.

14. 전신부종에는 우심부전에 의한 (⑫　　　)와/과 급성신(장)염 등에 의한 (⑬　　　)이/가 있다.

15. 생명유지에 필요한 혈액을 공급할 수 없는 심각한 병태를 (⑭　　　)(이)라고 한다.

16. 고혈압이 있으면 (⑮　　　)경화증이 촉진되어 (⑯　　　)(이)나 대동맥류를 합병하기 쉬워진다.

17. 고혈압이 계속되면 뇌 안의 미세혈관에 (⑰　　　)이/가 일어나 그 파열로 (⑱　　　)을/를 일으킨다.

18. 기저질환이 있는 이차고혈압에는 (⑲　　　), 내분비성, 약물유발성이 있다.

정답

① 동맥, ② 정맥, ③ 좌심부전, ④ 누출, (5) 혈관응고 이상, 혈소판 이상, 혈관벽 이상, ⑤ 혈전증, 07 혈관벽의 변화, 혈류의 변화, 혈액성분의 변화, ⑥ 혈소판, ⑦ 백혈구, ⑧ 색전, ⑨ 폐색전증, ⑩ 경색, ⑪ 혈관바깥조직, ⑫ 심장성부종, ⑬ 신장성부종, ⑭ 쇼크, ⑮ 죽(상), ⑯ 심근경색증, ⑰ 괴사, ⑱ 뇌출혈, ⑲ 신장성

CHAPTER

08

대사이상

학습목표

1. 정상적인 대사 상태를 이해하고 비정상 상태를 설명할 수 있다.
2. 대사이상의 중요한 속발증 중에 동맥경화증이 있음을 이해할 수 있다.
3. 이상지질혈증이란 무엇인지 또 이상지질혈증이 있으면 어떤 질병이 발생하기 쉬운지 설명할 수 있다.
4. 당뇨병이나 비만에서 우리나라 사람과 서양 사람에게는 다른 특징이 있음을 설명할 수 있다.
5. 1형당뇨병과 2형당뇨병의 차이를 설명할 수 있다.
6. 당뇨병의 만성합병증을 4가지 들고 이를 설명할 수 있다.
7. 비만해지면 어떤 질병에 걸리기 쉬운지 설명할 수 있다.
8. 대사증후군이 무엇인지 설명할 수 있다.

핵심용어

- 항상성
- 동맥경화증
- 콜레스테롤
- 트라이글리세라이드 (중성지방)
- 저밀도지단백질(LDL)
- 고밀도지단백질(HDL)
- LDL 콜레스테롤
- HDL 콜레스테롤
- 이상지질혈증
- non-HDL 콜레스테롤
- 가족성고콜레스테롤혈증
- 지방간
- 인슐린저항성
- 1형당뇨병
- 인슐린의존성
- 2형당뇨병
- 당원축적병
- 저단백혈증
- 아밀로이드증
- 통풍
- 생활습관병
- 비만
- 비만증
- 대사증후군

신체는 주로 물, 무기질(염류 등), 지질, 탄수화물, 단백질, 그리고 핵산으로 구성된다. 신체는 이 물질들을 항상 **대사**(metabolism; 흡수, 분해, 합성)하면서 활동한다. 정상적인 상태에서는 대사의 균형을 이루고 있기 때문에 신체에는 어떤 물질도 많거나 적지 않은 적당한 상태가 형성된다(**항상성**). 그러나 대사과정의 일부에서라도 이상이 발생하면 어떤 물질이 부족하거나 과도해진다. 보통 신체는 약간의 부족이나 과잉 정도는 다른 방면에서 보충(이를 **보상**이라 함)하기 때문에 신체에는 장애가 발생하지 않지만, 부족이나 과잉이 심해지면 신체에 장애를 일으키게 되며, 이를 **대사이상**(metabolic abnormality)이라고 한다.

대사이상은 지질, 탄수화물, 단백질, 핵산 등 성분별로 나누어 생각하면 이해하기 쉽다. ①지질의 대사이상으로서 **이상지질혈증**(dyslipidemia), ②탄수화물의 대사이상으로서 **당뇨병**(diabete mellitus), ③복합적인 이상으로서 **대사증후군**(metabolic syndrome)이 중요하다. 여기서 이 3가지가 중요한 이유는 우리나라에서 국민질환이라고도 할 만큼 발병자가 많아졌고 또 풍족한 생활환경 속에서 앞으로 더 중요해질 것으로 예측되기 때문이다. 여기에 공통하는 속발증으로서 동맥경화증인 **죽(상)경화증**(atherosclerosis)이 발생하기 때문이다.

1 지질의 대사이상

혈액 중의 지질에는 **콜레스테롤**(cholesterol), **트라이글리세라이드**(중성지방, triglyceride), 인지질(phospholipid), 유리지방산(free fatty acid)의 4가지가 있다. 이 4가지 지질은 혈액 중에 흩어져 있는 것이 아니라 서로 조합되거나 단백질과 결합하여 입자 상태로 있다(그림 8-1). 이것을 **지단백질**(lipoprotein)이라고 한다. 이 지단백질에도 그 지질이나 단백질의 조합에 따라 표 8-1과 같이 여러 종류가 있으며, 각각 특징을 가진다. 예를 들어 장에서 막 흡수된 암죽미립(chylomicron)은 입자 지름이 가장 크고 트라이글리세라이드의 함량이 높다. 한편, 체내에서 대사되어 생기는 **저밀도지단백질**(low-density lipoprotein, LDL)은 작고 콜레스테롤의 함량이 높다. **고밀도지단백질**(high-density lipoprotein, HDL)은 입자의 지름이 가장 작고 여분의 콜레스테롤을 회수할 수 있다.

지단백질은 크게 나누어 2가지 경로로 대사된다. 하나는 식사 유래의 외인성 대사경로이고, 다른 하나는 간에서 합성되는 내인성 대사경로이다(그림 8-2). 외인성 대사경로에서는 음식물로서 흡수된 지질은 소장에서 흡수되어 암죽미립이 되고 혈관 내에서 대사되어 간으로 흡수된다. 내인성 대사경로에서는 간에서 생산된 **초저밀도지단백질**(very low-density lipoprotein, VLDL)이 혈중으로 방출되고 혈관 내에서 대사되어 LDL이 된다. LDL은 말초조직으로 운반되어 내부의 콜

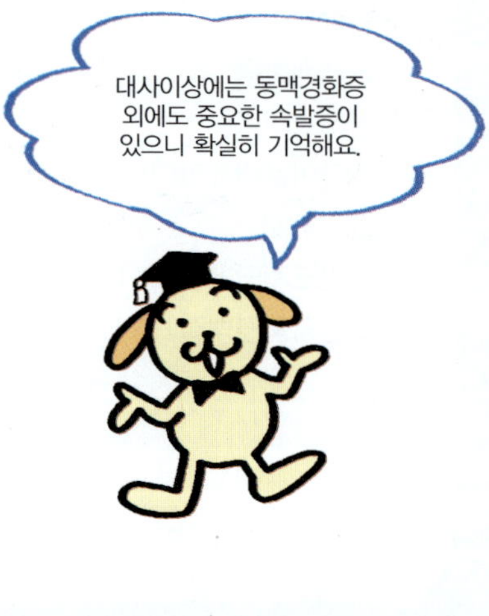
대사이상에는 동맥경화증
외에도 중요한 속발증이
있으니 확실히 기억해요.

레스테롤이 세포막 성분이 되거나 호르몬이 되어 이용된다(그림 8-2⑨). 한편, HDL은 말초조직 여분의 콜레스테롤을 내부로 흡수하여 간으로 운반한다(그림 8-2⑪). 또한, LDL 입자 내부로 들어와 운반되는 콜레스테롤을 **LDL 콜레스테롤**이라고 하고, HDL 입자 내부로 들어와 운반되는 콜레스테롤을 **HDL 콜레스테롤**이라고 한다. 내부의 콜레스테롤에 차이가 있는 것은 아니다. 즉, LDL은 말초로 콜레스테롤을 운반하고, HDL은 반대로 말초에서 간으로 콜레스테롤을 운반하는 역할을 담당한다.

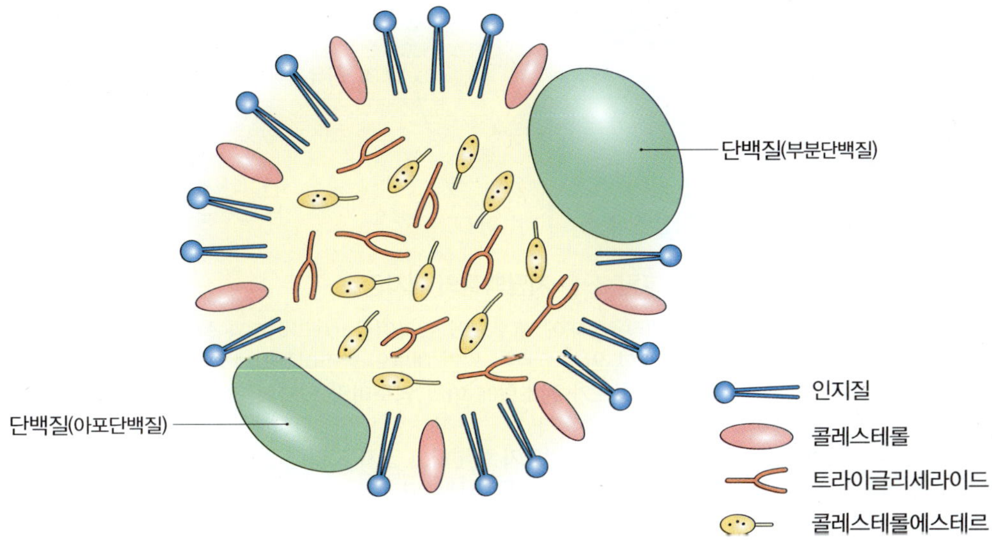

그림 8-1 지단백질의 모형도

표 8-1 지단백질의 종류와 조성

		암죽미립 (ULDL)	초저밀도지단백질 (VLDL)	저밀도지단백질 (LDL)	고밀도지단백질 (HDL)
입자지름(nm)		80~1,000	30~75	19~22	7~10
조성(%)	단백질	1~2	8	21	41~56
	중성지방	80~90	50~70	10	5
	콜레스테롤	3~7	19	45	16~24
	인지질	3~6	15~20	22	22~30
	유리지방산	0	0	1	1

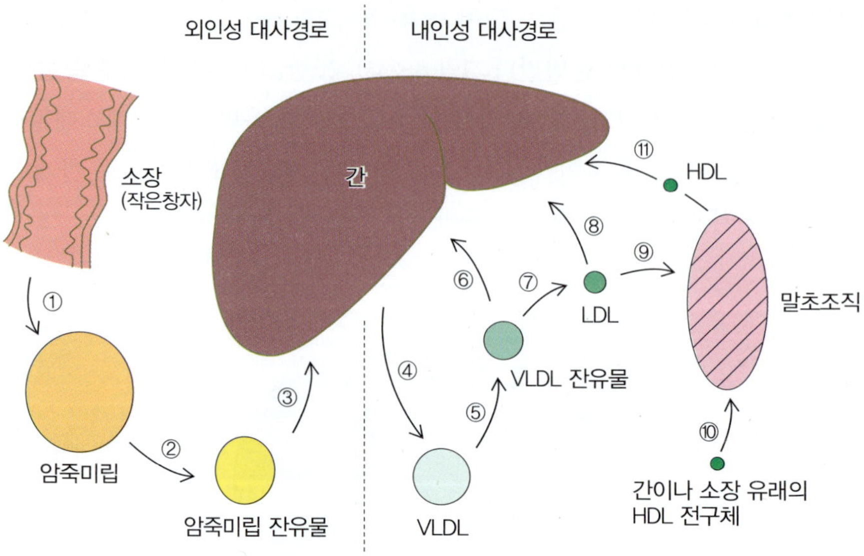

그림 8-2 지단백질의 대사경로

외인성 대사경로에서는 지질이 소장(작은창자)에 흡수되어 트라이글리세라이드가 풍부하고 입자 지름이 큰 암죽미립이 된다(①). 암죽미립이 혈액 안을 흐르는 동안 내부의 트라이글리세라이드는 분해되어 에너지원으로서 이용된다. 트라이글리세라이드가 감소함에 따라 암죽미립 입자의 크기도 감소하고(②) 최종적으로 암죽미립 잔유물이 되어 간으로 흡수된다(③).
한편, 내인성 대사경로에서는 트라이글리세라이드가 풍부하고 입자 지름이 큰 VLDL이 간에서 생산되고 혈액으로 방출된다(④). VLDL이 혈액 안을 흐르는 동안 내부의 트라이글리세라이드는 분해되어 빠져 나간다. 입자 크기도 감소하여 VLDL 잔유물이 된다(⑤). 그 일부는 간에서 흡수되지만(⑥), 일부에서는 다시 트라이글리세라이드가 빠져 나가 LDL이 된다(⑦). 결과적으로 LDL은 크기가 작고 콜레스테롤의 비율이 높아진다. LDL의 일부도 간에서 흡수되지만(⑧), 나머지는 말초조직으로 운반되어 내부의 콜레스테롤이 그곳에서 이용된다(⑨). 한편, 간이나 소장 유래의 HDL 전구체는 말초조직에서 불필요해지거나 남은 콜레스테롤을 흡수하고(⑩) 성숙한 HDL이 되어 간으로 운반되어 흡수된다(⑪).

1.1 이상지질혈증

이상지질혈증(dyslipidemia)이란 혈액 내에 함유된 지질이 과도하게 많거나 부족한 상태를 말하는데, 특히 **고LDL 콜레스테롤혈증, 저HDL 콜레스테롤혈증, 고중성지방혈증, 고non-HDL 콜레스테롤혈증** 중 한 상태를 가리킨다(표 8-2). 이상지질혈증은 고지혈증(hyperlipidemia)라고도 불리지만, HDL 콜레스테롤이 낮은 경우도 이 이상증에 포함되기 때문에 '고지혈증'이라는 명칭에 위화감이 있어 이상지질혈증이라는 명칭으로 변경되었다. 다만, 고LDL 콜레스테롤혈증이나 고중성지방혈증 등 지질 수치가 높은 상태를 일반적으로 설명할 때는 고지혈증이라는 명칭이 이해하기 쉬워 실제 의료현장에서는 여전히 많이 사용된다.

표 8-2 한국인의 이상지질혈증 진단기준(한국지질 · 동맥경화학회 이상지질혈증 치료지침 제4판)

항목	분류	기준
LDL 콜레스테롤*(mg/dL)	매우 높음 높음 경계 정상 적정	≧ 190 160~189 130~159 100~129 < 100
총콜레스테롤(mg/dL)	높음 경계 적정	≧ 240 200~239 < 200
HDL 콜레스테롤(mg/dL)	낮음 높음	< 40 ≧ 60
중성지방(mg/dL)	매우 높음 높음 경계 적정	≧ 500 200~499 150~199 < 150

* 이상지질혈증 진단의 LDL 콜레스테롤 '높음' 기준의 경우 치료지침의 저위험군(주요 심혈관계통 위험요인 1개 이하) 환자에서 약물치료 시작 권장기준으로 사용할 수 있음. 중증도 위험군의 경우 LDL 콜레스테롤 '경계' 기준을 약물치료 시작 권장기준으로 사용할 수 있음. 고위험군 환자의 경우 LDL 콜레스테롤 '정상' 기준을 약물치료 시작 권장기준으로 사용할 수 있음. 초고위험군의 경우 LDL 콜레스테롤 값에 관계없이 약물치료 시작을 권장함

1) 이상지질혈증의 원인

이상지질혈증은 ①일차성인 것, ②생활습관에 기인하는 것, ③당뇨병이나 갑상샘저하증, 신증후군에 동반하여 발생하는 이차성인 것으로 나눌 수 있다.

일차성인 것은 유전적 요소가 강하고 가족 내에서 발생하는 경우가 많기 때문에 가족성이상지질혈증이라고도 한다. 가족성이상지질혈증의 대표적 질환은 LDL 수용체의 유전자 이상에 따른 **가족성고콜레스테롤혈증**(familial hypercholesterolemia, FH)이다. 부모로부터 그 유전자를 이어받으면 호모(homo)형 가족성고콜레스테롤혈증이 되고, 부모 어느 한쪽으로부터 이어받은 경우에는 헤테로(hetero)형 가족성고콜레스테롤혈증이 된다. 호모형은 16만~100만 명에 1명의 비율로 나타나며 총콜레스테롤 수치가 500mg/dL 이상이나 된다. 헤테로형은 200~500명에 1명의 비율로 발병하며 총콜레스테롤 수치가 호모형의 절반 정도 된다.

한편, 생활습관에 기인하는 이상지질혈증은 최근 일반사람들 중에서도 증가하여 사회적으로 문제가 되고 있다. 이는 육식을 중심으로 하는 식생활 등 생활습관의 서구화가 관여하고 있기 때문으로 판단된다.

2) 이상지질혈증의 병태

혈청은 보통 투명하지만, 트라이글리세라이드의 농도가 높아지면 희고 탁해진다(콜레스테롤 수치만 높을 때는 탁해지지 않음). 또 이상지질혈증이 있으면 여러 부위에 지질이 침착하기 쉬워진다. 특히, 동맥에는 지질이 침착하기 쉬워 지방을 포식한 대식세포(거품세포)나 죽종(atheroma)을 특징으로 하는 동맥경화증인 죽(상)경화증(atherosclerosis)이 발생한다(그림 8-3a, 8-4). 동맥경화증은 특히 LDL 콜레스테롤 수치가 높을 때

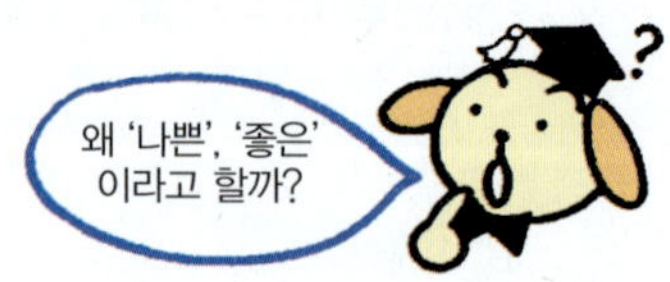

발생하기 쉬워 LDL을 흔히 나쁜 콜레스테롤이라고도 부른다. 그러나 이 용어는 마치 콜레스테롤 중에 나쁜 성질의 콜레스테롤이 있다거나 LDL 자체가 나쁘다는 인상을 줄 우려가 있어 바람직한 명칭은 아니다. 여기서는 LDL 콜레스테롤의 농도가 높으면 동맥경화증이 발생하기 쉽기 때문에 내부의 콜레스테롤을 포함하여 LDL 전체를 나쁜 콜레스테롤이라고 보았다고 이해해두자.

동맥경화증은 관상동맥을 침범하기 쉬운데, 그 정도가 심하면 심근경색증을 일으킬 위험성이 증가한다. LDL 콜레스테롤 수치가 상당히 높은 호모형 가족성 고콜레스테롤혈증에서는 젊어서 심근경색증으로 사망하기도 한다. 또 목동맥이나 뇌동맥에 동맥경화증이 생기면 뇌경색증을 발병할 위험성이 증가한다. 트라이글리세라이드에 관해서도 그 수치가 높아지면 심근경색증의 발생률이 상승한다고 보고되었다. 한편, HDL은 동맥벽 등의 조직 속에 있는 콜레스테롤을 운반하는 작용이 있으므로 동맥경화를 예방한다. 실제 HDL 콜레스테롤 수치가 낮으면 동맥경화증이나 심근경색증을 발병하기 쉽다. 이 때문에 HDL을 일반적으로 좋은 콜레스테롤이라고 부르는데, 이 용어도 좋은 성질의 콜레스테롤이 있는 것으로 오해를 불러오기 때문에 바람직하지 않다. HDL이 좋은 작용을 하기 때문에 내부의 콜레스테롤을 포함해서 HDL을 착한 콜레스테롤이라고 보았다고 이해해두자.

또 이상지질혈증에서는 **황색종**(xanthoma)을 일으키는 경우가 있다(그림 8-3b, c). 황색종은 지질이 조직 내에 침착한 것이며, 이름대로 황색의 종괴형 병터가 눈꺼풀이나 힘줄 등에서 발생한다. 그러나 황색종 자체는 생명을 위협하는 병태는 아니다.

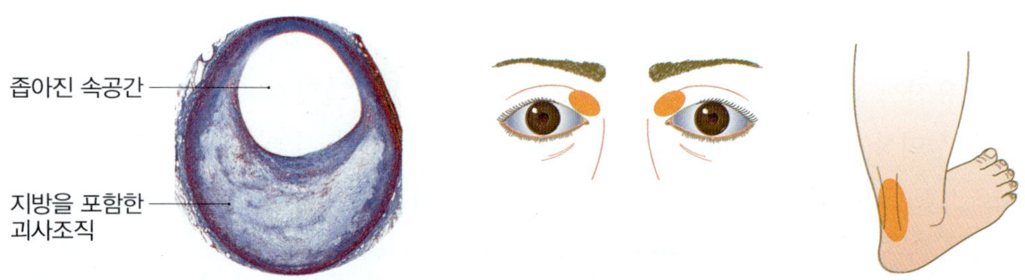

a. 동맥경화증(죽종) b. 안검황색종( ) c. 아킬레스힘줄황색종( )

그림 8-3 이상지질혈증에 동반하는 변화

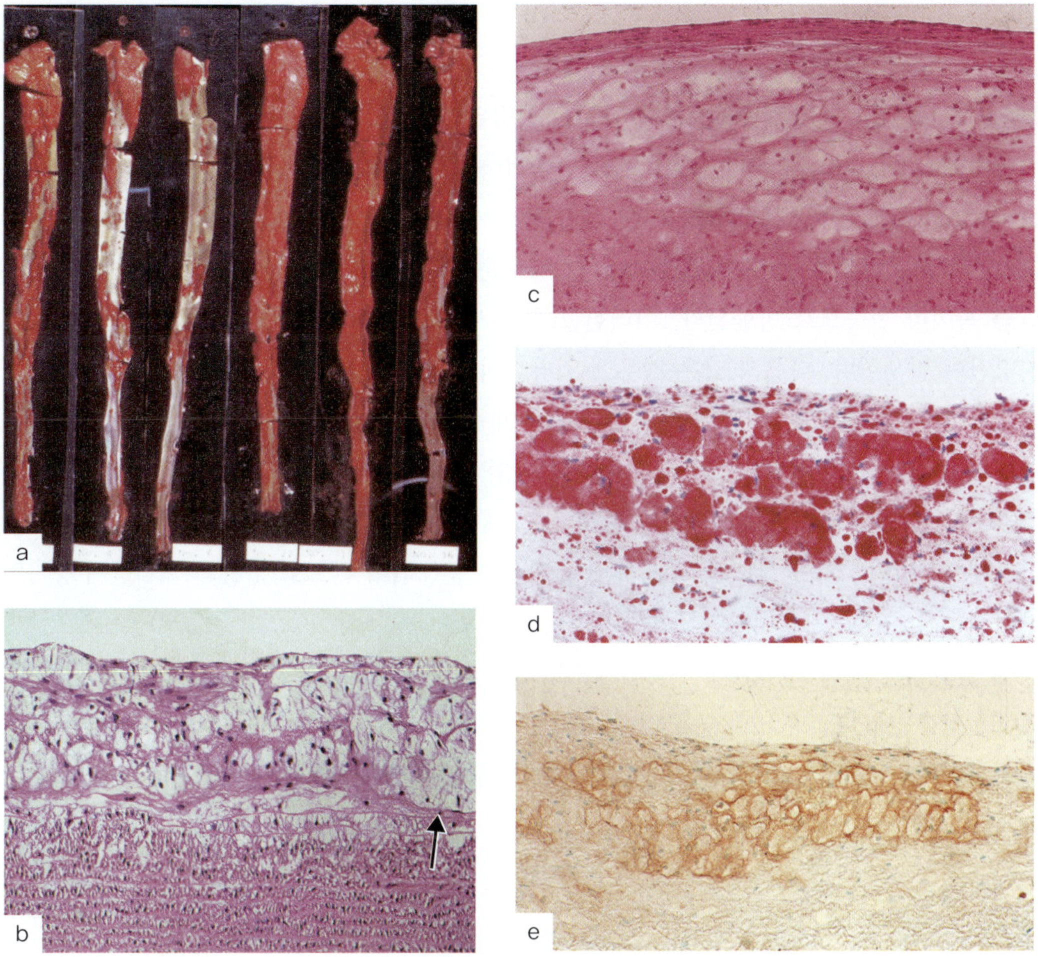

그림 8-4 이상지질혈증 – 고혈압 – 동맥경화증

a. 콜레스테롤 식이에 의한 실험적 동맥경화증. 토끼에 1일당 0.5g씩의 콜레스테롤을 사료에 섞어 16주간 투여. 사진은 대동맥을 세로로 연 후 지방을 붉게 염색한 것이다. 지방이 쌓인 병터부가 붉게 부어 보인다. 오른쪽 3마리에는 콜레스테롤 식이에 추가하여 신(장)동맥협착수술에 의한 고혈압도 부하하였으며 병터가 속막 전역에 퍼져 있다.

b. 대동맥 병터의 조직상. 속막에 세포질이 밝게 빠진 거품세포(foam cell; 지방을 채운 세포이지만, 표본 제작을 위한 탈지 조작에서 지방이 빠져 세포질이 거품 모양으로 보임)가 모여 있다. →는 속탄력판에서 속막과 중(간)막의 경계를 나타낸다.

c. 사람의 초기 대동맥경화증, 속막에 모인 거품세포, 아래쪽은 민무늬근세포로 붉게 보인다.

d. 지방염색, 지방이 빠져 보이지 않도록 동결조직을 얇게 썰어 절편을 제작한다. 거품세포의 세포체가 붉게 염색되어 지방이 채워져 있음을 알 수 있다. 민무늬근육세포에도 작은 지방방울이 있다.

e. 항대식세포항체에 의한 면역염색. 거품세포의 세포막이 양성(갈색)으로 염색되어 있으며 거품세포가 대식세포에서 유래함을 알 수 있다.

1.2 지방간

정상에서도 간 중량의 3~5%는 지방인데, 이 정상 범위를 크게 넘어 간에 비정상적으로 지방이 축적된 상태를 지방간(fatty liver)이라고 한다. 간은 지방이 축적하기 때문에 황색조를 띠며 커진다. 또 상복부 촉진에서 간을 만질 수 있게 된다.

음식물로서 섭취된 지방은 장에서 흡수되어 간으로 운반된다. 지방은 간에서 다시 분해되거나 새로 합성되어 담즙 속이나 혈중으로 방출된다. 이러한 흐름(대사경로)의 어딘가에 이상이 생기면 간에 지방이 침착하여 지방간이 발생한다. 다음과 같은 경우에 지방간이 발생한다.

① 비만에 동반하는 지방간 : 간으로 운반되는 지방이 증량하기 때문

② 당뇨병에 동반하는 지방간 : 간의 지방 합성 증가와 분해 감소 때문

③ **알코올지방간** : 간의 지방 합성 증가와 분해 감소 때문

④ 영양장애성지방간 : 기아 상태가 되면 체내의 지방이 분해되어 간으로 운반되는 지방이 증가하기 때문

⑤ 약물성지방간 : 간의 지질대사이상 때문

이 가운데 알코올에 의한 지방간에서는 간세포도 손상되며 간염 유사 변화로부터 간경화증이 발생하기도 한다(알코올성간장애). 또 평소에 술을 마시지 않는 사람도 비만이나 당뇨병에 동반한 지방간이 있는 경우에는 마찬가지로 간장애가 발생하기도 하다. 이를 **비알코올지방간염**(nonalcoholic steatohepatitis)이라고 한다(Chapter 16 5.3 '지방성 간질환' 참조).

2 탄수화물의 대사이상

탄수화물의 대사이상을 이해하려면 우선 정상적인 탄수화물 대사, 특히 포도당 대사를 알아야 한다. 음식물 속의 녹말이나 당원은 녹말분해효소에 의해 분해되어 포도당(glucose)이 된 후 흡수된다. 혈중 포도당의 농도(혈당)는 식사 후에 높아지는데, 췌장의 랑게르한스섬 **β세포**에서 분비되는 **인슐린**(insulin)의 작용으로 가로무늬근육세포(뼈대근육세포나 심장근육세포)나 지방세포 등의 표적세포에 흡수되어 에너지원이 된다(그림 8-5a).

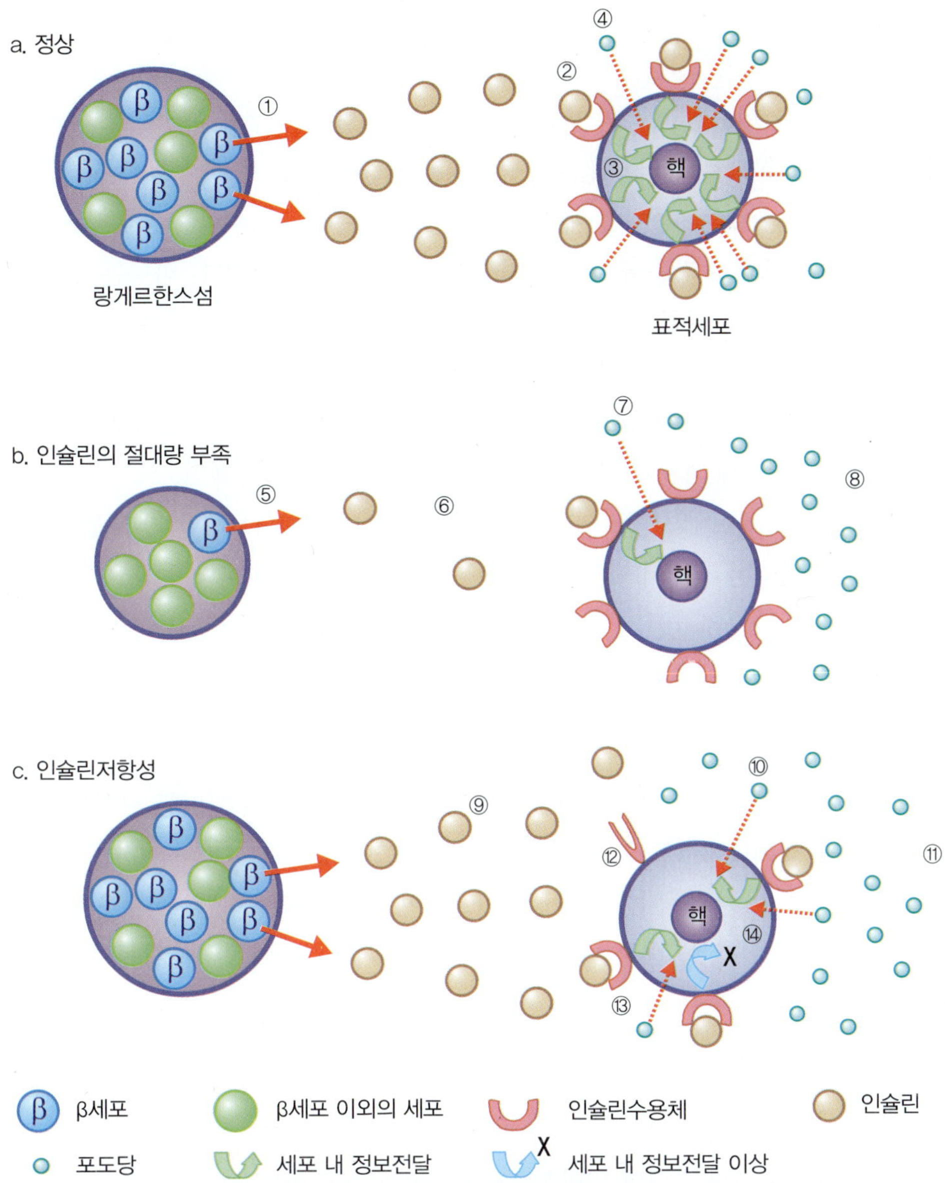

그림 8-5 인슐린의 절대량 부족과 인슐린저항성

a. 정상에서는 혈중 포도당의 농도가 높아지면 췌장 랑게르한스섬 β세포에서 인슐린이 분비된다(①). 인슐린이 뼈대근육세포 등의 표적세포 수용체와 결합하면(②) 세포 내의 정보전달이 활성화되어(③) 혈중 포도당이 세포 안으로 흡수된다(④).

b. β세포가 감소 또는 소실되면(⑤) 분비되는 인슐린의 절대량이 부족해서(⑥) 표적세포는 포도당을 충분히 흡수시키지 못한다(⑦). 흡수되지 않은 포도당은 혈중에 남기 때문에 고혈당이 된다(⑧). 이것은 1형당뇨병의 특징이다. 또 기전은 다르지만 2형당뇨병에서도 β세포의 분비능력이 저하되어 인슐린 양이 부족한 경우가 있다.

c. 표적세포에 이상이 있으면 β세포에서 분비되는 인슐린의 양이 충분하더라도(⑨) 인슐린의 작용이 제대로 작용하지 않기 때문에 포도당이 표적세포에 충분히 흡수되지 않아(⑩) 고혈당이 된다(⑪). 이것을 인슐린저항성이라고 하며 2형당뇨병 발병의 큰 요인이다. 표적세포의 이상에는 수용체의 기능이상(⑫), 수용체 수의 감소(⑬), 세포 내의 정보전달 이상(⑭) 등이 의심되고 있으나 근본적인 부분은 밝혀지지 않았다.

2.1 당뇨병

당뇨병(diabetes mellitus)은 인슐린 작용의 부족에 의한 만성고혈당을 주요 특징으로 하며, 각종 특징적인 대사이상을 동반하는 질환군으로 정의된다. 즉, 당뇨병은 혈중 포도당 농도가 높은 상태가 오래 지속되고 있는 상태로 눈, 신장, 신경, 혈관 등에 중대한 변화를 일으키는데, 이는 인슐린의 작용이 잘 이루어지지 않기 때문이다. 인슐린이 제대로 작용하지 않는 기전에는 주로 2가지가 있다. 하나는 인슐린 그 자체의 양이 부족한 경우(그림 8-5b)이고, 다른 하나는 인슐린의 양은 충분해도 인슐린을 받아들이는 세포가 제대로 반응하지 못하는 경우이며 이를 **인슐린저항성**(insulin resistance)이라고 한다(그림 8-5c).

당뇨병은 1형, 2형, 유전자이상이나 다른 분명한 원인(예를 들어 부신피질호르몬의 과잉투여)이 있는 것, 임신성의 4가지로 나눌 수 있는데, 1형과 2형의 당뇨병은 원인이 불분명하고 또 심각한 합병증을 일으키는 등의 이유 때문에 의학이나 의료에서 중요도가 높다. 그중에서도 2형당뇨병은 생활습관병의 대표적인 질환 중 하나이며, 환자가 많다는 점에서도 현대사회에서 매우 중요한 질환이다.

1) 1형당뇨병

1형당뇨병은 랑게르한스섬 β세포의 감소와 인슐린의 부족이 원인이다(그림 8-5b). 1형당뇨병은 대부분의 경우 원래 걸리기 쉬운 체질(유전소인)인 사람에게 바이러스 감염 등의 어떠한 환경요인이 가해지고, 그 때문에 자가면역반응이 일어나 β세포가 파괴되어 발생한다고 보고 있다. 20세 이하에게서 발병하는 경우가 많으며 체중은 정상 또는 감소한다. 치료에는 인슐린이 반드시 필요하여, 이것을 **인슐린의존성**(insulin dependent)이라고 한다. 또 인슐린에 의한 치료가 제대로 이루어지지 않으면 **케토산증**(ketoacidosis)을 일으켜 혼수에 이르는 경우도 있다.

2) 2형당뇨병

2형당뇨병은 발병 환자가 상당히 많아 일반적으로 당뇨병이라고 하면 이 2형당뇨병을 가리킨다. 당뇨병에 걸리기 쉬운 체질(유전소인)인 사람이 당뇨병에 걸리기 쉬운 **생활습관**을 가진 경우에 발병할 가능성이 높아진다. 중장년에게서 많이 발병하며 **비만**인 경우가 많다. 증상은 일반적으로 가볍고 서서히 진행된다. 1형당뇨병에 비해 유전요인이 더 중요하며 가족 중에도 당뇨병이 나타나는 경우가 많다.

2형당뇨병의 원인은 아직 밝혀지지 않았지만, 인슐린저항성(그림 8-5c)과 인슐린 분비장애가 더해져서 야기된다고 본다. 인슐린 분비장애란 β세포의 기능이 좋지 않아 인슐린의 분비저하나 지연 등이 생기는 것을 말한다. 우리나라 사람과 서양 사람에서는 2형당뇨병의 병태가 다른데, 서양 사람은 인슐린저항성이 주체이지만, 우리나라 사람은 인슐린 분비장애가 주체이

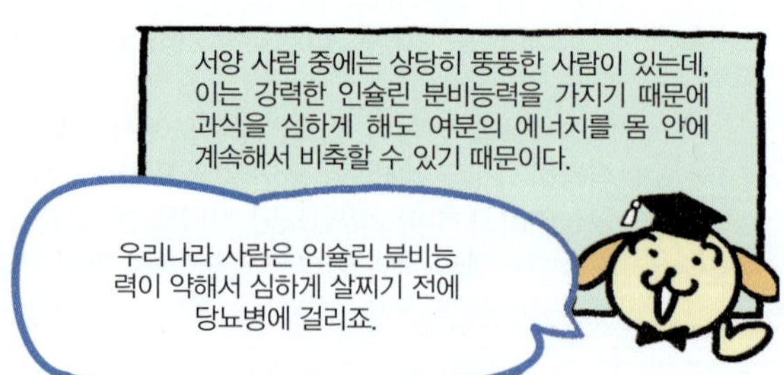

다. 2형당뇨병의 발병기전을 우선 비만한 서양 사람을 예로 들어 3단계로 나누어 생각해보자(비만은 인슐린 저항성을 일으키는 최대 요인임). ①비만해져서 인슐린저항성이 생기면 근육세포 등의 표적세포에 당원이 충분히 흡수되지 않아 고혈당이 되며 당뇨병이 되기 전단계 상태(당뇨병 예비군)가 된다. ②애초에는 β세포가 열심히 다량의 인슐린을 분비하여 표적세포에 당원을 흡수시킨다. 이것은 보상반응이다. ③그러나 다량의 인슐린을 분비함에도 불구하고 고혈당 상태가 개선되지 않으면 머지않아 β세포는 피로해져서(보상부전에 빠져) 충분한 인슐린 양을 분비할 수 없게 되고 고혈당 상태가 계속되어 당뇨병이 발병한다. 한편, 우리나라 사람은 인슐린 분비능력이 원래 서양 사람과 비교하여 낮은(절반 정도) 특징이 있다. 여기에 유전적인 인슐린 분비장애가 더해진 경우를 생각해보자. 그 경우 비만이 경도이고 인슐린저항성의 증가가 경도라고 해도 인슐린을 충분히 분비할 수 없어 즉, 인슐린저항성 증가에 애초부터 대응할 수 없어 당뇨병을 발병한다. 이처럼 우리나라 사람의 경우에는 약간의 비만에도 당뇨병을 발병할 위험성이 있다는 사실에 주의가 필요하다.

2형당뇨병에서는 식사요법이나 운동요법이 기본적인 치료법이다. 당뇨병 전단계 상태에서 식사요법이나 운동요법을 통해 비만을 개선하면 인슐린저항성도 개선되고 당뇨병에 걸릴 가능성도 감소한다. 이처럼 생활습관의 개선이 당뇨병 예방에 중요한 의미를 가진다. 일단 당뇨병이 발병하면 식사요법이나 운동요법뿐만 아니라 약제에 의한 치료가 필요할 수도 있다. 경우에 따라서는 인슐린을 투여해야 한다.

3) 합병증

당뇨병에 의한 합병증에는 급성합병증과 만성합병증이 있다. **급성합병증**에는 저당증(glycopenia)이나 케토산증(ketoacidosis)에 의한 혼수 등이 있고, 생명과 직결된 병태가 급격하게 발생하기도 한다. 한편, **만성합병증**에서는 혈관이 중점적으로 손상된다. 이는 고혈당이 계속되기 때문에 혈관의 단백질에 포도당이 결합하여 화학구조가 변하는 것이 큰 원인 중 하나이다. 작은 혈관이 손상되면 망막증, 신(장)병증, 신경장애를 합병하고(이를 미세혈관장애라고 함), 큰 혈관이 손상되면 동맥경화증이 촉진된다(이를 대혈관장애라고 함). 이러한 합병증 때문에 당뇨병 환자의 사망 시 평균 연령은 일반인의 평균수명을 8~10세 밑돈다. 다만, 40년 정도 전에는 10~13세나 밑돌았던 점을 감안하면 최근 예방과 치료 방법의 발전으로 많이 개선되었다고 할 수 있다.

(1) 케토산증(ketoacidosis)

혈중에 케톤체(ketone body; 아세토아세트산, β-히드록시뷰티르산, 아세톤 등을 일컬음)가 증가해서 혈액이 산성이 되는 것을 케토산증이라고 한다. 1형당뇨병에서 인슐린이 투여되지 않거나 부족하면 발생하기 쉽다. 이러한 인슐린 결핍 상태에서는 세포에 포도당이 섭취되지 않아 에너지가 부족하다(그림 8-5b). 이로 인해 신체는 지방을 분해해서 에너지를 얻으려고 하는데 이때 발생하는 것이 케톤체이다.

케토산증이 되면 심각한 경우에는 의식장애나 혼수가 일어난다. 이 경우 혈당은 고혈당 상태인 점에 주의가 필요하다(그림 8-5b). 즉, 반대로 인슐린이 과잉 투여되면 저혈당이 생기며 이 경우에도 의식장애나 혼수를 일으키기도 하기 때문이다. 의식장애나 혼수상태인 당뇨병 환자를 본 경우에는 상황에 따라 치료법이 완전히 달라지므로 이 둘을 정확하게 구분하는 것이 상당히 중요하다.

(2) 당뇨병망막병증(diabetic retinopathy)

망막에 미세동맥류(microaneurysm; 혈관 일부가 확장되어 혹 모양이 되는 것)나 신생혈관이 생기거나 출혈이 일어난다. 심하면 유리질체에 출혈이 일어나 실명하게 된다(그림 8-6a). 연간 약 3,000명의 당뇨병 환자가 실명을 포함한 고도의 시력장애를 겪는다. 또 실명의 원인으로서 당뇨병망막병증은 녹내장에 이어서 2위이며, 당뇨병이 시력장애에 매우 큰 원인임을 알 수 있다.

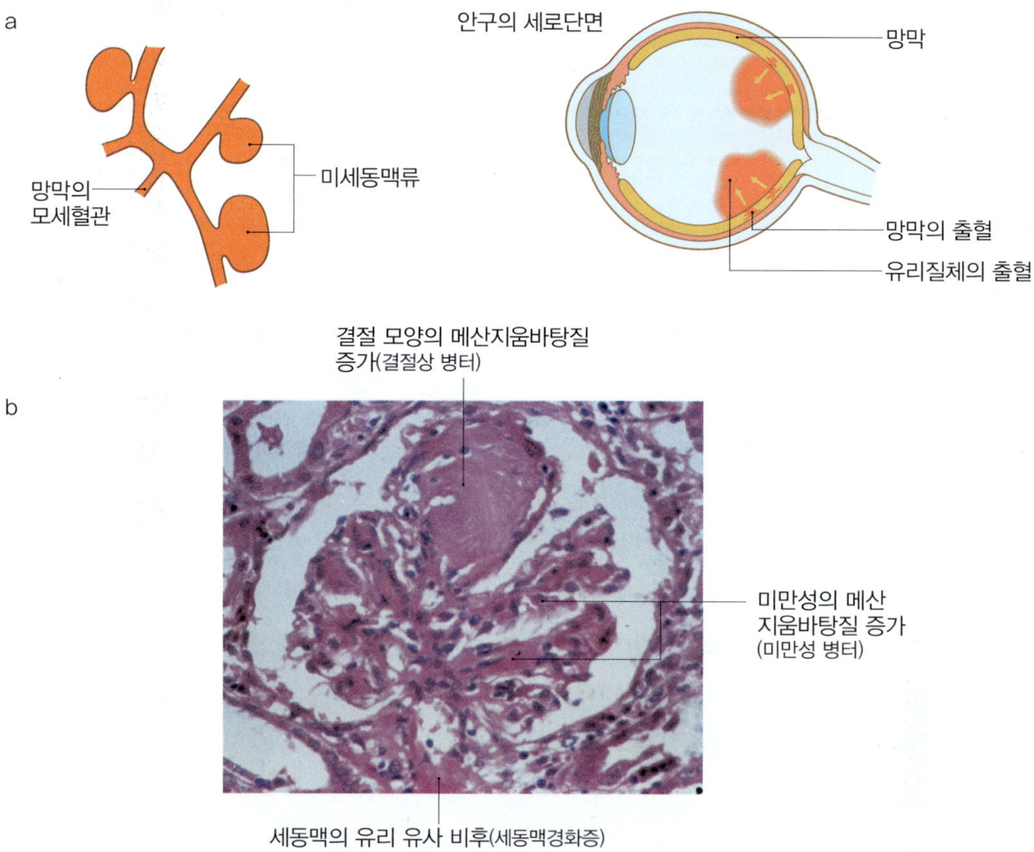

그림 8-6 당뇨병에 의한 망막의 변화(a)와 신장 사구체의 변화(b)

(3) 당뇨병신(장)병증(diabetic nephropathy)

신장의 사구체(glomerulus)는 모세혈관 덩어리인데, 이것도 당뇨병으로 손상되기 쉽다. 바닥막(기저막)이 비후되거나 결절 모양 또는 미만성으로 메산지움바탕질(mesangial matrix)이 증가되어(당뇨병사구체경화증, diabetic glomerulosclerosis)(그림 8-6b) 신장기능이 저하된다. 단백뇨나 부종, 고혈압이 발생하고 심해지면 신부전(renal failure)에 빠져 인공투석을 받아야 한다. 당뇨병에 걸려 10년 이상이 지났고 치료에 의한 조절이 나쁜 경우에는 당뇨병신(장)병증이 발병할 위험성이 높아진다. 당뇨병신(장)병증에 의한 신부전으로 투석을 받기 시작하는 환자(투석 도입 환자)는 매년 증가하고 있다.

(4) 당뇨병신경병증(diabetic neuropathy)

말초신경이 손상되기 때문에 만져도 느낌이 없다(촉각 저하). 또 상처를 입어도 별로 아프지 않게 된다(통각 저하). 그리고 배변이나 배뇨장애(자율신경장애)도 발생한다.

(5) 죽(상)경화증(atherosclerosis)

대형이나 중형 동맥의 동맥경화증이 촉진되기 때문에 심근경색증, 협심증, 뇌경색증, 다리의 폐쇄동맥경화증에 걸리기 쉽다. 특히, 심근경색증은 당뇨병이 없는 사람보다 2~3배 발병하기 쉬우며 예전에는 당뇨병 환자의 사망원인 1위를 차지하던 때도 있었다. 그러나 최근 통계에서는 심근경색증이 당뇨병의 사망원인이 되는 사례는 일반인과 비슷한 정도까지 감소했으며, 치료의 발전이 크게 공헌한 것으로 판단된다. 다리의 폐쇄동맥경화증은 넓적다리동맥(대퇴동맥) 등 다리의 동맥이 동맥경화증에 의해 협착 또는 폐쇄되고 다리의 혈행장애도 일으키는 것이다. 다리에 저림, 통증, 냉감을 일으킨다. 또 일정 거리를 걸으면 다리에 통증이 생기기 때문에 잠시 쉬어야 하고 증상이 개선되면 또 걸을 수 있는 간헐절뚝거림(간헐파행, intermittent claudication)이 발생한다.

(6) 기타

폐렴이나 신우염(pyelitis) 등의 감염병에 걸리기 쉬워진다. 또 당뇨병에서는 발가락에 궤양이나 괴저(gangrene)가 생기기도 하는데(이를 당뇨병발 병터라고 함), 이는 다리의 폐쇄동맥경화증 때문에 혈류에 장애가 생기기 쉽고, 감각장애로 인해 상처를 입기 쉬우며, 상처를 입으면 세균 감염병이 발생하기 쉬운 복합적인 장애를 잘 일으키기 때문이다.

2.2 당원축적병

정상에서는 음식으로 섭취한 포도당이 사용되지 않고 몸속에 남은 경우 여분의 포도당은 당원(glycogen)이 되어 간이나 근육 등에 비축된다. 한편, 혈당이 낮아지면 축적된 당원이 포도당으로 분해된 후 혈중에 방출되어 혈당의 농도가 일정하게 유지되도록 조정된다.

당원축적병(glycogen storage disease)은 당원의 생성이나 분해에 관여하는 효소가 선천적으로 결핍되어 발생하는 질환이다. 따라서 간이나 근육이나 심장에 당원이 축적되어 커진다. 또 포도당이 잘 생산되지 않기 때문에 저혈당을 일으키기도 한다. 당원이 분해되어 포도당이 되려면 다양한 단계를 거치며, 그 단계별로 다른 효소가 있어서 분해를 돕는다. 이러한 효소 가운데 어느 하나가 결핍되면 당원축적병이 발생한다.

3 단백질의 대사이상

단백질은 많은 수의 아미노산으로 구성된 물질로, 그 조합에 따라 다양한 단백질이 생성된다. 이들 단백질은 몸속에서 여러 가지 기능을 한다. 예를 들어 물질의 화학반응을 돕는 효소는 단백질이지만, 효소가 없으면 물질의 분해나 합성이 잘 되지 않아 신체에 장애를 일으킨다. 또 아미노산의 선천대사이상(페닐케톤뇨증, 호모시스틴뇨증 등)이 있으면 여분의 물질이 축적되거나 합성되어야 할 단백질이 부족해서 정신적인 발육 지연이나 신체의 발육장애가 나타난다. 또한 아교질(collagen)은 세포 사이를 채워서 장기나 조직을 지지하는 단백질인데, 아교질에 이상이 있으면 혈관이나 소화관 등을 잘 지지할 수 없어 파열을 일으키기도 한다.

이처럼 단백질에는 여러 종류가 있고 형태나 기능이 다르며 각각의 생물이 살아서 활동하는 데 상당히 중요하다. 이러한 사실에서 예측할 수 있듯이 단백질의 이상에도 다양한 종류가 있다. 여기서는 비교적 자주 접하는 저단백혈증과 아밀로이드증에 대해 설명한다.

3.1 저단백혈증

혈액에는 적혈구나 백혈구 등의 세포성분과 이를 포함하는 액체성분 즉, **혈장**(plasma)이 있다. 혈장 속에는 다양한 단백질이 있으며 각각 그 역할을 한다.

저단백혈증(hypoproteinemia)이란 혈장단백질의 농도가 낮아진 것을 말한다. 다만, 혈장단백질의 절반 이상은 알부민(albumin)이므로 알부민의 농도가 혈장단백질 전체의 농도를 좌우하게 된다. 따라서 **저알부민혈증**(hypoalbuminemia)이라고도 불린다.

저단백혈증의 원인은 다음과 같다.

① 단백질이 섭취되지 않는 경우(기아, 암 말기의 종말증)

② 단백질 합성이 저하되는 경우(간경화증 등 간의 기능 저하)

③ 단백질의 분해가 증가하는 경우(암 말기의 종말증)

④ 체외로 단백질이 상실되는 경우(소변에서 : **신증후군**, 대변에서 : 궤양대장염)

저단백혈증이 되면 교질삼투압의 저하가 일어나 혈장성분이 혈관 밖으로 나가기 쉬워지므로 부기(부종)가 일어난다. 신증후군에서는 눈 주위나 외음부 등의 부드러운 조직에서 부종이 일어난다(Chapter 19 '비뇨계통 질환' 참조). 또 저단백혈증이 심해지면 흉수나 복수가 고인다. 그 밖에 심장 등의 장기 기능이 저하된다.

3.2 아밀로이드증

아밀로이드증(amyloidosis)이란 **아밀로이드**(amyloid)라고 불리는 물에 녹지 않는(불용성) 섬유상의 비정상 단백질이 조직에 침착하여 장기의 기능장애를 일으키는 질병이다. 아밀로이드는 한 물질의 이름이 아니라 AL형아밀로이드나 AA형아밀로이드 등 다양한 단백질을 통틀어 일컫는 말이다. 어떤 종류이든 공통적으로 콩고레드염색에 붉게 염색되며 이를 편광현미경으로 관찰하면 녹황색으로 보인다(그림 8–7).

다발골수종(multiple myeloma, MM)에서는 종양세포에서 다량으로 면역글로불린이 생산되는데, 그 가벼운 사슬(경쇄)이 변화하여 AL형 아밀로이드가 된 후 온몸에 침착된다. 이 경우의 아밀로이드증은 AL아밀로이드증이라고 한다(Chapter 14 '조혈계통 질환' 참조). 한편, **류마티스관절염**(rheumatoid arthritis, RA)이나 결핵과 같은 만성염증이 지속되는 사람에게 AA형아밀로이드가 전신성으로 침착되는 경우가 있다. 이는 AA아밀로이드증이나 반응성아밀로이드증이라고 한다. AA형아밀로이드는 혈청 중의 아밀로이드 관련 물질이라는 단백질이 변화한 것이다. 그 밖에 장기간 투석 환자에게 β2 마이크로글로불린 유래 아밀로이드가 전신성으로 침착하는 경우가 있으며, 이를 투석아밀로이드증이라고 한다.

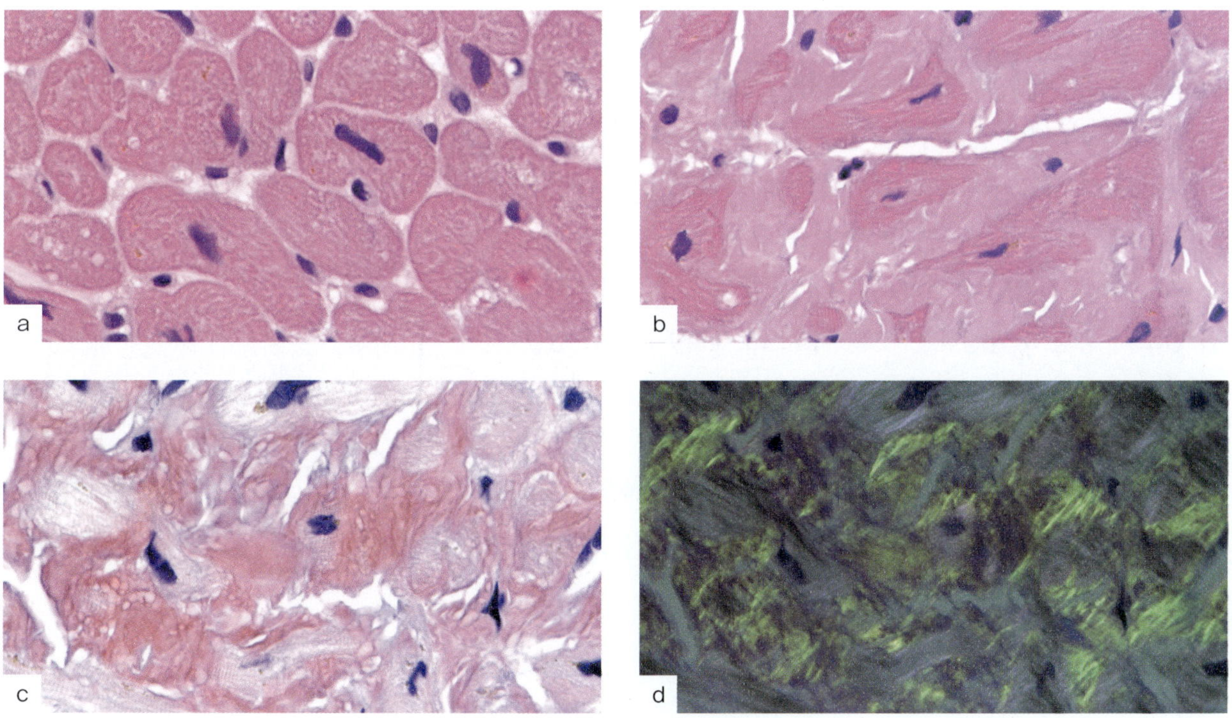

그림 8–7 아밀로이드증

a. 아밀로이드가 침착되지 않은 영역 : 둥글기니 기늘고 긴 것은 심장근육세포이다. 심장근육세포 사이 틈새에는 아밀로이드의 침착은 관찰되지 않는다(HE 염색).
b. 아밀로이드가 침착된 영역 : 심장근육세포 사이 틈새에 분홍색의 아밀로이드가 침착해 있다. a보다 사이질 영역이 확대되고 심장근육세포는 아밀로이드에 의해 둘러싸여 형태가 찌그러져 줄어 있다(HE 염색).
c. 사이질에 침착한 아밀로이드가 붉게 염색되어 있다(콩고레드염색).
d. c의 표본을 편광현미경으로 관찰하면 아밀로이드가 녹황색으로 보인다.

아밀로이드가 장기에 침착하면 그 장기의 기능이 손상된다. 예를 들어 심장에 다량으로 침착되면 심부전이 일어나고, 신장에 침착되면 신장기능이 손상되어 심하면 신부전이 된다. 또 장에 침착하면 설사나 영양의 흡수장애를 일으킨다. 일단 아밀로이드가 침착되면 그것을 제거하기는 어렵다. 다발골수종이나 류마티스관절염 등의 원인이 되는 질환을 치료하여 더 이상 아밀로이드가 침착되지 않도록 하는 방법이 선택된다.

4 핵산의 대사이상

세포의 핵 안에는 **DNA**가 있고 이 안에 유전정보가 들어 있다. 또 **RNA**는 단백질을 합성할 때 유전정보를 전달하는 기능을 한다. 이 DNA와 RNA는 핵산(nucleic acid)으로 구성된다. 한편, 몸속의 세포는 세포분열을 통해 수를 늘리거나 반대로 수명이 다해 죽는다. 특히 골수의 조혈세포에서 만들어지는 혈액세포나 위나 장의 점막세포는 수명이 짧아 이로 인해 활발하게 증식하여 그것을 보충한다. 핵산은 세포가 증식할 때는 함께 합성되어 증가하고, 세포가 죽으면 분해되어 **요산**이 된 후 소변으로 배설된다.

통풍(gout)은 요산이 관절이나 조직 내에 침착됨으로써 발생하는 질병이다. 영양가 높은 식사를 하는 비만한 남성에게서 발생하기 쉽다. 요산의 침착은 기본적으로 혈중에 요산이 증가한 상태(고요산혈증, hyperuricemia)가 바탕이 되어 생긴다. 그러나 고요산혈증이 있으면 반드시 통풍이 발생하는 것은 아니므로 다른 요인도 있을 것으로 판단된다. 요산이 침착하는 관절은 엄지발가락이 가장 많고, 관절염을 일으키기 때문에 심한 통증이 발작적으로 발생한다. 신장에서는 배출된 요산이 요세관 안에서 결정이 되어 속공간을 막기 때문에 신장의 기능이 손상된다. 이러한 상태를 통풍신장(gouty kidney)이라고 한다.

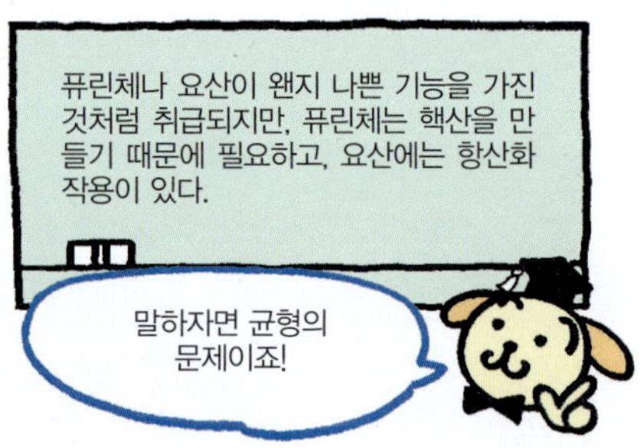
퓨린체나 요산이 왠지 나쁜 기능을 가진 것처럼 취급되지만, 퓨린체는 핵산을 만들기 때문에 필요하고, 요산에는 항산화 작용이 있다.
말하자면 균형의 문제이죠!

5 생활습관병-비만과 대사증후군

이상지질혈증, 당뇨병, 비만, 고혈압 등 오랜 세월 생활습관의 축적이 그 발생이나 진행에 관여하는 질병을 생활습관병이라고 한다(Chapter 01 '병리학과 병리진단' 참조). 이들 질병에는 식사, 음주, 흡연, 운동, 정신적 스트레스 등 개개인의 생활습관이 크게 관여한다. 특히 비만의 대부분은 영양 과잉으로 발생하는 점에서 풍요의 시대라고 불리는 현대를 상징하는 생활습관병이 되었다. 그리고 비만이 바탕이 되어 다양한 건강장애, 즉 이상지질혈증, 지방간, 2형당뇨병, 동맥경화증에 의한 심근경색증이나 뇌경색증, 고혈압, 수면무호흡증후군, 변형관절염, 월경이상 등이 일어나기 쉬우며 사회적으로도 큰 문제이다.

5.1 비만과 비만증

비만(obesity)이란 지방조직에 지방이 과잉으로 축적된 상태로, 신체비만지수[body mass index, BMI; 체중(kg) ÷[키(m)]^2]가 25 이상인 것으로 정의된다. 대한비만학회의 비만치료지침에 따르면 표 8-3과 같이 비만 정도가 분류된다. WHO의 기준에서는 BMI가 30 이상이면 비만이지만 우리나라의 기준에서는 25 이상이 비만이다. 여기에서 주의해야 할 점은 비만과 비만증은 의미가 다르다는 사실이다. 비만은 단순히 BMI가 25 이상(비만 1도~4도)인 상태를 말하는 것으로, 수치가 높아도 건강한 사람은 많다. 한편, 비만증이란 2형당뇨병 등 비만에 기인하거나 관련하는 건강장애를 합병하거나 그 합병이 예측되는 경우를 말한다. 또 지방의 분포도 중요하여 장간막 등의 복강 내 조직에 지방이 축적되는 내장지방형인 경우에는 2형당뇨병 등의 건강장애를 동반하기 쉽다고 알려져 있어서 이러한 비만도 고위험 비만으로서 비만증 안에 포함된다. 이처럼 비만증은 체중을 감량함으로써 건강장애가 개선되거나 건강장애를 일으키는 위험성이 줄어드는 것으로, 질병으로서 인식할 필요가 있다. 동양인의 경우 서양인보다 경도의 비만자가 많고 또 경도임에도 불구하고 건강장애가 쉽게 일어나는 특징이 있으므로 비만을 가볍게 생각해서는 안 된다.

표 8-3 비만도의 분류

BMI(kg/m^2)	판정	WHO 기준
<18.5	저체중	Underweight
18.5≦ ~ <25	정상	Normal range
25≦ ~ <30	비만(1도)	Pre-obese
30≦ ~ <35	비만(2도)	Obese class Ⅰ
35≦ ~ <40	비만(3도)	Obese class Ⅱ
40≦	비만(4도)	Obese class Ⅲ

비만(BMI ≧ 25)은 의학적으로 체중 감량이 필요한 상태라고는 할 수 없다. 표준체중(이상체중)은 질환에 가장 걸리지 않는 BMI 22를 기준으로 하여 표준체중(kg) = 키(m)^2 × 22로 계산된 수치로 한다. BMI ≧ 35를 고도비만으로 정의한다.

1) 비만의 원인

비만의 원인은 다양하지만 가장 일반적인 원인은 과식과 운동부족이다. 즉, 음식물로 섭취하는 열량과 기초대사나 운동 등으로 사용하는 열량이 균형을 이루면 문제가 없지만, 섭취하는 열량이 많거나 사용하는 열량이 적으면 여분의 열량이 지방조직으로 축적되어 비만이 된다. 또 정신적 스트레스도 비만과 밀접하게 관련되어 있는데, 이러한 원인은 어떤 의미에서는 본인의 의지로 없애거나 조절할 수 있다.

한편, 쿠싱증후군(Cushing syndrome)과 같이 호르몬에 이상이 있는 경우나 지방을 분해하는 효소에 이상이 있는 즉, 본인의 의지와는 관계없이 비만이 되는 경우가 있다는 사실에도 주의해야 한다.

2) 비만의 종류

지방조직의 증가는 피부밑이나 복강(장간막이나 큰그물막)에서 일어난다. 피부밑(특히 엉덩이나 넓적다리)이 두드러지는 것을 **피부밑지방형 비만**(하반신비만, 서양배형 비만), 복강에 지방조직의 증가가 두드러지는 것을 **내장지방형 비만**(상반신비만, 사과형 비만)이라고 한다. 내부지방형 비만은 겉모습으로는 판단하기 어렵기 때문에 BMI가 25 이상이고 또 허리둘레가 남성에서 90cm 이상, 여성에서 85cm 이상인 경우에 비만을 의심할 수 있다.

3) 병리학적 변화

지방조직(정확하게는 백색지방조직)은 영양을 저장하는 중요한 조직으로, 지방세포와 풍부한 작은 혈관으로 구성된다. 지방세포의 성숙형은 중성지방을 풍부하게 비축하여 공 모양이며(그림 8-8a) 중성지방을 분해해서 에너지로 바꾸는 매우 중요한 기능을 한다. 또 지방세포는 신체에 중요한 사이토카인인 **아디포사이토카인**(adipocytokine)을 생산하는데, 예를 들어 **렙틴**(leptin)이라는 중추신경에 작용해서 식욕을 조절하는 물질이나 **아디포넥틴**(adiponectin)이라는 동맥 속막으로 대식세포가 침입하거나 콜레스테롤이 침착하는 물질을 억제하여 죽(상)경화증(atherosclerosis)을 방지해주는, 이른바 좋은 사이토카인을 분비하는 사실이 최근 밝혀졌다(그림 13-13 참조).

보통 체중인 사람의 지방세포는 지름이 70~90μm이다(그림 8-8b). 비만인 사람의 지방세포는 대형화하는 한편, 여윈 사람의 지방세포는 소형화한다. 신생아에서는 크기가 30μm이고, 몇 년 후에 성인의 크기가 된다. 소아의 지방세포는 증식하며, 그 증식은 사춘기가 끝날 무렵까지 계속된다. 성인에서는 지방세포의 증식이 드물게 일어나는데, 이러한 사람은 건강한 비만인이 되기 쉽다.

지방세포가 과도하게 비대해지면 지방세포 사이를 풍부하게 지나가는 모세혈관은 세포 사이에서 압박을 받아 속공간이 현저하게 좁아진다(그림 8-8c, d). 지방세포는 허혈에 빠진다. 그러면 영향을 받는 것이 아디포사이토카인의 생산이다. 특히 아디포넥틴이라는 죽(상)경화증을 억제해주는 중요한 인자의 생성이 저하된다. 그렇게 되면 죽(상)경화증이 일어나 심근경색증이나 뇌경색증이 발생하기 쉬워진다.

특히 내장비만에서 이것이 잘 일어나는 이유는 복강이라는 한정된 공간에서 지방세포가 증량하면 과도하게 빼곡해져서 혈관이 압박되어 허혈을 일으키기 쉽기 때문이며, 또 내장지방세포는 원래 아디포사이토카인을 피부밑지방세포보다 수십% 많이 생산하기 때문에 이 균형이 무너지면 신체에 미치는 영향도 커진다.

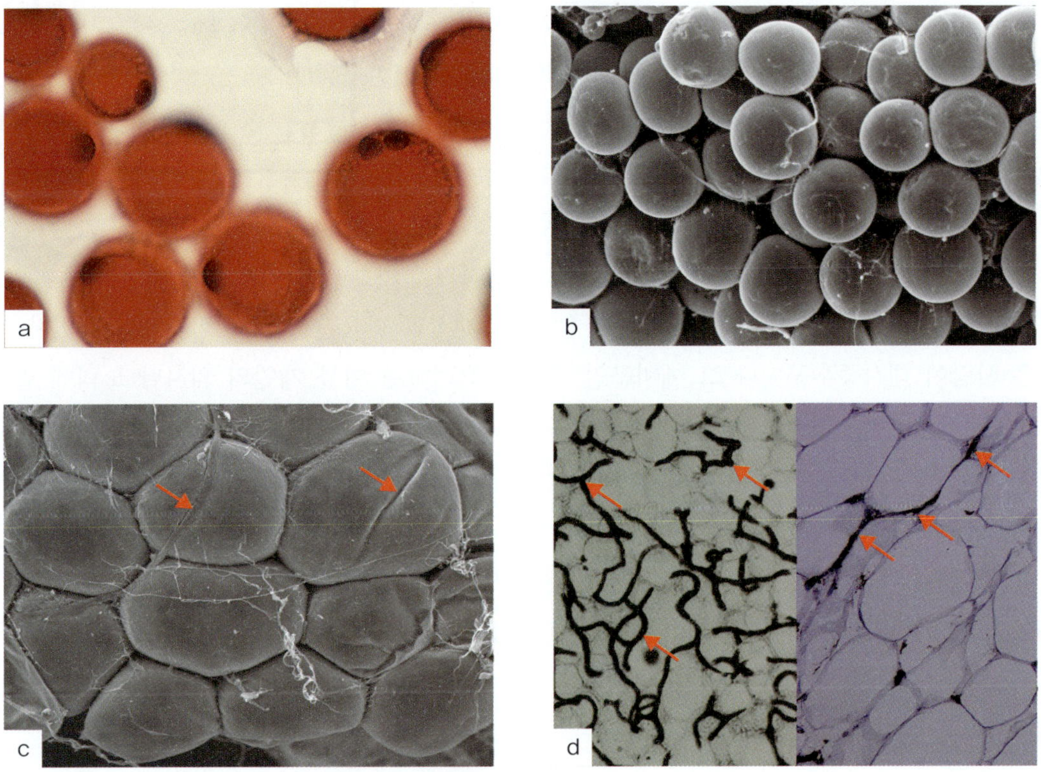

그림 8-8 **지방세포**

a. 성인의 성숙한 지방세포. 소화액을 이용하여 지방조직으로부터 지방세포를 떨어뜨린 다음 중성지방을 붉게 염색했다. 핵은 세포 주변으로 가 있으며 1개의 지방세포는 2개의 핵을 가진다.
b. 보통 체중 성인의 내장지방조직(주사전자현미경사진). 입자가 고른 공 모양의 성숙 지방세포로, 세포 사이는 비어 있어 비대해질 여유가 있다. 크기는 70~90μm이다.
c. 비만한 성인(대사증후군)의 내장지방조직. 지름은 140μm에 달한다. 다면체가 되어 서로 빼곡하게 접해 있으며 세포 사이에 여유가 없다. 그래서 지방세포 사이를 지나가는 작은 혈관이 압박을 받는다(→).
d. 지방세포 내로 먹물(india ink)을 주입한 후의 조직소견. 왼쪽은 보통 체중인 사람으로 작은 혈관은 먹물이 들어가 여유롭게 주행하고 있다(→). 오른쪽은 대사증후군이 있는 사람의 지방조직이며 혈관 속공간이 좁아져 있다(→).

5.2 대사증후군

비만 가운데 특히 내장지방형 지방이 있는 경우 인슐린저항성, 이상지질혈증, 고혈압 등의 다양한 병태가 합병되기 쉬워 심근경색증 등의 동맥경화성 질환을 잘 일으킨다. 이처럼 내장지방의 축적을 기반으로 다양한 병태가 합병해 있는 상태를 **대사증후군**(metabolic syndrome)이라고 한다.

대사증후군은 고LDL 콜레스테롤혈증과는 별도로 동맥경화성 질환을 일으킬 위험성이 있는 병태이다.

즉, 각각의 병태 정도는 가벼워도(이상지질혈증이나 당뇨병이나 고혈압이 그다지 심하지 않아도) 중복하여 존재하면 동맥경화증이나 심근경색증 등의 동맥경화성 질환을 일으키기 쉽다는 점에서 중요하다.

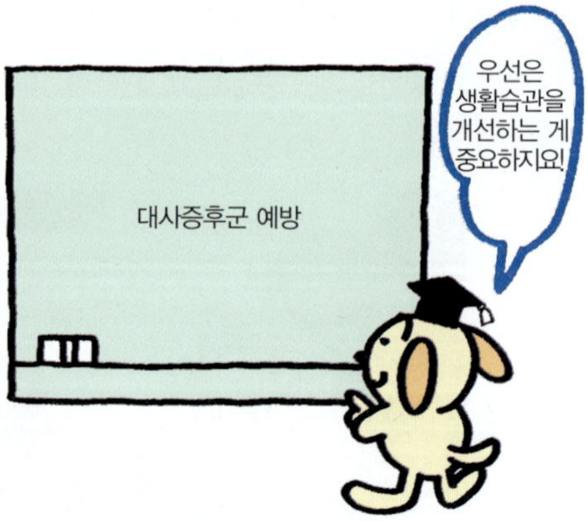
우선은
생활습관을
개선하는 게
중요하지요!
대사증후군 예방

대사증후군의 진단기준은 표 8-4와 같으며, 여기에서도 내장지방의 축적이 가장 중요하다.

대사증후군이라는 질병 개념이 확립된 의의는 크다. 즉, 내장지방의 축적을 감소시킴으로써 당뇨병이나 동맥경화성 질환이 될 위험성을 줄일 수 있다는 점, 그리고 그렇게 하기 위해 식사요법이나 운동요법 등 생활습관을 적극적으로 개선할 필요가 있다는 점이 명확해졌다. 다만, 상당히 많은 사람이 대사증후군이나 그 예비군인 상황을 고려하면 이를 개인의 의사나 노력에 맡겨서만은 문제가 해결되지 않는다. 행정이나 사회 전체의 문제로서 대처할 필요가 있다.

표 8-4 대사증후군의 진단기준

다음의 구성요소 중 3가지 이상이 있는 경우를 대사증후군으로 정의할 수 있음	
복부둘레	남성 ≧ 90cm 여성 ≧ 85cm
고중성지방혈증 (동시에/또는) 저HDL 콜레스테롤혈증	≧ 150mg/dL 남성 ≦ 40mg/dL 여성 ≦ 50mg/dL
수축기압 (동시에/또는) 확장기압	≧ 130mmHg ≧ 85mmHg
혈당장애	공복혈당 ≧ 100mg/dL 당뇨병 과거력 또는 약물장애

Column 5

생활습관병과 치매의 관계

일본 후쿠오카현 카스야군에 있는 히사야마쵸는 후쿠오카시에 인접한 교외도시(인구 약 8,400명)로 일본의 전국평균과 거의 비슷한 연령분포, 직업적 지위, 영양섭취량을 포함한 인구통계적 특성이 있다. 히사야마쵸 연구는 규슈대학과 히사야마쵸의 공동사업으로서 1961년 시작되어 50년 이상의 역사를 가진 일본을 대표하는 생활습관병 역학연구이다. '히사야마 방식'이라고 불리는 주민의 건강관리는 규슈대학과 마을 주민의 상호이해와 신뢰를 바탕으로 히사야마쵸, 대학, 지역 개업의가 연계하여 시행하며, 이 생활습관병 예방 건강검진데이터를 활용한 역학연구(히사야마쵸 연구)는 세계에서도 유래가 없는 정밀도를 자랑한다.

뇌 및 심혈관질환을 대상 질환으로 한 장기적인 전향 코호트연구로 시작되었지만, 시대의 요청에 맞추어 각종 생활습관병으로 대상을 넓혀 1985년부터 65세 이상의 전체 고령 주민을 대상으로 치매 조사가 시작되었다. 치매 유병률의 동향을 계속적으로 모니터하여 치매와 그 첫 번째 원인인 **알츠하이머병**이 예상 이상으로 증가하고 있음을 밝히고 치매가 일본의 초고령사회에서 큰 문제라는 경종을 울렸다.

히사야마쵸 연구에서 치매 위험인자를 검토한 결과 중년기 및 노년기의 **고혈압**은 혈관치매 발병의 위험인자이고, 또 **당뇨병**은 주로 알츠하이머병 발병의 유의한 위험인자임이 밝혀졌다. 치매의 정확한 병형 진단에는 뇌 자체를 병리학적으로 조사할 필요가 있는데, 히사야마쵸 연구에서는 사망한 주민의 약 75%가 규슈대학병원의 병리해부에 협력하여 사망원인과 상세한 뇌병리가 조사되고 있다. 그 성과로서 당 부하 후 2시간 혈당치나 인슐린저항성의 상승은 알츠하이머병에 특징적인 병리학적 소견의 하나인 노인반의 출현과 유의하게 관계가 있었다. 뇌에서는 아포지단백질 E가 콜레스테롤이나 지방산의 운반을 담당하며 그 유전자(*APOE*)에는 ε2, ε3, ε4의 3가지 대립유전자가 있다. 이 가운데 *APOE*-ε4 유전자는 알츠하이머병 발병의 강력한 위험인자이다. 이 유전적 원인과 인슐린저항성 상승이 상승적으로 알츠하이머병 발병을 높이고 있다.

한편, 방어인자의 검토에서는 치매의 **예방으로 이어지는 식사 패턴**으로서 콩, 콩제품, 녹황색 채소, 담색 채소, 조류, 우유 및 유제품의 섭취량이 많고 쌀의 섭취량이 적다는 결과가 도출되었다. 이 식사 패턴의 경향이 강한 군일수록 치매의 발병 위험이 유의하게 저하되고 이 유의한 경향은 혈관성 치매 및 알츠하이머병 발병에서도 관찰되었다. 즉, 일정한 섭취 열량 중에서 밥의 섭취량을 줄여서 예방 효과가 있는 다른 식품(반찬)의 양을 늘리는 식사패턴이 좋다는 사실을 나타내고 있다.

당뇨병 예방교실이나 건강강연회, 치매 초기 지원대책 등의 각종 보건사업이 히사야마쵸와 규슈대학과의 연계로 시행되고 있으며 그 성과는 진행되는 고령자 문제를 앞으로 어떻게 극복하면 좋을지를 나타내는 이정표가 될 것으로 기대된다.

[참고자료]

http://www.hisayama.med.kyushu-u.ac.jp

요점 정리

- 인체는 항상 물질을 흡수, 분해, 합성(대사, metabolism)하면서 활동하는데, 평형상태를 유지하도록 전체의 균형이 취해지고 있다. 이 상태를 항상성(homeostasis)이라고 한다.
- 이상지질혈증은 고LDL 콜레스테롤혈증, 저HDL 콜레스테롤혈증, 고중성지방혈증, 고non-HDL 콜레스테롤혈증 중 한 상태를 가리킨다. 그 원인이 일차성(가족성)인 것, 생활습관에 기인하는 것, 이차성인 것이 있다.
- 이상지질혈증, 특히 LDL 콜레스테롤 수치가 높으면 죽종을 특징으로 하는 동맥경화증을 발병하기 쉽다. 한편, HDL은 동맥경화증을 예방하는 방향으로 작용하며 HDL 콜레스테롤 수치가 낮으면 동맥경화증이나 심근경색증이 일어나기 쉽다.
- 간에 비정상적으로 지방이 축적된 상태를 지방간이라고 하며, 비만, 당뇨병, 알코올 과음, 영양장애 등에 의해 지방의 대사경로에 이상이 일어나면 지방간이 된다.
- 당뇨병(diabetes mellitus)은 인슐린 작용의 부족에 의한 만성고혈당을 주요 특징으로 하며, 눈, 신장, 신경, 혈관 등에 중대한 변화를 일으킨다.
- 췌장의 랑게르한스섬 β세포가 감소하여 그곳에서 분비되는 인슐린이 적기 때문에 발병하는 당뇨병을 1형당뇨병이라고 한다. 치료에는 반드시 인슐린이 필요하다(인슐린의존성). 20세 이하에게서 발병하는 경우가 많으며 체중은 정상적이다. 예후는 일반적으로 나쁘다.
- 대표적인 생활습관병인 2형당뇨병은 인슐린의 분비가 저하되어 당뇨병이 되는 경우와 수용체의 감소로 인해 인슐린에 대한 반응성이 나빠지기(인슐린저항성) 때문에 당뇨병이 되는 경우가 있다. 중장년층에 많으며 비만인 경우가 많다. 증상은 일반적으로 가벼우며 서서히 진행된다.
- 저단백혈증은 혈장단백질, 특히 알부민의 농도가 낮아지기 때문에 저알부민혈증(hypoalbuminemia)이라고도 불린다. 원인으로는 단백질 섭취부족, 합성 저하, 분해항진, 체외 상실이 있다.
- 아밀로이드라고 하는 섬유상의 비정상 단백질이 침착하여 장기의 기능장애(심부전, 신부전 등)를 일으킨다. 다발골수종이나 류마티스관절염에서는 아밀로이드증을 합병하기 쉽다.
- 통풍(gout)은 요산이 관절이나 조직 내에 침착함으로써 발생한다. 고요산혈증(hyperuricemia)은 요산을 많이 함유하는 식품의 섭취나 핵산 생산이 많아지는 경우에 발생한다.
- 비만이란 전신의 지방조직이 과도한 상태를 말하며, 그 기준으로 신체비만지수(body mass index, BMI) 25 이상이면 비만으로 판정된다. 비만이 있으면 여러 가지 건강장애를 일으키기 쉽다.
- 내장지방형 지방이 있는 경우 인슐린저항성, 이상지질혈증, 고혈압 등의 다양한 병태가 합병되기 쉬워 동맥경화성 질환을 잘 일으킨다. 내장지방의 축적을 기반으로 하여 이들을 합병한 상태를 대사증후군(metabolic syndrome)이라고 한다.

확인문제

01. LDL은 콜레스테롤을 (①)(으)로 운반하는 역할을 하고, HDL은 콜레스테롤을 (②)(으)로 운반하는 역할을 한다.

02. 이상지질혈증이란 (③), (④), (⑤)의 어느 하나가 있는 경우를 말한다.

03. 이상지질혈증이 있으면 (⑥)에 걸리기 쉽다.

04. 지단백질 가운데 (⑦)은/는 동맥경화증을 촉진하는 쪽으로 작용하고, (⑧)은/는 동맥경화증을 예방하는 쪽으로 작용한다.

05. 1형당뇨병은 랑게르한스섬의 β세포가 감소하고 (⑨)의 분비가 부족하여 발병한다.

06. 2형당뇨병은 인슐린 수용체가 감소하고 (⑩)이/가 나빠져서 발병한다. 이것을 (⑪)(이)라고 한다.

07. 당뇨병에 의해 눈, 신장, 말초신경에 장애가 일어나는데, 이것을 각각 (⑫), (⑬), (⑭)(이)라고 한다.

08. 당뇨병에 의한 신장장애에서는 사구체의 (⑮)(이)나 (⑯)의 증가가 일어난다.

09. 저단백혈증에서는 (⑰)의 농도가 낮아지고 부종을 일으킨다.

10. 아밀로이드증을 일으키기 쉬운 질환에 (⑱)와/과 (⑲)이/가 있다.

11. 통풍에서는 요산이 (⑳)에 침착하기 쉬워 관절염을 일으킨다.

12. 비만 유형에는 2종류가 있으며 (㉑)와/과 (㉒)이다.

13. 내장지방의 축적은 인슐린저항성, 이상지질혈증, 고혈압이라는 병태를 합병하기 쉽고 이들을 합병한 상태를 (㉓)(이)라고 한다.

정답

① 말초조직, ② 간, (③~⑤의 순서는 상관없음) ③ 고LDL 콜레스테롤혈증, ④ 저HDL 콜레스테롤혈증, ⑤ 고중성지방혈증, ⑥ 동맥경화증, (⑦~⑧의 순서는 상관없음) ⑦ 저밀도지단백질(LDL), ⑧ 고밀도지단백질(HDL), ⑨ 인슐린, ⑩ 인슐린에 대한 반응, ⑪ 인슐린저항성, ⑫ 당뇨병망막병증, ⑬ 당뇨병신(장)병증, ⑭ 당뇨병신경병증, (⑮~⑯의 순서는 상관없음) ⑮ 바닥막(기저막) 비후, ⑯ 메산지움바탕질, ⑰ 알부민, (⑱~⑲의 순서는 상관없음) ⑱ 다발골수종, ⑲ 류마티스관절염, ⑳ 관절(엄지발가락), (㉑~㉒의 순서는 상관없음) ㉑ 피부밑지방형 비만, ㉒ 내장지방형 비만, ㉓ 대사증후군

CHAPTER

09

종양

학습목표

1. 종양의 정의와 분류에 대해 설명할 수 있다.
2. 종양의 형태학적 특징, 성장 및 진행 양식에 대해 설명할 수 있다.
3. 양성종양과 악성종양의 차이를 설명할 수 있다.
4. 종양의 주요 원인과 임상상의 특징에 대해 설명할 수 있다.
5. 종양의 발생기전을 설명할 수 있다.
6. 우리나라에서 발생하는 암의 역학적 특징을 설명할 수 있다.

핵심용어

- 침윤
- 전이
- 양성종양
- 악성종양
- 상피종양
- 비상피종양
- 혼합종양
- 암종
- 육종
- 분화
- 이형성
- 감시림프절(전초림프절)
- 파종전이
- 종말증
- 신생물딸림증후군
- 종양면역
- 다단계 발암설
- 종양유전자
- 종양억제유전자
- 분자표적치료
- 악성신생물

인체를 구성하는 세포는 일정한 속도로 분열과 증식을 하면서 수명에 동반한 죽음이나 박리 등에 의한 소멸을 반복하면서 조직이나 장기의 성장과 연령에 맞는 세포 수를 유지한다. 염증이나 재생, 과다형성 등의 병적 상태에서는 일시적으로 특정 세포가 과도하게 증식하는 경우가 있지만, 원인이 제거되면 세포의 증식 속도는 원래대로 되돌아온다. 즉, 정상 세포는 개체와 세포 자신에게 갖추어진 다양한 생리적 기전에 의해 적절하게 제어된다. 그러나 그러한 제어를 받지 않고, 또 외부에서의 원인(작용)이 제거되어도 자율적이고도 무제한으로 세포가 과잉 증식하는 병태가 바로 **종양**[tumor; 또는 신생물(neoplasm)]이다. 종양세포가 증식하는 속도는 종양의 종류에 따라 다른데, 일반적으로 양성종양에서 느리고 악성종양에서 빠르다. 악성종양은 발생부위의 조직이나 장기를 파괴하고 내부로 침입(**침윤**, infiltration)해서 본래의 발생부위에서 떨어진 원격 장기에 정착하고 성장(**전이**, metastasis)하는 성질이 있으며, 결국에는 개체를 죽음에 이르게 한다.

1 종양의 분류와 명명법

1.1 종양의 분류

종양은 생물학적 관점에 근거한 분류와 조직발생에 근거한 분류가 있는데, 보통 양쪽을 조합한 표현이 사용된다. 생물학적 관점에 따른 분류에서는 **양성종양**(benign tumor)과 **악성종양**(malignant tumor)으로 나뉜다(표 9-1). 한편, 조직발생에 따른 분류에서는 종양을 상피세포의 성질을 나타내는 **상피종양**(epithelial tumor)과 결합조직이나 혈액세포 등의 비상피세포의 성질을 나타내는 **비상피종양**(nonepithelial tumor)으로 크게 나누며, 여기에 상피성과 비상피성의 각 종양성분을 함께 가진 종양인 **혼합종양**(mixed tumor)이 추가된다(표 9-2).

상피종양은 피부 표면을 덮는 표피, 소화관이나 기도, 요로 등의 점막상피, 내 · 외분비장기 샘조직 등의 상피조직에서 발생하는 종양이며, 섬유성 결합조직이나 지방, 혈관, 근육, 뼈, 조혈조직, 뇌 · 신경조직 등의 비상피조직에서 발생하는 것은 비상피종양이다.

표 9-1 양성종양과 악성종양의 비교

	양성종양	악성종양
성장 속도	늦음	빠름
국소에서의 성장	팽창성, 압박성	침윤성, 파괴성
국소 재발	드묾	흔함
원격전이	없음	있음
숙주에 대한 영향	일반적으로 경미	심각
세포의 이형성	약함	강함
혈관 및 림프관 침입	없음	흔함

표 9-2 종양의 분류

상피종양	(양성) 샘종, 편평상피유두종 등 (악성) 샘암종, 편평세포암종 등
비상피종양	(양성) 섬유종, 지방종 등 (악성) 섬유육종, 지방육종 등
혼합종양	(양성) 다형태샘종, 기형종 등 (악성) 암육종, 미성숙기형종 등

1.2 종양의 명명법

종양은 보통 종양을 구성하는 조직이나 성질을 나타내는 말 뒤에 '종(-oma)'을 붙여 명명한다. 예를 들어 '샘종(선종, adenoma)'이나 '섬유종(fibroma)'이 있다. 악성상피종양은 **암종**(carcinoma), 악성비상피종양은 **육종**(sarcoma)이라고 하며, 그 종류에 따라 '샘암종(adenocarcinoma)', '섬유육종(fibrosarcoma)' 등으로 명명되는데, 이러한 명명법에는 예외도 있다.

또한 암(cancer)이라는 용어는 악성종양 전체를 의미하는 목적으로 사용되는 경우와 암종을 가리키는 경우가 있으며, 이 책에서는 특별한 언급이 없는 한 후자의 의미로 사용된다.

2 종양의 형태

2.1 육안적 형태

육안으로 보았을 때 종양은 세포의 집단으로 이루어진 덩어리(**종괴** 또는 **결절**)를 형성하는 경우가 많은데, 그중에는 백혈병처럼 덩어리를 만들지 않고 골수 등에서 광범위하게 증식하는 것도 있다. 특히 피부나 소화관 등에 발생한 종양은 종종 바깥 표면이나 속공간(내강) 쪽을 향해 부풀어 오르듯이 증식(외향성 발육)하는데, 그중에는 심부나 벽 안으로 잠입하듯이 진행(내향성 발육)하는 것도 있다.

또 악성종양에서는 중앙부분이 서서히 **괴사**(necrosis)되고, 표면이 탈락 및 붕괴되어 궤양 모양이 되는 경우가 많다. 내부에 액체 등이 든 주머니 모양(**낭종**)을 나타내는 종양도 있다(그림 9-1, 9-2).

종양과 주위 조직의 경계가 선명한 경우와 불규칙하고 선명하지 않은 경우가 있는데, 악성종양에서는 후자가 많다. 또 종양의 크기는 육안으로는 볼 수 없는 미세한 것에서부터 때로 자궁근종이나 난소종양 등과 같이 지름이 수십cm에 달하는 거대한 것까지 존재한다.

색상은 백색 또는 회백색이 많지만, 혈액성분이 풍부한 것이나 내부에 출혈이 있는 종양은 종종 암적색을 띠고, 괴사 병터가 있는 종양은 황색을 띤다. 그중에는 녹색의 간세포암종이나 검은색의 악성흑색종 등과 같이 종양세포가 생산하는 색소(빌리루빈이나 멜라닌)에 따라 독특한 색상을 띠는 것도 있다.

유선(젖샘)이나 위의 경성암(scirrhous carcinoma) 등과 같이 섬유성분을 많이 함유하는 것은 병터가 탄력적이고 단단하지만, 반대로 섬유성 사이질이 부족하고 종양세포가 많은 것은 부드럽다. 점액종 등의 점액다당(류)을 풍부하게 함유한 종양은 자른 단면이 광택을 띤 젤리 모양을 나타낸다.

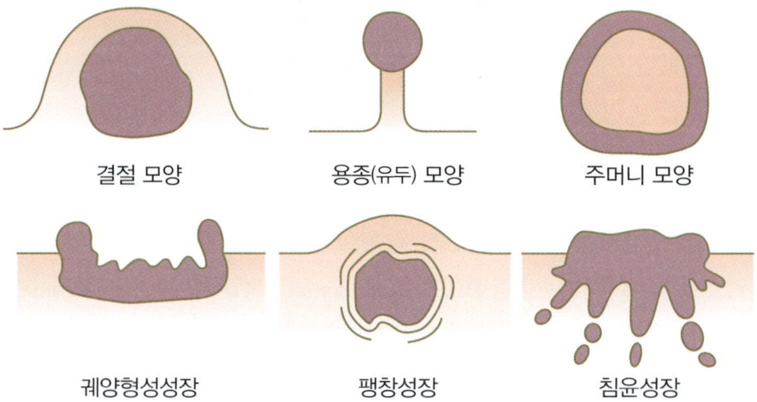

그림 9–1 종양의 주요 육안형태 및 성장양상

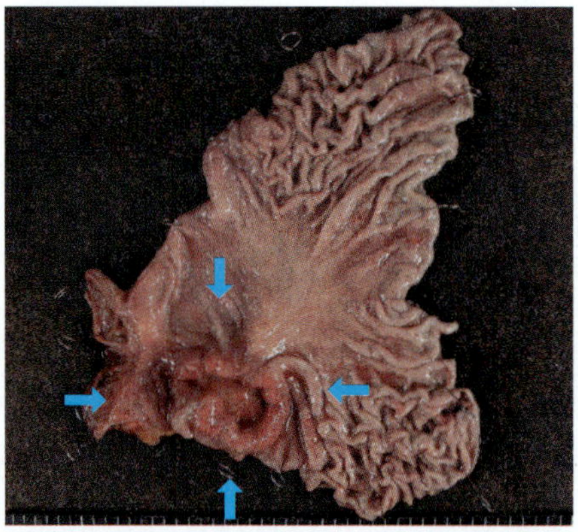

그림 9–2 진행위암(국한 궤양형)의 절제 표본

궤양으로 인해 움푹 들어간 중앙부분와 융기성의 가장자리부분을 나타내는 위암(→)이 안뜰부분(전정부) 뒤벽 가까이에서 관찰된다.

2.2 조직학적 형태

종양을 광학현미경으로 관찰하면 종양세포와 그 이외의 성분이 함께 있음을 알 수 있다. 종양세포와 그 생산물을 **종양실질**(parenchyma)이라고 하는데, 그 형태는 발생한 모조직의 형태와 약간 비슷하다. 이러한 유사성의 정도를 **분화**(differentiation)라고 표현하며, 조직이나 세포의 성숙도를 반영한다. 일반적으로 양성종양은 모조직과의 유사성이 높지만, 악성종양은 차이가 커서 분화도가 낮은 경우가 많다. 또한 같은 종류의 악성종양이라도 비교적 분화도가 높은 것(고분화)과 그렇지 않은 것(저분화), 그리고 그 중간인 것(중등도 분화)이 존재한다(그림 9–3).

한편, 종양세포가 모조직의 세포와 다른 성질을 가지는 것을 **이형성**(dysplasia)이라고 하는데, 그 정도를 현미경 하에서 판정하여 종양의 양·악성을 분별하는 지표로 삼는다. 이형성을 나타내는 변화에는 종양세포의 핵 비대나 과염색성, 핵과 세포질 비율(N/C비)의 증가, 핵소체의 명료화, 핵막의 비후와 변형, 세포의 크기 및 모양 다양성, 핵분열상의 증가와 같은 개개의 종양세포에서 관찰되는 **세포이형**(그림 9–4)과 세포의 배열이나 구축 이상 등으로 나타나는 **구조이형**이 있다. 보통 양성종양에서는 이러한 이형성이 두드러지지 않지만, 악성종양에서는 현저하게 나타난다.

종양실질 이외의 구성성분을 **종양사이질**(stroma)이라고 하는데, 실질을 지지하고 영양분이나 산소를 공급한다. 사이질에는 아교질원섬유 등의 세포바깥바탕질이나 섬유모세포 등으로 이루어진 결합조직 외에도 림프관과 혈관이 존재하며, 림프구나 대식세포 등의 유주세포(amebocyte)도 종종 관찰된다. 상피종양에서는 종양세포가 상피로서의 특징, 즉 세포끼리 접착하여 세포 집단을 형성하기 때문에 사이질과 쉽게 구별되지만, 접착성이 적고 사이질세포와의 유사성을 나타내는 비상피종양에서는 실질과 사이질을 구별하기 어렵다(그림 9–5).

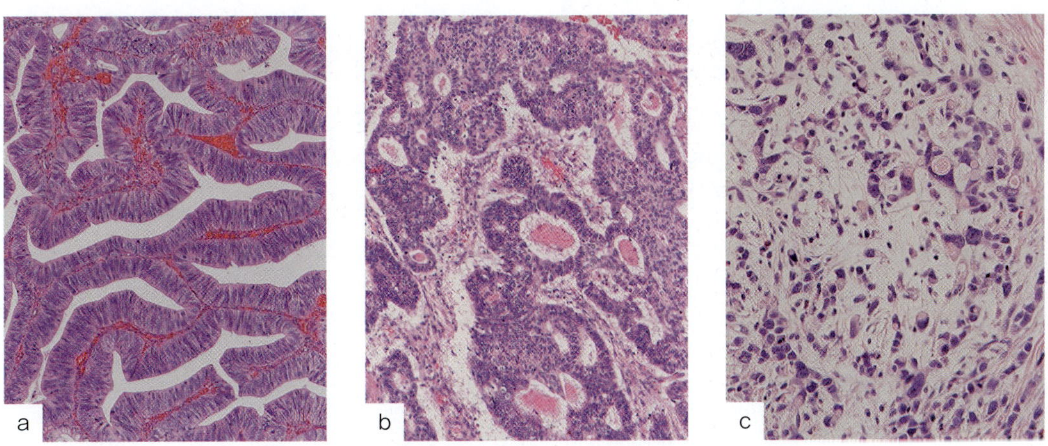

그림 9–3 암(샘암종)의 분화도에 따른 조직상의 차이

고분화 샘암종(a)은 관상구조가 매우 크고 샘관 형성이 확실하게 나타내지만, 중등도 분화(b)나 저분화(c) 암은 관상구조가 작고 뚜렷하지 않다.

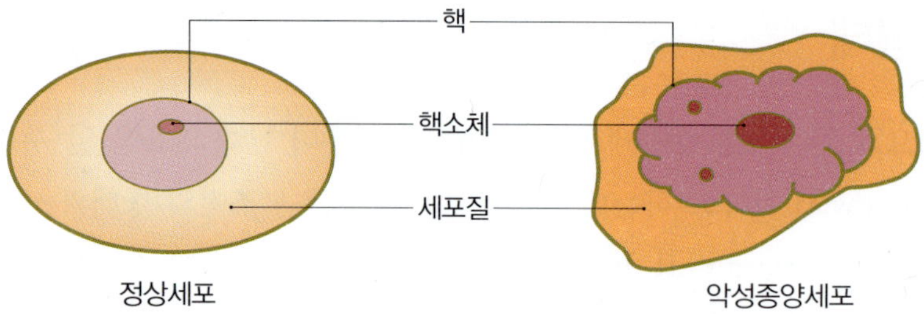

그림 9–4 종양세포에서 관찰되는 이형성

정상세포에 비해 악성종양세포는 핵이 짙게 염색되며 커지고 비대해져 핵세포질비율이 증가한다. 또한 핵막이 두꺼워지고 매끈하지 않으며, 대형 핵소체도 관찰된다.

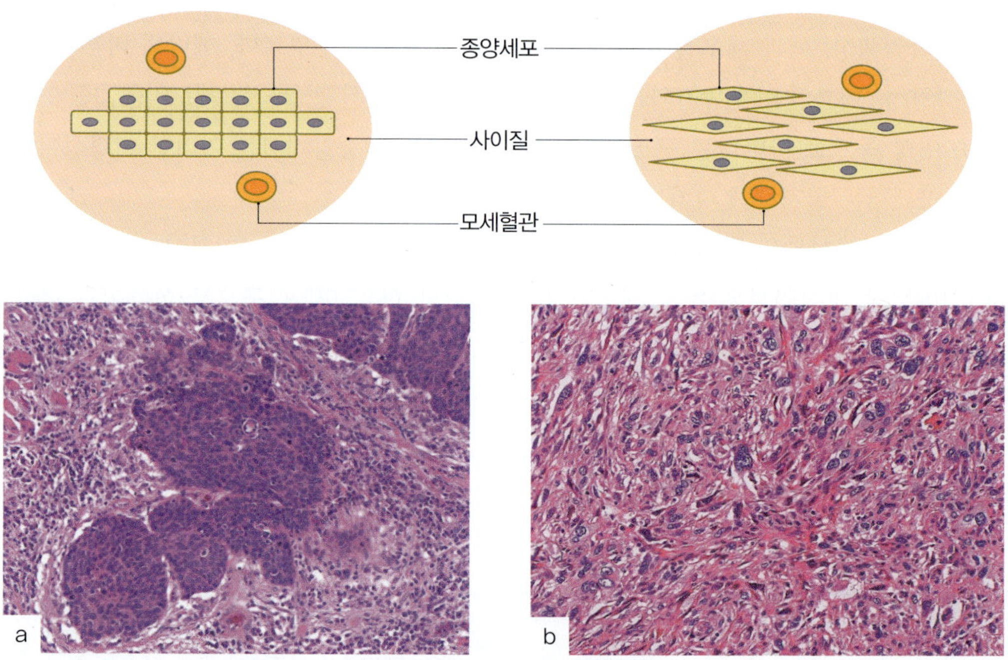

그림 9–5 상피종양과 비상피종양

상피종양(암종; a)에서는 종양세포가 서로 부착하여 세포 집단을 형성해 증식하지만, 비상피종양(육종; b)에서는 세포끼리의 부착성이 없고 세포 집단이 보이지 않는다.

3 종양의 발생과 성장

3.1 종양의 발생

종양의 발생은 1개의 세포가 돌연변이를 일으켜 분열하는 것에서부터 시작된다. 같은 기원, 같은 종류의 세포가 잇달아 분열을 반복하여 과잉 증식하므로, 이것을 **단세포군 증식**이라고 한다. 그에 비해 염증이나 과다형성 등 종양 이외의 병터는 성질이나 종류가 다른 세포로 이루어진 **다세포군 증식**이다.

종양의 대부분은 하나의 장기에 고립되어 하나의 병터를 형성하지만(**단중심발생**), 간암이나 방광암처럼 같은 시기 또는 잇달아 같은 장기에 다발하기도 한다(**다중심발생**).

암 발생에 선행하여 암보다도 이형성이나 확산 정도가 가벼운 병터가 관찰되는 경우가 있는데, 자궁경부나 식도 점막의 **상피이형성**(epithelial dysplasia)이 여기에 해당한다(그림 9–6). 이러한 병터는 방치하면 점차 그 이형성이 증가해 높은 비율로 암이 되기 때문에 **전암병터**(precancerous lesion; 또는 **전암상태**)라고 불린다. 이에 대해 전암병터를 거치지 않고 처음부터 암으로 발생하는 경우는 **신생암**(de novo cancer; 라틴어로 '새로 생긴 암'이라는 뜻)이라고 한다. 또 위암과 만성위염, 간암과 만성간염이나 간경화증, 유방암과 유방병증, 피부암과 화상 흉터 등과 같이 암 발생을 유도하기 쉬운 병터도 있다(**전암성변화**).

점막 등의 피복상피에 발생한 암이 바닥막(기저막)을 유지한 채 상피 내에 머물러 있는 경우를 **상피내암종**(carcinoma in situ)이라고 한다(그림 9–6). 상피세포 내의 암세포는 증식 및 성장하는 과정에서 점차 바닥막을 파괴하고 심부로 진행(침윤)하게 되는데, 설령 침윤이 발생해도 조기단계의 암이라면 외과적 절제를 통해 완치를 기대할 수 있다. 소화관에 생긴 암에서는 심부로의 확산(**진행도**)이 점막밑층에서 머물러 있는 것을 **조기암**이라고 하여, 더 심부로 침윤된 암인 **진행암**과 구별한다(그림 9–7). 예를 들어 위의 조기암에서는 치료 후 5년 생존율이 90% 이상으로 예후가 좋지만, 진행암에서는 여러 장기로 전이를 동반할 가능성이 높고 생존율도 큰 폭으로 낮아지기 때문이다.

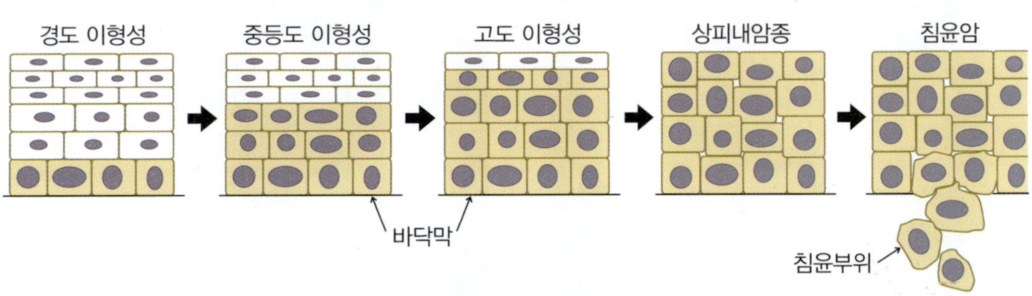

그림 9–6 상피이형성과 상피내암종, 침윤암

상피이형성에서는 경도의 세포이형성을 동반하는 병터에서부터 중등도, 고도로 이형성 정도가 점차 증가하고, 이어서 상피의 전층을 이형세포로 치환된 상피내암종(carcinoma in situ)으로 진행해 결국 바닥막을 파괴하고 사이질로 침윤하는 침윤암(infiltrating cancer)이 된다.

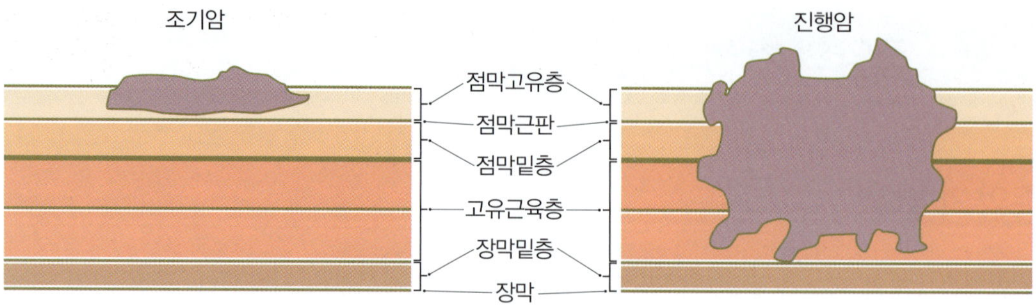

그림 9-7 소화관의 조기암과 진행암

소화관에서 발생하는 암은 점막고유층 및 점막밑층에 머무르는 조기암과 그보다 심부로 침윤하는 진행암으로 나눌 수 있다.

3.2 종양의 성장

종양의 주요 성장양상으로는 주위 조직을 압박하면서 팽창성으로 확산되는 **팽창성장**(expansive growth)과 마치 초목의 뿌리가 땅속으로 뻗듯이 주위 조직 안을 종양세포가 불규칙하게 비집고 들어가면서 확산되는 **침윤성장**(infiltrative growth)이 있다(그림 9-1 참조, 9-8).

양성종양에서는 종종 팽창성장의 양상이 관찰되는데, 주위 조직과의 경계가 뚜렷하고 경우에 따라서는 압박된 결합조직에 의한 얇은 층(**피막**)이 경계부분에 형성된다. 한편, 악성종양에서는 흔히 침윤성장 양식을 취하기 때문에 주위와의 경계가 뚜렷하지 않고 수술로 병터를 제거해도 절제 가장자리가 종양에 근접해 있으면 암세포가 환자의 생체에 남아 있을 위험성이 높다. 남아 있는 종양세포가 치료 후에 증식하여 성장한 경우를 **재발**(recurrence)이라고 한다. 재발에는 종양의 원래 발생부위에서 발생하는 국소재발과 원격장기의 전이로서 관찰되는 전이재발이 있다.

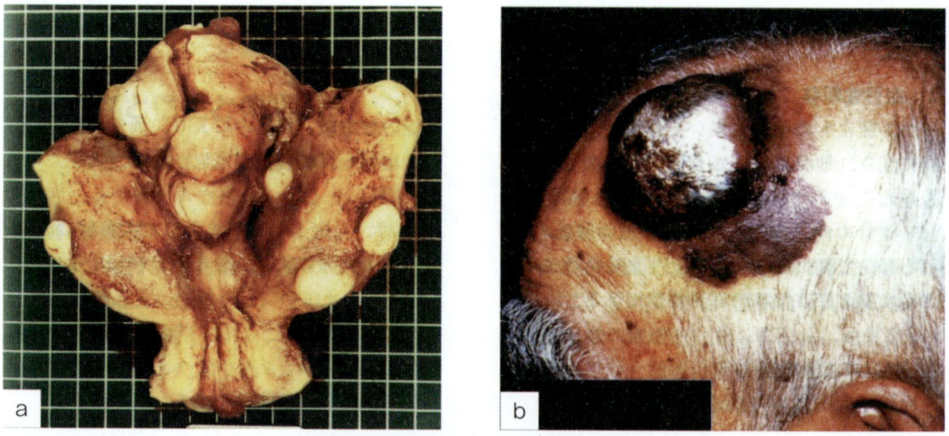

그림 9-8 팽창성장과 침윤성장

a. 자궁근종. 자궁몸통 근육층에 다발한 평활근종(leiomyoma; 하얀 공 모양, 결절 모양의 병터). 경계가 분명하여 주위 근육층과 확실히 구별되며, 팽창성장을 나타낸다.
b. 머리에 생긴 혈관육종. 혈액이 풍부해서 암적색으로 보인다. 덩어리 주변(오른쪽 아래) 피부에 검붉은색이 퍼져 있는 것으로 보아 종양의 침윤성장이 분명하다.

4 악성종양의 진행과 전이

악성종양의 가장 큰 특징은 종양세포가 원래의 병터(**일차병터**, primary focus)로부터 떨어진 다른 부위에 정착하여 그곳에서 새로 독립하여 증식하는 것이다. 이러한 현상을 **전이**(metastasis)라고 하는데, 악성종양에서는 이 전이 여부가 환자의 예후를 크게 좌우한다.

전이를 일으키는 기전은 복잡하여 완전히 밝혀지지 않았지만, 전이에 관여하는 인자로서 카드헤린(cadherin)이나 카테닌(catenin) 등의 세포와 세포를 부착시키는 분자나 인테그린(integrin)이라는 세포바깥바탕질과의 부착분자, 종양세포가 생산하는 기질금속단백질분해효소(matrix metalloprotease, MMP) 등이 관여한다고 알려졌다. 종양에 따라서는 전이를 일으키는 장기에 특징이 있는데, 예를 들어 유방암이나 전립샘암에서는 척추 등의 뼈에 전이를 일으키기 쉽다. 이러한 종양에서는 혈류 방향 등의 해부학적 또는 물리적 요인뿐만 아니라, 전이되는 장기의 미세 환경과 종양세포의 적합성도 전이의 성립에 관여한다[1].

또한 전이 경로는 대부분 혈행성, 림프성, 파종성 중 어느 하나에 따른다(그림 9-9, 9-10).

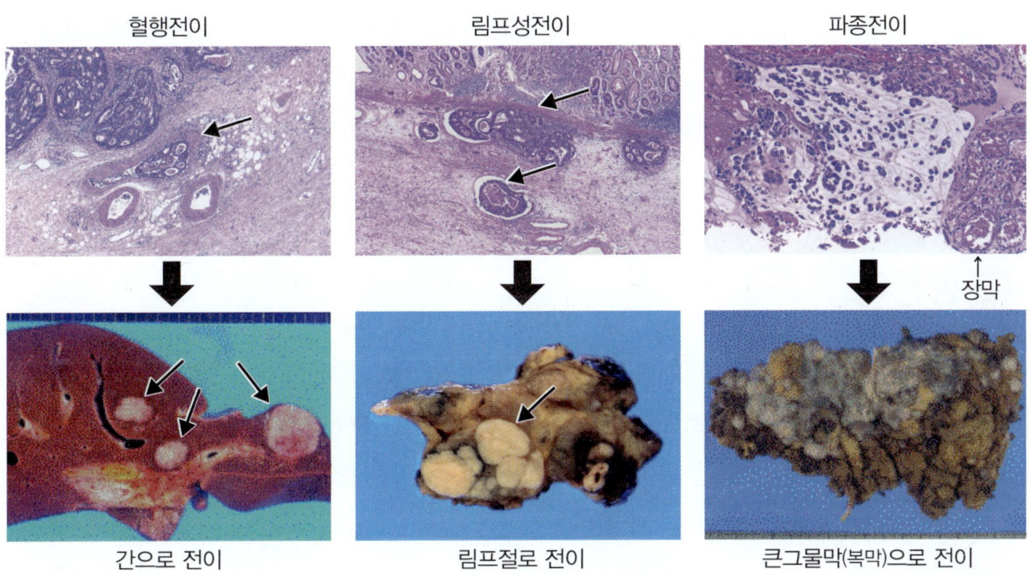

그림 9-9 암전이의 주요 경로

암세포가 정맥 안으로 침윤하면(왼쪽 위 그림의 →) 혈류를 따라 간 등으로 전이된다(왼쪽 아래 그림의 →). 또 림프관 안으로 침입하면(중앙 위 그림의 →) 림프 흐름을 따라 림프절로 전이된다(중앙 아래 그림의 →). 위나 대장의 장막 표면에 노출된 암세포(오른쪽 위 그림)는 직접 큰그물막(대망) 등의 복막에 산재성으로 전이된다.

1) 암의 종류에 따라서 특징적인 전이장기의 패턴을 나타내는 '전이의 장기 특이성'에 대한 설명으로 '식물의 씨앗이 그에 적합한 토양에서만 발육하고 성장할 수 있는' 모습에 비유한 '씨앗과 토양설(seed and soil theory)'이 알려져 있다. 예를 들면 전립샘암이나 유방암의 뼈전이가 있다.

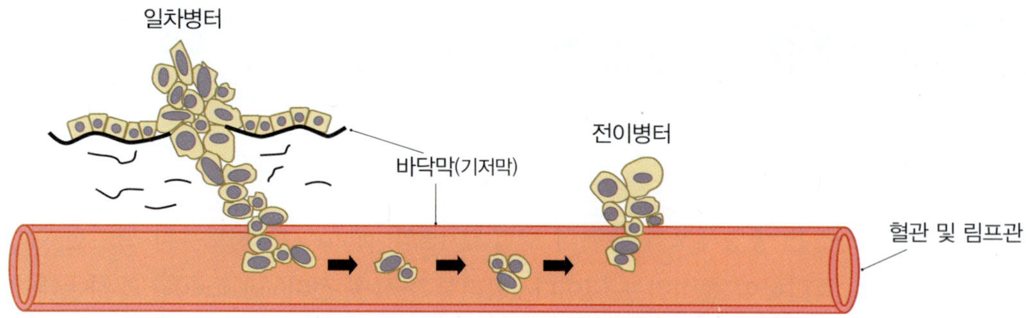

그림 9-10 암의 혈행전이와 림프성전이

암세포는 일차병터에서 바닥막(기저막)을 뚫고 사이질로 침윤하여 마침내는 혈관이나 림프관의 바닥막도 파괴하여 그 내부로 침입한다. 혈류나 림프 흐름을 따라 원격 장기로 암세포가 운반되어 정착하는데, 같은 부위의 바닥막을 뚫고 증식함으로써 전이병터를 형성한다.

4.1 혈행전이

종양이 침윤하여 성장하는 과정에서 주위 조직의 정맥 안으로 침입하면 혈류를 따라 원격 장기로 운반되어 전이병터가 형성된다. 위나 대장 등에서 발생한 종양인 경우 **혈행전이**(hematogenous metastasis)는 보통 문맥을 경유하여 간에서 발생한다. 또 자궁암이나 난소암, 신장암, 팔다리의 육종 등은 위·아래대정맥(상·하대정맥)을 경유하여 오른쪽 심장에서 폐로 운반되어 전이병터를 형성한다. 또 폐의 전이병터로부터 암세포가 폐정맥 안으로 침입하여 온몸순환(전신순환)을 거쳐 뇌나 뼈 등으로 전이된다.

4.2 림프성전이

악성종양에서 가장 많이 관찰되는 전이방식이다. 종양세포가 병터 내 또는 주변 림프관 안으로 침입하면 림프액의 흐름에 따라 부근 림프절(**국소림프절**)로 흘러들어가 그곳에서 전이병터를 형성한다.

림프절에는 종양세포의 확산을 막는 필터 역할이 있으며, 종양세포가 가장 먼저 도달하는 림프절을 **감시림프절**(전초림프절, sentinel lymph node)이라고 한다. 그러나 결국 그 장벽을 넘어 다른 림프절에도 전이를 일으키면서 진행하게 된다. 특히 왼쪽 빗장위림프절(supraclavicular node, 쇄골위림프절; 빗장위오목에 있는 림프절)은 **피르호림프절**(Virchow node)이라고도 불리며, 위암 등이 원격성으로 전이하는 림프절로서 잘 알려졌다. 복강 림프 흐름의 대부분은 최종적으로 가슴림프관(흉관, thoracic duct)을 통해 왼쪽 빗장뼈 아래 정맥각(venous angle)으로 들어가기 때문에 멀리 떨어진 부위에 있는 위암이라도 왼쪽 빗장위림프절에서 전이가 일어나게 된다.

4.3 파종전이

종양이 장기의 심부로 침윤하여 가슴막(흉막)이나 복막 등의 장막 표면에 노출되면 가슴안(흉강)이나 복강 등의 체강에 마치 씨앗을 뿌린 듯이 확산되어 체강 표면 여기저기에 전이병터가 형성되는데, 이것을 **파종전이**라고 한다.

여기에 반응하여 장막에 염증이 생기고 삼출액이나 출혈을 동반하며 가슴막삼출액(흉수)이나 복수가 체강에 고인다. 이 상태를 각각 **암성가슴막염**(흉막염)과 **암성복막염**이라고 하며 환자의 몸을 현저하게 소모시키는 예후가 나쁜 징후이다. 복강의 파종전이에서는 중력 방향에 따라 직장자궁오목(더글라스와) 또는 직장방광오목 등의 골반안 내에 전이병터를 형성하는 경우가 많다.

5 종양과 숙주의 관계

5.1 종양이 숙주에 미치는 영향

종양이 생기면 숙주(환자)에게 여러 가지 영향을 미친다. 국소에서는 종양의 성장으로 인해 주위 조직이 압박을 받거나 침윤성으로 파괴되기 때문에 장기가 기능장애를 일으킨다. 예를 들어 식도암에 의한 삼킴장애나 대장암에 의한 장폐색증(ileus)이나 천공, 췌두부암이나 십이지장유두암에 의한 폐쇄황달(obstructive jaundice) 등을 들 수 있다. 뇌줄기에서 발생한 뇌종양의 경우 호흡중추를 압박해 호흡장애를 일으키는 등 발생 부위나 장기에 따라서는 아무리 양성종양이라 하더라도 생명을 위협할 가능성이 있다.

또한 국소에 대한 영향이 전신으로 미치는 경우가 있어 숙주를 종종 위독한 상태에 빠트린다. 예를 들어 소화계통 종양에서 식욕부진이나 음식물의 통과장애로 인해 음식을 충분히 섭취할 수 없게 되면 쇠약해져 여위거나 빈혈이 생겨 일상생활에 지장을 초래하게 된다. 그러한 상태에서도 종양은 계속 성장하기 때문에 점점 더 숙주로부터 영양분을 빼앗아 여러 장기의 위축이나 기능저하가 진행되어 현저하게 전신이 쇠약해진다. 이러한 상태가 악성종양 환자의 말기에 관찰되는 **종말증**(cachexia)이다. 종말증은 종양에서 직접 생산되는 일종의 유해물질의 영향도 있다고 한다.

종양은 숙주로부터 영양분을 빼앗으면서도 한편으로는 다양한 물질을 생산하여 분비한다. 내분비조직에 발생하는 종양에서는 종종 모조직의 세포와 같은 호르몬을 생산하고(**기능종양**) 호르몬이 과도해져 기능항진증상이 초래된다. 예를 들어 성장호르몬을 생산하는 뇌하수체샘종에서는 거인증(gigantism)이나 말단비대증(acromegaly)이 관찰되고, 부신피질샘종에서는 분비된 알도스테론이나 코티솔 등의 스테로이드호르몬에 의해 고혈압이나 쿠싱증후군(Cushing syndrome) 등이 발생한다. 또 폐암이나 유방암, 신장암 등에서는 부갑상샘호르몬과 유사한 단백질(부갑상샘호르몬 관련 단백질, parathyroid hormone−related peptide, PTH−rP)을 생산하는 경우가 있어 뼈로부터 칼슘을 혈중으로 유리시켜 고칼슘혈증(hypercalcemia)을 일으킨다. 이처럼 종양에서 생산된 호르몬이나 단백질 등에 기인하는 각종 증상이나 합병증을 **신생물딸림증후군**(paraneoplastic syndrome)이라고 한다.

5.2 숙주가 종양에 미치는 영향

숙주인 신체는 종양의 발생이나 성장에 대해 방어기전을 가지고 있으며(**숙주저항**), 그 대표적인 것이 **종양면역**(tumor immunity)이다. 종양세포는 유전자변이에 따라 정상세포에는 없는 비정상 단백질(**종양관련항원**)을 생산하기 때문에 숙주는 그것을 이물(질)로 인식하여 종양세포를 몸 밖으로 제거하려고 하는 면역반응이 일어난다. 여기에는 항체나 보체의 반응을 매개로 하는 체액면역도 작용하지만, 자연살해세포(NK세포)나 대식세포 등이 종양세포를 인식하여 파괴하는 세포면역이 주로 작용한다. 림프구 등의 면역 담당 세포로부터 생산되는 인터루킨(interleukin)이나 인터페론(interferon)은 종양에 대한 세포면역을 활성화시키는 인자로서 종양에 대한 치료에 이용된다.

또 종양 중에는 숙주가 가진 호르몬의 영향을 받는 것이 있다. 특히 유방암이나 자궁몸통암종, 전립샘암에서는 성호르몬이 종양의 성장이나 진행을 촉진한다고 알려져 있으며(**호르몬의존종양**, hormone dependent tumor), 호르몬 대항제를 투여하거나 생식샘을 적출하는 등의 항호르몬요법이 종종 효과를 발휘한다.

6 종양의 원인과 발생기전

6.1 종양의 원인

종양의 원인은 일반적으로 체외요인(**외인**)과 숙주요인(**내인**)으로 나눌 수 있다.

1) 체외요인(외인)

외인에는 굴뚝의 그을음이나 합성염료 등에 함유된 방향족탄화수소 등의 성분을 비롯하여 어떤 종류의 화학약품이나 식품첨가물 등 다양한 물질이 있으며, 이를 배양세포나 동물에 작용시킴으로써 발암을 유도할 수 있다. 예를 들어 담배 연기에 들어 있는 타르 등의 발암물질에 폐암이나 식도암을 비롯해 다양한 암의 발생을 유도하는 위험성이 있다는 사실은 널리 인식되고 있다. 또 폐암이나 악성중피종의 발생 원인으로서 알려진 석면 노출에 의해 그것을 다루는 공장의 종업원이나 지역주민에게 피해가 발생한 사건도 있었다. 최근에는 옵셋 인쇄소의 열악한 작업환경에서 고농도의 1,2-디클로로프로판 등에 장기간 노출된 작업자에게 담관암이 다수 발생하여 사회문제가 되었다.

또한 방사선이나 자외선 등의 물리적 요인도 외인의 하나이다. 일찍이 러시아의 원자력 발전소에서 발생한 방사능 누출사고에서는 피폭된 인근 주민에게서 갑상샘암이나 백혈병이 다발했다. 2011년 동일본지진 시의 원자력발전소 사고에서도 인근 지역에서 비슷한 문제가 발생하였다. 또 햇빛의 자외선은 피부 세포의 DNA에 손상을 일으며 때로 피부암이나 악성흑색종을 유발하는 것으로 알려졌다.

바이러스나 세균, 기생충 중에도 종양 발생에 관여하는 것이 있다. 대표적인 것으로 자궁경부암의 사람 유두종바이러스(human papilloma virus, HPV)나 간세포암종의 B형 및 C형 간염바이러스, 성인T세포백혈병/림프종의 성인T세포백혈병바이러스(adult T cell leukemia virus, HTLV) 등이 있으며, 위에 감염되는 위나선균(헬리코박터 파일로리)은 위암이나 MALT형 림프종의 발생원인 중 하나로 알려졌다.

2) 숙주요인(내인)

내인으로는 유전적 소인이나 영양상태, 노화, 면역력 저하, 호르몬 상태 등이 있다. 예를 들어 유전질환인 가족성샘종용종증(familial adenomatous polyposis)이나 색소피부건조증(xeroderma pigmentosum)에서는 각각 높은 빈도로 대장암이나 피부암을 합병한다. 또 특정 암이 높은 비율로 발생하는 인종이나 가계도 알려져 있다. 보두 유전에 의해 물려받은 유전자변이가 발암에 관여한다.

종양에는 백혈병이나 신경모세포종과 같이 소아에게 많이 발생하는 것도 있지만, 대부분은 중장년에게서 발생한다. 노화와 함께 외인의 영향이 증가 및 축적하는 데다가 영양이나 면역력 저하도 관여하기 때문이다. 실제로 후천면역결핍증후군(AIDS) 환자나 장기이식을 위해서 면역억제제를 투여받은 환자에게서는 악성종양의 발생 빈도가 높다.

6.2 종양의 발생기전

종양의 발생기전을 설명하는 주요 가설에는 이단계설과 다단계설이 있다. 이단계설(two stage theory)이란 발암과정에는 **개시**(initiation)와 **촉진**(promotion) 2가지의 서로 다른 단계가 있다고 보는 가설로, 개시단계에서 세포의 변이가 발생하고, 촉진단계에서 변이세포의 증식이 일어나 암이 발생한다고 한다. 그러나 이 2단계 과정 후에도 암세포의 증식과 악성화가 진행되고, 침윤이나 전이를 동반하여 더 진행된 상태(**진행**, progression)가 존재하는 점에서 현재는 세포에서 발생하는 유전자변이가 단계적으로 축적됨으로써 점차 종양성을 획득하여 한층 악성도가 높은 종양으로 변화해 나간다고 하는 **다단계 발암설**이 주류를 이루고 있다.

예를 들면 대장암의 발생에서는 점막상피세포의 과다형성으로 시작하여 경도에서부터 중등도, 그리고 고도의 이형을 동반하는 샘종 상태를 거친 후에 샘암종(adenocarcinoma)이 발생하고, 다시 전이능력을 획득한 악성도 높은 암으로 진행되는 과정이 확인되었다. 이로써 각각의 단계에서 서로 다른 유전자와 염색체의 변이가 잇달아 중복되듯이 발생하는 사실이 밝혀졌다(그림 9–11).

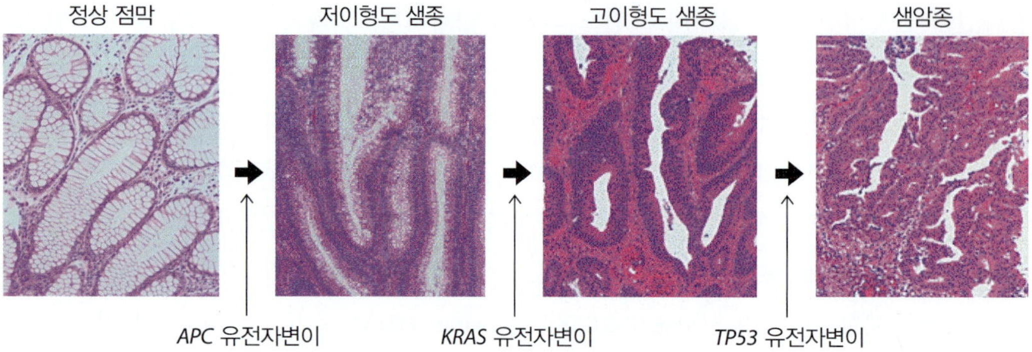

그림 9–11 대장암의 다단계 발암과정

대장암에서는 몇 가지 유전자변이가 중복됨에 따라 종양(샘종)의 이형성이 점차 증가하며, 최종적으로 샘암종이 발생한다(돌연변이유전자에 대해서는 표 9–3 참조).

6.3 종양유전자와 종양억제유전자

종양세포에는 몇몇 유전자에서 돌연변이가 관찰되며, 그 돌연변이를 정상세포에 도입함으로써 세포를 종양화시킬 수가 있다. 이러한 유전자에는 **종양유전자**(oncogene)와 **종양억제유전자**(tumor suppressor gene)의 2 종류가 있다(표 9–3).

종양유전자에서는 점돌연변이(point mutation) 등이 발생함으로써 생산되는 단백질이 정상에서는 존재하지 않는 비정상적으로 활성화된 단백질이거나 과잉으로 단백질 생산이 촉진됨으로써 세포의 비정상적인 증식이 유도된다. 예를 들어 췌장암이나 대장암 등에서는 종종 *KRAS* 유전자의 특정 부위에 점돌연변이가 발생해 그 변이된 유전자로부터 생산되는 단백질에서는 같은 부위의 아미노산이 다른 아미노산으로 대체되기 때문에, 이 단백질의 본래 기능(각종 막수용체를 통한 세포 내의 자극전달 조절)이 손상되어 자극이 세포 내로 과잉 전달됨으로써 세포가 비정상적으로 증식한다.

한편, 종양억제유전자의 대부분은 본래 세포증식을 제어하거나 세포자멸사(apoptosis)라는 세포사에 관여하는 유전자이지만, 결실 등의 돌연변이에 의해 그 본래 기능이 사라짐으로써 세포의 증식속도가 증가하거나 죽지 않아 종양화가 발생한다. 예를 들어 *TP53* 유전자는 DNA에 손상이 생긴 세포가 분열에 의해 복제하는 것을 중지시켜 세포자멸사로 유도하는 단백질을 지배하는데, 이 유전자에 결실이나 점돌연변이가 생기면 그 단백질의 정상 기능이 손상되어 DNA에 장애를 가진 상태로 세포가 복제되어 증식되며, 결국은 육종이나 식도암, 담관암 등의 종양 발생을 일으킨다.

표 9-3 주요 종양유전자와 종양억제유전자의 기능 및 변이가 나타나는 대표적인 종양

유전자*		유전자산물(단백질)의 기능	변이가 나타나는 주요 종양
종양 유전자	*KRAS* (*Kirsten rat sarcoma*)	세포막 수용체를 통한 세포 내의 자극전달을 중개하는 단백질(G단백질이라고 함)	췌장암, 방광암, 대장암
	EGFR (*epidermal growth factor receptor*)	주로 상피세포의 증식을 촉진하는 인자가 결합하는 세포막 수용체 단백질로, 세포증식의 자극을 세포 내로 전달	폐암, 대장암, 유방암
종양억제 유전자	*TP53* (*tumor protein p53*)	세포분열을 중지시켜 세포자멸사로 유도하는 대표적인 단백질	육종, 식도암, 담관암
	BRCA 1 · 2 (*breast cancer 1 · 2*)	핵 내에서 특정 유전자의 발현을 조절하는 단백질(핵 내 전사인자)	유방암, 난소암
	APC (*adenomatous polyposis coli*)	어떤 종류의 세포 내로 전달되는 자극을 제어하는 단백질	대장암

* 괄호 안은 유전자 명칭의 유래를 나타낸다.

7 종양의 진단과 치료

종양의 진단에는 호발부위나 연령, 성별, 특유한 증상, 내시경 및 방사선학적 소견 등의 임상적 사항을 참고하면서 앞에서 설명한 형태학적 특징을 바탕으로 그 양·악성이나 조직형, 진행 정도 등이 판정된다. 종양의 조직형태는 그 종류별로 다른 특징이 관찰되기 때문에 종양의 조직표본을 현미경 하에서 관찰하여 판정하는 병리진단(Chapter 01 '병리학과 병리진단' 참조)은 종양의 진단이나 분류에서 오늘날 가장 중요한 위치를 차지한다. 그러나 종양에 따라서는 드문 유형이거나 분화 정도가 낮은 것, 다른 유형이더라도 유사한 형태를 나타내는 것도 있는 등 분류나 진단에 어려운 경우가 있으며 이때는 종양에 특유하게 발현하는 단백질의 유무나 정도를 면역염색[2]을 통해 파악하거나 존재하는 특정 유전자변이를 전용 기기로 판독하여 검출하는 등 진단 현장에서 특수한 기술이 보조적으로 응용되는 기회도 많다.

종양에 대한 치료의 기본은 백혈병이나 림프종 등의 특수한 종류를 제외하면 양·악성에 관계없이 외과적 적출(절제)술이라고 할 수 있는데, 항암제 등을 이용한 화학요법이나 방사선요법 등도 적절하게 시행된다. 특히 악성종양에서 고도로 진행된 예나 전이가 이미 밝혀진 예 등에서는 수술에 따른 신체의 침습이 생명 예후를 더욱 악화시킬 우려가 있기 때문에 화학요법이나 방사선요법이 우선적으로 선택되는 경우가

2) 면역염색이란 특정 단백질(항원)에 특이적으로 결합하는 항체를 마우스나 토끼 등으로 제작하고 염색화합물로 인공적으로 표식한 것을 조직표본 위에서 항원항체반응 시켜 현미경 하에서 착색 유무에 따라 목적으로 하는 단백질의 존재를 판정하는 방법이다. 이 목적으로 사용되는 항체는 다수 존재하며 그 대부분은 시중에서 구입할 수 있다.

많다. 다만 이들 치료에서는 악성종양의 근치를 기대하기 어려운 경우가 많은 데다가 치료에 따른 부작용도 무시할 수 없는 문제이다.

또한 최근에는 폐암이나 대장암의 *EGFR*(epidermal growth factor receptor, 상피세포성장인자수용체) 유전자나 *KRAS*(kristen rat sarcoma virus, 크리스틴 래트육종바이러스) 유전자 등과 같이 종양에 존재하는 돌연변이 유전자의 산물(단백질)을 치료 표적으로 한 약물이 개발되어 암 치료에 이용되는 기회가 증가하였다. 또 암에 대한 종양면역을 약물로 재활성화시켜서 치료로 연결시키는 새로운 방법도 개발되었고, 그것이 뛰어난 효과를 나타내는 예가 있어 최근 화제가 되었다(column 6 참조).

8 종양의 역학

우리나라에서는 암(**악성신생물**)이 사망원인의 1위를 차지하며, 총사망자수의 24.2%를 넘어 대략 4명 중에 1명이 암으로 사망하는 상황이다(「2023년 사망원인통계」, 통계청). 이것은 사망원인 2위, 3위인 심장질환이나 폐렴에 의한 사망률을 합한 숫자보다 많아 암 정복이 우리나라 최대의 중요 과제임을 의미한다. 암에 의한 사망률은 사망원인 통계 집계가 시작된 1983년 이후 계속해서 1위를 유지하고 있다(**그림 9-12**). 이것은 평균수명의 연장으로 암 연령층이 증가한 데다가 암 이외의 질환에 의한 사망 수의 감소와도 관련이 있다.

2023년 사망원인 통계에 따르면 암 종류별 사망률은 폐암이 가장 높았고 간암, 대장암이 뒤를 이었다(**그림 9-13**). 성별로 보면 남성은 폐암, 간암, 대장암 순으로 높았고, 여성은 폐암, 대장암, 췌장암 순으로 높았다.

위암이나 간암 등은 우리나라를 비롯한 아시아에 많지만 서양에서는 적다. 위암은 쌀을 주식으로 하는 점이나 높은 식염 섭취량과 관계가 있을 것으로 보지만 확증은 없다. 한편, 서양에서 많이 발생하는 대장암이나 전립샘암은 예전에는 우리나라에는 적었으나 최근 증가하고 있으며, 특히 **대장암**은 육류 섭취와 함께 식이섬유가 적은 서구화된 식사유형과 관계있을 가능성이 있다. 또 담배는 폐암을 비롯한 다양한 악성종양과의 인과관계가 지적되며 이러한 인식이 사회에 널리 침투해 있는데, 금연 활동이 더욱 활발해짐으로써 장래의 암 사망률 감소로 이어질 것으로 기대한다.

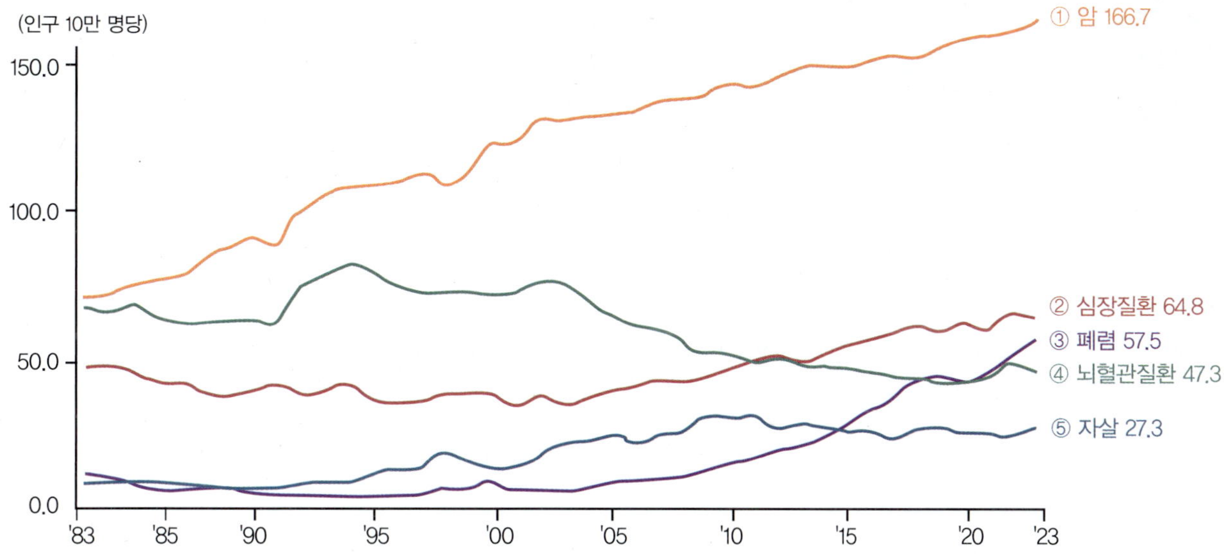

[출처 : 통계청]

그림 9-12 한국인의 사망원인 변화추세

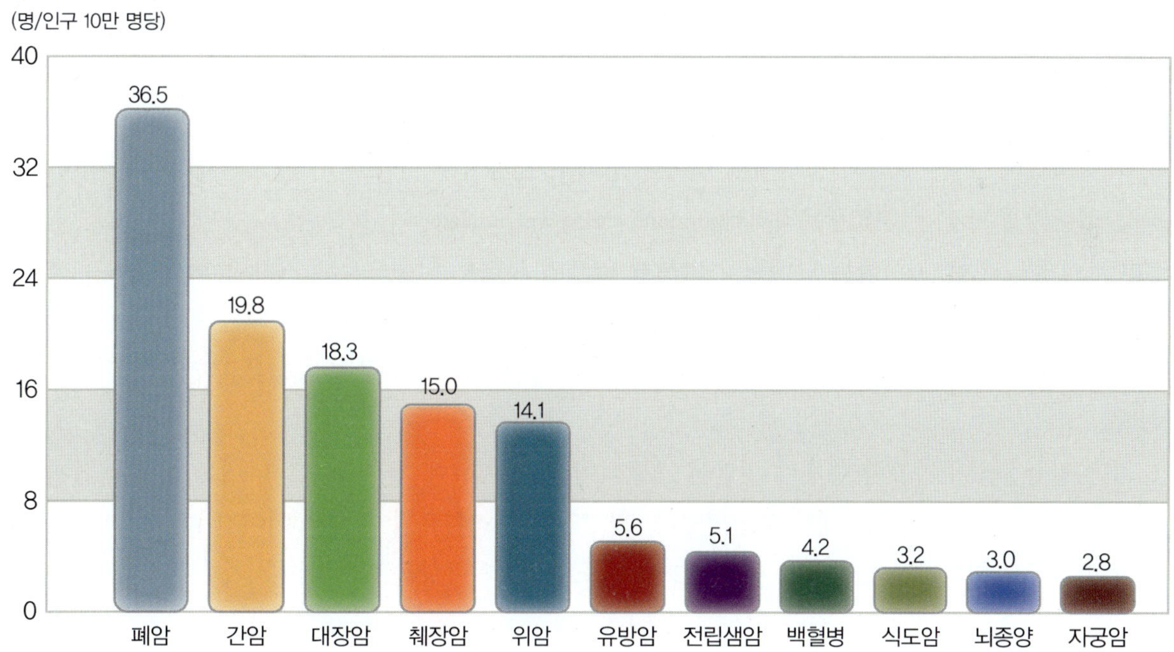

[출처 : 통계청]

그림 9-13 2023년 암 종류별 사망률

Column 6

암과 분자표적치료, 면역요법

암세포에서는 유전자변이에 의해 특정 단백질이 과도하게 생산(발현이라고도 함)되거나 본래는 존재하지 않는 비정상 단백질이 생산되는 현상이 적잖이 확인된다. 이 단백질의 대부분은 세포 자신의 증식을 촉진하는 작용을 하는데, 이를 인식하여 대항하는 특수한 항체나 약물을 투여하면 세포증식작용이 억제됨으로써 이러한 단백질을 발현하는 암세포의 증식이 억제되어 결국 사멸된다. 이 기전을 암 치료에 응용한 것이 분자표적치료이며, 정상세포에 거의 영향을 미치지 않고 암세포만 가진 특정 분자(표적)를 공격하는 획기적인 치료법으로서 주목을 받고 있다.

오늘날 임상 현장에서 응용되는 예로 폐암(비소세포암종)이나 대장암의 돌연변이 EGFR(상피세포성장인자수용체)에 대한 게피티닙(gefitinib), 유방암의 HER2(사람 상피세포성장인자수용체 2)에 대한 트라스투주맙(trastuzumab) 등이 있다. 폐암이나 대장암에서는 암세포에 발현하는 활성화된 EGFR의 세포 내 신호전달을 게피티닙이 선택적으로 억제한다. 또 유방암에서는 암세포에 과도하게 발현하는 HER2에 그 특이적인 항체인 트라스투주맙이 결합하여 종양면역을 통해 항종양 효과를 발휘한다. 기존의 약물치료로는 효과가 없던 예에서도 이들 단백질의 발현이 관찰되는 것에서는 암세포에 선택적으로 작용하여 뛰어난 효과를 나타낸다고 알려졌다.

또 암세포를 공격해서 제거하는 인체에 본래 갖추어진 종양면역의 기능을 이용하는 치료법도 최근 개발되었다. 이는 면역의 공격에서 벗어나 암세포가 자신을 지키는 기전을 억제하는 방법이며, 사용되는 약물(항체)은 **면역관문억제제**(immune checkpoint inhibitor)라고 불린다. 암세포에 PD–L1(프로그램 세포사 리간드 1)이라는 단백질이 발현해 있으면 본래는 암세포를 공격해야 할 T세포가 가진 PD–1(프로그램 세포사 1)이라는 단백질과 반응하여 암세포를 공격할 수 없게 되는데, 면역관문억제제가 PD–L1과 PD1의 반응을 방해함으로써 T세포가 가진 암세포의 공격 기능을 부활시키는 치료법이다.

최근 임상응용이 가능한 항체가 잇달아 개발되어 기존 치료에 저항성을 나타내는 진행암 환자에게 극적인 효과를 발휘하는 예가 확인되었다. 획기적인 면역치료법 개발로 이어진 PD–L1/PD–1에 의한 면역감시 회피기전을 발견한 사람은 2018년 노벨생리의학상을 받았다.

요점 정리

- 종양이란 세포가 생리적인 제어기전을 벗어나서 자율적 또는 무제한으로 과잉증식하여 생긴 병태이다.
- 종양은 생물학적 관점에 근거하여 양성종양(benign tumor)과 악성종양(malignant tumor)으로 나눌 수 있고, 조직발생에 근거하여 상피종양(epithelial tumor)과 비상피종양(nonepithelial tumor)으로 나눌 수 있으며 그 밖에도 각각의 종양성분을 함께 가진 혼합종양(mixed tumor)이 있다.
- 종양의 대부분은 세포집단으로 이루어진 덩어리 또는 결절을 형성한다. 악성종양에서는 그 중심부가 괴사(necrosis)되어 종종 궤양을 형성한다.
- 종양세포의 형태는 발생한 모조직과 유사한데 그 유사성의 정도를 분화(differentiation)라고 표현하며, 양성종양에서는 분화 정도가 높고 악성종양에서는 분화 정도가 낮다.
- 암의 발생에 선행해서 나타나는 이형성의 정도가 가벼운 병터로서 식도점막이나 자궁경부 등에서 발생하는 상피이형성(epithelial dysplasia)이 있는데, 이들을 전암병터(precancerous lesion)라고도 한다. 상피 내에 머무른 극히 초기의 암을 상피내암이라고 하며, 소화기에 생겨 점막밑층까지 퍼진 암을 조기암, 고유근층보다 심층부에 침윤한 것을 진행암이라고 한다.
- 종양세포가 원래의 병터(일차병터)에서 벗어나 다른 부위에 정착하여 증식하는 것을 전이(metastasis)라고 하며, 이것이 악성종양의 가장 큰 특징이다. 전이의 주요 경로는 혈행성, 림프성, 파종성 등이 있다.
- 악성종양의 성장과 함께 숙주의 쇠약과 탈진, 빈혈 등이 진행되어 현저한 전신쇠약이 초래된 상태가 말기 환자에서 볼 수 있는 종말증(cachexia)이다.
- 종양에서 생산된 호르몬이나 단백질 등에 기인하는 각종 증상이나 합병증을 신생물딸림증후군(paraneoplastic syndrome)이라고 한다.
- 종양에 대한 숙주측의 방어기전이 종양면역이며 자연살해세포(NK세포)나 대식세포 등의 세포면역과 함께 인터루킨이나 인터페론 등의 체액인자도 관여한다.
- 종양의 원인에는 화학약품이나 자외선, 방사선 등의 체외요인인 외인과 유전소인이나 영양상태, 면역, 노화 등의 숙주요인인 내인이 있다.
- 종양에서 돌연변이가 관찰되는 유전자에는 종양유전자(oncogene)와 종양억제유전자(tumor suppressor gene)가 있다.
- 돌연변이는 종양의 진단뿐만 아니라 치료의 표적(분자표적치료)으로서도 이용된다.

확인문제

01. 종양은 그 생물학적 관점에 따라 (①)와/과 (②)(으)로 나눌 수 있다.

02. 악성상피종양을 (③), 비상피종양을 (④)(이)라고 한다.

03. 종양은 세포 집단의 덩어리로 이루어진 (⑤)을/를 형성하는 경우가 많고, 악성종양에서는 그 중심부에 종종 (⑥)을/를 동반한다.

04. 현미경적으로 종양의 양 · 악성을 판단하는 지표로서 세포나 구조의 (⑦)이/가 있다.

05. 종양은 같은 기원에 같은 종류의 세포로 구성되는 (⑧)의 병터이지만, 염증이나 과다형성은 (⑨)의 병터이다.

06. 자궁경부나 식도점막 등에서의 암 발생에 선행해서 관찰되는 상피이형성은 (⑩)이다.

07. 위나 대장 등의 소화관에 발생하는 암은 심부로의 확산 정도에 따라 (⑪)와/과 (⑫)(으)로 나누어 다루어진다.

08. 악성종양의 최대 특징은 종양세포가 원래의 병터에서 떨어져 (⑬)하는 것이며, 그 주요 경로에 따라 (⑭), (⑮), (⑯)의 3가지로 나뉜다.

09. 악성종양의 말기 환자는 현저하게 쇠약해지고 빈혈 등을 동반한 (⑰) 상태에 이르는 경우가 많다.

10. (⑱)은/는 종양에 대한 숙주의 방어기전이다.

11. 종양의 발생기전으로서 (⑲)설이 있다.

12. 종양에서 돌연변이가 관찰되는 유전자에는 (⑳)와/과 (㉑)이/가 있다.

정답

(①~②의 순서는 상관없음) ① 양성종양, ② 악성종양, ③ 암종, ④ 육종, ⑤ 덩이(결절), ⑥ 괴사, ⑦ 이형성, ⑧ 단세포군, ⑨ 다세포군, ⑩ 전암병터, (⑪~⑫의 순서는 상관없음) ⑪ 조기암, ⑫ 진행암, ⑬ 전이, (⑭~⑯의 순서는 상관없음) ⑭ 혈행전이, ⑮ 림프성전이, ⑯ 파종전이, ⑰ 종말증, ⑱ 종양면역, ⑲ 다단계 발암, (⑳~㉑의 순서는 상관없음) ⑳ 종양유전자, ㉑ 종양억제유전자

CHAPTER

10

신생아의 병리

학습목표

1. 신생아기에 관찰되는 대표적인 뇌질환과 폐질환에 대해 설명할 수 있다.
2. 정기산아, 미숙아, 저체중 출생아, 극저체중 출생아, 초극저체중 출생아의 정의를 설명할 수 있다.
3. 정기산아와 미숙아에게 일어나는 질병의 차이와 특색을 이해할 수 있다.
4. 신생아의 저산소허혈뇌병증과 그 합병증에 대해 설명할 수 있다.
5. 산도 통과 시, 출생 시 일어나는 외상을 4가지 들 수 있다.
6. 신생아의 감염병 예방으로 중요한 점을 설명할 수 있다.
7. 조산아에게 관찰되는 호흡곤란증후군, 열린동맥관, 만성폐질환, 뇌실내출혈, 뇌실주위백질연화증에 대해 설명할 수 있다.

핵심용어

- 신생아질식
- 안심할 수 없는 태아상태
- 저산소허혈뇌병증
- 뇌성마비
- 태변흡인증후군
- 양수혼탁
- 산류
- 새된 울음소리
- 엘르브마비
- 황달
- 빌리루빈뇌병증
- 수두
- 호흡곤란증후군
- 청색증
- 폐유리질막병
- 열린동맥관
- 만성폐질환
- 뇌실내출혈
- 뇌실주위백질연화증
- 신생아 국한장천공

생후 28일 미만의 영아를 **신생아**(neonate)라고 한다. 신생아는 모체에 의해 지켜지던 환경에서 외부 환경으로의 커다란 변화에 적응해야 하는데, 잘 적응하지 못해 생존하지 못하는 경우가 있다. 생후 7일 미만의 신생아를 '조기 신생아'라고 해서 따로 구별하기도 하며, 신생아사망의 절반이 이 시기에 집중된다.

태아(fetus)는 **양수**(amniotic fluid)에 둘러싸이고 **태반**(placenta)과 탯줄로 모체와 연결되어 생존한다. 태반을 경유하여 산소와 영양분을 공급받고 노폐물은 모체에서 처리된다. 세로토닌(serotonin)이라는 뇌의 성숙에 빼놓을 수 없는 물질이 태반에서 생성되어 공급되며, 뇌의 발달에 영양을 미치는 점에서도 태반은 사람의 일생에 큰 영향을 미치는 장기이다. 그 병리학적 의의는 매우 중요하지만, 아직 밝혀지지 않은 점이 많다.

재태기간 37주 이후 42주 미만의 **정기산아**는 체중 3,000g, 키 50cm, 머리둘레 33cm, 복부둘레 32cm의 크기로 출생한다. 여아보다 남아가, 그리고 초산아보다 경산아가 크다. 이 크기로 성장하면 각 장기는 출생 후에 산소와 영양분을 흡수하거나 노폐물을 분해하거나 배설할 수 있을 때까지 완성된다. 그러나 성인과 같은 정도는 아니며 예를 들어 섭취할 수 있는 것은 젖(유즙)에 한정되고, 더위와 추위에 충분하게 적응할 수 없어 항상 다른 사람으로부터 보호받을 필요가 있다. 37주 미만에 출생하는 **미숙아**는 장기가 완전히 발달하지 못해 더 다양한 문제가 일어나기 때문에 병태를 잘 이해하고 적절하게 개입할 필요가 있다.

1 정기산아의 질병

1.1 신생아질식

사람의 일생 가운데 가장 사망 위험성이 높은 것이 산도를 통과할 때이다. 산도를 통과하여 호흡이 시작되고 폐로 공기가 들어오면 폐혈관이 확장한다. 그러면 혈관저항이 저하되고 폐로 혈액이 흐르기 쉬워진다. 다양한 원인으로 원활하게 태아에서 신생아가 되지 못하는 상태를 신생아질식(neonatal asphyxia)이라고 한다. 신생아질식은 **안심할 수 없는 태아상태**(nonreassuring fetal status)에 이어서 발병하며, 중증화하면 **저산소허혈뇌병증**(hypoxic ischemic encephalopathy, HIE)이라는 심각한 후유증을 남긴다. 질식으로 인해 서맥(bradycardia), 관류저하 때문에 발생한 허혈(ischemia), 산소저하가 원인이 되어 생후 수분에서 수시간 후에 뇌의 신경세포는 괴사에 이른다. 그 후 살아남은 세포가 재관류 시 생성하는 활성산소 등에 손상을 입으면 생후 수시간에서 수일 후에 **지연성 신경세포사**가 발생한다. 죽음에 이르는 심각한 병태이며, 즉시 호흡과 심박수를 확인하고 소생을 위한 신속한 대응이 필요하다.

약 10%의 신생아에게 자극이나 인공호흡 등의 지원이 필요하며 신생아질식 빈도는 지금도 꽤 높은 편이다. 중등증에서 중증의 질식아에 대해 지연성 신경세포사를 방지할 목적으로 뇌저온요법이 시행된다. 신생아의 저산소허혈뇌병증은 **정신지체**(mental retardation, MR)와 **뇌성마비**(cerebral palsy, CP)를 합병하며, 지금도

1,000회 분만에 대해 약 1회의 빈도로 심각한 후유증을 남긴다. 예후가 나쁜 신생아에게는 자신의 제대혈수혈에 의한 치료도 시작되고 있다.

1.2 태변흡인증후군

태아가 어떠한 원인으로 저산소상태에 빠지면 장의 연동운동이 항진되고 항문조임근이 이완되어 출생 전에 태변을 양수 안으로 배설한다. **양수혼탁**의 빈도는 미숙아의 경우 낮지만, 과기산아의 경우 10~15% 정도에서 관찰된다. 태변으로 혼탁해진 양수를 기관(trachea)으로 흡인한 결과 태변의 물리적인 기도폐쇄와 그 후에 발생하는 염증, 폐포의 확장을 돕는 폐표면활성물질(pulmonary surfactant)(2.2 '호흡곤란증후군' 참조)의 불활성화로 인해 호흡상태는 악화된다. 치료를 필요로 하는 태변흡인증후군(meconium aspiration syndrome, MAS)은 양수혼탁이 확인된 신생아의 5% 정도에게서 발병한다.

기도가 완전히 막히면 **무기폐**(atelectasis)가 되고, 부분적으로 막히면 들숨 시 기도가 확장되어 공기가 들어오고 날숨 시 기도가 좁아져 내뱉을 수 없는 체크밸브(check valve; 한쪽 방향으로만 흐르게 하는 밸브) 상태가 되어 폐포는 확장된다. 풍선을 처음 불 때는 힘이 들어가지만 일단 풍선이 커지면 살짝 불어도 쉽게 부푸는 것과 마찬가지로, 일단 확장된 폐포는 폐포내압이 저하되고 또 팽창하기 쉬워 **폐기종**(폐공기증, emphysema)이 된다. 가슴 X선 사진에서는 무기폐와 폐기종이 함께 있다. 인공호흡으로 과도한 압력이 가해지면 더욱 확장되어 폐가 파열됨으로써 기흉(공기가슴증, pneumothorax)이 되어(그림 10-1) 호흡곤란에 빠질 위험성이 있다.

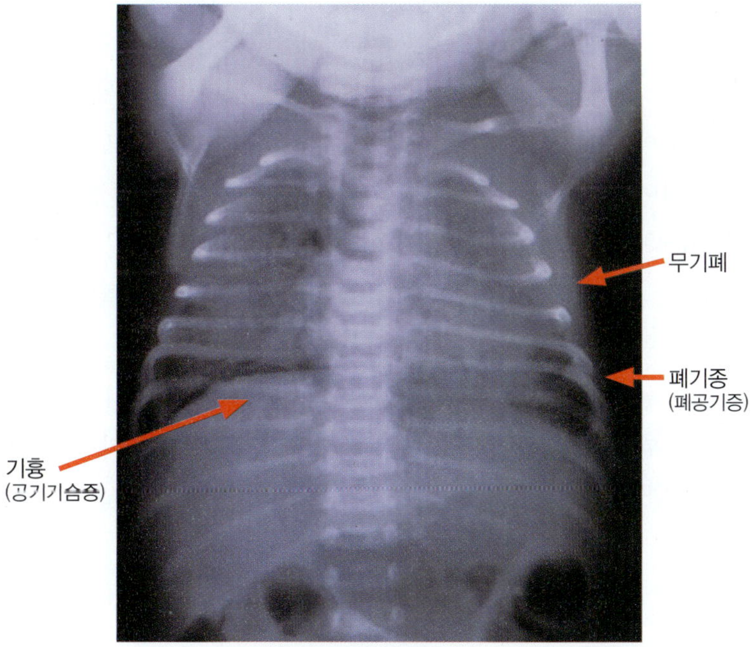

재태 42주. 분만을 유도했지만, 하루가 지나도 분만이 진행되지 않고 태아심박모니터에서 서맥이 계속되었기 때문에 응급제왕절개가 시행되었다. 출생체중 3,658g. 낙아 양수혼탁이 확인되고 출생 시부터 노력호흡, 청색증이 나타났기 때문에 인공호흡을 시행했다. 투과성이 저하된 무기폐와 항진된 폐기종이 확인되며 오른쪽에 기흉을 일으키고 있다.

그림 10-1 태변흡인증후군이 있는 신생아의 가슴 X선 사진(출생 1시간 후)

1.3 분만외상

1) 머리혈종(두개혈종, cephalohematoma)

산도 통과 시에는 강력한 외력을 받아 머리는 변형된다. 머리뼈를 덮고 있는 골막이 머리뼈에서 박리되어 머리뼈와 골막 사이에 출혈이 일어나는 경우가 있다. 출혈은 하나의 머리뼈에 국한하며 골봉합선을 넘지 않는다. 골막은 늘어나지 않기 때문에 대량출혈이 일어나는 일은 거의 없다. 골막 아래에 혈액이 고여 있기 때문에 덩이(종괴) 일부를 누르면 내부의 액체가 이동해서 다른 부분이 밀리는 파동이 관찰되며, 측두골(관자뼈)에 많다. 분만 시 선진부에 일시적으로 관찰되는 피부밑의 부종을 **산류**(출산머리부종, caput succedaneum)라고 한다. 산도 통과 시에 가해지는 외력 때문에 생기며 골봉합선을 넘는다. 파동은 만져지지 않으며 1~2일 지나면 사라져 치료 대상은 아니다.

2) 머리덮개널힘줄밑출혈(모상건막밑출혈, subgaleal hemorrhage)

골봉합선을 넘어 머리덮개널힘줄 아래로 확대되는 출혈이다. 머리덮개널힘줄 아래는 결합조직이 거칠기 때문에 머리혈종과는 달리 출혈이 일어나기 어렵고, 일단 일어나면 골봉합선을 넘어 쉽게 확대된다. 피부밑(피하)으로 확대되는 경우도 있다. 대량출혈을 일으키면 머리둘레가 확대되거나 출혈쇼크(hemorrhagic shock)에 빠지기도 한다.

3) 두개내출혈(intracranial hemorrhage)

산도 통과 시 머리 내에 출혈을 일으키는 경우가 있다. **거미막밑출혈**(지주막하출혈, subarachnoid hemorrhage), **경막밑출혈**(경막하출혈, subdural hemorrhage)이 많다. 경막밑출혈은 분만 시 가해진 과도한 외력이나 산도 통과 시 발생하는 머리의 변형으로 정맥굴(정맥동, venous sinus)이 손상되어 발생한다. 경막밑출혈이나 뇌실내출혈, 소뇌출혈 등에 의한 출혈이 거미막밑공간에 이르면 거미막밑출혈을 합병한다. 두 질환 모두 머리 초음파검사로는 진단하기 어렵다. 보통은 무증상이거나 경증으로 경과한다. 무호흡, 경련, **새된 울음소리**, 안구가 아래를 향하는 해넘이현상(일몰현상, sunset phenomenon), 젖빨기 어려움 등 전신상태에 문제가 있는 경우에는 가능하면 머리 MRI 검사를 시행한다. 응급 시에는 머리 CT 검사를 하기도 하는데, 특히 신생아의 경우는 방사선 노출로 인한 장래의 악성종양 위험성을 고려하여 잘 판단해야 한다.

태아가 비타민 K 결핍에 빠지면 비타민 K를 필요로 하는 혈액응고인자가 결핍되어 지혈이 어려워져 출혈이 중증화하는 경우가 있다. 특히 모체에 투여된 페노바비탈, 페니토인, 와파린 등의 비타민 K 결핍을 유발하는 약제가 투여되는 때에는 주의를 요한다.

4) 팔신경얼기마비(상완신경총마비, brachial plexus paralysis)

분만 중 산도를 통과할 때 목이 늘어남으로써 팔신경얼기(상완신경총)가 손상되어 발생한다. 위팔을 들기 어려워지는 **에르브마비**(Erb paralysis)(그림 10-2)라는 위팔형, 손가락 운동에 장애를 남기며 독수리손 모양의 특징적인 형태를 취하는 클룸프케마비(Klumpke paralysis)라는 아래팔형, 팔꿈치 · 어깨 · 손관절 · 손가락이 움직이지 않는 전체형으로 나뉜다. 비교적 큰 신생아에게 많으며 어깨 분만이 어려운 어깨난산(shoulder dystocia)에 동반하는 경우가 많다. 빗장뼈골절을 합병하기도 하며, 에르브마비가 가장 많다.

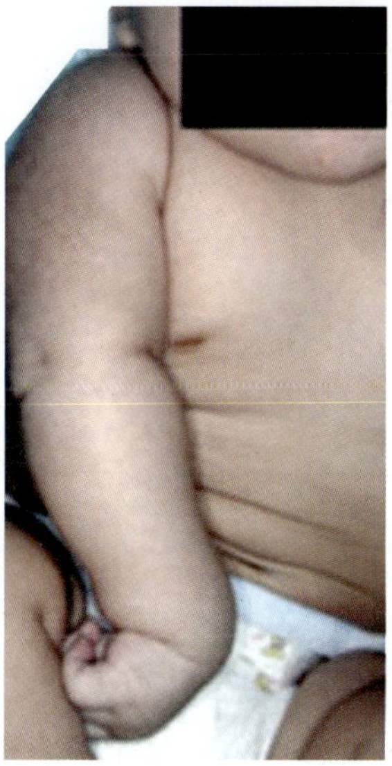

손가락 끝은 움직이지만, 팔을 들 수 없다. 두 팔을 벌려 껴안으려는 모로반사(Moro reflex)가 환부측에서는 관찰되지 않는다.

그림 10-2 에르브마비

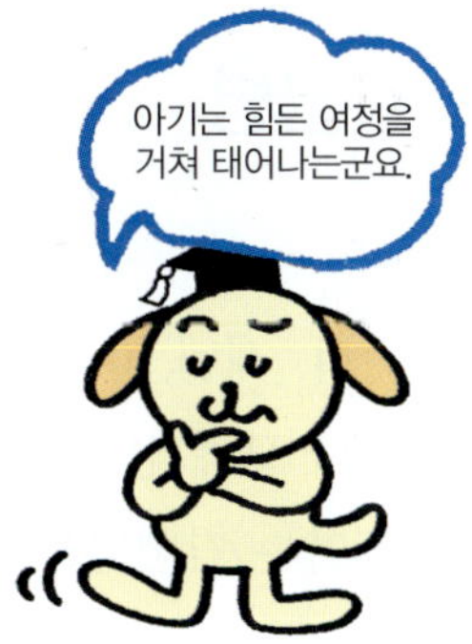

1.4 황달

신생아는 생리적으로 **간접빌리루빈**이 증가하기 때문에 황달(jaundice)이 나타난다. 노화한 태아의 적혈구 혈색소가 대사되어 생기는 간접빌리루빈은 태반을 경유하여 모체로 넘어가 처리된다. 출생 후에는 간에서 빌리루빈의 대사가 이루어지기는 하지만, 그 기능이 충분하지 않고 또 대사되어 일단 장으로 배설된 빌리루빈이 재흡수되는 **장간순환**(enterohepatic circulation)이 항진해 있어서 황달은 지속된다. 빌리루빈은 신체에 유해한 활성산소를 제거하는 효과가 있어서 세포를 보호하기 때문에 생후에 필요한 생리반응이기도 하다. 이것이 비정상적으로 증가하면 고빌리루빈혈증(hyperbilirubinemia)이 되며, 간접빌리루빈이 중추신경으로 넘어가 그 양이 많으면 신경독성을 발휘해서 **빌리루빈뇌병증**(bilirubin encephalopathy)을 일으킨다. 병리학적으로는 대뇌 바닥핵(기저핵)에 빌리루빈이 침착하여 노랗게 변하고 뇌성마비를 발병한다. 포유력 저하, 근육긴장 저하, 기면, 새된 울음소리 등 다른 질환에서도 관찰되는 경미한 초기증상에 주의한다.

혈액형 부적합에 의해 출생 후 조기에 고빌리루빈혈증이 나타나는 경우가 있다. 우리나라의 혈액형 부적합은 절반 이상이 ABO형 부적합이며 그 가운데 대부분이 O형 모체에게서 태어난 A형 또는 B형의 아기이다. A형과 B형에 대한 항체는 보통은 태반을 통과하지 않는 IgM형이지만, O형 모체는 태반을 통과하는 IgG형 항체를 자연항체로서 보유하는 경우가 있기 때문에 첫째 아이부터 발병한다. 항체가 태반을 통과하여 태아기부터 혈액세포가 손상되어 용혈을 일으키며 출생 후에 빌리루빈이 급격하게 증가한다. 대부분은 경증으로 경과한다. Rh혈액형 부적합에 의한 고빌리루빈혈증에서는 태아기에 Rh(−)인 모체에게 Rh(+)인 태아 혈액이 어떠한 이유로 넘어가서 면역항체가 생산되기 때문에 다량으로 용혈을 일으켜 빌리루빈뇌병증에 이를 위험성이 있다. 그러나 우리나라에는 Rh(−)인 모체가 적고 출생 전에 미리 예측하여 대응이 이루어지기 때문에 중증화하는 예는 적다.

1.5 감염병

신생아의 상태가 갑자기 나빠질 수 있는 가장 빈도 높은 질환이다. 신생아는 세포면역과 체액면역이 모두 미숙하다. 재태 30주를 지날 무렵부터 IgG의 태반 이행성은 높아지며 정기산아에서는 높은 수치를 나타내기는 하나 모체가 감염된 병원체에 대해 생산된 항체가 이행되는 것이기 때문에 모체가 감염된 적이 없으면 신생아는 감염병을 일으킨다. 예를 들어 **수두**(varicella)에 걸린 적이 없는 모체에게서 태어난 신생아는 수두에 감염되면 사망하는 경우가 있다. 장 내에 일반적으로 존재하는 대장균 등 **그람음성균**에 대한 항체는 태반을 통과하지 않는 IgM 분획에 속해 있어서 감염병을 발병하면 중증화하기도 한다. 그람음성균인 백일해균의 감염 예방을 위해 신생아와 접촉하는 의료종사자에게는 백일해의 예방접종이 권장된다.

또 태아기에는 자궁 내에서 감염으로부터 보호되므로 면역계통이 활성화되지 않은 점도 중증화의 한 원인이다. 감염방어능력이 약하기 때문에 모체가 원래 가진 바이러스가 태아나 신생아에게 감염되어도 면역계통이 작용하지 않는 면역관용(immunologic tolerance) 상태가 되어 보균자(carrier)라고 불리는 지속감염자가 된다.

한편, 성인에게는 문제가 되지 않는 **B형 용혈사슬알균**(group B *Streptococcus*, GBS)이 출생 전 자궁 내에서 감염되어 발병하면 출생 후 치료해도 절반 이상이 출생 1일 전후에 사망하므로 사전에 감염 모체에 항생제를 투여한다. 성인에게는 입술이나 음부의 발병에 머무르는 단순헤르페스바이러스 감염병이 치명적인 경우가 있다. 기회감염으로서 발병하는 진균인 칸디다의 감염병은 입안에 하얀 반점이 관찰되는 아구창(white mouth), 항문 주위에 발진이 관찰되는 외음부 칸디다증(candidiasis)이 있으며 신생아에게 많이 발생하는 감염병이다. 그러나 중증화하는 경우는 거의 없다. 신생아기에 관찰되는 감염병의 감염경로는 모체를 통한 자궁 내 감염, 출생 시 산도감염에 의한 **수직감염**과 출생 후에 주위로부터 감염되는 **수평감염**으로 크게 분류된다. 수직감염에서는 병원체에 대한 항체를 모체로부터 받았는지가 중요하다.

출생 후 사람 간에 감염되는 수평감염의 예방에는 처치 전 손소독, 감염 신생아 처치 후의 손 씻기가 중요한데, 신생아집중치료실(neonatal intensive care unit, NICU) 간호사는 8시간 근무 중 **손위생**[1] 활동이 200회 이상에 이르기도 한다. 손위생이 충분하지 못하면 의료관련감염이 확산되기 쉽다. NICU에서는 특히 메티실린 내성 황색포도알균(methicillin-resistant *Staphylococcus aureus*, MRSA) 등의 다약제 내성균이 문제가 된다. MRSA가 생산하는 외독소로 인해 조기 신생아기에 발열과 전신홍반이 관찰되고 혈소판이 감소하는 **신생아 독성쇼크증후군 유사발진증**(neonatal toxic shock syndrome-like exanthematous disease, NTED)이 발병하는데, 조기 신생아기에 발열을 일으키면 이 질환과의 감별이 필요하다. 정기산아에서는 중증화하지 않는다.

2 미숙아의 질병

우리나라에서는 출생률이 저하하고 있음에도 불구하고 **미숙아**(premature infant)와 2,500g 미만의 체중으로 태어난 **저체중 출생아**(low birth weight infant, LBW)의 비율은 증가하고 있다. 대부분의 미숙아가 저체중 출생아에 포함된다. 미숙아는 정기산아와 비교하여 키, 체중이 모두 작을 뿐만 아니라 장기가 미성숙하여 외부 환경에 적응하기 어려우므로 다양한 질환을 합병한다.

2.1 미숙아의 피부

재태 22주 이후에 출산하면 태아는 생존하거나 사산된다. 재태 22주에 태어나면 장기는 매우 미숙하고 피부의 각질층이 형성되지 않아서 감염 위험이 높다. 피부밑조직(피하조직)도 형성이 나쁘고 세포바깥액(세포외액)이 많아 미끌미끌하기 때문에 심전도 전극을 붙이는 것조차 어렵다(그림 10-3). 재태기간이 진행되면 출생 후의 건조한 외부 생활이 가능해지도록 각질층이 형성되어 성숙이 진행된다.

1) 감염을 피하기 위해서는 손위생이 필요하다. 손위생은 손씻기와 손소독을 의미한다. 손씻기는 세정제를 사용해서 오염이나 일시적으로 부착한 세균을 제거하는 것이고, 손소독은 손에 부착해 있는 토박이균(상주균)도 포함해서 균을 줄이는 것이다. 변, 가래, 혈액 등의 오염이나 유기물이 부착해 있으면 소독제의 효과를 충분히 얻을 수 없으므로 우선 세정하는 것이 기본이다.

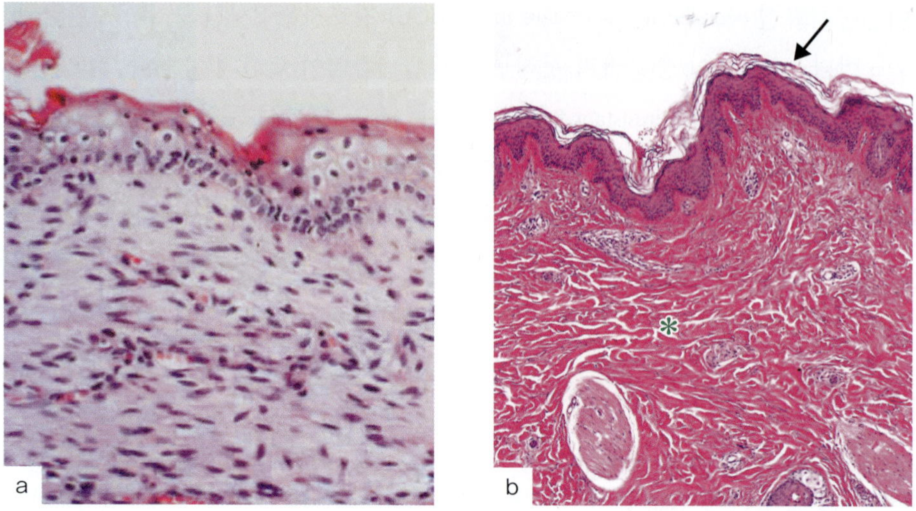

그림 10-3 미숙아의 피부

a. 재태 22주 5일, 출생체중 400g, 생후 11시간 된 피부. 각질층이 거의 관찰되지 않는다. 표면의 에오신(eosin)에 짙게 염색된 부분은 건조에 의한 변화이다. 피부밑조직의 아교질섬유도 적다.
b. 성인(25세 남성)의 정상 피부. →는 각질층을, *는 진피에 있는 풍부한 아교질섬유(붉게 염색)를 나타낸다.

2.2 호흡곤란증후군

출생 후에는 폐를 통해 호흡이 이루어진다. 폐의 기능이 낮으면 노력호흡이 관찰된다. 폐포에 공기가 도달하지 않으면 들숨 시 앞가슴이 함몰되는 함몰호흡을 하게 되고, 폐포에 공기가 도달해도 폐포가 확장되지 않으면 날숨 시 신음소리가 나며, 폐포가 확장해도 환기량이 충분하지 않으면 다호흡(polypnea; 호흡수 60회/분 이상)을 하게 된다. 이러한 호흡을 **노력호흡**이라고 하며, 산소의 흡입이 불충분하기 때문에 **청색증**(cyanosis)을 동반한다. 호흡곤란증후군(respiratory distress syndrome, RDS)은 이러한 노력호흡으로도 충분히 호흡할 수 없어 예전에는 죽음에 이르기도 하는 질환이었다.

발병률은 28주 미만에서 70~80%, 28~30주에서 60%, 31~33주에서 20% 전후, 34~36주에서 수%이다. 여아, 파수, 태내감염, 태아발육부전, 모체로의 스테로이드 투여 등으로 증상은 가벼워진다. 원인은 폐포 II형 상피세포에서 분비되는 **표면활성물질**(surfactant)의 합성과 분비 장애이다. 표면활성물질에는 강력한 표면활성작용이 있어 공기와 물이 접하는 경계면의 표면장력을 낮추고 공기와 물의 경계에 있는 폐포의 형태를 유지시킨다. 인공 표면활성물질을 기도 내에 투여하여 결핍된 표면활성물질을 보충하면 호흡상태는 빠르게 개선된다. 출생을 계기로 표면활성물질의 합성이 시작되므로 생후 72시간 정도 지나면 호전된다. 표면활성물질이 작용하는 폐포가 형성되는 것은 재태 25~26주 이후이기 때문에 그 이전에 출생한 신생아는 표면활성물질을 투여해도 효과가 나타나지 않을 수도 있다.

RDS에 대해 표면활성물질 투여가 일반화되고 호흡기 관리법이 발달하면서 예전에는 미숙아의 사망원인으로 가장 중시되던 **유리질막병**(hyaline membrane disease)은 격감했다. 그러나 신생아질식이나 감염병의 합병으로 표면활성물질 합성이 억제되거나 폐포 상피세포와 모세혈관 내피세포의 투과성이 항진되어 혈장 성분이 폐포공간으로 누출되고 표면활성물질이 불활성화되면 호흡상태는 악화한다. 부검에서 혈장성분인 섬유소에 의해 변성된 유리질막(hydatoid)이 말초 기도를 필름처럼 덮고 있는 것이 관찰된다(그림 10–4).

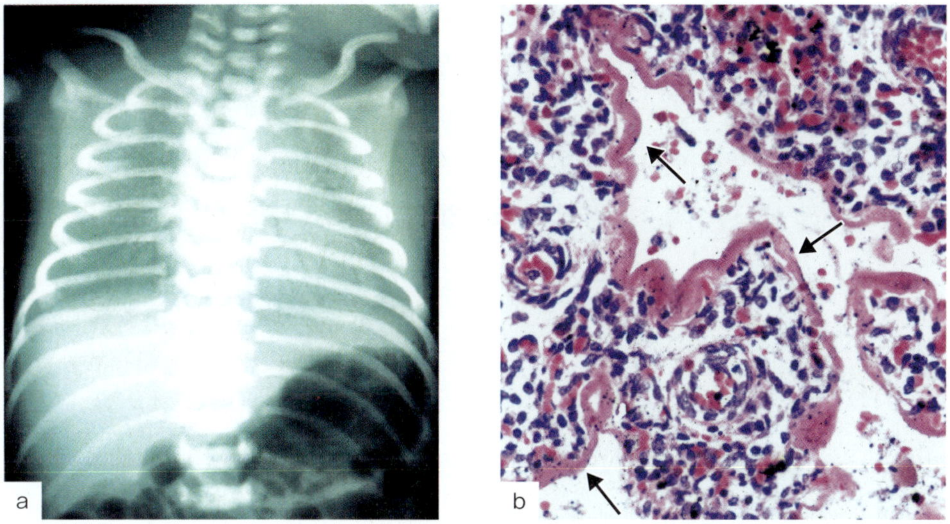

그림 10–4 **유리질막병**

a. 가슴 X선상. 무기폐로 인해 X선의 투과가 나쁘고 폐영역은 반투명 유리처럼 되어 있다.
b. 폐의 조직상. 확장된 말초기도(호흡세기관지~폐포)에 형성된 유리질막(표본에서는 막이 잘게 잘려 분홍색 끈 모양으로 보임, →)이다. 주위 폐포는 닫혀 있다(무기폐).

2.3 열린동맥관

동맥관(ductus arteriosus)은 폐동맥과 대동맥을 연결하는 태아 순환에서 중요한 의미를 가진 혈관이다. 태아기는 폐혈관이 수축해 있기 때문에 폐고혈압 상태이며 혈액은 흐르기 어렵다. 태아의 폐로 흐르는 혈액량은 우심실에서 박출되는 혈액량의 10% 정도에 불과하고 나머지는 동맥관을 통해 폐동맥에서 대동맥으로 흐른다. 출산 예정일이 가까워지면 동맥관의 민무늬근육(평활근)은 비후되는데, 대동맥의 민무늬근육보다 두꺼워지고 속막에는 점액 유사 물질이 침착하여 속공간이 좁아진다. 출생 후 호흡이 시작되어 폐로 공기가 들어가면 폐혈관의 저항이 저하되어 폐혈류는 증가한다. 폐에서 기체교환이 이루어지면 혈액의 산소분압은 상승한다. 출생하면 대동맥에서 동맥관으로 산소분압이 높은 혈액이 흐르고 산소에 반응해서 두꺼워진 민무늬근육이 수축하여 동맥관은 기능적으로 닫힌다. 재태기간이 짧은 미숙아일수록 동맥관이 닫히기 어렵고 그 때문에 임상적으로 증상이 관찰되는 **열린동맥관**(patent ductus arteriosus, PDA)이 발생하는 빈도가 높아진다.

2.4 만성폐질환

만성폐질환(chronic lung disease, CLD)이란 선천기형을 제외한 폐의 이상으로 산소를 투여해야 하는 호흡곤란증상이 신생아기에 시작되어 생후 28일이 지나도 계속되는 것으로 정의된다. 그 발병기전에는 염증이 중요한 역할을 하지만, 그 밖에 산소독성 등 많은 인자가 관여한다. 악화인자로는 자궁 내 감염, 출생 후 감염 이외에 산소독성, 인공환기요법에 의한 폐손상, 열린동맥관, 과도한 수분 부하에 의한 폐부종 등이 있다. 그 예방에는 모체에 스테로이드 투여, 산소 제한, RDS에 대한 표면활성물질 투여, 인공환기요법 연구, 열린동맥관 관리 등의 방법이 있다. 그러나 더 미숙한 신생아가 생존할 수 있게 되면서 CLD의 발병률뿐만 아니라 퇴원 후에도 산소투여를 하는 **가정산소요법**(HOT)이 필요한 소아가 증가하고 있다.

2.5 뇌실내출혈

뇌실내출혈(intraventricular hemorrhage, IVH)의 대부분은 1,000g 미만의 체중으로 태어난 **초저체중 출생아**(extremely low birth weight infant, ELBW)에게 중대한 신경학적 후유증을 남기는 질환이다(그림 10–5). 가쪽뇌실 주위에는 뇌실막하배아바탕질(subependymal germinal matrix)이라는 신경세포나 신경(아)교세포를 만들어 내는 미분화 세포층이 있다. 재태 26주 무렵까지는 증가했다가 그 이후 급격하게 축소하여 정기산아에게서는 거의 확인되지 않는다. 상당히 대사가 활발한 동맥말초가지가 들어오는 영역이며 허혈, 저산소증에 의해 손상을 받기 쉽고 이 부분의 혈관은 벽이 얇으며 혈관 주위를 둘러싸는 지지조직이 약한 것이 IVH의 발병으로 이어진다.

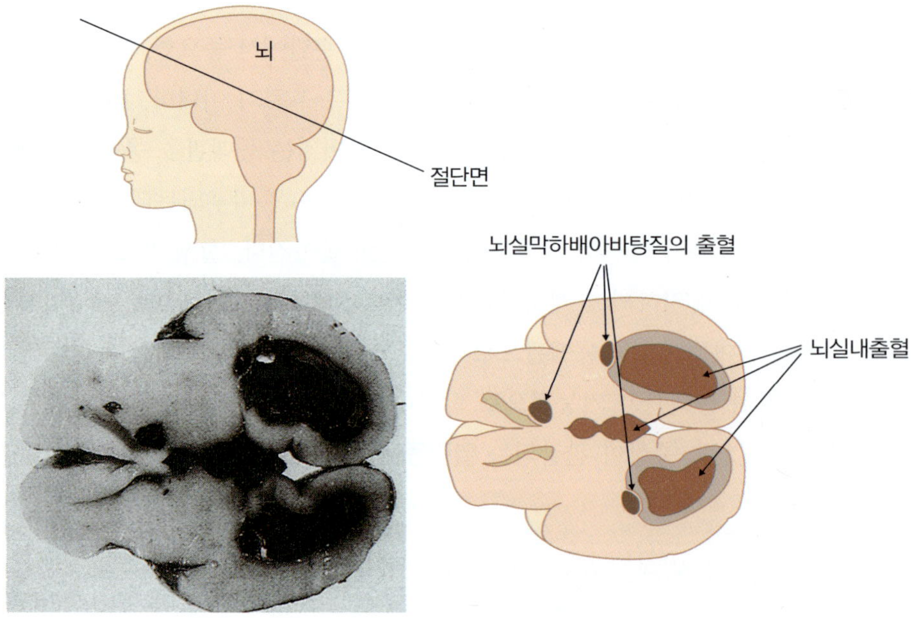

그림 10–5 뇌실내출혈

뇌실막하배아바탕질의 출혈이 확대되어 뇌실 안까지 출혈을 일으키고 있다.

2.6 뇌실주위백질연화증

뇌실주위백질연화증(periventricular leukomalacia, PVL)은 미숙아의 뇌실 주위 백질에서 관찰되는 허혈병터로, 재태 32주 미만의 미숙아에게 많다. 미숙아에게서 관찰되는 뇌성마비의 원인으로 중요한 질환이며, 우리나라에서 발병하는 뇌성마비 전체의 약 1/3~1/2이 PVL이라고 한다. PVL은 뇌 표면에서 뇌실을 향하는 동맥과 뇌실 주위에서 심부 백질로 향하는 동맥의 관류 경계 영역에 해당하는 뇌실 주위 백질에서 자주 발생한다. 또한 미숙아는 혈압 변화에 대한 자동조절기전이 불충분하기 때문에 출생 전후에 혈류가 저하되는 많은 병태가 관여하며 태아기능부전, 태아발육부전, 전치태반에서의 출혈, 응급제왕절개를 필요로 하는 모체 출혈, 신생아의 무호흡, 과다환기에 의한 이산화탄소혈증 등을 생각할 수 있다.

최근에는 감염을 생각할 수 있는 조기파수나 융모양막염(chorioamnionitis)이 있는 사례가 많은 점에서 감염에 의한 염증사이토카인의 증가를 위험인자로 보고 있다. 머리 초음파검사로 비교적 쉽게 진단을 내릴 수 있으며 머리 MRI는 진단 정밀도가 높다. 양측성 PVL에서는 거의 전 사례가 뇌성마비를 발병한다. 신경섬유의 주행과 PVL이 발병하는 부위의 위치관계에 따라 다리의 경련성 마비가 심하게 일어나는데, 팔의 마비는 경증이다. 병터가 시각부챗살(optic radiation)에 도달하면 사시(heterotropia) 등의 시각이상이 합병된다. 정기산아의 저산소허혈뇌병증과 비교하여 정신지체는 가볍다.

2.7 소화관천공

1,500g 미만의 체중으로 태어나는 **극저체중 출생아**(very low birth weight infant, VLBW)의 생존율은 향상되어 상당히 미숙함에도 불구하고 경장영양을 함으로써 장이 천공되는 경우가 있다. **괴사장염**(necrotizing enteritis, NEC)이라고 불리는 괴사를 동반하는 예후 나쁜 질환과 괴사나 염증성 변화를 동반하지 않고 갑자기 소화관이 천공되는 비교적 예후 좋은 **신생아 국한장천공**(focal intestinal perforation, FIP)이 있다. 괴사장염은 극저체중 출생아의 약 2% 미만의 발생률이기는 하지만, 천공이 일어나면 절반 이상이 사망한다. 지금도 주요 사망원인의 하나이다.

Column 7

태반과 제대혈수혈

태반은 임신 시 자궁 내에 형성되어 태아와 모체를 연결하는 중요한 장기로, 모체 유래의 바닥탈락막과 태아 유래의 융모막융모부로 구성된다. 모체 내에서 생활하는 태아에게 산소와 영양, 면역물질인 IgG를 공급하거나 태아가 배출하는 노폐물을 모체에 전달하는 태아 생존에 반드시 필요한 장기이다.

태아는 탯줄을 통해 태반과 연결되며 출생 후 탯줄은 절단되어 그 역할을 마친다. 그러나 태반을 흐르는 제대혈에는 **제대혈 줄기세포**가 많이 함유된다. 정기산아의 탯줄은 굵기가 2cm, 길이가 50~60cm 정도이며, 탯줄에는 2개의 배꼽동맥과 1개의 배꼽정맥이 흐른다. 그 혈관 내의 혈액은 40~100mL 정도의 양이다.

1988년 제대혈을 사용한 최초의 이식의료가 이루어졌다. 그 후 각지에서 **제대혈은행**이 설립되어 1993년 이후 은행을 통한 백혈병 등의 질환에 이식의료가 각국에서 시행되고 있다. 제대혈 줄기세포는 조혈조직 이외에도 뼈, 연골, 근육, 나아가 신경 등으로도 분화하는 많은 기능을 가진다. 신생아질식에 이어 발생하는 저산소허혈뇌병증과 그에 이어지는 뇌성마비, 나아가 자폐스펙트럼장애(autism spectrum disorders, ASD)* 의 치료로서 자신의 제대혈을 이식하는 시도가 시작되고 있다. 향후에는 형제간의 제대혈이식 등도 계획되어 그 응용은 재생의료의 진보에 크게 공헌할 것으로 판단된다.

미국에서는 2005년 당시 부시대통령이 제대혈 보관에 관한 법률을 제정하여 모든 산부인과의가 임신 중인 임신부에게 제대혈을 보관하는 선택지를 제공하도록 의무화하였다. 그러나 우리나라의 2017년 조사에 따르면 제대혈은행 보관율은 0.5%에 머무르고 있다. 제대혈 은용에 관해 그 이해를 넓어야 한다.

* 자폐스펙트럼장애 : 사회적 의사소통 장애, 한정된 반복적 행동패턴을 특징으로 하는 신경발달군/신경발달장애군의 하나이다. 지적으로 높은 증례에서부터 대화가 거의 없고 의사소통이 불가능한 증례에 이르기까지 폭넓으며 한계도 애매해서 연속성이 있는 점에서 스펙트럼(연속체)이라고 한다.

요점 정리

- 재태기간 37주 이후 42주 미만에 출생하는 신생아를 정기산아, 37주 미만에 출생하는 신생아를 미숙아라고 한다.
- 저산소허혈뇌병증(hypoxic ischemic encephalopathy, HIE)이 발병하면 생후 수분에서 수시간 후에 뇌의 신경세포는 괴사에 이르고, 살아남은 세포에서는 지연성 신경세포사가 발생한다. 정신지체와 뇌성마비가 합병된다.
- 양수혼탁이 확인된 신생아의 5% 정도에게서 태변흡인증후군(meconium aspiration syndrome, MAS)이 발병하는데, 기도가 완전히 막히면 무기폐가 된다.
- 분만외상으로서 머리혈종(두개혈종, cephalohematoma), 머리덮개널힘줄밑출혈(모상건막밑출혈, subgaleal hemorrhage), 산류(출산머리부종, caput succedaneum), 두개내출혈(intracranial hemorrhage)이 발생할 수 있다.
- 신생아는 생리적으로 간접빌리루빈이 증가하기 때문에 황달(jaundice)이 나타나는데, 생후에 필요한 생리적 반응이기도 하다. 혈액형 부적합에 의해 출생 후 조기에 고빌리루빈혈증이 발병하는 경우가 있는데, 대부분이 경증으로 경과한다.
- 신생아가 급변하는 가장 빈도 높은 질환이 감염병이다. 수두에 감염된 적이 없는 모친에게서 태어난 신생아는 수두에 감염되면 사망하는 경우가 있다. 출산 후의 감염병 예방으로서 처치 전의 손소독, 손위생, 감염 아동의 처치 후 손씻기가 중요하다.
- 재태 22주 이후에 출산하면 생존하거나 사산된다. 재태 22주에 태어나면 장기는 매우 미숙하고 피부의 각질층이 형성되지 않아서 감염 위험이 높다.
- 호흡곤란증후군(respiratory distress syndrome, RDS)이 발생하면 노력호흡에 의해서도 호흡을 충분하게 할 수 없기 때문에 인공 표면활성물질을 기도 내에 투여하여 결핍된 표면활성물질을 보충해서 호흡상태를 개선시킨다.
- 출생 후 호흡이 시작되면 동맥관은 기능적으로 닫히는데, 미숙아일수록 동맥관이 닫히기 어려워 열린동맥관(patent ductus arteriosus, PDA)이 10~15%에서 관찰된다.
- 선천기형을 제외한 폐의 이상으로 산소를 투여해야 하는 호흡곤란증상이 신생아기에 시작되어 생후 28일이 지나 계속되는 질환을 만성폐질환(chronic lung disease, CLD)이라고 한다.
- 뇌실내출혈의 대부분은 1,000g 미만의 체중으로 태어난 초저체중 출생아에게서 관찰된다. 출혈 방지에는 저산소증과 혈압, 혈류의 변화를 최소한으로 하는 출생 전부터의 관리가 필요하다.
- 뇌실주위백질연화증(periventricular leukomalacia, PVL)은 미숙아의 뇌실 주위 백질에서 관찰되는 허혈병터로 재태 32주 미만 미숙아에게서 많이 발생한다. 뇌성마비의 원인으로 중요한 질환이다.
- 소화관천공은 괴사를 동반하는 것과 동반하지 않는 것으로 크게 나뉜다. 괴사를 동반하지 않는 소장, 특히 회장에서 관찰되는 국한장천공이 증가하고 있다.

확인문제

01. 생후 (①　　　　) 미만의 영아를 신생아라고 한다. 생후 (②　　　　) 미만의 신생아는 '조기 신생아'라고 해서 따로 구별하는데, 신생아사망의 절반이 이 시기에 집중된다.

02. 치료를 필요로 하는 태변흡인증후군은 (③　　　　)이/가 확인된 신생아의 5%에게서 발병한다고 한다.

03. 신생아는 생리적으로 간접빌리루빈이 증가해서 (④　　　　)이/가 관찰되는데, 이것은 생후에 필요한 생리반응이기도 하다.

04. 신생아의 (⑤　　　　)증후군에서는 인공 표면활성물질을 기도 내에 투여한다.

05. 만성폐질환이란 산소투여를 필요로 하는 호흡곤란증상이 신생아기에 시작되어 생후 (⑥　　　　)을/를 지나 계속되는 것이다.

06. 뇌실내출혈의 대부분은 (⑦　　　　)g 미만의 체중으로 태어난 초저체중 출생아에게서 관찰된다.

07. 소화관천공은 (⑧　　　　)을/를 동반하는 것과 동반하지 않는 것으로 크게 나뉜다.

정답

① 28일, ② 7일, ③ 양수혼탁, ④ 황달, ⑤ 호흡곤란, ⑥ 28일, ⑦ 1,000, ⑧ 괴사장염

CHAPTER

11

선천이상

학습목표

1. 선천이상의 정의를 이해하고 어떤 원인으로 발생하는지 설명할 수 있다.
2. 선천이상을 일으키는 유전요인을 설명할 수 있다.
3. 대표적인 염색체이상을 열거할 수 있다.
4. 선천이상을 일으키는 환경요인을 설명할 수 있다.
5. 주요 선천이상을 열거하고 그 발생기전을 설명할 수 있다.

핵심용어

- 선천기형
- 염색체이상
- 유전질환
- TORCH증후군
- 다운증후군
- 입술입천장갈림증(구순구개열)
- 요도하열증
- 잠복고환(증)
- 수두증
- 신경관폐쇄장애
- 이분척추(척추갈림증)
- 무뇌증
- 태아성장제한(FGR)
- 후성유전학

1 선천이상의 원인과 요인

사람은 1개의 정자가 1개의 난자와 수정한 수정란(fertilized egg)에서 발생한다. 모든 세포에 있는 염색체(chromosome)는 쌍을 이루며 1개는 정자로부터, 1개는 난자로부터 물려받는다. 하나의 수정란이 피부나 신경, 혈액이나 뼈대, 내장 등으로 분화하여 최종적으로는 60조 개의 세포에 이르러 사람의 몸이 완성된다. 약간의 예외를 제외하고 세포에는 모두 같은 유전정보가 갖추어져 있다. 수정란이 언제, 어떠한 형태와 기능으로 분화하여 증식하는가는 유전요인과 환경요인, 그 상호작용으로 결정된다. 출생 전에 원인을 가진 질환을 **선천이상**(congenital abnormality)이라고 진단한다. 부모에게 이상이 있어서 자식이 물려받는 경우도 있지만, 부모가 정상이라도 돌연변이에 의해 일어나는 선천이상도 있다. 고혈압이나 당뇨병 등도 유전적 소인이 있기 때문에 선천이상으로 볼 수 있다.

형태의 이상이 관찰되면 **선천기형**(congenital malformation)이라고 진단한다. 태아 초음파검사 등 출생 전 진단의 발달과 주산기 의료의 집약화로 태아나 신생아의 형태이상을 조기에 진단할 수 있게 되었다. 선천기형은 ①기형(malformation), ②변형(deformation), ③파괴(disruption)의 3가지 범주로 분류된다. **기형**은 발생에 관여하는 유전적 프로그램에 이상이 있으면 발생한다. 별도의 장소에서 별도의 시기에 일어나는 경우가 많으므로 여러 종류의 기형을 가지는 경우가 많다. 재태 8주까지의 배아기(embryonic period)라고 불리는 조기 태생기는 세포 분화가 활발하게 이루어지는 시기로, 그 후의 태아기(fetal period)와 비교하여 이 시기에 발생한 이상은 심각한 기형으로 이어진다. **변형**은 발생과정의 태아에게 외부 힘이 물리적으로 작용하여 발생하며 임신 중반에 자주 관찰된다. **파괴**는 양막조직에 의한 조임(교액) 등의 외상으로 발생한다. 양막에 의한 파괴는 교액륜(strangulated annulus sulcus)[1)]을 동반하는 경우가 많으며 재태 8주까지의 변형과 비교하여 팔다리나 손발가락의 결손을 동반하는 경우가 많아 치료에 어려움이 있다.

선천기형은 대부분 정상적인 부모로부터 태어난 자녀에게서 나타나므로 그 발병이 유전적으로 결정된다고는 볼 수 없다. 또 선천이상 중에는 유산되거나 사산되는 예도 많아 수정란의 반수 가까이는 출생에 이르지 못하고 유산된다. 유산의 경우 그 절반에 심한 염색체이상이 있다. 따라서 수정란의 25%는 심한 기형을 가지며 사산되거나 출생하더라도 기형에 의한 사망률이 높아진다. 따라서 선천기형이 의심되는 때는 병명과 그 내용, 장래 출현 가능성이 있는 합병증과 그 치료 등의 정보를 가족에게 제공하는 것이 중요하다.

1.1 유전요인

유전질환(genetic disorder)은 유전(inheritance)이라는 현상을 담당하는 사람 DNA의 전체서열인 **유전체**

1) 출생 후 손발에 끈으로 조인 듯한 패임이 관찰되는 기형을 말한다.

(genome)[2]나 염색체의 이상으로 발생하는 질환이며, 단일유전자질환, 다인자유전질환으로 크게 나뉜다. 부모로부터 자식에게 유전되거나 유전되지 않는 개념이 아니다.

1) 염색체이상(chromosomal abnormality)으로 인한 질환

(1) 보통염색체의 이상 (표 11-1)

① 다운증후군(Down syndrome; trisomy 21)

선천심장질환 합병률 50%이며, 방실중격결손이 많다. 백혈병 등의 혈액질환이 많이 발생한다. 근육긴장 저하, 말랑말랑한 피부, 물갈퀴목, 짧은 머리, 특징적인 얼굴 생김새(눈꼬리가 올라감, 눈 사이가 멈, 눈구석주름이 있음) 등이 나타난다. 중증에서 경도의 지적장애가 있고, 수명은 55년이다.

② 고양이울음증후군(cat cry syndrome)

5번 염색체의 짧은 팔 일부가 결실되어 있다. 출생 시 고양이 같은 새된 울음소리를 내고, 출생 직후에는 둥근 얼굴이 나타나며, 히르슈스프룽병(Hirschsprung disease)을 합병한다. 지적장애는 중증이다.

③ 에드워즈증후군(Edward syndrome; trisomy 18)

선천심장질환 합병률 80~90%이며, 심각한 경우가 많다. 둥근 바닥창의 발바닥, 검지를 중지 위에 올려 주먹을 쥐는 손, 높은 코, 들어간 아래턱, 낮은 위치에 있는 귓바퀴, 중증의 지적장애 등이 나타난다. 생후 1년 이내에 90%가 사망한다.

④ 파타우증후군(Patau syndrome; trisomy 13)

선천심장질환 합병률 80~100%이며, 심각한 경우가 많다. 입술입천장갈림증, 배꼽탈장, 가락과다증(다지증), 눈이 없음, 작은 안구 등 많은 중추신경계통의 심각한 기형 및 중증의 지적장애 등이 나타난다. 생후 1개월 이내에 80%가 사망한다.

표 11-1 **대표적인 보통염색체 질환과 핵형**

질환명	염색체성	핵형
다운증후군	trisomy 21	47, XX(XY), +21
고양이울음증후군	$5p^-$ syndrome	46, XX(XY), $5p^-$
에드워즈증후군	trisomy 18	47, XX(XY), +18
파타우증후군	trisomy 13	47, XX(XY), +13

2) 어떤 생물이 가진 모든 핵산 상의 유전정보를 말한다.

(2) 성염색체의 이상 (표 11-2)

① 터너증후군(Tuner syndrome)

염색체의 핵형이 45X로, Y가 없기 때문에 표현형은 여자이다. 키가 아주 작고 외음부는 여자이며 임신을 하지 못한다. 출생 시 이미 문제점이 나타나지만, 사춘기가 되어 이차성징의 발달장애로 두드러진 특징을 보인다. 일반적으로 지능은 정상이며, 작은 키, 성적 발육부전, 무월경이 중요한 특징이다. 손과 발에 림프부종이 있으며, 가장 흔한 사망원인은 대동맥판협착증과 대동맥축착이다.

② 클라인펠터증후군(Klinefelter syndrome)

염색체의 핵형은 47XXY(93%)로 남자이지만, 고환이 작고 여자와 비슷한 체형을 보인다. 염색체이상 중에서 다운증후군 다음으로 흔한 질환이며, 남자의 850명 중 1명의 발생빈도를 보인다. 여성형유방(증)과 고환위축, 어깨가 좁은 특유의 여성형체형을 갖는다. 이차성징이 없어서 정자를 생성하지 못하므로 불임이 되며 지능도 약간 낮다. 하지만 증상이 모두 이차성징과 관련되므로 사춘기가 지나서야 발견된다.

표 11-2 대표적인 성염색체 질환과 핵형

질환명	핵명
터너증후군	45, XO
클라인펠터증후군	47, XXY
XYY증후군(double Y male)	47, XXY
XXX증후군(triple X female)	47, XXX

2) 단일유전자질환(single gene disorder)

사람은 부모로부터 쌍을 이루는 염색체 중 하나를 물려받는다. 염색체 위에 유전자가 있으므로(그림 11-1) 유전자도 2개 가운데 1개를 물려받는다. 유전자란 유전체 또는 염색체의 특정 위치에 차지하는 유전의 단위를 의미한다. 몇 가지의 생체 설계도이며 유전자형에 따른 특징(형질)을 가진 자녀가 형성된다. 그 유전형식은 주로 2가지 요인에 의해 결정된다. 우선 하나는 유전자의 좌위가 어디에 있는가이며, 다른 하나는 표현형이 **우성**(dominance)인가 아니면 **열성**(recessive)인가이다.

유전자의 좌위는 성염색체 위에 있는지, 보통염색체 위에 있는지, 사립체에 있는지에 따라 유전형식이 달라진다. 정자는 Y염색체나 X염색체 중 하나를 가지기 때문에 부친은 아들에게 Y염색체를 물려주고 딸에게 X염색체를 물려준다. 따라서 부친의 Y염색체 유전정보는 딸에게 전달되지 않는다.

보통염색체는 부모 모두로부터 각각 다른 유전자를 이어받아 1쌍이 된다. 유전자에 포함된 특징이 나타나면 우성, 나타나지 않으면 열성으로 표현한다. 보통 1쌍의 유전자 한쪽의 유전정보가 나타나면 우성, 나타나지 않으면 열성으로 간주된다. X염색체 위에 열성 유전자가 있는 혈우병은 X염색체가 1개밖에 없는 남성의 경우 발병한다. 열성 유전자이기 때문에 X염색체를 2개 가지는 여성은 1개에 비정상적인 유전자가 있어도 발병하지 않는다. 따라서 혈우병이 있는 부친으로부터 태어난 남아는 혈우병 유전자를 물려받지 않기 때문에 발병하지 않는다. 한편, 여아는 항상 보인자가 된다. 그 밖에 우성도 열성도 아닌 불완전우성(semidominance) 또는 공동우성(codominance)이라는 유전형식도 있다. 공동우성 유전형식의 대표적인 표현형이 ABO혈액형이다(그림 11-2).

정자 유래의 사립체는 보통 배아에서 제거되기 때문에 사립체의 유전정보는 모친으로부터 자녀에게 전달되는 모성유전이다.

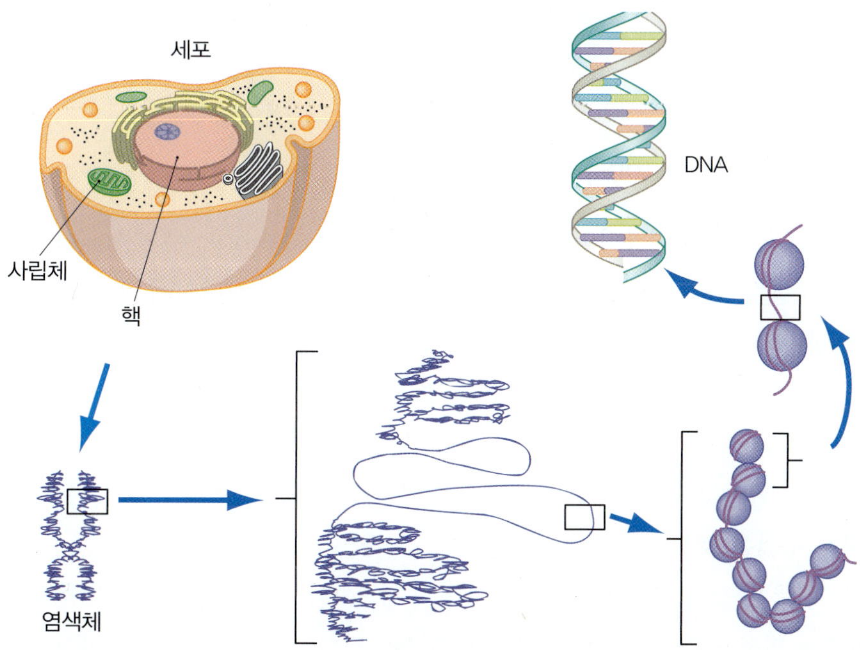

그림 11-1 염색체와 유전자 DNA

세포 내에 있는 핵 안에는 보통 46개(23쌍)의 염색체가 있다. 각각의 염색체에는 이중나선 구조의 DNA가 접혀 빼곡히 들어 있다.

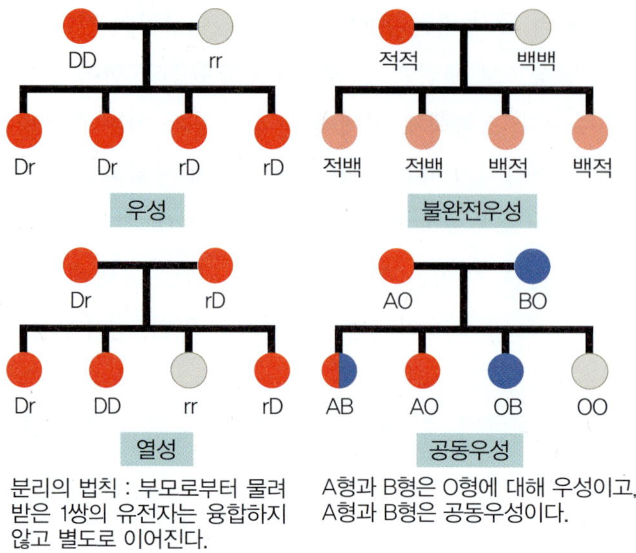

그림 11-2 멘델유전형식

3) 다인자유전질환(multifactorial genetic disorder)

가장 발병빈도가 높은 입술입천장갈림증(구순구개열, cleft lip and palate), 무뇌증(anencephaly), 이분척추(척추갈림증, spina bifida), 날문협착증(pyloric stenosis), 히르슈스프룽병(Hirschsprung disease), 가락과다증(다지증, polydactyly)이나 신생아의 1%에게서 관찰되는 선천심장질환 등 신체 한 곳에 형태이상이 일어나는 단발기형은 대부분 다인자유전질환이다. 여러 유전자와 환경요인이 작용하여 수정란의 기능과 형태에 영향을 미친다고 보기 때문에 많은 질환이 다인자유전질환으로 분류된다. 당뇨병, 고혈압, 심근경색증 등의 생활습관병, 위궤양, 뇌전증, 발달장애, 정신질환 등에도 다인자유전질환에 포함되는 것이 있으며, 정상과 비정상의 경계가 명확하지 않은 것도 많다.

다인자유전질환의 특징으로 ①선천이상 중에서 빈도가 높다, ②신생아 1% 이상에게서 관찰되고 친자, 형제간에서의 빈도는 더욱 높아 5% 혹은 그 이상까지 높아진다, ③발병빈도에 성별차이가 있다, ④자녀에게 발병빈도가 높을수록 둘째 자녀의 재발률이 상승한다, ⑤중증도가 높을수록 이후 자녀의 재발률이 상승한다, ⑥혈연관계가 멀수록 재발률이 저하된다, ⑦일란성 쌍둥이가 이란성 쌍둥이보다 일치율이 5~10배 높다, ⑧근친혼을 하는 종족에서 다발한다, ⑨인종차이가 있다.

유전자에 관여하는 이상은 부친의 연령이 상승하면 증가한다. 나이가 많은 남성의 생식세포는 젊은 남성과 비교하여 DNA 복제 횟수가 많고 노화에 의해 생기는 정자의 돌연변이 빈도가 높다. 대표적인 소인증인 연골무형성증 등 몇 가지 질환의 유전자이상 발생률, 나아가서는 최근 주목되는 자폐스펙트럼장애 발생률과 부친의 노화는 상관관계가 있다.

1.2 환경요인

출생 전에 크게 영향을 미치는 환경요인으로 감염병, 약물, 방사선 외에도 모체의 당뇨병, 연령, 영양상태, 체온 등이 있다.

1) 감염병(infectious disease)

출생 전 감염에 의해 태아성장제한, 중추신경계통 이상, 간비장비대, 발진 등의 피부증상, 안저(눈바닥) 변화, 뼈 변화, 정신지체 등의 유사 증상이 확인된다. 대표적인 병원체는 톡소포자충(*Toxoplasma*), 풍진바이러스(rubella virus), 거대세포바이러스(cytomegalovirus), 단순헤르페스바이러스(herpes simplex virus), 기타(others; 파르보바이러스, 매독균 등)이며, 각각의 머리글자를 따서 **TORCH증후군**이라고 한다.

2) 약물(drug)

약물이 태아에게 미치는 영향은 재태기간, 약물작용의 강도, 사용량에 따라 다르다. 수정 후 20일째 이전의 매우 초기에 사용하면 작용이 있거나 없는, 즉 임신 계속을 불가능하게 하거나 전혀 영향을 미치지 않는다. 강력한 기형유발인자인 **탈리도마이드**(thalidomide)에 의한 배아병증(embryopathy)이 세계적으로 알려져 그 기전이 해명되었으며, 손발의 성장을 촉진하는 단백질이 억제되어 기형을 일으킨다고 한다.

약물 이외에도 알코올이나 흡연 등이 태아성장제한, 기형유발 등에 관여한다.

3) 방사선(radiation)

방사선이란 이동 중인 에너지이며, 햇빛, 음파, 수면의 파형 등 많은 종류가 있다. 방사선 중에서 이온화(ionization)[3]를 일으키고 에너지가 높은 것을 **이온화방사선**(ionizing radiation)이라고 하여, 햇빛이나 음파 등의 **비이온화방사선**(nonionizing radiation)과 구별된다. 이온화방사선은 X선 촬영에 이용되는데, 태아에게 미치는 영향이 우려되며 X선 노출로 인해 태아암과 백혈병의 위험이 미약하지만 상승한다. 비이온화방사선인 초음파를 활용한 태아 초음파검사를 반복하여 시행하면 저체중 출생아가 증가한다는 보고도 있다.

4) 당뇨병(diabetes)

임신 전에 당뇨병으로 진단을 받거나 임신 중에 당뇨병이 발병한 **당뇨병 합병 임신**과 임신으로 인해 내당력에 이상이 생긴 **임신당뇨병**(gestational diabetes)이 있다. 고혈당은 기관형성기인 배아기의 태아에게 심각한 기형을 일으킨다. 임신 전부터 당뇨병임을 알고 있던 사례의 기형발생률은 저하되고 있으나 당뇨병

3) 햇빛과 같은 약한 에너지의 방사선은 물질에 조사되어도 자신이 방향을 바꿀 뿐 조사된 물질을 구성하는 원자나 분자의 성질을 바꾸는 일은 없지만, 원자력발전소에서 발생하는 강력한 에너지를 가진 방사선이 충돌하면 물질을 구성하는 원자의 궤도전자를 튕겨내어(이온화) 그 성질을 변화시킨다.

인지 모르고 있다가 임신 후 알게 되어 뒤늦게 대응하려고 하면 기형을 예방하기 어렵다. 확인되는 기형은 여러 장기에 걸쳐 발생하며 당뇨병에 특이적인 기형은 적다. 당뇨병에 의한 미세혈관 병터가 심한 사례나 **임신고혈압**(pregnancy-induced hypertension)이 합병된 사례에서는 태반기능이 저하되는 경우가 많아 높은 비율로 태아성장제한이 발생한다.

2 주요 선천이상

2.1 다운증후군

다운증후군(Down syndrome)은 21번 염색체가 삼염색체이며(그림 11-3) 모체의 출산 연령이 높아지면서 함께 증가한다. 그 발생 빈도는 모체 나이가 25세이면 1/3,000, 35세이면 1/365, 45세이면 1/30 정도이다. 다양한 기형이 합병되기 때문에 임상적인 관찰을 통해 비교적 쉽게 진단할 수 있다(그림 11-4).

선천심장질환, 선천식도폐쇄증, 항문막힘증, 갑상샘저하증 등이 합병된다. 선천심장질환은 다운증후군 환아의 반수 가까이에서 확인되며 심내막융기결손(endocardial cushion defect, ECD)은 다운증후군에 특징적으로 많다. 백혈병이 합병되는 것도 특징적이며 일과성 이상골수증(transient abnormal myelopoiesis, TAM) 또는 다운증후군 관련 골수증식증(myeloid proliferations related to Down syndrome)이 합병되는 경우도 있다.

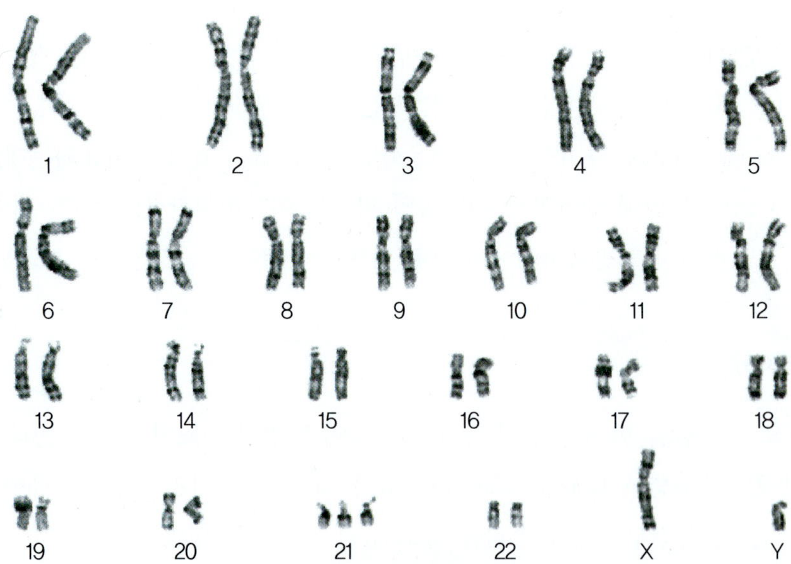

그림 11-3 다운증후군 남아의 염색체

21번 염색체가 1개 더 많아 총 3개(삼염색체)이다.

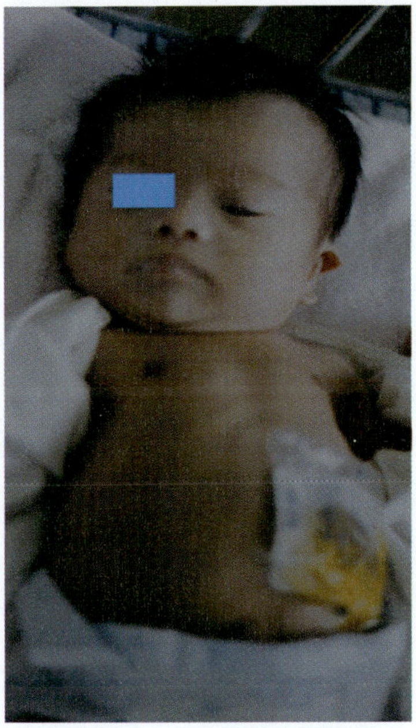

그림 11-4 **디운증후군 남아**

사이가 벌어진 눈, 치켜 올라간 눈꼬리, 낮게 위치한 귓바퀴 등이 관찰된다. 항문막힘증을 합병하여 인공항문을 조설하였다.

2.2 입술입천장갈림증

입술입천장갈림증(구순구개열, cleft lip and palate)은 약 임신 35일째에 윗입술과 단단입천장(경구개)이 되는 태아조직이 융합하는 과정에 이상이 발생하여 발병한다. 60~80%가 남아에게 일어나는데, 그 이유는 명확하지 않다. 복잡한 유전형식을 취하는 다인자질환으로 기형을 합병하는 증후성과 입술입천장갈림증만 있는 비증후성으로 나뉜다. 증후성은 단일유전자질환으로서 멘델유전형식을 따르는 경우, 염색체이상에 합병하는 경우, 기형 유발성이 있는 풍진바이러스, 탈리도마이드, 항경련제 등의 노출에 의한 경우 등이 있다. 비증후성은 단일유전자질환도 있지만, 대부분은 단독 발생예이다.

2.3 신장비뇨기질환

1) 요도하열증(hypospadias)

바깥요도구멍(외요도공)이 정상 귀두부분에서 회음에 걸쳐 음경 배쪽부분으로 후퇴하여 위치하는 이상이다. 대부분은 음경이 구부러져 있거나 귀두가 노출되어 있다.

2) 잠복고환(증)(cryptorchism)

고환은 재태 30주 이후에 복강에서 고샅굴(서혜관)을 지나 음낭 안으로 내려온다. 도중에 잠복하여 음낭 안에서 고정되지 않는 상태가 잠복고환(증)이다. 2,500g 이상의 체중으로 태어난 정기산아에게서는 발생빈도가 2~3%이지만, 2,500g 미만 저체중 출생아, 37주 미만의 미숙아에게서는 모두 20% 전후에서 관찰된다는 보고가 있다. 미숙아의 경우는 생리적인 상황이다. 신생아기에는 약 5% 전후에서 관찰되며 생후 3개월까지는 70%가 내려온다. 내려오지 않으면 1세 전후까지 처치하는 것이 바람직하다.

2.4 수두증

수두증(hydrocephalus)은 태아 초음파를 통해 반수 이상이 태아기에 진단된다. 다양한 이유로 뇌척수액이 머리뼈안에 고이는 질환이다(그림 11-5). 뇌척수액이 주로 대뇌 표면의 거미막밑공간에 고이는 외수두증(external hydrocephalus)과 뇌실에 고이는 내수두증(internal hydrocephalus)으로 나뉘며 보통은 내수두증을 수두증이라고 한다. 태아진단에 의한 수두증의 1/3에서 이분척추가 있다.

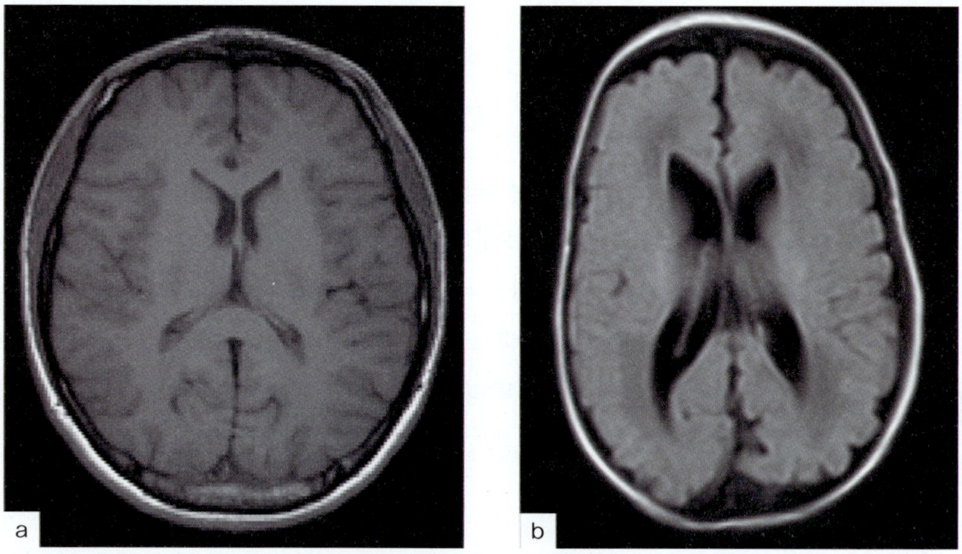

그림 11-5 수두증의 영상소견
a의 정상아와 비교하여 b는 양 가쪽뇌실과 거미막밑공간이 확대되어 있다.

2.5 척주관의 선천이상

척추 대부분의 선천이상은 발생 제4주에 발생한 신경관의 폐쇄장애가 원인이라고 보고 있다. 일단 폐쇄된 척주관이 다시 열리는 경우도 있다. 신경관이 머리 영역에서 닫히지 않으면 뇌의 대부분은 형성되지 못해 무뇌증이 발병하고, 목에서 꼬리의 어딘가에서 닫히지 않으면 이분척추(척추갈림증)가 발병한다.

임신을 계획한 여성이 임신 3개월 전부터 엽산을 계속적으로 섭취하면 신경관장애의 발병 위험을 줄일 수 있다. 가족력이 있는 여성은 임신 시 의사의 관리 하에 엽산 섭취가 권장된다.

1) 무뇌증(anencephaly)

머리쪽 신경관의 폐쇄부전에 의해 발병한다. 뇌의 일부 또는 대부분이 결여된다. 신경관 이상 사례의 10%에서 신경관 폐쇄시기에 모체에서 높은 체온이 발생했던 과거병력이 있는 것으로 보아 하루~수일에 걸친 모체의 38.9℃ 이상 발열이 기형의 원인이 될 가능성이 있다. 생존이 어렵고 출생전진단으로 임신중절을 하는 경우가 많아 출생 빈도는 감소하였다.

2) 이분척추(척추갈림증, spina bifida)

등부위 정중앙의 척추(뼈)고리(척추궁)가 불완전하게 융합하여 좌우로 분열되어 있기 때문에 척주관 안에 있어야 할 척수가 체표면으로 노출되어 있는 기형으로, 척추파열 혹은 척수수막탈출증(척수수막류, myelomeningocele)이라고 한다. 신경관[4] 폐쇄장애는 허리부위에 많고 그중에서도 제5허리뼈(요추)에서 제1엉치뼈(천추) 부분에 국한해 있는 경우가 많다.

임상증상이 부족한 잠재성 이분척추도 10% 정도에서 관찰되며 X선 촬영 시 우연히 발견되기도 한다. 신경손상이나 피부와의 유착에 의해 노출되어 있는 부분보다 아래쪽의 척수와 자율신경의 기능이 저하되기 때문에 운동장애, 감각장애 외에도 직장과 방광의 기능장애로 인해 배변과 배뇨장애가 합병된다.

3 태아성장제한

태아성장제한(fetal growth retardation, FGR)은 선천이상을 합병하는 빈도가 높다. 재태기간에 비해 적절하다고 판단되는 만큼 태아가 성장하지 못했을 때 FGR이라고 진단한다. 태아성장제한은 염색체이상 등 태아 자신에게 원인이 있는 **대칭형**(symmetrical type; 유형 I)과 모체의 영양장애, 합병증, 흡연, 약물 섭취, 태반이상, 다태 등에 의한 체내 환경의 악화가 원인인 **비대칭형**(asymmetrical type; 유형 II)과 그 **혼합형**으로 나뉜다. 대칭형은 머리와 몸통이 균형을 이루고 있지만 작으며 FGR의 20~30%에서 관찰된다. 비대칭형은 머리보다 몸통의 발육이 나쁘며 FGR의 70%에서 관찰된다. FGR의 10%에서 형태이상을 동반하며 대칭형에 많다.

4) 척추동물의 발생과정에 형성되는 뇌와 척수의 원기(primordium)로, 관 모양의 구조물이어서 신경관이라고 불린다. 신경관의 폐쇄부전에 의해 무뇌증이나 이분척추가 발생한다.

양수(amniotic fluid)는 태아의 신장에서 생산되어 양수공간 안으로 배설된다. 태아는 양수를 마시고 소화관에서 흡수하기 때문에 양수과다를 합병할 때는 소화계통에, 양수과소를 합병할 때는 비뇨계통에 이상이 없는지를 검사할 필요가 있다. FGR에서는 태반이상을 합병하는 경우도 많아 특히 비대칭형에서는 태반이나 탯줄의 병리검사가 중요하다.

4 선천이상의 치료 가능성

후성유전학(epigenetics)이란 사람 유전체의 배열에 영향을 주지 않고 세포분열 후에도 계승되는 유전자의 발현이나 표현형의 변화를 연구하는 학문을 말한다. 많은 생명현상과 관련된 학문 분야로, iPS세포, 배아줄기세포(ES세포)가 다양한 기관이 되는 분화능력, 암이나 유전자질환의 발생기전, 뇌기능의 발현 등 다양한 분야에 관여하며 급속도로 발전하고 있다. DNA의 배열에 변화가 없음에도 불구하고 유전자의 기능이 미묘하게 변화하는 후성유전체(epigenome)의 변화는 동적이며 가역성이기 때문에 질환의 원인이 되기도 하고 치료의 대상이 될 수 있다.

선천이상에 대한 약물치료는 보충요법으로서 혈우병 A에 대한 제VIII인자 제제의 보충 등이 예로부터 시행되어 그 성과는 확립되었다. 또 간이식도 α_1-항트립신결손증에 동반하는 만성간질환 등에 대해 예전부터 시행되었다. 최근에는 제대혈에 의한 조혈줄기세포이식이 α-L-아이듀로나이드분해효소(iduronidase) 결손에 의한 용해소체병인 후를러증후군(Hurler syndrome)에 대해 효과가 관찰되었다.

사립체질환(mitochondrial disease)[5)]에 대한 '사립체치환술'이 2015년에 영국 법률의 허가를 받았다. 사립체질환이 없는 제공 난자의 핵을 채취하여 사립체질환을 가진 난자에 이식한 후 수정시키는 방법이기 때문에 3명의 부모 유전자를 가지게 된다.

또한 최근에는 부위 특이적으로 DNA를 절단하는 효소를 사용해서 목적으로 하는 유전자를 파괴하거나 삽입하는 사람 **유전체 편집**기술이 급속도로 발달하고 있으며, AIDS나 백혈병 등의 치료에 임상 응용되고 있다. 다양한 분야에서 널리 활용되는데, 예를 들어 식품 분야에서는 적은 양의 사료에도 고기량이 많아지는 소, 계란알레르기의 원인이 되는 오보뮤코이드(ovomucoid)를 만드는 유전자를 갖지 않는 닭 등의 개발에 응용된다. 그러나 유전체 편집에는 많은 문제가 있으며 특히 의료 분야에서 응용하기 위해서는 다소 과도할 정도의 윤리관을 가지고 대응해야 한다.

---

5) 사립체의 기능이 저하하여 발생하는 질환을 일컫는다. 사립체는 세포소기관(그림 11-1 참조)으로 효소를 사용하여 포도당에서 에너지인 ATP를 생산하기 때문에 세포의 기능이 저하한다. 정도는 다양하며, 진단되지 않은 채 경과하는 경우도 있다. 에너지 생산에 관여하는 유전자는 핵과 사립체에 있다. 둘 중 어딘가의 유전자에 이상이 있으면 사립체질환을 일으킨다. 수정란의 사립체는 보통 난자에서 유래하기 때문에 모체의 사립체유전자에 이상이 있으면 모성유전하여 자녀는 남녀 모두에게 발병한다.

요점 정리

- 출생 전의 원인으로 형태와 기능에 이상을 가지며 출생 시 또는 생후 조기에 정상에서 벗어난 소견이나 증상이 관찰되면 선천이상(congenital abnormality)이라고 하며 특히 형태이상이 심한 것을 선천기형(congenital malformation)이라고 한다.
- 본래는 염색체 2개가 쌍을 이루어 존재하는데, 1개인 경우를 홑염색체(단일염색체, monosomy), 3개인 경우를 삼염색체(trisomy)라고 한다.
- 사립체질환은 사립체의 기능을 저하시키는 유전자 변화를 가진 질환을 말한다. 수정란 안의 사립체 DNA는 모두 난자에서 유래한다(모성유전).
- 입술입천장갈림증(구순구개열), 무뇌증, 이분척추(척추갈림증) 등 신체의 한 곳에 형태이상이 일어나는 기형의 대부분은 다인자유전질환이다.
- 임신 중에 감염병에 걸리면 태아성장제한, 중추신경계통 이상 등을 일으킨다. 대표적인 병원체의 머리글자를 따서 TORCH증후군(톡소포자충, 풍진바이러스, 거대세포바이러스, 단순헤르페스바이러스, 기타 병원체에 따른 중증 모자감염)이라고 한다.
- 다운증후군(Down syndrome)은 21번 염색체가 삼염색체이며 모체의 출산 연령이 높아지면서 발병률이 함께 증가한다. 근육긴장 저하, 물갈퀴목, 짧은 머리, 올라간 눈꼬리 등이 확인된다.
- 수두증(hydrocephalus)은 뇌척수액이 머리뼈안에 고이는 질환이며, 태아진단에 의한 수두증의 1/3에서 이분척추가 있다.
- 이분척추(척추갈림증, spina bifida)는 척주관 안에 있어야 할 척수가 체표면에 노출해 있는 기형으로, 운동장애, 감각장애 외에도 배변 및 배뇨장애를 합병한다.
- 요도하열증(hypospadias)은 바깥요도구멍(외요도공)이 정상 귀두부에서 회음에 걸쳐 음경 배쪽부분으로 후퇴하여 위치하는 이상이다.
- 잠복고환(증)(cryptorchism)은 미숙아에게서는 20% 전후에서 관찰되지만, 조기에 자연적으로 내려가 1살 무렵에는 1.5% 전후까지 감소한다.
- 태아성장제한은 선천이상을 합병하는 빈도가 높다. 염색체이상 등 태아 자신의 원인에 의한 대칭형(유형 I)과 모체의 영양장애, 합병증, 흡연, 약물 섭취 등 체내 환경의 악화가 원인인 비대칭형(유형 II)과 그 혼합형으로 나뉜다.

확인문제

01. 출생 전의 원인으로 형태와 기능에 이상을 가지며 출생 시 또는 생후 조기에 정상에서 벗어난 소견이나 증상이 관찰되면 (①   )(이)라고 진단한다. 특히 형태이상이 심한 것을 (②   )(이)라고 진단한다.

02. 단일유전자질환의 유전형식에는 보통염색체 우성유전이나 보통염색체 열성유전, 그리고 (③   )이/가 있다.

03. 염색체가 1개인 경우를 (④   ), 3개인 경우를 (⑤   )(이)라고 한다.

04. 출생 시부터 새끼고양이처럼 새된 울음을 우는 (⑥   )은/는 5번 염색체의 한쪽 짧은팔이 결실되어 있는 (⑦   )이다.

05. (⑧   )은/는 21번 염색체가 삼염색체이며 모체의 출산 연령이 높아지면서 함께 증가한다.

06. (⑨   )은/는 뇌척수액이 머리뼈안에 고이는 질환이다.

07. 태아성장제한은 염색체이상 등 태아 자신에게 원인이 있는 대칭형과 모체의 체내 환경 악화에 따른 (⑩   ), 그리고 그 (⑪   )(으)로 나뉜다.

정답

① 선천이상, ② 선천기형, ③ X연관유전, ④ 홑염색체(단일염색체), ⑤ 삼염색체, ⑥ 고양이울음증후군, ⑦ 5p홑염색체 ($5p^-$), ⑧ 다운증후군, ⑨ 수두증, ⑩ 비대칭형, ⑪ 혼합형

CHAPTER

12

노화

학습목표

1. 노화라는 생리현상에서 노인증후군이 어떤 상태인지를 이해할 수 있다.
2. 세포의 노화현상을 설명하는 학설을 2가지 예로 들어 설명할 수 있다.
3. 생리적 노화와 병적 노화의 차이를 설명할 수 있다.
4. 노화로 인해 암이 왜 발생하는지를 이해하고 그 구체적인 예를 들 수 있다.
5. 혈관이 노화하면 어떠한 일이 일어나는지, 어떤 질병이 생기는지 이해할 수 있다.
6. 대뇌, 폐, 신장, 눈이나 귀 등 다양한 장기의 노화현상과 그에 따른 질병에 대해 이해할 수 있다.
7. 노인병이 사회에 어떠한 영향을 미치는지 의료종사자 관점에서 서술할 수 있다.
8. 의료자로서 노화에 어떻게 대처할 것인지를 생각할 수 있다.

핵심용어

- 생리적 노화
- 병적 노화
- 베르너증후군
- 헤이플릭한계
- 끝분절
- 치매
- 노년폐기종
- 폐렴
- 근육감소(근감소증)
- 골다공증
- 백내장
- 노인병

1 생리적 노화와 질병

우리나라는 의료의 발달과 생활환경의 향상으로 평균수명이 현저하게 늘어나 남성 79.9세, 여성 85.6세이다(2022년). **고령사회**란 65세 이상 인구가 14%를 넘은 경우를 말한다. 우리나라는 2017년에 이미 고령사회로 접어들었고 2025년에는 20.3%를 넘어 초고령사회로 진입할 것으로 예측된다.

노화(aging)는 연령 증가에 동반하여 모든 생물에 공통적으로 발생하는 장기의 기능저하를 가리키며, 정도에 따라 **생리적 노화**와 **병적 노화**로 나눌 수 있다. 바꾸어 말하면 노화 자체는 질병이 아니지만, 수명이 연장됨으로써 다양한 요인이 더해져 장기의 기능저하가 생리적 범주를 넘어버리면 증상을 동반하여 질병으로서 나타나게 된다.

예를 들어 신체에는 뼈를 만들고 이를 유지하는 기전이 있는 덕분에 몸을 움직이거나 넘어져도 골절되지 않는다. 노화로 인해 뼈를 만드는 기전은 쇠퇴하게 되는데, 일상생활에 지장이 없는 정도라면 누구에게나 나타나는 생리적 노화의 하나로 생각할 수 있다. 그러나 노화로 인해 뼈를 만드는 호르몬 분비가 더욱 나빠지면 뼈의 바탕질(기질)이 점점 줄어서 스펀지 모양으로 물러지는 골다공증에 걸려 다리가 변형되는 등의 증상이 나타나거나 넘어져 쉽게 골절을 일으키게 된다. 이것은 생리적 노화가 아니라 질병이다.

한국인의 사망원인은 악성신생물(암), 심장질환, 폐렴이 전체의 약 절반을 차지하는데, 이 또한 노화와 밀접한 관계가 있다. 이 노화현상은 연령 증가와 관련이 있는데 한편으로는 각자의 유전적 소인, 생활환경의 변화, 즉 운동부족과 흡연, 서구화된 식생활, 스트레스 등에 의한 생활습관병에 의해 가속화된다. 즉, 노화는 생리적이라고는 하지만 여러 가지 노화 이외의 인자로 인해 진행되는 현상이며, 이윽고 생리현상의 범위를 넘어 질병이 되고 경우에 따라서는 죽음에 이르기도 한다. 특히 발암과 혈관질환은 노화에 동반하여 일어나며 죽음과 직결되는 중대한 합병증이다. 최근 중시되는 치매나 근육감소(근감소증, sarcopenia) 등 생활의 질을 현저하게 저해하는 질병도 노화를 배경으로 한다.

2 노화기전

노화현상은 세포의 기능저하에 따른 장기의 기능저하이며, 세포의 수명이나 암발생과 밀접한 관계가 있다. 예를 들어 태아의 간세포(hepatocyte)는 시험관 내에서 강력한 증식능력을 나타내지만, 노인의 간세포는 거의 증식하지 않는다. 즉, 노화한 세포는 증식력이 약하고 세포로서의 활력이 저하되어 있다. 세포의 활력이란 각각이 가진 기능을 충분히 다하는 것을 말하며 이와 함께 다양한 자극에 대해 개개의 생존을 위해 적응하는 것을 의미한다. 노화한 세포에는 세포 내에 있는 세포소기관이 감소되어 있다(**그림 12-1**). 세포의 활력은 세포소기관에서 만들어지는 단백질에 따르기 때문에 노화하여 세포소기관이 줄어든 세포는 증식력이 부족할 뿐만 아니라 세포사에도 이른다. 노화현상의 기본인 세포의 노화는 다음의 몇 가지 과정으로 일어난다.

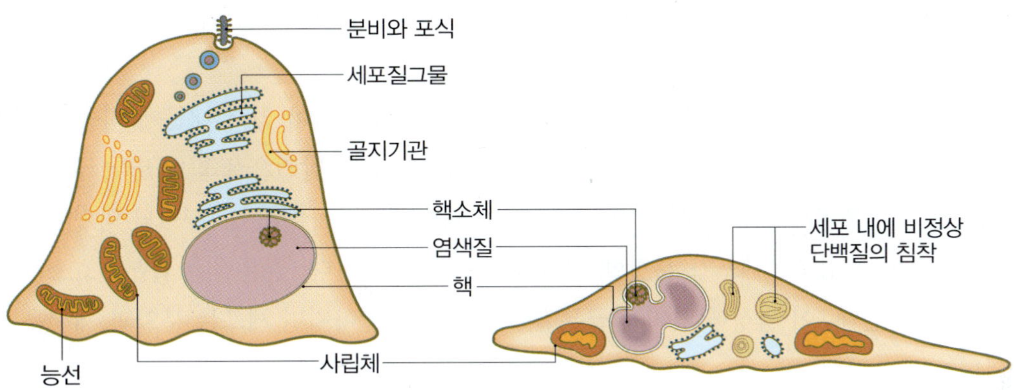

그림 12-1 노화한 세포

왼쪽은 성장기의 활발한 세포, 오른쪽은 노화한 세포로, 성장기의 세포는 핵이 크고 둥글다. 사립체는 가늘고 길며 내부의 능선(crista) 구조가 뚜렷하다. 세포질그물은 깊숙이 들어간 부분이 있다. 세포막에서는 분비와 포식이 이루어지고 있고, 세포의 대사는 활발하다. 이에 비해 오른쪽의 노화한 세포에서는 핵은 찌그러져 있고 응축된 염색질이 관찰되어 물질합성 등이 활발하지 않음을 보여준다. 사립체는 부풀어 있고 능선 구조가 분명하지 않다. 또 세포질 내에 비정상적인 물질이 침착되고 세포기능이 저하되어 있다. 분비와 포식은 활발하지 않다.

2.1 DNA의 이상

세포는 다양한 단백질을 생산하고 이를 활용하여 생존 및 기능하는데, 이 단백질을 만들어내는 것이 유전자인 DNA이다. 세포가 생존하고 활동하려면 핵 또는 사립체 내에 있는 DNA가 정상이어야(손상이 없어야) 한다.

DNA의 이상으로 노화가 일어나는 예로서 **베르너증후군**(Werner syndrome)이 있다. 이 질병은 DNA 회복효소인 DNA 나선효소(helicase)의 유전자에 이상이 있기 때문에 DNA의 복제, 회복, 재조합, 전사 등 세포의 기능유지에 필요한 작업을 할 수 없어 소아 무렵부터 몸 전체에 노화현상이 일어나 대부분 젊어서 고령자처럼 암이나 심장질환 등으로 사망한다.

사람은 평소대로 살아도 몸속 세포가 생존하여 대사를 계속하는 과정에서 종종 DNA에 미세한 손상이 생긴다. 대부분은 효소에 의해 회복되지만, 세포가 오래 살면 손상이 여러 차례나 일어나 DNA 손상이 축적됨으로써 세포가 만들어내는 단백질에 이상이 생겨 세포기능이 저하된다. 이러한 손상은 산화스트레스 등에 의한 경우가 많다. 이 축적된 DNA의 손상은 나중에 설명할 세포의 발암(암발생, carcinogenesis)에도 크게 관여한다.

2.2 세포의 증식과 재생능력 저하

생체는 많은 세포로 구성된다. 정자와 난자 등의 생식세포(germ cell), 조직의 바탕이 되는 줄기세포(stem cell)와 체세포(somatic cell)로 나뉜다. 기본적으로 세포는 분열하고 재생함으로써 그 기능을 유지한다. 체세포 등의 재생세포(혈액, 피부 등)는 비교적 빠른 주기로 분열하고 재생하는데, 분열을 50~60회 반복하면 세포는 수명을 다한다. 이처럼 세포의 분열 횟수에 한계가 있음을 나타내는 이 현상을 **헤이플릭한계**(Hayflick limit)(그림 12-2)라고 한다.

체세포 중에서도 신경세포나 근육세포 등의 비재생세포는 재생능력이 없기 때문에 기능이 천천히 저하되어 간다. 헤이플릭한계 현상이 일어나는 기전은 **끝분절**(telomere)의 발견으로 밝혀졌다. 끝분절은 염색체 말단부위에 있는 DNA의 6가지 염기배열인 TTAGGG(T : 타이민, A : 아데닌, G : 구아닌)의 반복배열로 이루어진 구조이며(column 8 참조), 세포가 분열할 때마다 조금씩 짧아진다. 끝분절은 끝분절효소(telomerase)에 의해 합성 및 유지되는데, 이 활성이 낮아져 끝분절이 한계까지 짧아지면 세포는 분열과 재생을 하지 못해 노화에 이른다.

세포분열의 횟수를 결정하는 끝분절의 길이는 세포분열뿐만 아니라 산화스트레스 등의 외적인 인자에 의해서도 짧아지는 점에서 세포의 노화에는 단순한 노화와 더불어 여러 가지 인자가 복합적으로 관여하는 것으로 보인다. 생식세포나 줄기세포는 분열과 증식을 해도 끝분절의 회복효소인 끝분절효소의 활성이 높아 끝분절의 길이가 느리게 감소하기 때문에 세포는 노화로부터 지켜지진다. 노화한 세포는 최종적으로 **세포자멸사**(apoptosis)나 **괴사**(necrosis)라는 **세포사**에 이르러 세포탈락을 하거나 더 나아가서는 장기위축이나 기능저하가 일어난다. 암을 일으키는 세포의 불사화는 끝분절의 길이가 비정상적으로 유지되어 세포사를 피한 결과이다.

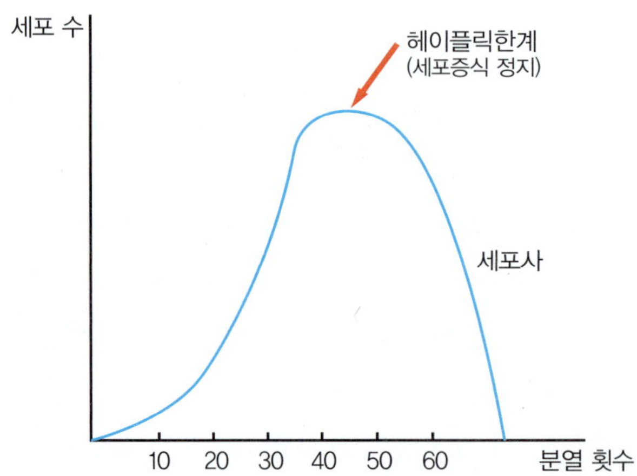

그림 12-2 헤이플릭한계

하나의 세포는 분열할 수 있는 횟수가 정해져 있다. 이를 헤이플릭한계라고 하며 세포의 분열 및 증식능력에는 한계가 있음을 나타낸다. 이 한계는 끝분절에 의해 결정된다.

2.3 단백질 대사의 저하

세포는 항상성을 유지하기 위해 세포 내 대사를 활발히 행한다. 세포핵에 있는 DNA에서 단백질 정보를 꺼내어 세포소기관에서 단백질을 만든다. 이 단백질은 세포의 기능을 담당하는 동시에 세포 생존을 위한 에너지로서 활용되어 매우 중요하다. 세포는 생존기간이 길어지면 세포소기관이 감소하여 정상적인 대사를 유지하는 데 필요한 효소와 단백질 등이 감소하거나 비정상적인 단백질이 생성되어 재생이나 생존을 할 수 없게 된다.

알츠하이머병(Alzheimer disease)처럼 비정상적인 단백질이 세포 내에 축적되면 세포사를 일으킨다. 이처럼 세포의 생존 위기에서 자신의 세포 내 단백질이나 손상된 세포소기관을 분해하여 에너지로 바꾸는 기전이 **자가포식현상**(autophagy)이다. 자가포식현상은 세포의 대사에 매우 중요하며 또 노화나 암과도 밀접한 관계가 있다(column 9 참조).

3 노화에 의한 발암

노화가 생명의 위기와 직결되는 가장 중요한 현상은 암의 발생이다. 노화한 세포는 세포사(apoptosis)에 의해 제거되어야 한다. 세포는 자신이 처한 환경에 맞추어 기능하기 위해 분화하여 일정한 세포 수를 유지한다. 이 세포 수를 유지하기 위해서는 세포증식에 관련하는 다양한 단백질을 만들면서 제거된 세포를 보충하기 위해 분열 및 증식하고, 동시에 과도해지지 않도록 증식을 억제하여 때로는 제거함으로써 세포 수를 조절한다. 암은 이 증식 조절이 불가능해져서 세포가 자율적으로 계속 증가한 것이다.

세포의 발암은 1개 세포의 DNA에 단계적으로 돌연변이가 생기기 때문이며, 이를 **암의 다단계 발생설**이라고 한다. 다단계란 DNA의 돌연변이가 단계적으로 축적되는 것을 의미한다. 산화스트레스, 방사선장애 등의 환경인자에 의해 DNA에 손상이 생기면 DNA는 회복되거나 세포사에 의해 제거됨으로써 생체는 지켜진다. 그런데 노화 등으로 이 방어기전이 작동하지 않는 상태에서는 손상된 DNA를 가진 세포가 계속 생존하면서 손상을 또다시 받게 된다. 이처럼 손상이 중복됨에 따라 DNA는 불안정해지고 세포의 증식을 제어하는 *p53*이나 *Rb* 등의 유전자에 이상이 생겨 세포는 무질서하게 증식을 일으키게 된다(Chapter 09 '종양' 참조).

4 노화에 의한 심혈관질환

혈관은 온몸에 산소와 영양을 공급하는 중요한 기관이다. 몸에 있는 모든 장기에 혈관 네트워크가 이어져 세포의 항상성을 유지한다. 혈관에는 다양한 크기가 있는데, 모세혈관 이외의 혈관벽은 혈관민무늬근육과 혈관 속공간을 시트 모양으로 덮는 내피세포로 구성된다(모세혈관은 민무늬근육이 없음).

혈관의 중요한 기능은 조직에 혈액을 공급하는 것인데, 이를 위해서는 적당한 압력이 필요하다. 혈압은 변동하는데, 조직에는 일정한 압력으로 혈액을 보낼 필요가 있으며 이를 조절하는 것이 **혈관민무늬근육**이다. **혈관내피세포**는 직접 혈액과 접하며 혈류라고 하는 스트레스나 혈액 속의 다양한 성분에 노출된다. 혈관내피세포와 민무늬근육은 관련하여 혈관의 기능적 환경을 유지한다. 젊은 사람의 혈관은 고무처럼 탄력이 있지만, 노화한 혈관은 두껍고 단단하다(**동맥경화증**). 노화에 의해 혈관이 단단해지는 이유는 본래 있던 혈관민무늬근육이 노화로 감소하고 이와 동시에 긴 시간 혈류로부터의 스트레스에 노출된 내피세포에서 생리활성물질이 방출되어 이것이 혈관속막에 민무늬근육이나 섬유모세포 등을 유도하여 속막의 비후를 일으키기 때문이다. 이에 따라 혈관의 탄성은 사라지고 속공간은 좁아진다. 그 결과 세포에는 혈액이 충분히 공급되지 않아 세포의 기능저하나 괴사가 일어나고 장기는 위축된다. 혈관이 막히면 근육이나 신경의 기능저하에 의한 운동기능장애나 대뇌신경세포의 감소에 의한 치매 등 많은 노화현상에 박차를 가한다.

노화에 의한 혈관질환에서 중요한 것은 혈관에 죽종(atheroma)을 형성하는 유형의 동맥경화증이며(Chapter 13 '순환계통 질환' 참조), 심장의 관상동맥에 형성되면 **심근경색증**을 일으키고 목동맥이나 뇌동맥에 형성되면 **뇌경색증**을 일으키는 등 생명을 위협하는 심각한 질환이 발생한다. 죽종은 노화와 함께 나타나는 고혈압이나 이상지질혈증 등에 의해 혈관내피세포의 장애와 동맥벽의 지질 침착, 그에 대한 염증 등이 복잡하게 얽힌 결과 형성되며, 이것이 파열됨으로써 혈전이 형성되어 동맥은 막힌다. 대동맥에 경화가 일어나면 **동맥류**(동맥꽈리, aneurysm) 등 죽음과 직결되는 상태에 빠진다. 또 대표적인 노화현상으로 알려진 **노년아밀로이드증**에서는 아밀로이드의 침착이 혈관벽이나 심장에서 관찰되기도 하는데, 이는 혈관이나 세포를 손상함으로써 장기의 기능저하를 일으킨다.

5 각 장기의 노화와 질병

5.1 뇌

노화와 함께 사람은 건망증이 심해지거나 감정을 억제하지 못하기도 한다. 또 평형감각이나 이해능력도 저하한다. 뇌의 신경세포는 매일 소실되지만 재생은 거의 되지 않기 때문에 노화와 함께 감소하여 결과적으로 뇌의 위축이나 뇌실 확대가 나타난다. 조직학적으로는 신경세포의 위축이나 밀도 감소, 아밀로이드 소체의 침착 등이 관찰된다. **치매**(dementia)나 **알츠하이머병**(Alzheimer disease)은 신경세포의 장애 때문이지만, 노화도 깊이 관여한다(Chapter 17 '신경계통 질환' 참조).

5.2 폐

폐의 최대 기능은 호흡이며, 호흡은 폐포(허파꽈리)라는 작은 주머니와 그 주위에 있는 모세혈관 적혈구와의 기체교환을 통해 이루어진다. 폐포의 상피세포는 호흡에 필요한 표면활성물질(surfactant)을 생산하여 폐포가 확장되는 것을 돕는다. 폐포의 상피세포는 소실되어도 재생되지만, 폐포라는 단위 자체는 재생되지 않기 때문에 노화한 폐에서는 폐포의 확장과 유합에 의해 폐기종이 일어난다(그림 12-3). 이것을 **노년폐기종**(senile emphysema)이라 하는데, 유합되어 확장한 폐포에서는 환기에 필요한 폐포 표면적이 감소하여 확장에 필요한 탄성이 저하됨으로써 운동 시 헐떡임이나 기침을 동반한다.

또 노화로 인해 기도의 분비물을 배설하는 데 중요한 기관지섬모의 기능이 나빠지면 기도 내에 가래가 고여 만성염증을 일으켜서 **만성폐쇄폐질환**(chronic obstructive pulmonary disease, COPD)이나 **기관지확장증**(bronchiectasis)의 원인이 된다. 이러한 노화로 인한 폐의 기질적 질환을 배경으로 감염력이 떨어진 노인은 세균이나 바이러스의 침입에 의해 폐렴 등을 합병하기 쉽다. 사망원인으로 폐렴이 많은데 대부분은 폐흡인이나 폐울혈에 의한 이른바 **노년폐렴**(senile pneumonia)이며, 때에 따라서는 만성폐쇄폐질환(COPD)에 감염을 동반한 폐렴도 발생한다.

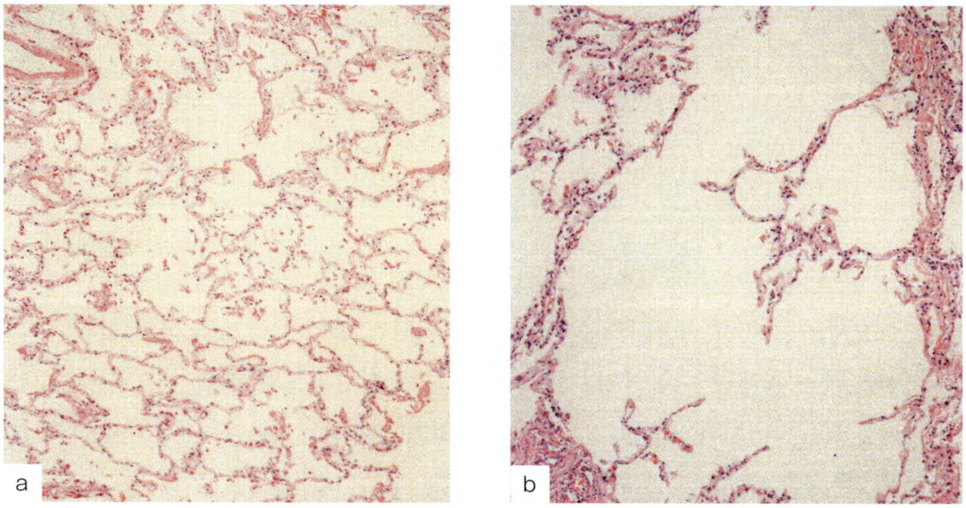

그림 12-3 노년폐기종

정상 폐(a)에서는 폐포의 크기가 고르지만, 폐기종(b)에서는 폐포의 중격(사이벽, septum)이 파괴되어 소실되었으며, 여러 개의 폐포가 유합되어 크게 부풀어 올라 있다. 폐기종에서는 폐포의 탄력이 저하되고 환기면적도 감소되기 때문에 약간의 운동에도 바로 숨이 찬다(a, b는 같은 배율).

5.3 심장

심장은 심장근육세포로 구성되는데, 심장근육세포는 노화로 인해 탈락되어도 재생되지 않기 때문에 노화에 의해 생리적인 범주에서 심장은 위축된다. 심장근육세포의 노화는 심장으로 혈액을 보내는 관상동맥의 경화성 병터(여기에도 노화가 관여함) 때문에 산소나 영양분이 감소해도 촉진된다. 노화에 의한 심장근육세포의 수축력 저하나 심장 내 자극전도계통 세포의 손상에 의한 **부정맥**(arrhythmia)으로 심장에서 나오는 혈액 박출량이 저하되어 심부전(heart failure)에 이르는 경우도 있다.

5.4 신장

신장은 혈액을 여과하고 산염기평형을 주관하며 비타민 D나 적혈구형성호르몬(erythropoietin) 등의 호르몬 조절에 관여한다. 신장의 가장 중요한 기능이 혈액여과인데, 이 기능이 유지되려면 신장의 사구체로 가는 혈류가 충분해야 한다. 신장의 혈관은 효율적으로 여과하기 위해 높은 혈압에 노출된다.

신장의 노화에 가장 중요한 인자는 혈관의 경화이며, 이로 인해 혈류가 나빠지고 그 결과 혈액을 통해 공급되는 산소나 영양이 부족해서 신장의 실질은 손상된다. 노화에 의한 신장의 기능저하는 혈관경화에 따른 실질의 감소와 허혈에 의한 사이질의 섬유화가 원인인 경우가 대부분이며, 만성신장질환의 원인인 **신(장)경화증**(nephrosclerosis)은 노화에 의한 혈관경화가 주요 원인이다(그림 12-4). 요세관은 물의 대사나 전해질 균형에 크게 관여하는데, 노인에서는 혈관의 자동조절능력 저하와 요세관 상피세포의 기능저하로 인해 탈수 시 **신부전**(renal insufficiency)에 빠지기 쉽다.

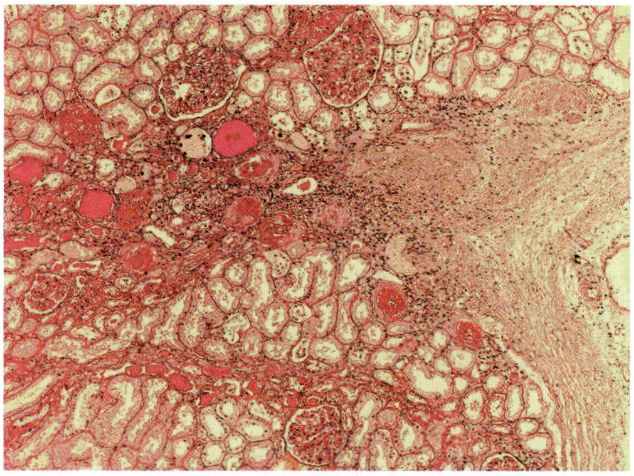

그림 12-4 83세 여성의 신장

중앙에 가로로 뻗은 줄무늬는 신장혈관경화에 의한 실질(사구체와 요세관)의 섬유화 병터이다. 위 아래에서는 정상적인 신장실질이 확인된다. 노화에 따른 신장장애의 전형적인 모습이다.

5.5 생식기관

생식기관에서는 가장 뚜렷한 노인성 변화가 관찰된다. 남성의 경우 고환은 60세 무렵부터 위축되어 정자형성 등의 기능이 저하된다. 또 전립샘은 샘의 과다증식과 사이질의 증식으로 비대해져 요도가 압박을 받기 때문에 소변정체의 원인이 된다. 여성의 경우 자궁내막이 위축되고 월경이 중단된다(폐경). 난소의 기능도 저하되어 폐경으로 넘어가는 시기에는 호르몬의 균형이 불안정해져 부정수소(몸에 뚜렷한 이상이 없는데도 막연히 신체 일부분의 통증이나 장애를 호소하는 것)로 고생하게 된다.

5.6 운동기관

노화와 함께 눈에 띄게 쇠퇴하는 것이 운동기능이다. 자세를 유지하거나 보행조차 마음대로 못하는 노인이 많다. 근육, 뼈, 관절 등 운동에 관련하는 기관은 서로 연동한다. 우선 근육량이 감소한다. 이것을 **근육감소**(근감소증, sarcopenia)라고 하며 노화와 함께 발생하는 뼈대의 양과 근력의 저하로 정의된다(Chapter 21 '뼈대근육계통 질환' 참조). 노화에 의해 뼈에도 변화가 생긴다. 대표적인 것이 골밀도 감소에 따른 **골다공증**(osteoporosis)이며, 뼈의 칼슘염 저하가 원인이다(그림 12-5, 12-6). 골다공증은 여성에게 많은데, 에스트로젠의 저하가 칼슘 대사에 영향을 주기 때문이다. 뼈는 스펀지 모양으로 물러져 자칫하면 **골절**(fracture)을 일으키기 쉽다. 특히, 넓적다리뼈 목부분(대퇴골 경부)은 넘어져 골절되면 노인의 경우 치유되기 어려워 결국 보행이 힘들어지고 거동을 못해 누워서 지내는 원인이 된다. 노인의 관절은 관절연골의 감소에 의한 탄력 저하, 관절면의 골화(뼈형성, ossification)나 섬유화에 의한 윤활성 저하로 움직임이 나빠진다. 따라서 관절의 통증이나 기능장애, 변형 등이 **퇴행관절병**(degenerative joint disease, DJD)으로서 나타난다. 노화에 의한 골다공증은 치료로 개선되기 어렵기 때문에 예방이 중요하다. 예방법으로 적절한 영양보충과 체중관리, 비타민 D 보충, 또 걷기운동이나 재활훈련 등으로 근육이나 뼈에 가벼운 부하를 가하는 것도 중요하다.

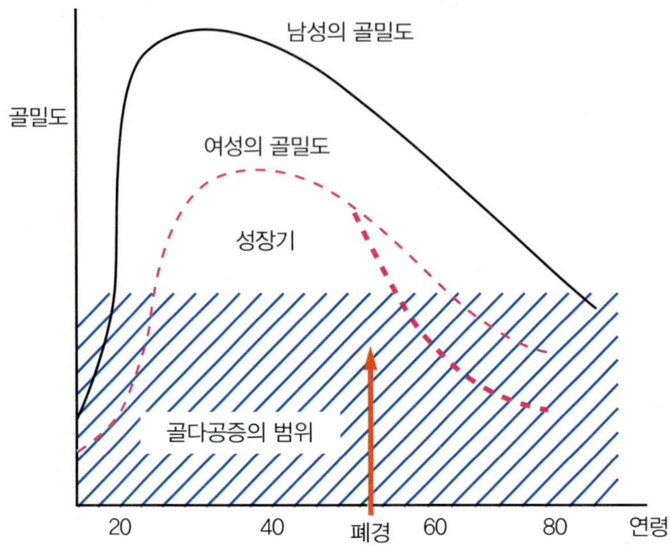

그림 12-5 연령에 따른 골밀도의 변화

여성은 남성보다 골밀도가 적고, 폐경을 경계로 골밀도가 급격하게 감소하여 골다공증의 발병 범위로 들어간다.

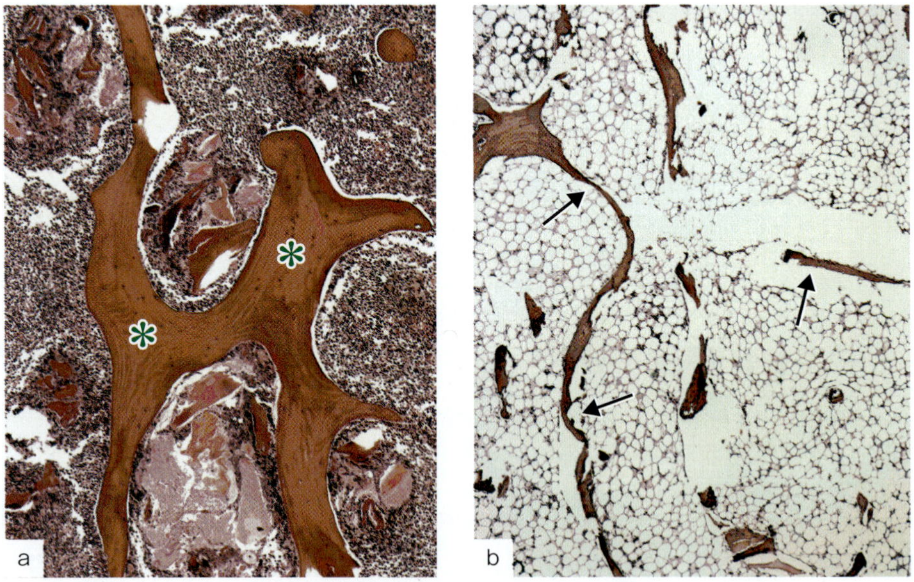

그림 12-6 골다공증에서의 골밀도 저하

a. 34세 여성의 척추뼈. 갈색으로 염색된 굵은 뼈잔기둥(골소주, bony trabecula; ✻)이 있다. 뼈잔기둥과 뼈잔기둥 사이(골수)는 조혈세포로 채워져 있다.
b. 92세 여성의 척추뼈. 뼈잔기둥(➞)이 a와 비교해 현저하게 가늘어져 있는 것으로 보아 골다공증임을 알 수 있다. 골수는 지방세포로 채워져 있다(a, b는 같은 배율).

5.7 감각기관

가장 일반적인 것은 눈에 나타나는 노안과 백내장이다. **노안**(presbyopia)은 수정체(렌즈)의 조절기능이 저하된 것이고, 백내장(cataract)은 수정체가 단백질변성으로 뿌옇게 흐려진 것이다. **노년백내장**(senile cataract)은 낙상사고의 원인이 되며, 앞에서 설명한 골절이나 뇌내출혈로 이어지기도 한다.

또 노인은 신경반사가 떨어지고 **후두반사의 감소**에 의한 폐흡인으로 폐렴을 합병하기도 한다. 미각이나 청각에도 노화현상이 관찰되며, 음식의 기호가 바뀐다. 청력이 저하되면 다른 사람과의 의사소통이 어려워져 노인우울증의 원인이 된다.

6 질환으로서의 노인병

노화는 생리현상이지만, 일단 일어나면 치유하기 어렵기 때문에 진행하여 질병으로서 의료나 간병의 대상이 되는 경우가 많다. 노화에 의해 발병하는 증상은 50가지 이상이나 되는데, 여러 증상이 동시에 관찰되는 경우가 많으며 이를 일컬어서 노인병(senile disease)이라고 한다. 폐흡인, 실금, 근육감소, 주의력 저하 등 각각의 증상은 가벼워 거의 생리적 범주에 있다하더라도 명절에 떡을 먹다가 목에 걸려 죽거나 자동차를 운전하다가 사망사고가 일어나기도 한다. 질병으로는 노년치매, 노년폐기종, 노년폐렴, 골다공증, 퇴행관절병, 전립샘비대, 백내장 등의 빈도가 높으며, 보통 한 사람에게 여러 질환이 복합적으로 일어난다.

누구든 생리적 노화를 피할 수는 없지만, 노화를 촉진하는 인자는 밝혀져 있으므로 노년병 예방에 유의할 수 있다. 또 나이가 들면 생활 속에서 활동성도 저하되기 때문에 노화현상이 일상생활에 장애가 되지 않는 경우도 많다. 또 노년기에 들어 질병과 공존하면서 조용하게 살아가는 경우도 많고 적극적 치료하지 않는 경우도 종종 있다. 노화는 죽음을 맞이하는 준비이기도 하다는 사실을 이해하고 각자의 인생 말년에 대한 의사를 존중하는 것도 중요하다.

Column 8

끝분절 : 노화와 암의 원인

2009년 노벨 의학 · 생리학상은 블랙번(Elizabeth H. Blackburn), 글라이더(Carol W. Greider), 쇼스타크(Jack W. Szostak) 교수에게 수여되었다(모두 미국인). 수상 이유는 '수명의 열쇠를 쥔 끝분절(telomere)과 끝분절효소(telomerase)의 기전 발견'이다. 사망원인 1위인 암이나 노화에 대한 문제는 세포의 분화와 증식이 정상적으로 이루어지지 않기 때문에 일어난다고 보고 있다. 끝분절이 모든 생물에 공통적인 생명의 기반을 해명할 뿐 아니라 암이나 노화의 원인으로서 중요하며, 이들의 치료에도 도움이 되는 발견이라는 평가가 이루어졌다. 덧붙이자면 끝분절은 그리스어로 '말단부분'이라는 의미에서 유래한다. 인간의 체세포는 평생 50회 정도의 분열과 재생을 할 수 있으나 그 이상은 불가능하다고 보았다. 이것은 끝분절이라는 세포분열 '회수권'이 분열 횟수를 결정하고 있는 데 따른다. 실제로 끝분절은 소아의 세포에서는 길고, 노인의 세포에서는 짧기 때문에 노인은 세포의 재생력이 부족하다.

세포핵에 있는 염색체를 구두끈이라고 생각해 보자. 구두끈의 끝은 비닐에 감겨 있다. 이 비닐이 끝분절이며 핵이 분열함으로써 염색체(구두끈)가 2배가 되어 2개의 세포로 분배될 때 끝분절은 염색체를 보호하면서 약간 짧아진다. 그리고 또다시 분열함으로써 점점 짧아진다. 반대로 암에서는 끝분절이 짧아지지 않고 계속해서 증식해 나간다.

이렇게 설명하면 끝분절만 줄어들지 않는다면 인간은 언제까지나 젊음을 유지할 수 있겠다는 생각이 들 것이다. 끝분절은 끝분절효소라는 효소에 의해 만들어지므로 끝분절효소가 제대로 기능하면 세포는 노화하지 않는다. 실제로 노화한 세포에 끝분절효소를 공급하면 세포는 계속 젊어진다는 것을 알 수 있다.

끝분절효소는 정상 세포에서는 활성이 낮기 때문에 끝분절이 세포분열에 동반해 짧아져 가지만, 암세포에서는 그 활성이 높아져 끝분절의 길이는 세포가 분열해도 거의 변함이 없다. 즉, 끝분절의 길이를 조절하는 것이 끝분절효소라는 말이다.

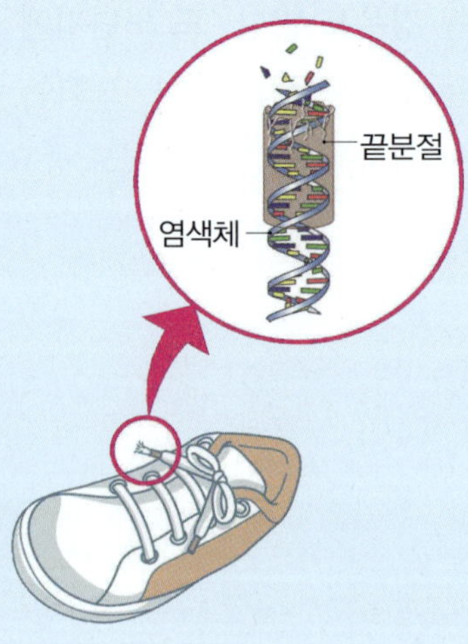

노인은 감염병에 걸리기 쉽고, 많은 노인이 폐렴으로 사망한다. 면역을 담당하는 림프구 등의 증식도 끝분절과 끝분절효소에 의해 조절된다. 그래서 노인은 면역세포 수가 줄어들어 기능이 저하됨으로써 저항력을 상실하여 감염병에 걸리는 것이다.

이처럼 인간의 질병의 근원이라고도 할 수 있는 세포의 증식과 노화를 결정짓는 끝분절과 끝분절효소의 발견은 새로운 치료제의 개발 등 향후 의료분야에 매우 중요하다고 할 수 있다.

Column 9

자가포식현상 : 세포 내의 쓰레기 처리시설

세포가 생존하여 기능하려면 적정한 단백질을 생산하고 다 사용한 단백질을 분해하는 기전이 필요하다. 이 단백질의 분해는 세포소기관인 용해소체(lysosome)에 있는 가수분해효소가 담당하는데, 효소가 세포 내에 흩어지지 않기 때문에 세포 내에 부유하는 오래된 단백질을 하나의 주머니에 담고 주머니에 용해소체가 융합하여 용해소체 내부의 가수분해효소를 사용해서 단백질을 처리한다. 이 주머니는 원래 세포에는 없지만, 분해할 필요가 있는 단백질이나 세포소기관에 대해 그 주위를 둘러싸듯이 해당 장소에서 만들어진다. 이 주머니를 자가포식소체(autophagosome)라고 하며 이 세포 자신의 자가분해기능을 자가포식현상(autophagy)이라고 한다.

자가포식현상은 1993년 일본의 오스미 박사가 효모균에서 발견하였다. 자가포식현상은 그 발견 이전에도 오랫동안 세포의 작용으로서 지적되었으나, 그 현상의 중요성에 주목하여 자가포식현상을 조절하는 분자기전을 밝힌 사람이 오스미 박사이며, 자가포식현싱의 조절기진과 관련한 획기적인 연구로 2016년에 노벨생리의학상을 받았다.

자가포식현상은 주로 세포를 보호하는 작용을 하며 특히 세포가 기아나 세포소기관이 손상되어 이를 처리해야 하는 경우에 활성화된다. 자신의 단백질이나 세포소기관을 분해함으로써 새로운 에너지를 만들어내어 기아에 대응하며, 손상된 세포소기관을 제거함으로써 세포 내의 항상성을 유지한다.

자가포식현상은 노화를 억제하는 기전으로서 주목을 받고 있다. 노화에 의해 세포의 대사가 저하하는 원인 중 하나가 자가포식소체의 형성과 단백질 분해활성 저하 즉, 자가포식현상의 활성 저하라고 보았다. 실제 알츠하이머병이나 파킨슨병을 비롯한 많은 질환에 자가포식현상의 저하가 관여한다고 한다. 이에 대해 자가포식소체의 활성을 높임으로써 세포 내 에너지가 높아져 불필요하게 손상된 세포소기관도 제거됨으로써 세포의 노화는 저지된다는 개념이다.

또 자가포식현상은 암의 치료 표적으로서도 주목을 받고 있다. 암세포는 증식능력이 강하고 여러 가지 단백질을 만드는 등 상당히 활성화된 상태에 있다. 최근의 연구에서는 이 암세포의 영양 이용이나 에너지 공급에 자가포식현상과 용해소체가 작용한다는 사실이 밝혀졌다. 자가포식현상의 활성을 저하시킴으로써 암세포가 생존할 수 없게 된다고 보았으며 암 치료의 새로운 가능성이 열렸다.

정상세포에서는 자가포식현상이 항상성 유지에 필요하고, 그 기능이나 작용이 저하되면 노화가 진행되어 질병이 발생한다. 자가포식현상을 활성화하면 노화나 노인병의 예방이나 치료로 이어지는데, 그 반면 암세포에서는 자가포식현상을 억제하면 치료로 이어진다. 효모로부터 발견한 작은 현상인 자가포식현상을 조절하면 사람의 질병 예방이나 치료에 도움 될 것으로 기대된다.

요점 정리

- 노화현상은 세포의 기능저하에 따른 장기의 기능저하이며, 세포의 기능저하는 세포의 수명과 밀접한 관계가 있다. 세포는 분열을 50~60회 반복하면 수명을 다하게 되는데 이를 헤이플릭한계(Hayflick limit)라고 한다.
- 노화가 일어나면 장기는 위축되고 중량이 줄어든다. 장기 내에서는 실질세포의 수가 감소하고 섬유나 지방세포 등으로 대체된다. 노화된 세포에서는 핵이 위축되거나 소실된다.
- **암** : 일정한 세포수를 조절할 수 없게 되고 DNA가 손상된 세포가 생존하여 무질서한 증식을 일으킨 결과 암을 일으킨다.
- **뇌** : 뇌의 신경세포는 매일 소실되지만 재생은 거의 되지 않기 때문에 노화에 의한 뇌이랑의 위축, 뇌고랑이나 뇌실의 확대가 나타난다. 치매, 알츠하이머병 등은 뇌의 노화와 관계가 있다.
- **폐** : 폐포의 확장과 유합에 의해 폐기종이 일어난다(노년폐기종). 노년폐렴도 때로는 중증이 된다.
- **심혈관계통** : 심장을 구성하는 심장근육세포의 수축능력이 저하됨으로써 심장에서 혈액 박출량이 저하하여 심부전에 이르는 경우도 있다. 자극전도계통 세포의 탈락으로 부정맥도 나타나게 된다. 혈관벽이 비후해지고 속공간이 협착되기 때문에 온몸의 장기로 가는 혈액공급이 감소하여 조직의 위축이나 섬유화를 촉진하여 장기 기능장애의 원인이 된다.
- **신장** : 혈관경화에 의한 신장단위 감소와 허혈에 의한 섬유화 등으로 신장기능은 저하된다. 탈수 시 신부전에 빠지기 쉽다.
- **생식기관** : 남성은 고환이 60세 무렵부터 위축되고 정자형성 등의 기능이 저하된다. 여성은 자궁내막이 위축되고 월경이 중단된다. 폐경으로 넘어가는 시기에는 호르몬 균형이 불안정해져 부정수소에 시달린다.
- **운동기관** : 뼈의 골밀도가 감소되어 골다공증(osteoporosis)이 발병하기 쉽다. 관절연골의 감소에 의한 탄성 저하, 관절면의 골화(뼈형성)나 섬유화로 인한 활성의 저하로 움직임이 나빠지고 이로 인해 관절의 통증이나 기능장애, 변형 등이 퇴행관절병(degenerative joint disease)으로서 나타난다.
- **감각기관** : 노안은 수정체의 조절기능이 저하된 것이고, 백내장은 수정체가 단백질변성으로 뿌옇게 흐려진 것이다.

확인문제

01. 세포는 분열을 50~60회 반복하면 수명을 다한다. 이를 (①   )(이)라고 한다.

02. 노화가 일어나면 장기는 (②   )되고 중량은 (③   ).

03. 남성의 경우 고환은 60세 무렵부터 위축되고 (④   ) 형성 등의 기능이 저하된다.

04. 여성의 경우는 자궁내막이 위축되고 (⑤   )은/는 정지한다. 이 시기에는 호르몬 균형이 불안정해져 (⑥   )(으)로 고생하게 된다.

05. 뼈의 노화현상으로서 뼈의 칼슘염 저하로 인해 (⑦   )이/가 일어나기 쉬워진다.

06. (⑧   )은/는 수정체(렌즈)의 조절기능이 저하된 것이고, (⑨   )은/는 수정체가 단백질변성으로 뿌옇게 흐려진 것이다.

정답

① 헤이플릭한계, ② 위축, ③ 감소한다, ④ 정자, ⑤ 월경, ⑥ 부정수소, ⑦ 골다공증, ⑧ 노안, ⑨ 백내장

PART 02

각론

- CHAPTER 13 순환계통 질환
- CHAPTER 14 조혈계통 질환
- CHAPTER 15 호흡계통 질환
- CHAPTER 16 소화계통 질환
- CHAPTER 17 신경계통 질환
- CHAPTER 18 내분비계통 질환
- CHAPTER 19 비뇨계통 질환
- CHAPTER 20 생식계통 질환
- CHAPTER 21 뼈대근육계통 질환
- CHAPTER 22 감각계통 질환

CHAPTER

13

순환계통 질환

학습목표

1. 심장과 혈관의 해부구조 및 생리기능을 설명할 수 있다.
2. 허혈심장질환의 원인과 발병기전에 대해 설명할 수 있다.
3. 심근경색증의 병리소견, 호발부위와 임상경과에 대해 설명할 수 있다.
4. 심장질환(심장판막증, 심근병증, 심부전, 선천심장기형 등)의 병리와 임상증상의 관계에 대해 설명할 수 있다.
5. 다음의 개념을 설명할 수 있다.
   - 급성관상동맥증후군
   - 심장성부종
   - 심장눌림증, 심실류
   - 대동맥류, 대동맥박리
   - 동심비대와 보상비대
6. 팔로네증후에 관찰되는 이상은 무엇인지 설명할 수 있다.
7. 동맥경화증의 병리소견, 위험인자, 합병증 등에 대해 설명할 수 있다.
8. 죽(상)경화증에 관한 중요한 위험인자와 죽(상)경화증의 복합병터에 대해 설명할 수 있다.
9. 안정 판과 불안정 판에 대해 설명할 수 있다.

핵심용어

- 허혈심장질환
- 연축
- 협심증
- 심근경색증
- 심장눌림증
- 심실류
- 급성관상동맥증후군
- 심내막염
- 심장판막증
- 심장비대
- 심근병증
- 심부전
- 청색증
- 폐심장증
- 심장성부종
- 선천심장기형
- 열린동맥관(동맥관개존증)
- 팔로네증후
- 동맥경화증
- 죽(상)경화증
- 죽종
- 불안정 판
- 동맥류(동맥꽈리)

1 순환기관의 형태와 기능

신체가 정상적인 기능을 유지하려면 혈액과 림프액의 순환이 정상적으로 유지될 필요가 있다. 즉, 정상적인 혈액순환에 의해 신체 각 부위의 조직이나 세포로 생명유지에 필요한 산소와 영양소가 공급되고, 조직에서 생산된 이산화탄소나 그 밖의 노폐물이 국소로부터 배출된다.

순환기관은 해부학적으로 심장, 혈관 및 림프관으로 구성된다. 기능적으로 순환계통(circulatory system)은 폐순환, 온몸순환(전신순환), 문맥계통, 미세순환 및 림프순환 등으로 나뉜다.

1.1 심장의 형태와 기능

심장(heart)의 무게는 성인의 경우 약 250~300g이다. 심장의 기본구조는 그림 13-1과 같이 4개의 방과 4개의 문으로 구성된다. 즉, 좌우의 심방과 심실, 혈류를 보내기 위한 각 방실판(막)[삼첨판(막)(tricuspid valve)과 승모판(막)(mitral valve)], 반달판(막)[대동맥판(막)(aortic valve)과 폐동맥판(막)(허파동맥판막, pulmonary valve)]으로 구성된다.

또 각 심방과 심실은 안쪽에서부터 심내막(심장속막, endocardium), 심근층(심장근육층, myocardium), 심외막(심장바깥막, epicardium)으로 구성되며, 심내막에 있는 자극전도계통은 심장근육의 수축을 조절한다. 심장근육의 영양은 관상동맥(coronary artery)이 담당한다. 심장의 수축과 이완을 통해 혈액의 박출과 충만이 반복되는데, 심장의 펌프로서 기능하여 온몸의 혈류와 혈압이 유지된다.

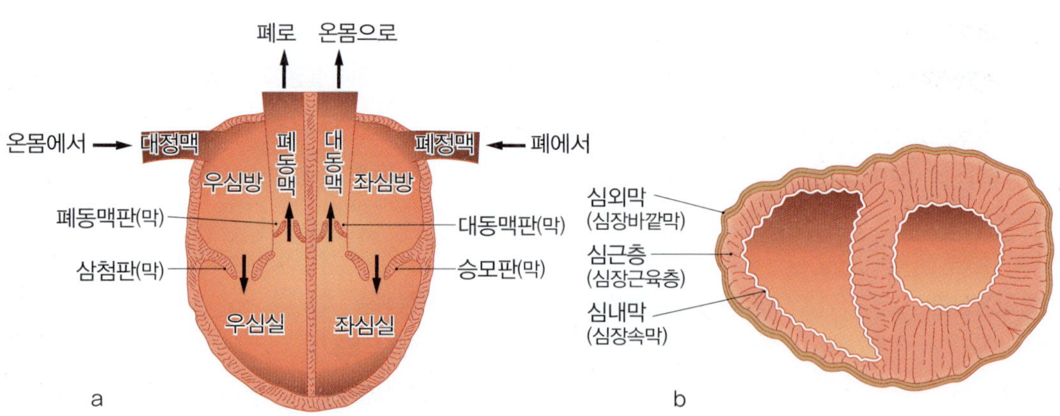

그림 13-1 심장의 모식도

a. 심장은 4개의 방(좌우 심실과 심방)과 4개의 문(판막)으로 구성된다. 판막은 모두 한쪽 방향으로만 열린다. →는 혈액을 흐름을 나타낸다.
b. 심장벽의 가로단면

1.2 혈관의 형태와 기능

혈관(blood vessel)은 심장에서 나온 혈액을 온몸 구석구석까지 보내는 **동맥**(artery), 조직 및 세포와 물질교환이나 기체교환을 하는 **모세혈관**(capillary), 혈액을 다시 심장으로 되돌려 보내는 **정맥**(vein)으로 이루어진다. 심장의 펌프운동이나 혈액순환을 원활히 하기 위해 혈관은 각 부위에서 다양한 구조를 갖춘다. 전형적인 혈관벽으로서 동맥벽을 관찰하면 그 기본구조는 주로 내피세포와 그 아래의 내피하 결합조직으로 이루어진 속막(내막, internal coat), 민무늬근육세포(평활근세포)가 중심이 되는 중(간)막(middle coat), 결합조직이나 지방, 신경 등이 풍부한 바깥막(외막, adventitia)의 3층으로 구성된다(그림 13-2). 모세혈관은 동맥과 정맥 사이에 있으며, 조직 내에서 분지와 **연결**(문합, anastomosis)을 반복하여 조밀한 혈관그물(지름 10~200μm)을 형성하는데, 세동맥에서 시작하여 종말세동맥, 모세혈관, 세정맥으로 이어진다. **모세혈관**은 혈관 중에서 가장 가늘어 단 한 층의 내피세포로 구성되며, 혈관주위세포(pericyte)가 산발적으로 둘러싸고 있다.

혈관의 기능은 다음과 같다.

- 혈압유지(동맥)
- 심장으로부터 각 장기로 혈액 공급(동맥)
- 영양물질이나 산소, 노폐물 교환(모세혈관)
- 모세혈관으로부터 혈액을 심장으로 되돌려 보냄(정맥)
- 이산화탄소를 방출하고 산소를 적혈구(혈색소)로 흡수(폐순환)
- 소화관에서 흡수한 영양물질 등을 간으로 운반(문맥)

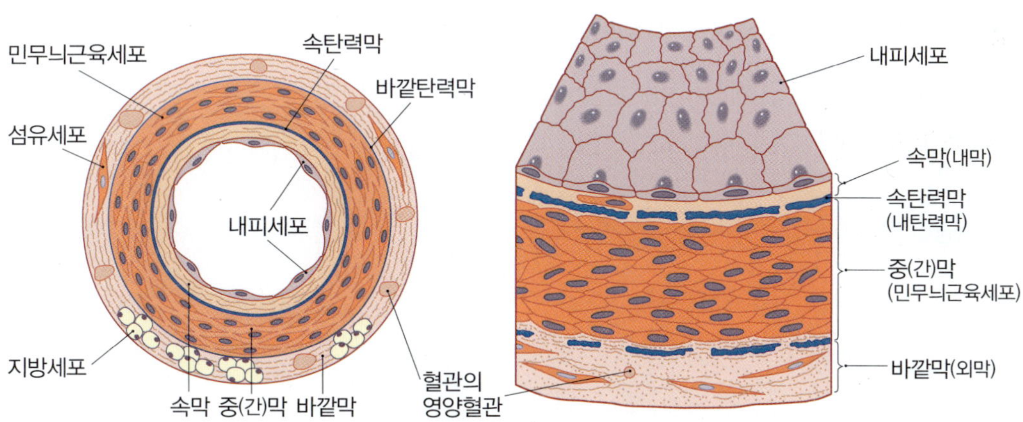

그림 13-2 **전형적인 동맥의 가로단면과 모식도**

2 심장질환

심장과 혈액(순환계통)은 신체를 구성하는 세포와 조직이 필요로 하는 산소나 영양소를 포함한 혈액을 보내고 조직에서 발생한 불필요한 물질을 내보내기 위해, 조직이 필요로 하는 혈압을 유지하기 위해 끊임없이 기능을 한다. 그런데 이 중요한 기능이 장애를 입으면 단시간 내에 생명을 잃을 위험이 있으며, 만성적인 순환장애를 일으킨다.

2.1 허혈심장질환

관상동맥(coronary artery)은 심장에 혈액을 공급하는 혈관이다. 관상동맥의 병터 때문에 심장근육이 필요로 하는 혈액을 충분히 공급받지 못해 발생하는 심장질환을 일반적으로 허혈심장질환(ischemic heart disease)이라고 한다.

표 13-1과 같이 다양한 원인으로 심장근육세포로의 산소공급 감소와 산소수요 증가에 따라 발생하며, 가장 대표적인 것은 동맥경화증인 **죽(상)경화증**(atherosclerosis)에 의한 관상동맥의 협착이다. **연축**(spasm)은 자율신경 이상에 의해 생기는 동맥벽의 경련으로, 동맥경화가 있으면 더 발생하기 쉽다. 협착이나 연축이 서로 보강해서 작용하여 심장에 허혈을 일으킬 가능성도 있다. 이러한 상태에 있는 환자는 협심증이라고 불리는 발작성의 심한 가슴통증을 호소한다.

표 13-1 허혈심장질환의 원인

1. 죽(상)경화증
    a. 진행성 속공간 협착
    b. 혈전 형성
    c. 죽종 파열
    d. 죽종 출혈
2. 관상동맥의 기능적 연축
3. 관상동맥 입구의 협착
    a. 대동맥경화증
    b. 박리동맥류
    c. 대동맥염
4. 기타(염증, 색전증, 혈전증, 종양, 선천이상)

1) 협심증(angina pectoris)

관상동맥의 협착으로 나타나는 협심증은 격렬한 노동이나 운동으로 인해 심장근육의 산소수요(필요량)가 큰 폭으로 증가하는 경우에 특히 잘 발생된다. 관상동맥의 연축은 부교감신경이 자극되어 심야부터 이른 아침에 걸쳐 발생하기 쉽다. 한편, 안정 시에도 발병하고, 가슴통증 발작의 지속시간이 길며, 치료 효과가 충분하지 않은 발작은 심근경색증(myocardial infarction)으로 진행될 위험이 크기 때문에 **불안정협심증**(unstable angina)이라고 불린다. 이와 같이 협심증은 일시적인 발작이며, 심장근육의 산소수요에 비해 관상동맥에 의한 산소공급이 일시적으로 부족한 상태이다. 협심증 때문에 바로 사망할 위험은 적지만, 특히 불안정협심증에서는 협심증을 일으킨 관상동맥경화증으로 진행되거나 혈전증이 합병되어 심근경색증을 일으키기 쉬운 상황에 놓이게 된다.

2) 심근경색증(myocardial infarction)

심근경색증은 관상동맥의 속공간이 갑자기 막혀 그 지배 영역인 심장근육에 혈액공급이 중단되면 그 영역의 심장근육세포가 괴사에 빠지는 것으로, 생명이 심각한 위기에 노출되는 질병이다. 발병 원인은 동맥경화증에 의해 형성된 **죽종**(**플라크**라고도 함)이 파괴되어 혈전이 형성되고, 속공간이 갑자기 막혀서 발생한다. 일반적으로 죽종이 파괴되는 것을 **플라크 파열**이라고 한다.

대동맥에서 시작하는 좌우 2개의 관상동맥 가운데 왼쪽의 것이 다시 2개로 나뉘어, 총 3개의 관상동맥 가지가 심장의 일정한 영역에 영양을 공급한다(그림 13-3). 따라서 어느 관상동맥 가지가 막혀서 심근경색증이 발생했는지는 심전도 검사로 진단할 수 있다. 폐쇄 빈도가 가장 높은 부위는 좌관상동맥 내림앞가지(전하행지)로 약 50%를 차지하며, 다음으로는 우관상동맥에 많고, 좌관상동맥 휘돌이가지(회선지)가 가장 적다. 심근경색증은 대부분 좌심실에서 발생한다. 심내막 아래의 심장근육에 경색이 관찰되는 것을 심내막밑경색증(subendocardial infarction)이라고 하며, 좌심실 전체에서 관찰되기도 한다. 심실벽 안쪽에서 바깥쪽까지 전층에 걸쳐 경색이 관찰되는 것을 관벽성 경색이라고 한다(그림 7-17 참조). 관상동맥경화증이 진행된 상황에서는 여러 개의 가지가 동시에 또는 연달아 막히는 경우가 있다.

급성심근경색증 발생 후 하루 정도 지나면 병터부위는 육안으로도 창백해 보이고 주위에 충혈을 동반하게 된다. 심장근육세포는 괴사(응고괴사)가 나타나고 부종이나 출혈, 중성구의 침윤이 관찰된다(그림 13-4a). 1주일 정도 지나면 붉은색을 띤 육아조직(granulation tissue)이 형성되고 그 후 1개월 이상 지나면 섬유화되어 흉터조직으로(그림 13-4b) 회복된다(오래된 심근경색증, old myocardial infarction). 그러나 동맥이 막힌 부분은 심장근육조직이 없는 섬유성 결합조직으로 심장세포를 재생할 수 없기 때문에 심장근육 본래의 박동기능이 상실된다.

심근경색증에서는 그림 13-5와 같은 병터가 합병되므로 충분한 주의가 필요하다. 심근경색증이 발생하여 심장박동이 장애를 받으면 심장으로부터의 혈액 박출량이 감소됨으로써 혈압이 떨어져 **심장성쇼크**(cardiogenic shock)에 빠진다. 좌심장계통에서 혈액 박출이 장애를 받으면 폐에 울혈이나 부종이 발생한다(폐부종). 또한 경색부위의 심내막 면에는 내막 조직의 장애나 심장근육의 운동장애에 의해 혈전이 쉽게 형성되며 이곳에서 떨어져나온 색전이 뇌나 다른 장기에서 **색전증**(embolism)을 일으키기도 한다.

경색 후 1주일 내에 괴사부위에 형성되는 육아조직의 양이나 강도가 충분하지 않으면 심실벽이 파열되어 혈액이 유출되고 심장막 안에 고여 심장박동을 방해하게 되어 결국은 심장정지에 이르게 된다(그림 13-6). 이것을 **심장눌림증**(cardiac tamponade)이라고 한다. 경색이 전층으로 일어난 경우에는 흉터화된 심실벽이 얇아지기 때문에 심실 내의 압력에 의해 이 부분이 주머니 모양으로 돌출되기도 하는데, 이를 **심실류**(ventricular aneurysm)라고 한다(그림 13-5c).

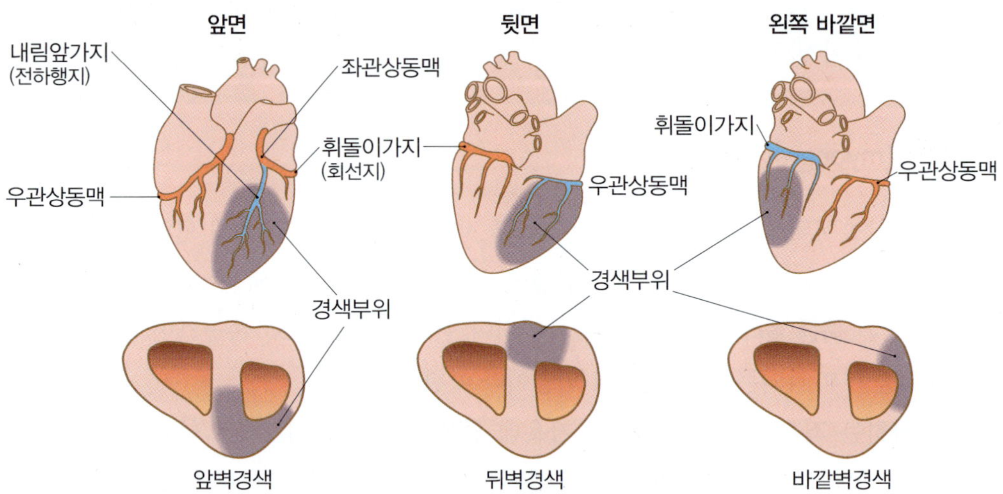

그림 13-3 관상동맥 폐쇄부위와 심근경색증 부위

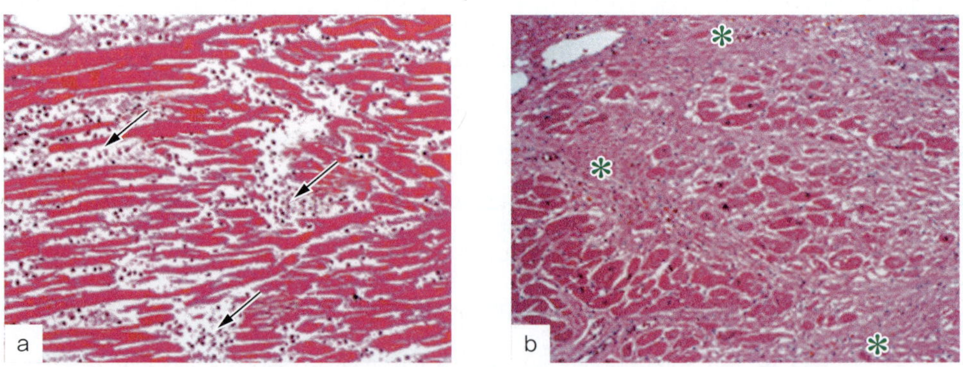

그림 13-4 심근경색증의 병리소견

a. 새로운 경색 병터. 심장근육세포가 응고괴사에 빠져 있다. 중성구(→)의 침윤이 시작되었다.
b. 오래된 심근경색증. 흉터화(*)되어 있다.

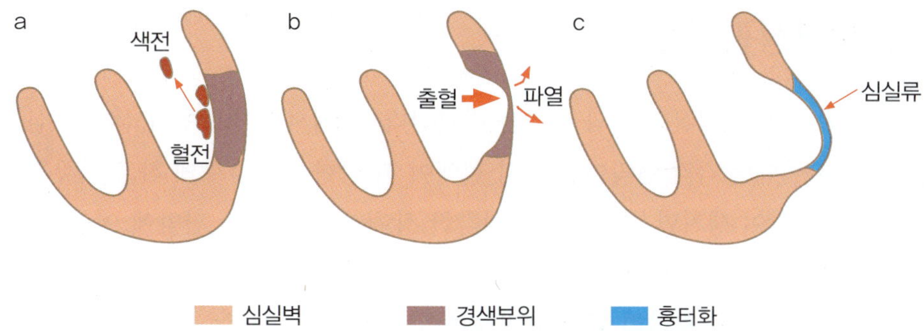

그림 13-5 심근경색증의 주요 합병증

심근경색증에 의해 심장성쇼크가 발생하면 폐에 울혈이나 부종이 생긴다. 경색부위에 형성되는 혈전이 벗겨져 색전증을 일으킬 위험이 있다(a). 경색부위가 파열되면 출혈에 의해 심장눌림증을 일으킨다(b). 흉터조직의 두께가 충분하지 않으면 심실류가 형성된다(c).

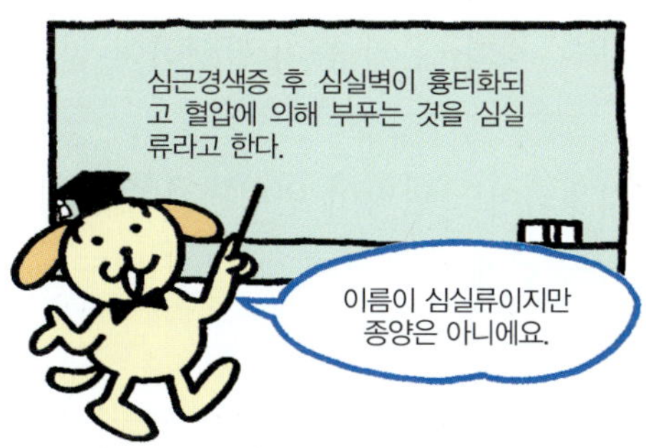
심근경색증 후 심실벽이 흉터화되고 혈압에 의해 부푸는 것을 심실류라고 한다.
이름이 심실류이지만 종양은 아니에요.

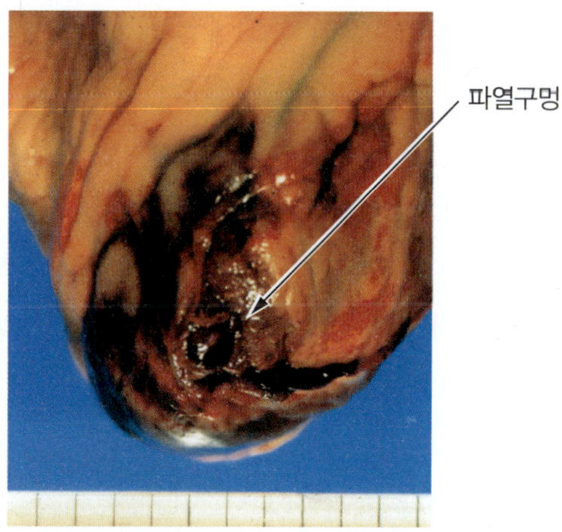

그림 13-6 심근경색증에 의한 심장파열

급성심근경색증에 의한 좌심실 파열. 출혈을 동반한 심실벽의 괴사와 틈새가 형성된 것을 볼 수 있다.

3) 급성관상동맥증후군(acute coronary syndrome)

급성관상동맥증후군이란 관상동맥이 갑자기 막혀 발생하는 심각한 질환으로, 막힌 정도에 따라 급성심근경색증이나 불안정협심증으로서 발병한다. 관상동맥경화에 의한 죽종의 파열로 혈전이 생성되는 것이 주요 발병 요인이다. 죽종의 파열이란 죽종의 지질핵(lipid core)을 덮는 섬유성 피막이 취약해져 일어나는 파열 또는 미란을 말한다. 병리학적으로 파열되기 쉬운 특징을 지닌 죽종을 임상적으로 불안정 판이라고 한다.

2.2 심내막염 및 심장판막증

전신의 순환을 유지하기 위해 심장은 수축과 이완을 반복한다. 앞에서 설명했듯이 심방과 심실 사이, 심실과 대동맥이나 폐동맥 사이에는 각각 판막이 있어서 혈액이 한 방향으로 흐르게 하고 역류를 막는다. 이러한 기능을 가진 판막에 이상이 생기면 심장기능에 심각한 장애가 발생한다. 판막에 이상을 일으키는 가장 흔한 원인으로는 판막을 중심으로 발생하는 심내막염(endocarditis)이다.

심장판막증(valvular disease)에는 각 판막의 협착과 역류가 있으며, 발병빈도는 승모판(막) > 대동맥판(막) > 삼첨판(막) > 폐동맥판(막) 순이다. 승모판(막)이나 대동맥판(막)에서는 협착과 역류가 합병되는 경우도 많다.

1) 류마티스심내막염(rheumatic endocarditis)

대부분 **류마티열**(rheumatic fever)에 의해 젊은 사람에게 발생하는 심내막의 염증질환이다. 환자는 이 질환이 발생하기 전에 상기도 감염을 일으킨다. 원인균인 사슬알균(*Streptococcus*; A군 β-용혈성형)과 심내막 조직이 공통의 항원성을 나타내기 때문에 면역반응에 의해 심내막염이 발병한다.

류마티스심내막염은 승모판(막)에서 가장 많고, 그 다음으로는 대동맥판(막)에서 관찰되며 다른 판막에서는 발생이 드물다. 판막이 닫히는 부분에 작은 혈전성 융기물(**사마귀**, 돌기라는 뜻)이 다수 부착되는 것이 특징이다(그림 7-14 참조). 판막에 육아조직이 형성된 결과, 판막은 비후, 경화, 유착 등이 발생하여 현저하게 변형되어 버린다.

판막에 이렇게 심한 흉터를 남기는 류마티스심내막염은 염증이 치유되어도 판막이 변형되기 때문에 심각한 판막기능부전을 초래한다. 그러나 최근에는 예방이나 치료가 적절하게 이루어져 그 발생 빈도는 감소하였다.

2) 세균심내막염(bacterial endocarditis)

혈액 속에 세균이 존재하는 세균혈증(bacteremia)이나 패혈증(sepsis) 상태에 있을 때 세균감염으로 판막에 발생하는 염증질환이다. 주요 병원균은 황색포도알균(*Staphylococcus aureus*)이지만, 면역력이 저하되면 입안이나 장 내의 약독성균인 녹색사슬알균 등에 의해서도 발생한다. 이러한 경우 세균은 발치, 편도절제 또는 피부상처 등을 통해 혈관 안으로 침입하고(세균혈증), 심장에 도달하여 세균심내막염을 일으킨다.

세균심내막염에서는 승모판(막)이나 대동맥판(막)에 세균이나 괴사조직을 포함한 혈전성 사마귀가 형성되어 판막을 변형시키거나 파괴시킨다(그림 13-7). 세균이 들어 있는 사마귀가 떨어져나가 다른 장기에서 색전증을 일으켜 감염소를 확대시킬 위험이 있다. 이로 인해 수막염이나 뇌고름집(brain abscess)이 합병되는 경우도 있다. 세균심내막염에 의한 판막의 급성기능부전이나 다른 장기의 감염병에 의해 사망에 이르는 예도 많다. 사망하지 않고 살아남더라도 판막이 심하게 변형되기 때문에 나중에 판막장애가 판막증으로 이어진다.

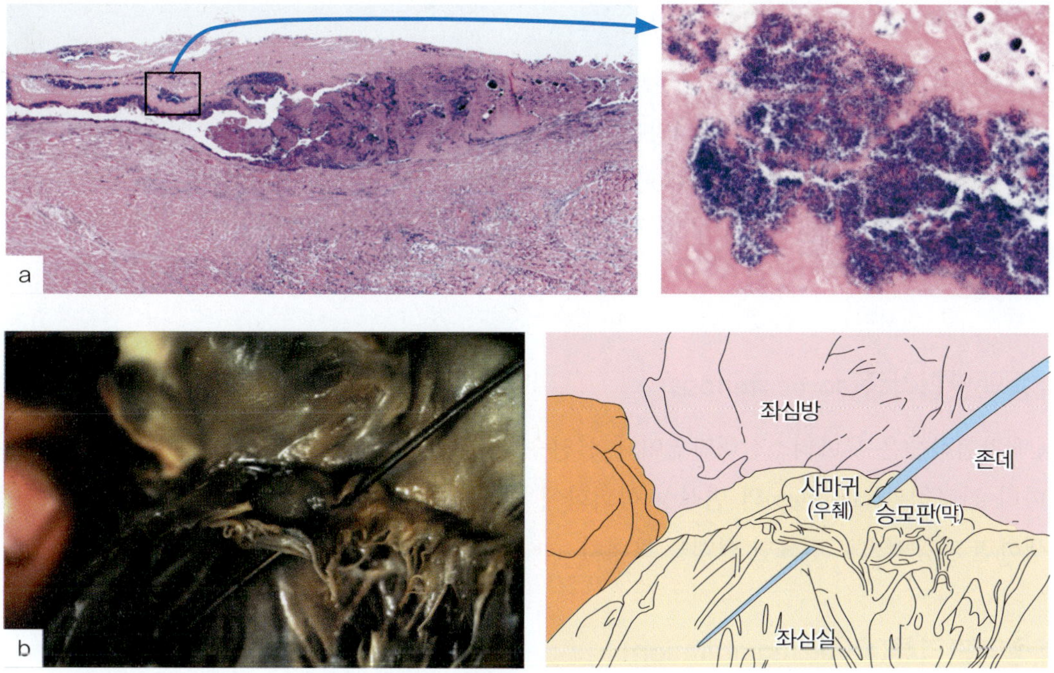

그림 13-7 세균심내막염의 병리소견

a. 심내막 표면에 세균덩어리(자청색), 혈전, 괴사조직이 관찰된다. 왼쪽 검은 사각형에 있는 세균덩어리(집락)를 확대한 것이 오른쪽 사진이다.
b. 승모판(막)에 사마귀가 형성되어 천공을 일으키고 있다. 이러한 판막은 현저한 기능부전에 빠지고 떨어져나간 사마귀가 다른 장소에서 색전증을 일으켜 감염을 확대시킬 수 있다.

3) 심장판막증(valvular disease)

심내막염이 발생했을 때 판막에 생긴 병터가 치유되어 흉터가 되면 판막에 **심장판막증**이라는 기능장애가 남게 된다. 판막증은 2개의 큰 장애로 정리할 수 있다. 하나는 판막의 **협착(증)**(stenosis)이다. 두꺼워진 판막이 유착되어 판막 입구가 현저하게 좁아지고 이로 인해 혈액이 승모판(막)으로부터 유입되거나 대동맥판(막)으로부터 박출되는 것을 방해받는다(그림 13-8). 다른 하나는 판막의 비후와 경화 때문에 판막이 불완전하게 닫혀 판막 입구로부터 혈액이 **역류**(regurgitation)되는 것이다. 판막증의 원인에는 심내막염 이외에도 선천판막이상, 변성석회화나 점액종모양변성 등이 있다.

(1) 승모판협착증(mitral stenosis)

좌심방에서 좌심실로 혈액이 유입되는 승모판(막)에 장애가 발생하여 좌심실로 유입되는 혈액량을 유지하기 위해 좌심방이 비대해지거나 확장된다. 이것은 폐순환에도 영향을 미쳐 만성적인 폐울혈이나 우심실비대를 일으킨다(그림 13-8a). 이로 인해 폐에서 기체교환이 불완전해져 호흡기능이 쉽게 장애를 받기 때문에 심부전(heart failure)과 맞물려 예후가 나빠진다.

(2) 승모판역류(mitral regurgitation)

승모판역류가 발생하면 좌심실에서 좌심방으로 혈액이 역류한다. 좌심실은 유효한 대동맥압을 유지하기 위해 확장되고 비대해진다. 좌심방은 역류하는 혈액으로 인해 확장되고 압력도 높아져 폐울혈을 일으켜 우심실이 비대해진다(그림 13-8b). 판막의 변형이 심하면 역류와 협착이 동시에 나타나 상태는 더욱 심각해진다. 류마티스심내막염 및 세균심내막염 외에 판막의 점액종모양변성에 의해 발생하기도 한다.

(3) 대동맥판협착증(aortic stenosis)

대동맥판협착증은 류마티스심내막염이나 선천승모판부전 외에 최근에는 노인이나 투석 환자가 증가함에 따라 판막첨판(valve cusp)의 변성성 석회화에 의한 협착이 증가하고 있다. 대동맥판(막)에 협착(증)이 발생하면 대동맥으로 필요한 혈액을 보내기 위해 좌심실이 비대해진다(그림 13-8c).

(4) 대동맥판역류(aortic regurgitation)

대동맥판역류는 류마티스심내막염 및 세균심내막염에 의해 발생한다. 대동맥판역류가 발생하면 대동맥에서 좌심실로 혈류가 역류한다. 좌심실은 이렇게 증가한 혈액을 박출하기 위해 확장과 비대가 발생한다(그림 13-8d).

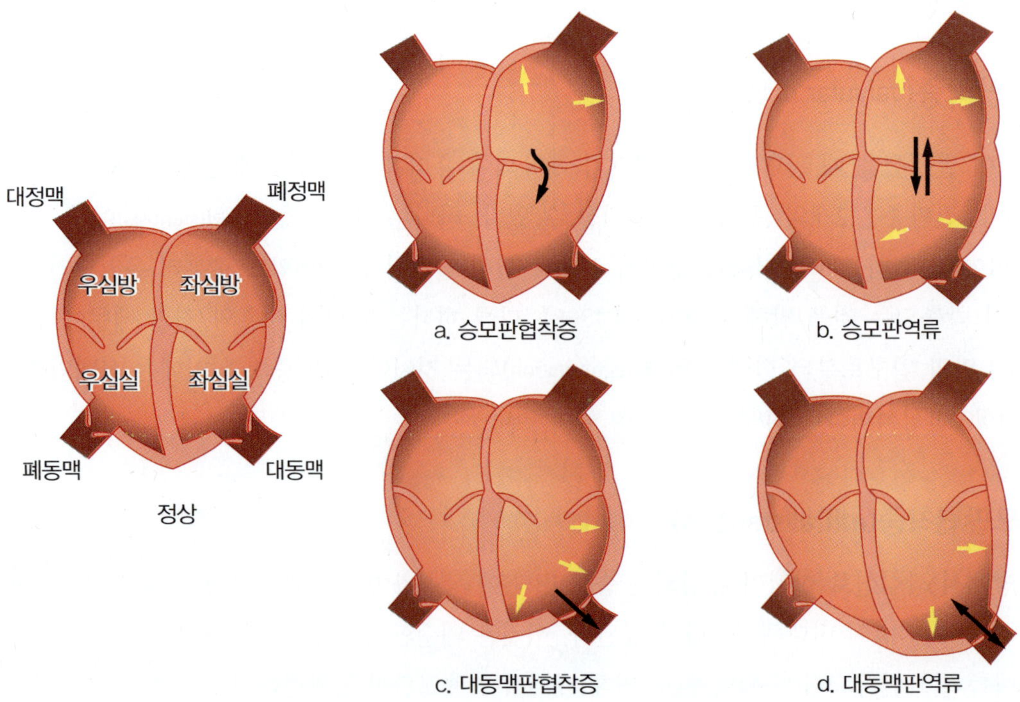

그림 13-8 심장판막증에 의한 심장의 변화

2.3 심장비대

심장은 일상적인 신체활동에 필요한 혈액의 압력이나 양을 끊임없이 조절하여 내보낸다. 만일 판막질환 등이 있어서 심장의 부담이 증가한 경우에는 심방이나 심실은 혈류와 압력 및 용량의 변화를 비대와 확장을 통해 정상범위로 유지하려고 한다. 이것을 **보상**이라고 한다. 그러나 그 한도를 넘으면 보상도 불가능해져 심부전이 발생한다.

심실 내의 압력이 증가하면 심실벽은 두꺼워지고 속공간은 좁아지는데, 이를 **동심비대**(concentric hypertrophy)라고 한다(그림 13-9). 좌심실에서는 대동맥판(막)의 협착이나 고혈압에 의해 일어나고, 우심실에서는 폐동맥의 압력이 상승하는 질환이나 팔로네증후와 같이 폐동맥협착증을 동반하는 질환이 있을 때 발생한다.

각 심실 내의 순환혈액량이 증가하면 확장성으로 비대가 발생하는데, 이를 **보상비대**(compensatory hypertrophy)라고 한다. 이러한 심장비대는 대동맥판역류나 승모판역류가 있는 좌심실에서 관찰된다.

현저하게 비대해진 심장에서는 심장벽의 두께가 정상의 약 2배, 중량은 3배에 달한다. 현미경으로 비대한 심실의 심장근육세포를 관찰하면 정상의 심장근육세포보다 커져 있어 증가한 혈액량을 장기간 감당하고 있음을 알 수 있다.

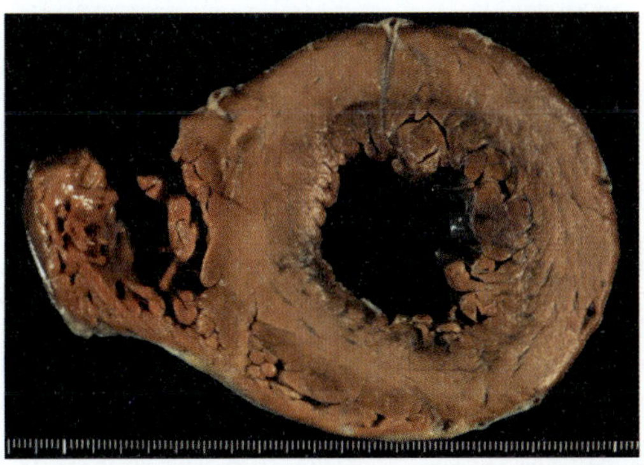

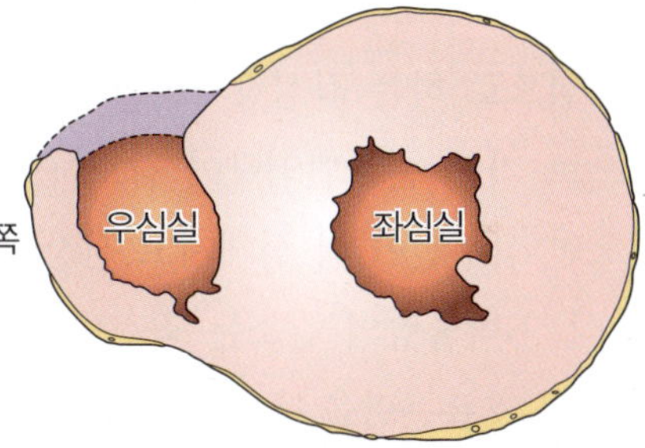

그림 13-9 심장의 동심비대

장기간에 걸쳐 심장에 부담이 가해지면 심장근육세포가 비대해져 심장의 중량이 증가한다. 고혈압이나 대동맥판협착증이 원인인 경우 그림과 같이 좌심실벽이 두꺼워지고 근육기둥(육주)이나 꼭지근(유두근)도 굵어져 속공간이 좁아진다.

2.4 심근병증

심근병증(cardiomyopathy)은 원인 불명으로 발생하는 심장근육의 질환을 말한다. 임상적 병형에 따라 비대형, 확장형, 제한형의 3가지 형태로 분류된다.

비대심근병증(hypertrophic cardiomyopathy)에서는 심실벽이 고도로 비대해져 임상적으로 두근거림, 운동 시 호흡곤란 등을 호소한다. 조직학적으로 현저하게 비대해진 심장근육세포는 종종 거대한 핵을 가지며, 심장근육섬유는 서로 뒤얽혀 섬유화를 동반한다. 비대심근병증은 가족성 발병, 특히 보통염색체 우성유전이 자주 관찰된다.

확장심근병증(dilated cardiomyopathy)은 심실이 고도로 확장되어 심장근육의 수축부전을 일으킨다. 심실벽은 얇아져 조직학적으로는 섬유화와 지방침윤이 관찰된다.

그 밖에 심내막탄력섬유증(endocardial fibroelastosis; 심내막과 판막의 섬유화와 비후가 관찰되며 혈액유입의 장애가 일어남) 등에 기인하는 **제한심근병증**(restrictive cardiomyopathy)이 있다. 우리나라에서는 매우 드문 질환이지만 중앙아프리카에서는 풍토병으로 알려졌다.

2.5 심부전

심장이 전신에서 필요로 하는 혈액량이나 압력의 보상 한도를 넘어 더 이상 유지할 수 없게 된 상태를 심부전(heart failure)이라고 한다. 심부전은 몇 가지 다른 질환에 의해 발생하지만, 일반적으로 혈류의 상태에 따라 다음과 같이 **좌심부전**과 **우심부전**으로 나뉜다.

1) 좌심부전(left heart failure)

좌심실을 중심으로 하는 좌심장계통의 기능부전이다. 그중에서도 좌심실의 기능이 급격하게 손상을 받으면 대동맥으로 가는 순환혈액량이 감소하여 혈압이 갑자기 저하됨으로써 쇼크 상태가 된다. 적절하게 치료하지 않으면 심부전이 더 심해지고 신장기능도 손상되어 전신의 상태가 급격히 악화된다. 한편, 좌심부전에 의한 심(장)박출량의 감소는 좌심방으로 가는 폐정맥혈의 환류를 방해하여 폐에 울혈이나 부종을 일으키고 그 결과 호흡곤란을 유발한다.

좌심부전에는 급성과 만성이 있다. 만성의 원인으로는 승모판판막증이 잘 알려졌다. 폐에 만성적인 울혈이 지속된 결과, 폐포 내에 누출액이 고이거나(폐부종) 누출출혈이 일어난다. 폐부종으로 인해 폐포에서 기체교환이 방해를 받으면 동맥혈 내의 산소가 부족해진다. 이러한 환자는 입술이나 손발톱이 청자색을 띠며 **청색증**(cyanosis) 상태가 된다. 좌심부전 환자의 상태가 갑자기 악화되면 발작적으로 심한 호흡장애를 일으키는데, 이를 심장천식(cardiac asthma)이라고 한다.

2) 우심부전(right heart failure)

우심장계통의 급성심부전은 심근경색증이나 급성폐렴에 의한 급성폐울혈이나 폐부종으로 발생한다. 만성심부전은 우심장계통의 심장근육장애, 폐섬유증(섬유모양폐)이나 폐기종(폐공기증) 등의 만성폐질환 때문에 폐동맥압이 상승하여 우심실이 확장 및 비대된 **폐심장증**(cor pulmonale)으로 인해 발생하며, 만성좌심부전으로 속발하는 경우도 많다. 이는 좌심부전이 오래 지속되면 결국 우심장계통에도 부담이 가해지기 때문이다. 만성화된 좌심부전에 우심부전이 합병되면 전신에 울혈이 나타나게 된다. 이로 인해 **울혈심부전**(congestive heart failure)이라고 불리기도 한다(그림 13-10).

우심부전은 우심방으로 되돌아오는 아래대정맥(하대정맥) 영역에 크게 영향을 미치며 간과 비장 및 소화관에 울혈을 일으켜 기능장애가 발생한다. 다리와 같이 중력의 작용을 받기 쉬운 부위에서는 정맥압이 상승하여 피부밑조직에 부종을 일으키기 쉬운데, 이것을 **심장성부종**(cardiac edema)이라고 한다. 또한 부종은 복강에도 발생하여 복수(ascites)가 생기는데, 방치하면 울혈에 의한 신장기능저하가 심해져 전신 상태가 악화된다.

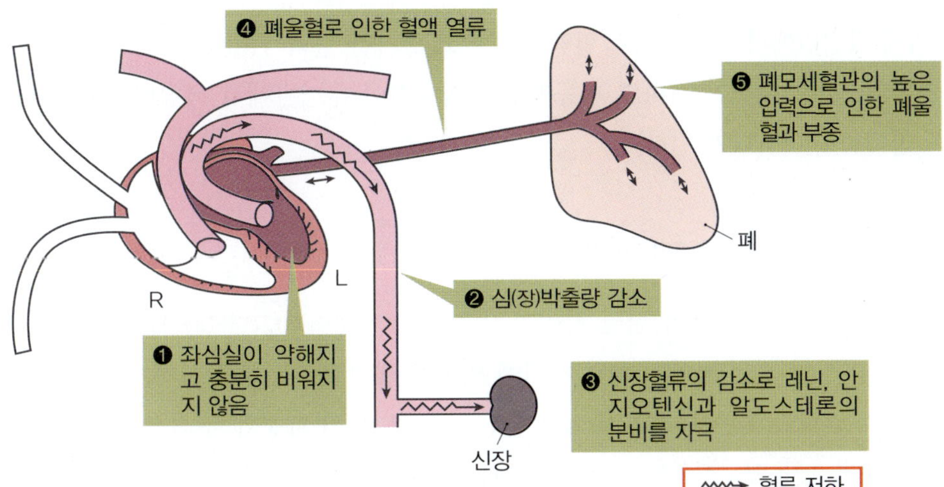

a. 좌측 울혈심부전

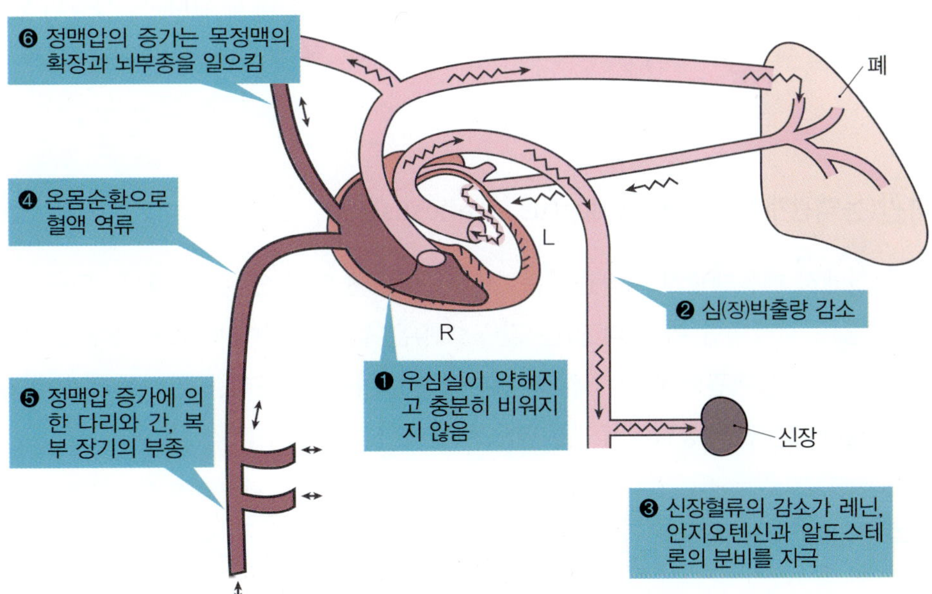

b. 우측 울혈심부전

그림 13-10 울혈심부전의 영향

2.6 선천심장기형

심장이나 대동맥 및 폐동맥은 재태 1개월 무렵까지 그 기본적인 구조가 형성된다. 그런데 심장이나 혈관이 형성되는 과정에서 이들 장기에 어떠한 손상이 가해지면 기형을 일으킨다. 그 결과 출생 후에 순환장애가 발생하여 심부전에 빠지게 된다.

1) 심방중격결손(atrial septal defect)

심방중격(심방사이벽)에 결손이 있어서 좌우의 심방 사이가 연결되는 기형이다(그림 13-11①). 일반적으로 혈압 차이에 의해 좌심방에서 우심방으로 혈액이 흐르고 증가한 혈액이 폐동맥으로 박출되기 때문에 우심실비대가 일어난다. 결손 정도가 심하면 폐동맥압이 상승하여 우심방에서 좌심방으로 혈액이 흘러[우 → 좌 단락(shunt)] 청색증이 나타나게 된다.

2) 심실중격결손(ventricular septal defect)

심실중격에 결손이 있어서 좌우의 심실 사이가 연결되는 기형이다(그림 13-11②). 선천심장질환 중에서 발생빈도가 가장 높다. 양 심실 사이의 혈압 차이에 의해 혈액이 결손부분을 통해 좌심실에서 우심실로 흐른다(좌 → 우 단락). 압력이 높은 혈액이 우심장계통으로 유입되기 때문에 우심장비대나 폐순환이 고혈압(폐동맥고혈압)이 된다. 폐동맥고혈압이 계속되면 폐동맥의 벽이 두꺼워지고 속공간이 협착되어 막히게 된다. 이렇게 폐순환의 저항이 계속 증가하면 점점 우심실의 압력이 상승하게 된다. 우심실의 압력이 상승하면 지금까지와는 반대로 우 → 좌 단락이 일어나 심실중격결손을 통해 정맥혈이 대동맥으로 섞여 청색증을 일으키게 된다.

3) 열린동맥관(동맥관개존증, patent ductus arteriosus)

태생기에는 우심실에서 폐동맥줄기로 박출되는 혈액은 대부분 열려 있는 동맥관을 통해 대동맥으로 유입된다. 출생 후 호흡이 시작되면 이 열려 있는 길(동맥관)은 필요가 없어져 보통 생후 2~3주 사이에 동맥관이 완전히 닫힌다. 이 동맥관이 닫히지 않고 생후에도 남아 있는 상태를 열린동맥관이라고 한다(그림 13-11③). 동맥관이 열려 있으면 대동맥에서 폐동맥으로 혈액이 유입된다.

4) 팔로네증후(Fallot tetralogy)

팔로네증후는 지금까지 설명한 단일 기형과는 달리 다음의 4가지 이상이 합쳐진 것이다. 즉, ①폐동맥협착증(pulmonary stenosis), ②심실중격결손(ventricular septal defect), ③대동맥걸침(aortic overriding; 대동맥이 오른쪽으로 전위되어 심실중격 결손부위에 걸쳐져 있는 상태), ④우심실비대(right ventricular hypertrophy)의 4가지가 합병된 것이다(그림 13-12). 이 중에서 ③은 ②에 기인한 것이고, ④도 ①에 속발하는 것이기 때문에 ①과 ②가 기본적인 구조이상이다.

앞에서 설명한 단독의 심실중격결손과는 달리 폐동맥협착이 있기 때문에 우심실의 혈액은 폐동맥으로는 흐르기 어렵고 심실중격 결손부위를 통해 좌심실로 흘러 처음부터 우 → 좌 단락이 발생한다. 또한 폐동맥협착에 의해 폐를 순환하는 혈액 감소도 한몫하여 동맥혈의 산소포화도가 저하되므로 영아기부터 청색증이 두드러지는 것이 특징이다. 팔로네증후는 선천심장기형의 약 10%를 차지하며, **청색증성 심장기형**의 대표적인 예이다.

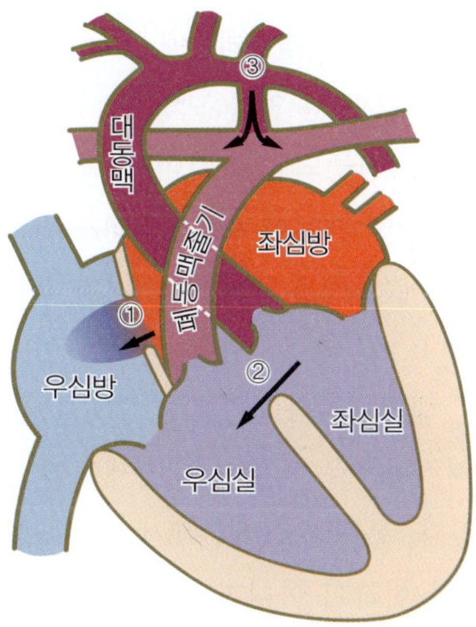

그림 13-11 좌우의 심장계통을 연결하는 심장기형

①심방중격결손, ②심실중격결손, ③열린동맥관이다. 이러한 기형은 단독으로 나타나기도 하고 다른 기형과 합병되어 나타나기도 한다.

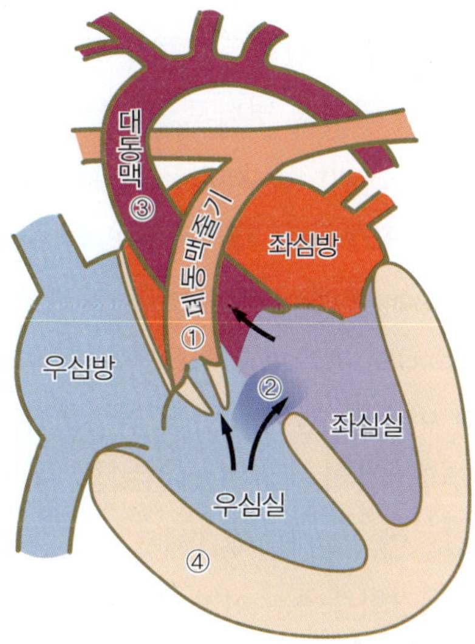

그림 13-12 팔로네증후

①폐동맥협착증(대부분은 우심실 출구에 해당하는 깔때기부분 협착)과 ②심실중격결손이 있으며, ③대동맥걸침과 ④우심실비대가 나타난다. 기본적으로는 ①에 의해 우심실압이 올라가고 ②를 통해 우심실의 혈액이 좌심실로 유입되어(우 → 좌 단락) 대동맥으로 유출됨으로써 청색증을 일으킨다.

3 혈관질환

심장에서 박출된 혈액을 전신의 각 장기까지 운반하는 혈관은 혈류량이나 혈압에 맞는 속공간이나 벽의 탄성을 가진다. 혈관벽의 병터 때문에 이러한 성질이 상실되면 혈액순환에 장애를 일으키게 된다.

3.1 동맥경화증

동맥경화증(arteriosclerosis)이라는 용어에는 3가지의 다른 형태학적 변화가 포함된다. 즉, 죽(상)경화증(atherosclerosis), 동맥중간막경화증(medial arteriosclerosis), 그리고 세동맥경화(arteriolosclerosis)이다. 넓은 의미에서는 3가지를 포함한 개념이지만 그중에서 죽(상)경화증이 가장 중요하며 일반적으로 동맥경화증이라고 하면 이 죽(상)경화증을 말한다.

1) 죽(상)경화증(atherosclerosis)

죽(상)경화증은 주로 탄력동맥(대동맥), 근육동맥(관상동맥, 신(장)동맥, 팔다리동맥, 목동맥, 뇌바닥동맥) 등의 속막에 생기는 국한성 병터로, 육안으로는 황색 점이나 선 모양 또는 얼룩 모양을 나타내는 편평한 지방줄무늬(지방선조, fatty streak)(그림 13-13a)의 조기 병터부터 계속 진행되면 속막이 언덕 모양으로 융기된 **죽종**(atheroma)이 형성된다(그림 13-13b). 죽종은 그 부풀어 오른 형태 때문에 **죽(상)판**(atheromatous plaque) 또는 단순히 판(plaque)이라고 불리는데, 이 융기된 죽종 속막 심부에는 콜레스테롤에스터가 풍부한 죽상물질(지질핵, lipid core)이 있으며, 그 표면은 섬유피막으로 덮여 있다(그림 13-14). 섬유피막은 일반적으로 민무늬근육세포와 아교질, 탄력소 등의 결합조직이 주성분이지만, 대식세포나 T세포가 다양한 비율로 섞여 있다. 지질핵 주위, 특히 어깨라고 불리는 부분(표 13-2)에는 지질공포로 채워진 대식세포인 거품세포(foam cell)가 모여 있으며, 그 사이에 T세포가 다양한 비율로 섞여 있다. 동맥 속막에는 B세포가 드물다.

진행된 죽(상)경화증에는 이차 병터가 합병되기 쉽다. 단순한 협착이 아니라 진행된 죽종에는 석회침착과 죽종의 파열에 의한 궤양화, 혈전형성, 죽종 또는 판 내 출혈 등이 동반되어 복합병터가 발생한다(그림 13-15). 이러한 복합병터로 인해 혈관벽이 탄성을 잃고 동맥의 속공간이 좁아져 허혈심장질환(특히 심근경색증)이나 뇌졸중 등의 급성 또는 만성의 장기허혈[다리에서는 괴저(gangrene)]을 일으킨다. 또 죽종이 중(간)막을 침식함으로써 동맥벽이 얇아져 취약해지면 속공간이 확장되어 동맥류가 발생한다.

죽(상)경화증이 원인이 되어 한국인의 주요 사망원인인 허혈심장질환이나 뇌졸중이 발생한다. 죽(상)경화증의 원인은 하나가 아니라 복합적이다. 죽(상)경화증의 발생에 촉진적으로 작용하는 인자를 일반적으로 위험인자(risk factor)라고 하는데, 위험인자에는 이상지질혈증, 고혈압, 당뇨병, 흡연, 비만, 스트레스 등이 있으며, 그중에서 이상지질혈증이 가장 중요하다(그림 8-4, column 10 참조). 지단백질(lipoprotein)이란 혈중 콜레스테롤이나 중성지방 등의 지질을 운반하는 단백질을 말하는데, 죽(상)경화증 발생에는 혈액 속의 '나쁜' **저밀도지단백질**(LDL)의 상승과 '좋은' **고밀도지단백질**(HDL)의 저하가 관여한다. 죽(상)경화증의 발생기전은 많은 실험연구 및 임상연구를 통해 지질대사이상에 의해 동맥 속막에 발생한 특수한 염증이나 면역반응이 관여하는 것으로 보고 있다.

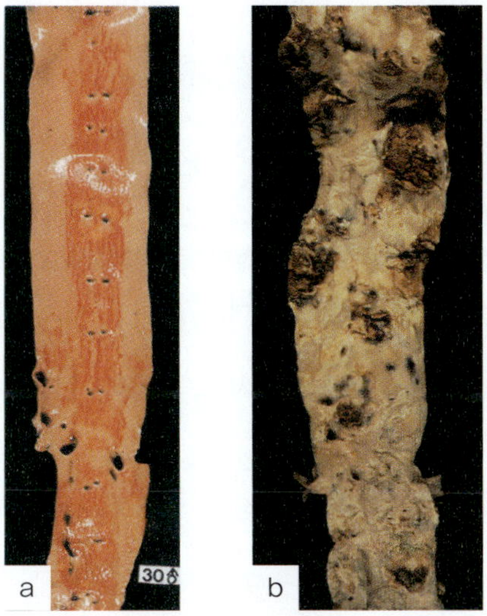

a. 동맥경화증은 어릴 때부터 발생해 나이와 함께 진행된다. 이 그림은 30세 남성의 대동맥을 세로로 펼친 것으로, 속면이 보이고 있으며 속막에 침착한 지방이 붉게 염색되어 있다. 병터부분은 아직 편평하고 약간 부풀어 올라 있어 지방얼룩이라고 불린다. 죽(상)경화증의 대표적인 전구병터이며, 붉은 점이 모인 선 모양이어서 지방줄무늬라고도 한다.

b. 66세 여성의 대동맥으로 속면은 황색으로 부풀어 오른 물질(죽종)로 채워져 있다. 암갈색으로 보이는 부분은 궤양면에 형성된 혈전이다.

그림 13-13 죽(상)경화증

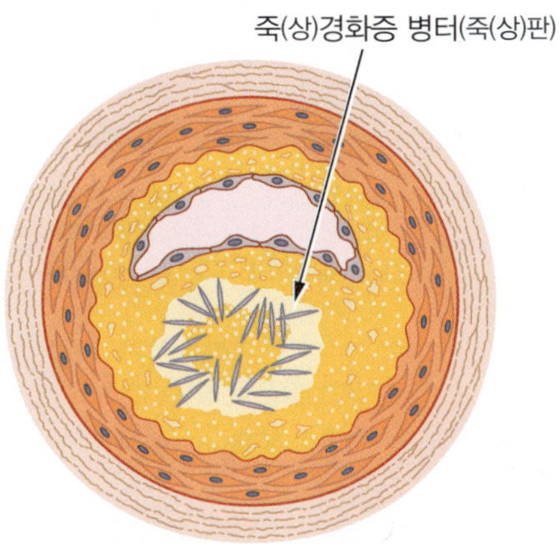

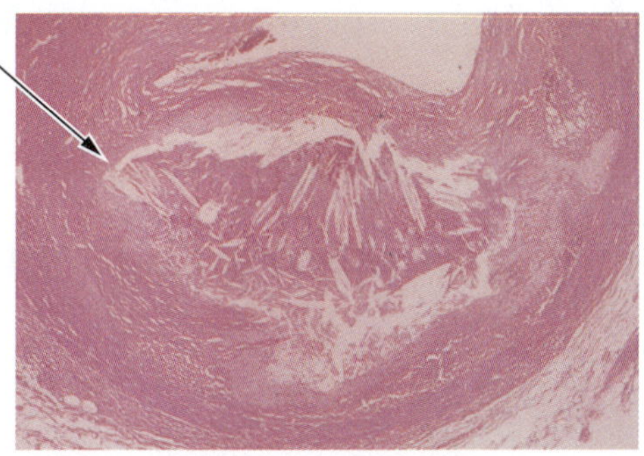

관상동맥경화의 조직상. 관상동맥의 가로단면으로 중앙부분의 죽종으로 인해 속공간(위쪽 중앙)이 심하게 협착되어 있다. 죽종 내에는 괴사물질, 지질(하얗게 빠진 부분), 콜레스테롤 결정(하얗게 빠진 바늘 모양의 물질)으로 가득 차 있다.

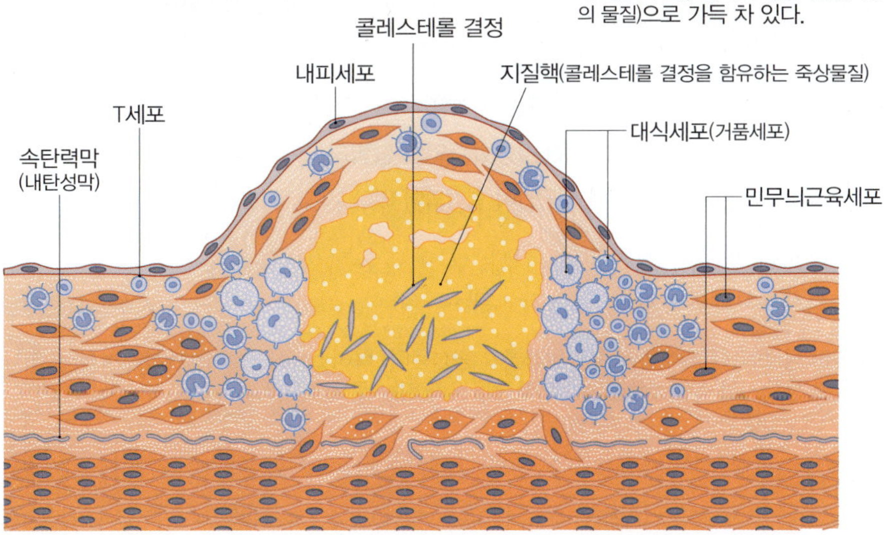

그림 13-14 죽(상)경화의 죽종, 죽(상)판과 그 모식도

표 13-2 안정 판과 불안정 판의 병리학적 특징

	안정 판	불안정 판
피막의 두께와 세포성분	두껍다. 주요 세포성분은 민무늬근육세포이다.	얇다. 대식세포, T세포가 많다.
지질핵(lipid core)	작다. 지질이 적다.	크다. 콜레스테롤 결정이 많고, 석회화를 동반하기도 한다.
어깨부위(shoulder)	염증세포의 침윤은 없거나 적다. 민무늬근육세포가 많다.	대식세포, 거품세포, T세포의 침윤이 강하다.

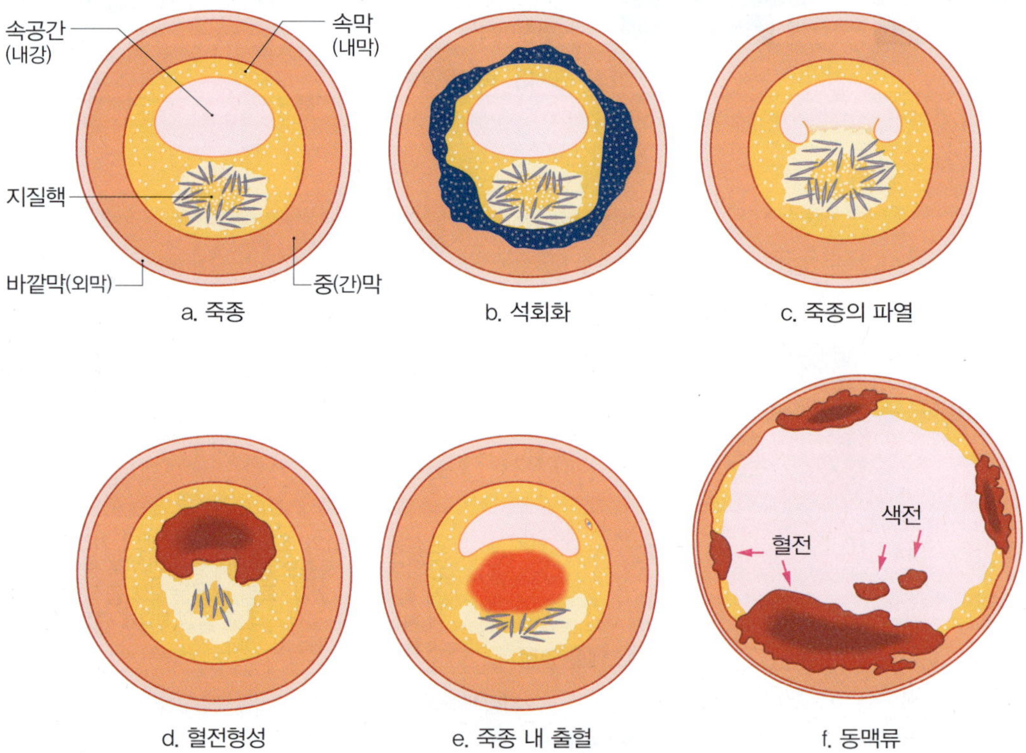

그림 13-15 죽(상)경화증의 복합병터

a. 동맥 내에 형성된 죽종에 의해 속공간이 협착되어 있다.
b. 죽종에 의한 석회화
c. 죽종의 파열
d. 죽종이 파열된 부분은 혈전이 형성되기 쉽다.
e. 죽종 내 출혈
f. 죽종이 중(간)막을 침식함으로써 동맥류가 형성된다. 특히 c~e의 병터는 임상적으로 중요하며 심근경색증이나 뇌졸중을 일으키는 주요 원인이다.

참고

불안정 판(plaque)이란?

전형적인 죽종은 중심부분의 지질핵과 표면을 덮는 섬유피막(fibrous cap), 융기한 양끝(어깨라고 함) 부분으로 구성된다(그림 13-14 참조). 지질핵이 크고 피막이 얇으며 어깨부분에 대식세포나 림프구 등의 염증세포가 많은 죽종을 일반적으로 **불안정 판**이라고 하는데, 각종 자극에 붕괴되기 쉽다. 보통 관찰되는 죽종은 파열되기 어렵기 때문에 **안정 판**이라고 불린다. 안정 판과 불안정 판의 병리학적 특징에 대해서는 표 13-2에 정리하였다. 임상에서는 이러한 병터의 특징을 파악함으로써 환자의 상황에 따라 적절하게 치료하여 급성관상동맥증후군을 예방하는 것이 중요하다.

2) 동맥중간막경화증(medial arteriosclerosis)

노인이나 당뇨병 환자의 근육동맥에서 관찰되는 병터이다. 중(간)막의 민무늬근육세포나 탄력조직에 광범위한 변성이 생겨 탄성을 잃은 섬유성 조직으로 대체된다. 섬유화와 관련하며 석회가 침착하여 혈관 주위에 고리 모양의 석회화가 관찰된다. 보통 속막(내막)과 바깥막(외막)은 침범되지 않는다. 동맥중간막경화증만으로는 임상적으로 증상과 징후가 나타나지 않으며, 종종 죽종과 함께 존재한다.

3) 세동맥경화증(arteriolosclerosis)

세동맥경화증이란 신장을 비롯하여 비장, 부신, 췌장, 뇌 등의 세동맥(지름 200μm 미만) 및 작은 동맥에서 관찰되는 동맥벽의 비후와 속공간의 협착을 일으키는 병터이다. 유리질 물질(hyaline)이 속막과 중(간)막에 침착하는 **유리질세동맥경화증**(hyaline arteriolosclerosis)과 양파 모양의 동심비대를 특징으로 하는 증식세동맥경화증(hyperplastic arteriolosclerosis)이라는 형태가 있다. 이러한 동맥경화증은 노인에게 종종 관찰되는데, 고혈압, 당뇨병과 관련이 깊다.

3.2 동맥류와 대동맥박리

1) 동맥류(동맥꽈리, aneurysm)

동맥이 부분적으로 풍선처럼 확장된 것을 동맥류라고 하며, 동맥벽 병터에 의한 취약화 또는 구조상 이상으로 인해 동맥벽의 강도가 약해져 발생한다. 모든 동맥에서 발생하는데, 대동맥에서 가장 많이 관찰된다. 대동맥류의 가장 큰 원인은 죽(상)경화증이며, 속막의 판 병터에 의해 중(간)막이 손상되고 동맥벽이 얇아져 방추형 또는 주머니형으로 확장된다(그림 13-16, 13-17).

죽(상)경화증에 의한 대동맥류는 복부대동맥에 많고 특히 신장동맥 분지부분과 온엉덩동맥(총장골동맥) 사이에 호발하며, 그 외에는 대동맥활부분이나 가슴의 내림대동맥에서도 발생한다. 죽(상)경화증 이외의 원인으로는 낭성중간막괴사라고 불리는 선천이상(마르팡증후군, Marfan syndrome)인 중(간)막의 변성질환과 대동맥염이 있으며, 이들은 흉부대동맥류의 주요 원인이 된다. 대동맥류는 처음에는 증상이 없지만 커지면 파열 위험이 높아지고, 파열되면 대량출혈을 일으켜 단기간에 사망한다.

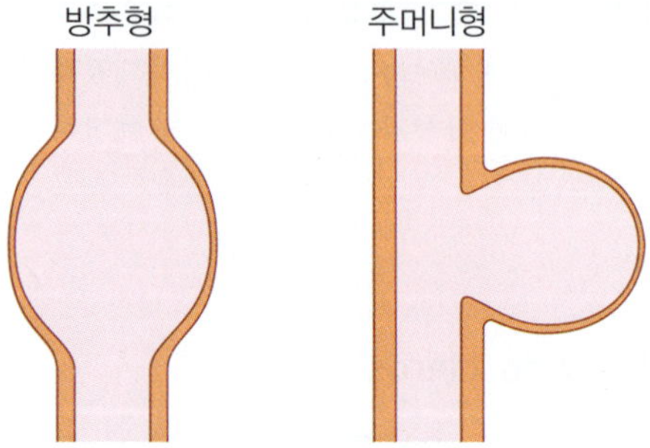

그림 13-16 대동맥류의 형태

대동맥류는 형태에 따라 방추형과 주머니형으로 나뉜다. 방추형 대동맥류는 거의 좌우 대칭성으로 전체가 부풀어 있다. 주머니형 대동맥류는 일부분이 주머니 모양으로 튀어나와 있다. 주머니형 동맥류는 작아도 파열되기 쉽기 때문에 발견 즉시 치료해야 한다.

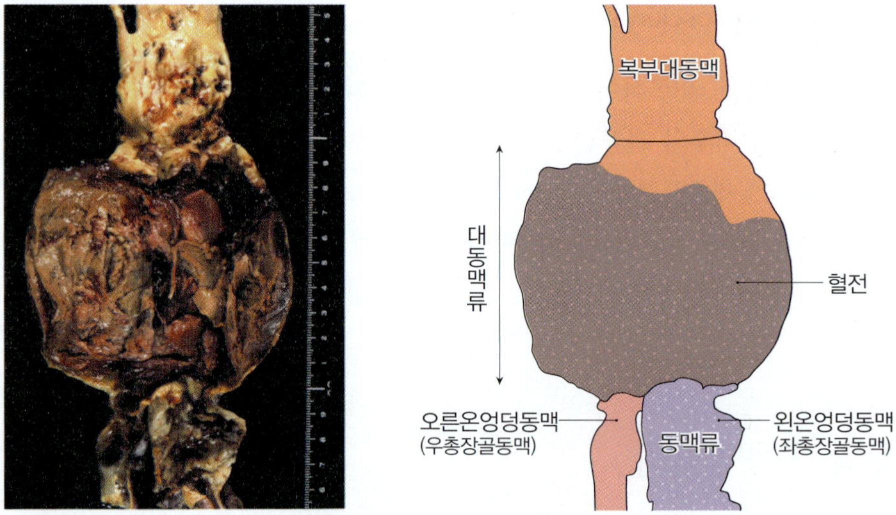

그림 13-17 대동맥류

복부대동맥의 아래 끝이 크게 확장되어 동맥류가 형성되고 그 속공간에는 혈전으로 가득 차 있다. 왼쪽 온엉덩동맥(총장골동맥)에도 동맥류가 있다.

2) 뇌동맥류(cerebral aneurysm)

선천성으로 형성되는 경우가 많고, 동맥의 분지부분에서 자주 발생한다(그림 13-18). 보통은 증상이 없지만 파열되면 거미막밑출혈(지주막하출혈, subarachnoid hemorrhage)을 일으킨다. 심한 두통을 호소하고 출혈량이 많으면 순간 의식을 잃어 급사하는 원인이 된다.

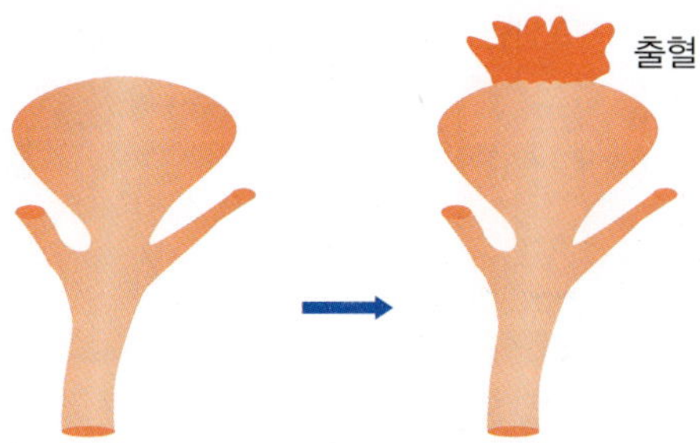

그림 13-18 **뇌동맥류 모식도**

주머니형이 많다.

3) 관상동맥류(coronary aneurysm)

대부분 영유아에게서 발생하며 발열과 함께 피부와 점막에 발진이 나타난 후 심장의 관상동맥에 동맥류가 만들어지는 질병으로서 **가와사키병**(Kawasaki disease)이 있다. 원인으로는 병원체의 감염이나 알레르기를 들 수 있지만, 아직 확실하게 밝혀진 것은 아니다. 관상동맥류가 있는 환자는 이 부분에서 혈전이 형성되어 심근경색증을 일으켜 급사하는 경우가 있다.

4) 대동맥박리(aortic dissection)

대동맥박리는 드물게 발생하지만, 예기치 않은 갑작스러운 발병으로 생명을 위협하는 대표적인 질환이다. 박리란 속막에 발생한 틈새(속막 입구, entry)를 통해 혈액이 중(간)막으로 유입되고 중(간)막이 어떠한 원인으로 속층과 바깥층으로 박리되는 심각한 질환으로, 벽 내에 혈액이 흘러들어와 새로운 공간[원래의 속공간(진강)에 대해 거짓속공간(false lumen)이라고 함]이 형성되어 2개의 공간을 형성한 상태를 말한다(그림 13-19). 박리를 일으킨 대동맥은 길이 방향을 따라 찢어지며 말초방향뿐만 아니라 중추방향으로도 확대된다. 박리된 대동맥은 종종 거짓속공간의 확대에 따른 동맥류를 형성하는데, 이러한 경우를 **박리동맥류**(dissecting aneurysm)라고 한다.

임상적으로 널리 사용되는 **스탠포드**(Stanford) **분류**는 속막의 틈새, 즉 속막 입구가 어디에 있든 박리가 오름대동맥(상행대동맥)에 이르는 A형과 박리가 왼빗장밑동맥(좌쇄골하동맥) 시작부위에서 말초에 있는 B형으로 나눈다(그림 13-20). 박리가 오름대동맥에 이르면 조기에 사망할 위험이 높아지므로 이 구별은 중요하다.

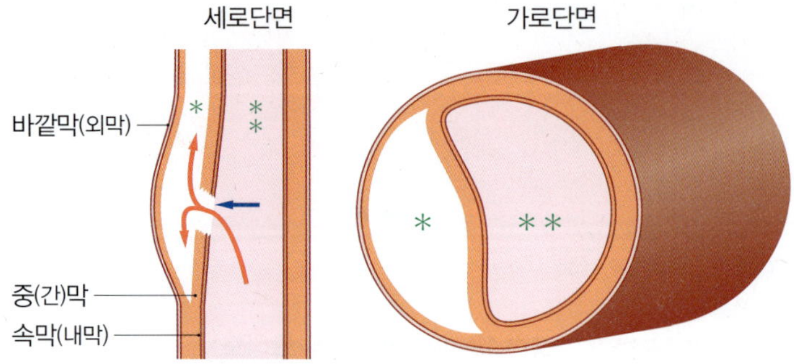

그림 13-19 대동맥박리의 모식도

대동맥벽은 속막, 중(간)막, 바깥막의 3층 구조로 이루어진다. 대동맥박리란 대동맥벽이 중(간)막 위치에서 2층으로 박리되어 동맥 주행에 따라 일정 길이(1~2cm 이상)를 가지며 2개의 공간을 이룬 상태로, 새롭게 생긴 벽 내의 공간을 거짓속공간(*), 본래의 속공간을 진강(**)이라고 한다. →는 속막에 생긴 틈새를, →는 혈액의 흐름을 나타낸다.

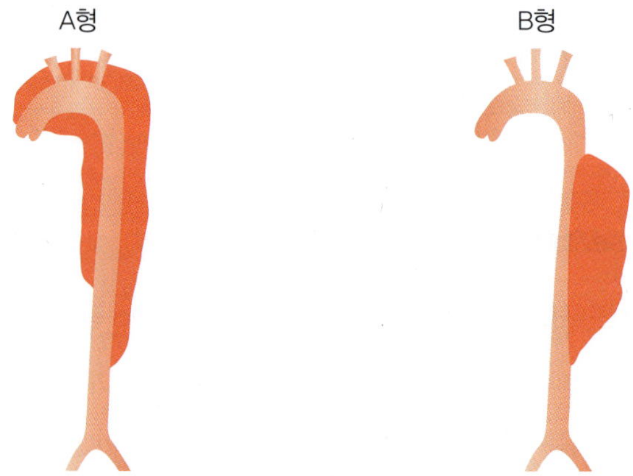

그림 13-20 대동맥박리의 스탠포드 분류

3.3 대동맥염

비교적 드문 대동맥염(aortitis) 중에서 다음의 두 가지가 잘 알려져 있다. 하나는 **매독대동맥중막염**(mesoaortitis syphilitica)으로 흉부대동맥에서 많이 관찰되며 병터가 심해지면 흉부대동맥류를 일으킨다. 또 하나는 원인이 분명하지 않지만 흉부대동맥과 이곳에서 나뉘는 동맥[온목동맥(총경동맥), 빗장밑동맥(쇄골하동맥) 등] 및 폐동맥이 두꺼워져 속공간이 협착되는 질병이 있는데, 이를 **타카야스동맥염**(Takayasu arteritis)이라고 한다. 동맥이 협착된 결과 노동맥(요골동맥)에서 맥이 잡히지 않기 때문에 무맥박병(pulseless disease)이라고도 불리며 현기증이나 실신발작이 일어난다.

Column 10 동맥경화질환의 발병 위험을 줄이는 스타틴

스타틴(statin)이란 HMG–CoA 환원효소[1]의 기능을 억제하여 혈중 콜레스테롤 농도를 낮추는 약물을 말한다. 일본인 연구자 엔도 아키라 박사가 1973년에 푸른곰팡이에서 발견하였다. 콜레스테롤이 동맥경화증(죽(상)경화증)의 발생과 진행에 깊은 관계가 있다는 것은 Chapter 08 '대사이상'과 Chapter 13 '순환계통 질환'에서 설명했는데, 동맥경화증을 원인으로 하는 동맥경화질환(심근경색증이나 뇌경색증)이 사망원인의 상위를 차지하는 선진국에서는 이 약물이 매우 큰 기대를 모았다.

1987년에 처음 스타틴이 개발된 이후 지금까지 다양한 종류의 스타틴이 개발되어 수많은 대규모 임상시험이 이루어졌으며, 그 결과 스타틴이 동맥경화질환의 발병을 저하시킨다고 밝혀졌다. 그리고 그 기전으로는 콜레스테롤의 동맥벽 침착을 억제함으로써 동맥경화증 병터가 안정화되는 것(죽종이 파열되기 어려운 상태가 되는 것)이나 병터의 진행이 억제되는 것이 큰 요인으로 판단된다.

스타틴은 페니실린과 마찬가지로 푸른곰팡이에서 발견되었기 때문에 '동맥경화증의 페니실린', '제2의 페니실린'이라고 불리고 있다. 그러나 발견부터 판매까지 순조롭게 진행된 것은 아니다. 발견은 했으나 마우스나 래트에는 효과가 없거나 특허를 둘러싼 문제가 발생하는 등 많은 우여곡절이 있었다. 그러나 거듭된 고난을 이겨낸 엔도 박사는 2008년에 알버트 라스커 기초의학상(라스커상)을 받았다. 라스커상이란 의학에 중요한 공헌을 한 사람에게 주는 미국 의학회 최고의 상이다.

발매부터 약 30년이 지나 스타틴은 전 세계에서 사용되고 있다. 미국에서는 40세 이상 남녀 4명 중 1명(2,500만 명 이상이나 되는 사람)이 스타틴을 복용한다. 한편, 근육통, 근력저하, 간장애 등의 부작용이 있다는 사실도 밝혀졌다. 또 드물게는 횡문근융해(증) 등의 심각한 장애를 발병한다고 한다. 그래도 LDL 콜레스테롤을 가장 효과적으로 낮추는 약물 중 하나로서 널리 사용되며, 동맥경화질환의 발병 위험 경감에 크게 공헌한 것으로 보고되었다.

1) HMG–CoA(3–히드록시–3–메틸글루타릴 보조효소 A) 환원효소는 콜레스테롤의 합성을 조절하는 가장 중요한 효소이다. 콜레스테롤은 아세틸–CoA로부터 크게 4가지 단계(아세틸–CoA → 메발론산 합성 → 활성화 이소프렌 단위로 변환 → 스쿠알렌 생성 → 콜레스테롤 생성)를 거쳐 합성된다. HMG–CoA 환원효소는 가장 이른 단계인 HMG–CoA → 메발론산의 변환을 돕는 효소이다. 여기서 중요한 사실은 HMG–CoA 환원효소는 콜레스테롤 합성의 전체를 조절하는 역할도 담당한다는 것이다(속도제한효소, rate–limiting enzyme). 즉, HMG–CoA 환원효소는 콜레스테롤 합성의 핵심이며 그 활성(작용)이 증가하면 메발론산이 다량으로 생겨 콜레스테롤 합성이 증가하고, 반대로 활성(기능)이 감소하면 메발론산의 양이 줄어 콜레스테롤 합성이 감소하게 된다. 스타틴은 이 HMG–CoA 환원효소의 작용을 저해함으로써 콜레스테롤의 합성을 저하시킨다.

요점 정리

- 심장의 기본구조는 4개의 방과 4개의 문으로 구성된다. 즉, 좌우의 심방과 심실, 혈류를 보내기 위한 각 방실판(막)[삼첨판(막)(tricuspid valve)과 승모판(막)(mitral valve)], 반월판(막)[대동맥판(막)(aortic valve)과 폐동맥판(막)(pulmonary valve)]으로 구성된다.
- 심장의 수축과 이완을 통해 혈액의 박출과 충만이 반복되는데, 심장이 펌프로서 기능하여 전신의 혈류와 혈압이 유지된다.
- 심장에서 나온 혈액을 전신의 구석구석까지 보내는 동맥, 조직 및 세포와 물질교환이나 기체교환을 하는 모세혈관, 혈액을 다시 심장으로 되돌려 보내는 정맥으로 이루어진다.
- 혈관의 기능 : ①혈압유지(동맥), ②심장으로부터 각 장기로 혈액 공급(동맥), ③영양물질이나 산소, 노폐물 교환(모세혈관), ④모세혈관으로부터 혈액을 심장으로 되돌려 보냄(정맥), ⑤이산화탄소를 방출하고 산소를 적혈구(혈색소)로 흡수(폐순환), ⑥소화관에서 흡수한 영양물질 등을 간으로 운반(문맥)
- 허혈심장질환(ischemic heart disease)이란 관상동맥에 생긴 병터로 인해 심장근육이 필요로 하는 혈액을 충분히 공급하지 못해 발생하는 심장질환을 말한다. 주요 원인으로 동맥경화증에 의한 관상동맥의 협착이나 연축이 있으며, 협심증과 심근경색증을 일으킨다.
- 심근경색증(myocardial infarction)이란 관상동맥의 폐쇄에 의해 지배영역에 있는 심장근육조직이 괴사에 빠진 것을 말한다. 폐쇄 빈도가 가장 높은 부위는 좌관상동맥 내림앞가지(전하행지), 그 다음으로 우관상동맥(뒤벽경색)이며, 좌관상동맥 휘돌이가지(회선지)가 가장 적다.
- 심내막염으로 판막에 발생한 병터가 치유되고 흉터화되면 판막의 협착(증)과 역류를 일으킨다. 여기에는 ①승모판협착증(mitral stenosis; 좌심방의 비대와 확장), ②승모판역류(mitral regurgitation; 좌심실 및 좌심방의 보상비대), ③대동맥판협착증(aortic stenosis; 좌심실의 동심비대), ④대동맥판역류(aortic regurgitation; 좌심실의 보상비대)가 있다.
- 원인 불명으로 발생하는 심장근육의 질환을 심근병증(cardiomyopathy)이라고 하며, 임상적 병형에 따라 비대형, 확장형, 제한형의 3가지 형태로 분류된다.
- 팔로네증후에는 ①폐동맥협착증, ②심실중격결손, ③대동맥걸침, ④우심실비대가 있으며 선천심장기형의 10%를 차지한다.
- 죽(상)경화증(atherosclerosis)은 주로 탄력동맥(대동맥), 근육동맥(관상동맥, 신(장)동맥, 팔다리동맥, 목동맥, 뇌바닥동맥)의 속막에 생긴다. 황색 점이나 선 모양 또는 얼룩 모양을 나타내는 편평한 지방줄무늬(지방선조)로부터 속막이 언덕 모양으로 융기된 죽종(atheroma)을 형성하여 속공간을 협착시킨다.
- 동맥경화증이나 염증에 의해 대동맥이 부분적으로 크게 확장된 것을 대동맥류(aortic aneurysm)라고 하며, 대동맥류가 파열되면 대출혈을 일으켜 단시간에 사망한다.

확인문제

01. 허혈심장질환의 원인은 (①)의 병터에 의한 혈액공급의 부족이다.

02. 관상동맥이 막힘으로써 그 지배영역의 심장근육조직이 괴사에 빠지는데, 이를 (②)(이)라고 한다.

03. 심근경색증의 원인이 되는 관상동맥 병터의 호발부위는 (③), 그 다음으로는 (④)(이)며, (⑤)이/가 가장 드물다.

04. 심근경색증이 관벽성으로 발생한 경우 흉터화한 심실의 벽은 얇고 심실 내의 압력에 의해 이 부분이 주머니 모양으로 돌출되는 경우가 있다. 이를 (⑥)(이)라고 한다.

05. 심장판막증의 주요 장애 가운데 하나로 판막의 (⑦)와/과 (⑧)이/가 있다.

06. 심근병증은 임상 병형에 따라 (⑨), (⑩), 제한형의 3가지 형태로 분류된다.

07. 팔로네증후에서 관찰되는 4가지 이상은 (⑪), (⑫), (⑬), (⑭)이다.

08. 동맥경화증이란 3가지 다른 형태학적 변화를 포함하는, 즉 (⑮), (⑯)와/과 (⑰) 이다.

09. 죽(상)경화증의 주요 위험인자는 (⑱), (⑲), (⑳), (㉑), (㉒), (㉓) 등이다. 그중에서 (⑱)이/가 가장 중요하다.

10. 대동맥이 부분적으로 동맥경화증이나 염증 등에 의해 크게 확장된 것을 (㉔)(이)라고 한다.

정답

① 관상동맥, ② 심근경색증, ③ 좌관상동맥 내림앞가지(전하행지), ④ 우관상동맥, ⑤ 좌관상동맥 휘돌이가지(회선지), ⑥ 심실류, (⑦~⑧의 순서는 상관없음) ⑦ 협착(증), ⑧ 역류, (⑨~⑩의 순서는 상관없음) ⑨ 비대형, ⑩ 확장형, (⑪~⑭의 순서는 상관없음) ⑪ 폐동맥협착증, ⑫ 심실중격결손, ⑬ 대동맥걸침, ⑭ 우심실비대, (⑮~⑰의 순서는 상관없음) ⑮ 죽(상)경화증, ⑯ 동맥중간막경화증, ⑰ 세동맥경화증, (⑱~㉓의 순서는 상관없음) ⑱ 이상지질혈증, ⑲ 고혈압, ⑳ 당뇨병, ㉑ 흡연, ㉒ 비만, ㉓ 스트레스, ㉔ 대동맥류

CHAPTER 14

조혈계통 질환

학습목표

1. 정상적인 조혈과정과 림프절의 기능을 설명할 수 있다.
2. 빈혈의 발생기전을 설명할 수 있다.
3. 철결핍빈혈, 재생불량빈혈, 용혈빈혈의 차이를 설명할 수 있다.
4. 급성골수성백혈병과 만성골수성백혈병의 차이를 설명할 수 있다.
5. 악성림프종을 구분하고 그 특징을 열거할 수 있다.

핵심용어

- 혈색소
- 철결핍빈혈
- 재생불량빈혈
- 범혈구감소증
- 용혈빈혈
- 급성골수성백혈병
- 만성골수성백혈병
- 필라델피아염색체
- 급성림프백혈병
- 성인T세포백혈병
- 림프종
- 다발골수종
- M단백질
- 악성림프종
- B세포림프종
- T세포림프종
- 호지킨림프종

최근 분자생물학의 눈부신 발전으로 질환(특히 악성종양)의 기반에 다양한 유전자이상이나 분자이상이 있다는 사실이 밝혀졌다. 그 경향은 조혈기관 질환에서 특히 강하여 백혈병이나 악성림프종에서 많은 유전자이상이나 분자이상이 밝혀졌다. 그리고 그에 따른 질환의 세밀한 분류나 특정 분자를 표적으로 한 치료제(분자표적치료제)의 개발이 이루어졌다.

1 조혈기관의 구성과 기능

혈액은 혈액세포와 혈장으로 이루어지며, 혈액세포에는 적혈구(eythrocyte), 혈소판(platelet), 백혈구(leukocyte)가 있다(그림 14-1). **적혈구**의 역할은 산소의 운반이고, **혈소판**은 지혈 시 작용한다. **백혈구**는 과립(백혈)구, 단핵구, 림프구로 나뉘며, 과립(백혈)구는 다시 중성구, 호산구, 호염기구로 나뉜다. 백혈구는 주로 외부의 공격으로부터 몸을 지키는 작용을 하는데, 세포에 따라 기능에 차이가 난다. 예를 들어 단핵구에서 분화된 **대식세포**(큰포식세포, macrophage)는 세균이나 이물(질)을 포식한다. **림프구**(lymphocyte)는 B세포와 T세포로 나뉘며 체액면역이나 세포면역 등 고도의 면역반응을 일으킨다. 이들 세포는 골수에 있는 세포(조혈세포)에서 만들어지지만, 림프구는 림프절이나 비장에서도 만들어진다.

2 골수·혈액의 질환

2.1 빈혈

적혈구 내에는 **혈색소**(hemoglobin)가 있는데, 이것이 산소를 주고받는 주체이다(그림 14-2). 빈혈(anemia)이란 말초혈액 내의 혈색소 농도가 감소한 상태(성인 남성에서는 13.0g/dL 미만, 여성에서는 12.0g/dL 미만)이다. 보통 혈색소 농도가 저하하면 적혈구 수나 적혈구용적률(hematocrit; 혈액 내에서 혈구가 차지하는 용적비율) 수치도 동시에 저하하는데, 앞에서도 설명했듯이 산소운반의 주체는 혈색소이므로 혈색소 농도가 빈혈의 가장 중요한 지표가 된다. 다만, 적혈구 수와 적혈구용적률 수치는 모두 빈혈의 중요한 지표이므로, 실제 임상에서는 이 3가지 검사를 시행하여 빈혈 유무나 그 종류를 판단한다.

한편, 빈혈 기전에 대해서는 적혈구 수로 생각하는 것이 이해하기 쉽다. 즉, 생성되는 적혈구 수가 적거나(생산 감소) 생성되는 수보다 제거되는 수가 많으면(파괴나 소실 증가) 빈혈이 발생한다. 빈혈이 발생하면 얼굴색이나 피부색이 창백해지고, 또 산소가 충분히 공급되지 않기 때문에 헐떡임이나 두근거림이 나타나며 쉽게 피곤해진다.

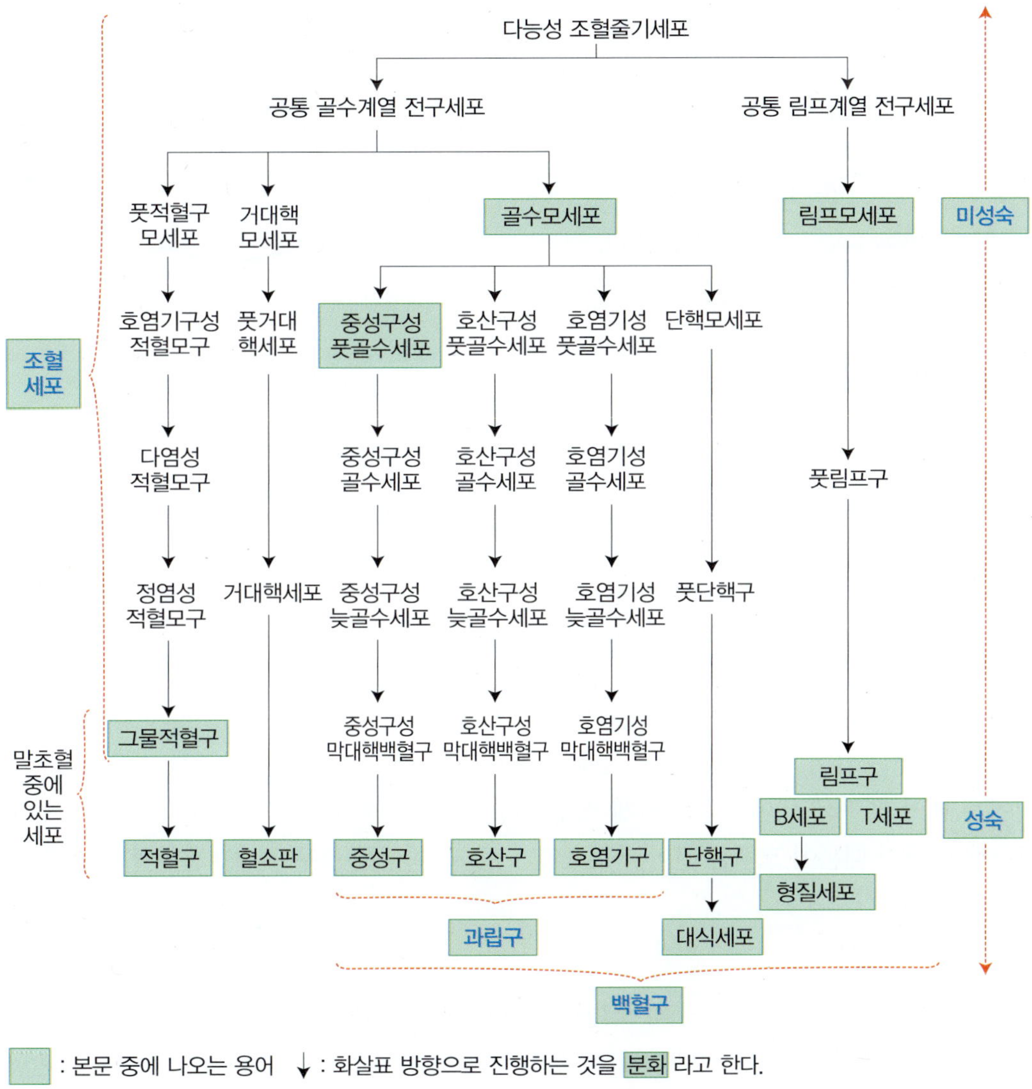

그림 14-1 혈구의 형성

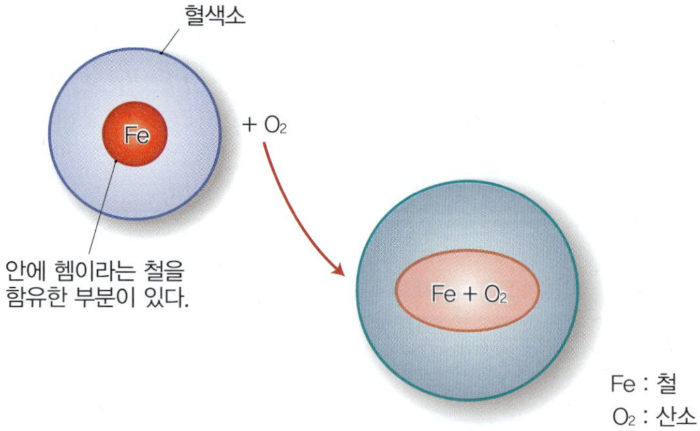

그림 14-2 혈색소

헴(heme)은 산소와 쉽게 결합한다.

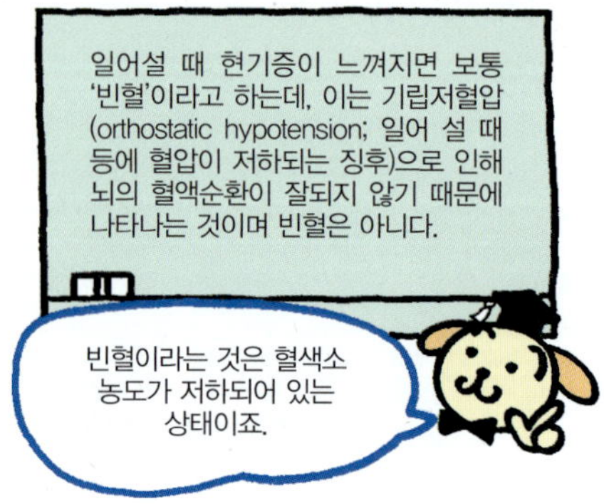
일어설 때 현기증이 느껴지면 보통 '빈혈'이라고 하는데, 이는 기립저혈압(orthostatic hypotension; 일어 설 때 등에 혈압이 저하되는 징후)으로 인해 뇌의 혈액순환이 잘되지 않기 때문에 나타나는 것이며 빈혈은 아니다.
빈혈이라는 것은 혈색소 농도가 저하되어 있는 상태이죠.

1) 철결핍빈혈(iron deficiency anemia)

가장 일반적인 빈혈로 여성에게 많다. 혈색소의 중심에는 철이 있는데(**그림 14-2**), 철이 부족해지면 혈색소가 충분히 합성되지 않기 때문에 혈색소의 양이 줄고 적혈구의 크기도 작아진다. 즉, 저색소작은적혈구빈혈(hypochromic microcytic anemia) 형태를 취하게 된다. 그 원인은 다음과 같다.

① 철의 수요 증가

중학생 무렵에 갑자기 신체가 자라는 시기가 있다. 이때 신체의 수요에 맞게 적혈구가 증가해야 하는데, 철의 공급이 정상 적혈구 생성에 필요한 양을 따라가지 못해 부족한 경우가 있다. 또 임신 시에는 태아가 자궁 내에서 급격하게 성장한다. 태아가 적혈구를 만드는 데 필요한 철을 모체가 공급해야 하기 때문에 모체는 철이 부족해지기 쉽다. 이러한 경우에 철결핍빈혈이 발생한다.

② 만성적인 혈액 상실

월경혈이 많은 경우나 대장암 등의 소화관 암에서 출혈이 계속된 경우 철도 함께 상실되기 때문에 몸속 철이 부족하여 빈혈이 된다(**그림 14-3**).

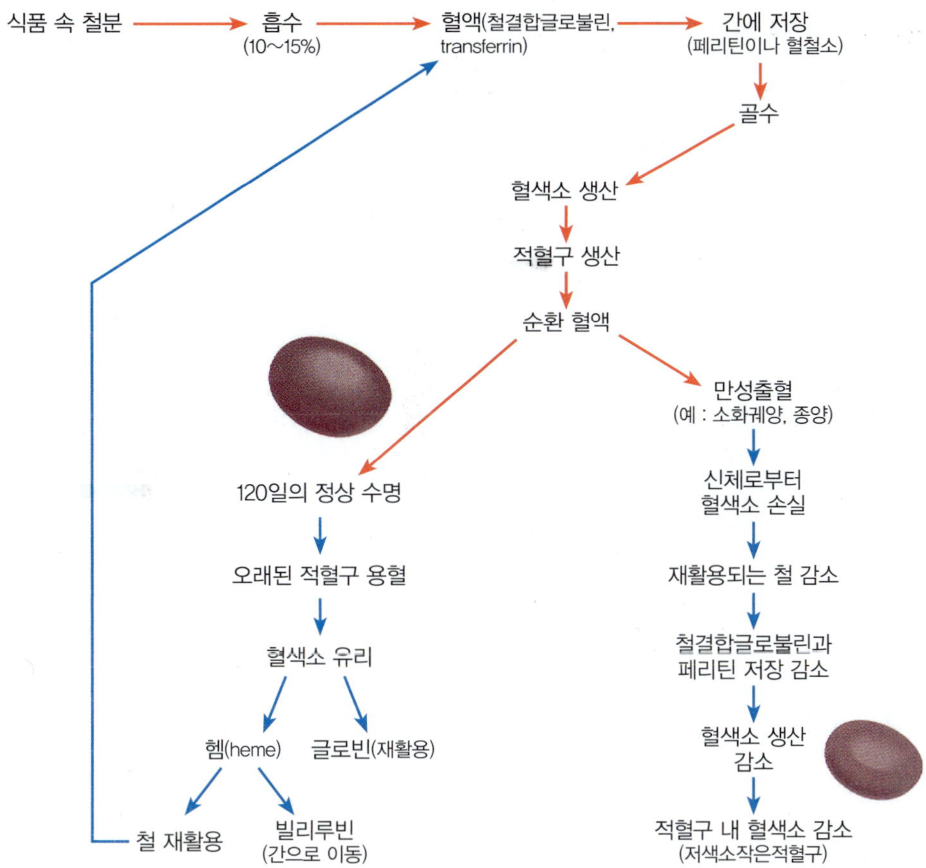

그림 14-3 혈액 상실과 관련된 철결핍빈혈

2) 재생불량빈혈(골수무형성빈혈, aplastic anemia)

골수의 조혈세포 전체 수가 감소하기 때문에(골수 저형성), 순환혈액 중의 혈구 수도 감소하는 질환이다. 빈혈이 주요 증상이기 때문에 빈혈이라는 명칭이 붙었지만, 적혈구뿐만 아니라 백혈구나 혈소판도 모두 감소하는 사실에 주의해야 한다. 이를 **범혈구감소증**(pancytotopenia)이라고 한다.

원인이 명확하지 않은 특발성과 약물에 기인하거나 간염 후에 발생하는 속발성이 있다. 약물로는 항암제가 가장 일반적인데 항생제, 진통제에 의해 발생하기도 한다. 항암제는 암세포가 세포분열을 잘 일으키는 성질을 이용하여 치료하는 약물인데, 조혈세포도 세포분열을 잘 일으키기 때문에 동시에 영향을 받아 재생불량빈혈이 발생한다. 한편, 항생제나 진통제의 경우에는 마찬가지로 약물을 복용해도 재생불량빈혈이 나타나는 사람과 나타나지 않는 사람(이 경우가 많음)이 있기 때문에 과민반응(알레르기)이 원인이라고 본다.

3) 용혈빈혈(hemolytic anemia)

적혈구의 파괴가 증가하여 빈혈이 되는 상태이다(그림 14-4). 그 원인으로 유전적으로 적혈구가 잘 파괴되는 경우(유전공모양적혈구증 등), 적혈구에 대한 항체가 생겨 파괴되는 경우(자가면역용혈빈혈), 기계적으로 파괴되는 경우(심장에 인공판막을 이식한 경우 등)가 있다. 용혈빈혈이 발생하면 다음과 같은 변화가 일어난다.

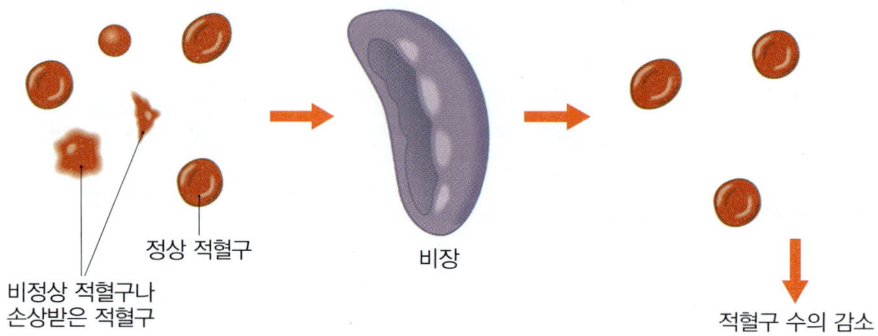

그림 14-4 용혈빈혈

비정상 적혈구나 파괴된 적혈구는 비장에서 처리된다. 이로 인해 순환혈액 중의 적혈구가 감소된다. 비장의 기능은 활발해지고 크기도 커진다.

① 비장비대(splenomegaly)

적혈구의 분해처리기관인 비장의 기능이 활발해져 크기도 커진다.

② 황달(jaundice)

정상에서 혈색소는 비장 등의 기관에서 처리되어 간접빌리루빈이 되며, 그 후 간에서 대사된 후 직접빌리루빈이 되어 담즙 안으로 배출된다. 용혈빈혈에서는 적혈구가 파괴되어 다량의 혈색소가 나오기 때문에 혈중에 간접빌리루빈의 양이 증가하여 황달이 나타난다.

③ 골수 과다형성

파괴되는 적혈구가 증가하므로 이를 보충하고자 골수의 조혈세포가 증가한다. 이는 말초혈에 그물적혈구가 증가하는 것으로 알 수 있다.

4) 거대적혈모구빈혈(megaloblastic anemia)

골수에 비정상적인 모양의 거대적혈모구가 출현하는 빈혈로, 흔히 엽산 결핍 빈혈, 비타민 B_{12}(코발라민) 결핍 빈혈이라고 한다. 엽산이나 비타민 B_{12}가 결핍되면 DNA 합성에 장애가 발생하는데 조혈계통의 DNA 합성장애로 골수기능에 문제가 생겨 범혈구감소증을 유발한다.

만성알코올중독이나 과도한 다이어트, 임신, 경구피임제 복용 등에 의한 엽산 결핍이 원인이다.

2.2 백혈병

백혈병(leukemia)은 백혈구 조혈세포의 악성종양이다. 조혈세포의 유전자변이에 의해 세포가 자율적인 증식능력(주위로부터 영향을 받지 않고 자신의 힘만으로 무제한으로 증가하는 능력)을 획득하여 골수에서 증식한다. 그리고 그 비정상 세포(백혈병세포)는 혈액 중에도 넘쳐나게 된다. 정상 백혈구는 혈액 중으로 들어가 신체 구석구석까지 분포하는 세포인데, 악성세포인 백혈병세포도 마찬가지 경향을 나타낸다. 따라서 백혈병을 진단받았을 때는 이미 여러 부위에 백혈병세포가 퍼져 있다.

치료로서 예전에는 항암제에 의한 화학요법에만 의존해왔지만, 현재는 여기에 골수이식, 나아가 백혈병세포가 나타내는 특징적인 변화(유전자이상이나 분자이상)를 표적으로 하는 분자표적치료가 시행된다. 다만, 화학요법 등의 치료법은 정상의 면역 담당 세포도 손상시켜 면역결핍상태가 되기 때문에 기회감염을 일으키기 쉬운 부작용도 발생한다.

정상에서는 조혈세포는 크게 골수계 세포와 림프계 세포로 나뉘며, 미성숙한 세포에서 다양한 단계를 거쳐 성숙한 세포가 되어(이를 **분화**라고 함) 말초혈액으로 나간다(그림 14-1 참조). 백혈병은 크게 골수성백혈병과 림프백혈병으로 나뉜다. 골수성백혈병은 골수계 세포가 악성화한 것이고, 림프백혈병은 림프계 세포가 악성화한 것이다. 또 각각의 백혈병은 분화 능력을 상실한 미성숙 세포가 증가하는 급성백혈병과 분화 및 성숙 능력을 상실하지 않은 종양세포가 증가하는 만성백혈병으로 나뉜다.

1) 급성골수성백혈병(acute myelogenous leukemia)

미성숙한 골수계 세포가 증가하는 질환이며, 백혈병 중에서도 가장 많다. 대표적인 것에 골수모세포(myeloblast)가 증가하는 것이나 전골수세포(풋골수세포, promyelocyte)가 증가하는 것이 있다. 악성화한 골수모세포나 전골수세포가 골수 안에서 증식하여 혈중까지 넘쳐 나오게 된다. 골수에서는 정상 조혈능력이 침범되지만, 어느 정도는 남아 있기 때문에 혈중에는 성숙한 과립(백혈)구도 나타난다. 이처럼 혈중에 미성숙 세포와 성숙 세포가 동시에 존재하며, 분화의 중간 단계에 있는 세포가 관찰되지 않는 상태가 된다. 이를 **백혈병세포단절**(leukemic hiatus)이라고 한다.

백혈병세포는 다양한 장기에 침윤하여 다양한 증상을 일으킨다. 또 골수의 조혈능력이 손상되기 때문에 정상적인 혈액세포(적혈구, 백혈구, 혈소판)가 감소하여 빈혈이 생기거나 감염병에 쉽게 걸리며, 출혈을 잘 일으키게 된다.

2) 만성골수성백혈병(chronic myelogenous leukemia)

점진적인 발병하여 느리게 진행하는 백혈병이다. 백혈병세포는 분화와 성숙 능력을 가지기 때문에 골수와 혈중에는 골수모세포와 같은 미성숙 세포에서부터 분화 중간단계에 있는 세포, 그리고 중성구나 호산구 등의 성숙 세포가 증가한다. 따라서 백혈병세포단절은 관찰되지 않는다.

이들 백혈병세포에는 **필라델피아염색체**(Philadelphia chromosome)라는 비정상 염색체가 관찰된다(그림 14-5). 백혈병세포는 비장이나 간에 침윤하기 때문에 비장이나 간이 커진다(**비장비대**, **간비대**)(그림 14-6). 비장이 거대해지기도 한다. 만성골수성백혈병은 어느 순간 급성골수성백혈병처럼 변하기도 하는데, 이를 급성전환이라고 한다.

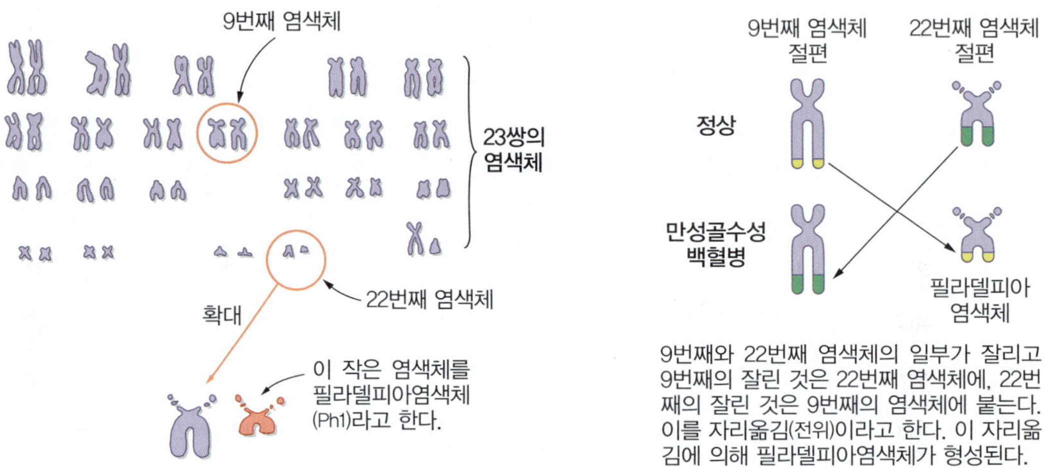

그림 14-5 **필라델피아염색체**

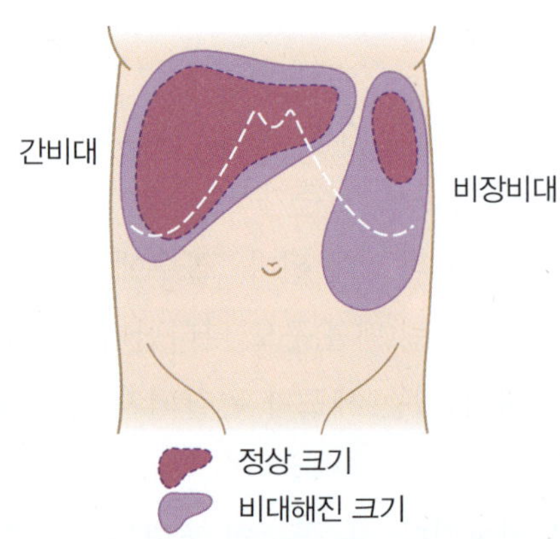

그림 14-6 **만성골수성백혈병에 의한 비장비대와 간비대**

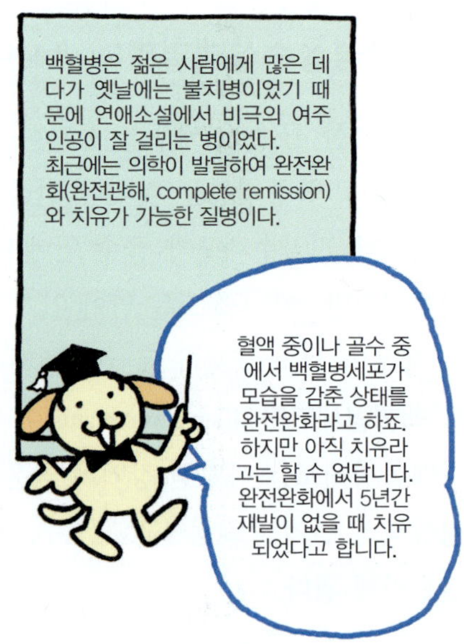
백혈병은 젊은 사람에게 많은 데다가 옛날에는 불치병이었기 때문에 연애소설에서 비극의 여주인공이 잘 걸리는 병이었다.
최근에는 의학이 발달하여 완전완화(완전관해, complete remission)와 치유가 가능한 질병이다.
혈액 중이나 골수 중에서 백혈병세포가 모습을 감춘 상태를 완전완화라고 하죠. 하지만 아직 치유라고는 할 수 없답니다. 완전완화에서 5년간 재발이 없을 때 치유되었다고 합니다.

3) 림프백혈병(lymphatic leukemia)

급성림프백혈병과 만성림프백혈병이 있다. 급성림프백혈병은 림프구 계통의 미성숙 세포(림프모구)가 증식하는 질병이다. B세포성과 T세포성의 급성림프백혈병이 있는데, B세포성이 많으며 6세 이하의 소아에게 많이 관찰된다. 백혈병세포는 골수에서 증식하지만 림프절에서도 증식한다. 만성림프백혈병은 성숙한 B세포가 증식하는 질병이다.

4) 성인T세포백혈병/림프종(adult T cell leukemia/lymphoma, ATLL)

40세 이상의 성인에게서 발병한다. **사람T세포백혈병바이러스 1형**(human T-cell leukemia virus type 1, HTLV-1)의 T세포 감염이 발병에 깊이 관여하며, 환자의 혈중에서 바이러스에 대한 항체가 검출된다. 특징적인 꽃잎 모양의 핵을 가진 T세포 유래의 종양세포가 피부나 림프절 등에 침윤하며 혈중에도 출현한다(그림 14-7). 예후가 상당히 나쁘다.

HTLV-1은 주로 모유를 통한 **모자감염**을 일으킨다. 다만, 아기가 바이러스에 감염되어도 바로 ATLL을 발병하는 것은 아니며 처음에는 지속감염 상태가 된다(이 상태의 사람을 HTLV-1 보균자라고 함). 그리고 성인이 된 보균자 일부가 ATLL을 발병한다. 따라서 ATLL을 예방하기 위해서는 모자감염을 예방하는 것이 상당히 중요하며, 임산부 검진에서 HTLV-1 항체를 검사하는 것이 표준이다. 검사 결과 모체가 보균자임을 알게 된 경우 태어난 아기에게 분유를 수유하는 것이 권장된다.

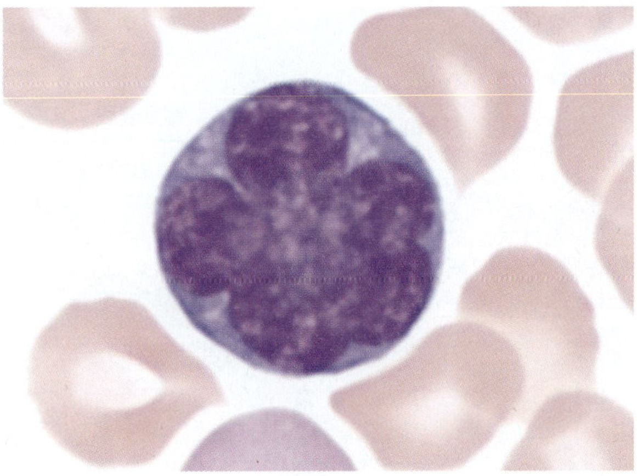

그림 14-7 꽃잎 모양의 핵을 가진 ATLL 세포

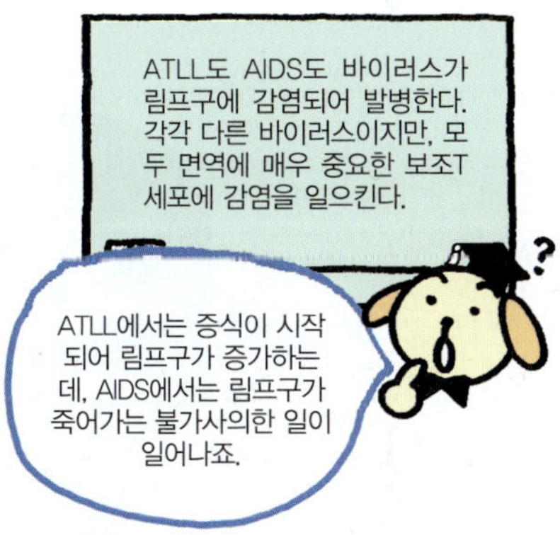
ATLL도 AIDS도 바이러스가 림프구에 감염되어 발병한다. 각각 다른 바이러스이지만, 모두 면역에 매우 중요한 보조T 세포에 감염을 일으킨다.
ATLL에서는 증식이 시작되어 림프구가 증가하는데, AIDS에서는 림프구가 죽어가는 불가사의한 일이 일어나죠.

2.3 다발골수종

정상인 경우 B세포는 분화하여 **형질세포**가 되어서 항체를 생산한다. 다발골수종(multiple myeloma)은 형질세포의 악성종양이며, 악성세포를 **골수종세포**라고 한다. 다음과 같은 변화가 특징적이다.

① 뼈의 변화

골수종세포는 골수에서 증식하기 때문에 뼈가 파괴 및 흡수되어 X선에서 뼈의 일부가 뚫린 것 같은 형태가 관찰된다(그림 14-8).

② 혈장 M단백질

골수종세포도 정상적인 형질세포와 마찬가지로 면역글로불린을 만들지만, 종양세포가 1개의 클론으로 이루어지기 때문에 1종류의 항체를 다량으로 만드는 특징이 있다. 이러한 단클론면역글로불린을 **M단백질**이라고 한다(그림 14-9).

③ 단백뇨와 신장장애

면역글로불린의 가벼운 사슬(경쇄, light chain)이 소변으로 다량 나오는데, 이를 벤스존스단백질(Bence Jones protein)이라고 한다. 이것이 요세관에 침착되어 신장기능이 손상된다.

④ 아밀로이드증(amyloidosis)

면역글로불린의 가벼운 사슬이 변화하여 AL형아밀로이드가 되고 전신(특히 혀나 심장, 신장 등)에 침착하여 장기의 기능을 손상시키는데, 이를 아밀로이드증이라고 한다.

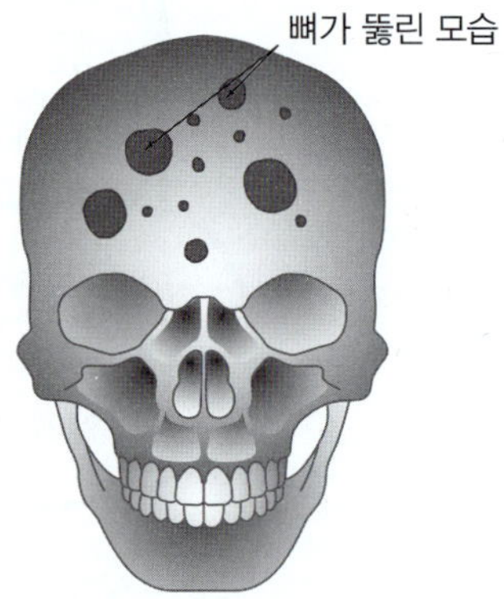

그림 14-8 다발골수종에서 뼈가 뚫린 모습(X선상)

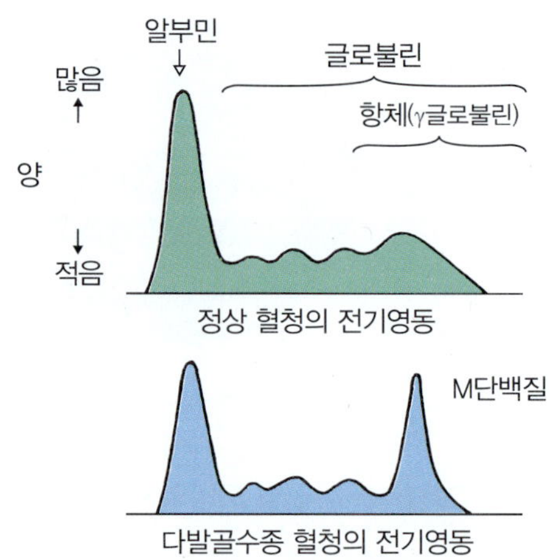

그림 14-9 혈장의 M단백질

3 비장·림프의 질환

3.1 비장비대

비장이 부어오르는 것을 비장비대(splenomegaly)라고 한다. 원인에는 크게 다음과 같이 3가지가 있다.

① 혈액질환

혈액세포의 악성종양, 즉 백혈병세포나 악성림프종세포는 비장에 침윤되기 쉽다. 특히 만성골수성 백혈병이나 만성림프백혈병에서는 현저한 비장비대가 일어난다(그림 14-6 참조). 또 용혈빈혈(그림 14-4 참조)에서도 비장비대가 나타난다.

② 순환장애

비장의 정맥은 문맥으로 연결되어 있어서 비장에서 나온 혈액은 간으로 흐른다. 간경화증(liver cirrhosis)에서는 문맥압이 높아지기 때문에(**문맥압항진**), 그 압력이 비장에 가해지고 비장이 울혈을 일으켜 비대해진다.

③ 감염병

세균혈증(bacteremia)이나 패혈증(hematosepsis)이 발생한 경우 혈류 중의 세균이나 독소는 비장을 비롯한 **그물내피계통**(reticuloendothelial system) 세포에 포획된다. 이에 따라 비장에는 염증이 일어나고 백혈구 침윤 등에 의해 비대해진다.

3.2 림프절염

림프절은 몸의 곳곳에 있으면서 면역 관문 역할을 하는데, 대체로 그 방어 범위는 정해져 있다. 예를 들어 겨드랑이에 있는 림프절은 손이나 가슴을 흘러나온 림프액을 받아들인다(이를 겨드랑림프절은 손이나 가슴의 국소림프절이라고 함)(그림 14-10). 그래서 림프절 질환에서는 림프절이 소속되어 있는 영역의 질환이나 상태에 영향을 받기 쉬운 특징이 있다. 예를 들어 결핵은 폐를 침범하기 쉬우므로 그 주변의 폐문, 목, 겨드랑이의 림프절에 결핵 림프절염(tuberculous lymphadenitis)이 발생하기 쉽다. 또 고양이할퀴병(cat-scratch disease)은 겨드랑이부위(고양이는 대부분 손을 할퀴), 성병은 고샅부위(서혜부; 병원체는 생식기로부터 침입함)의 림프절이 침범당하기 쉽다.

림프절염은 크게 나누어 **반응성**, **급성**, **특수성**의 3가지 종류가 있다. 반응 림프절염은 주변에 암이나 염증 등이 있는 경우 국소림프절에 림프구 등의 면역 담당 세포가 증식되는 것이다. 급성림프절염은 세균이 림프절로 흘러들어온 경우에 발생하며 통증도 있다. 특수 림프절염이란 원인에 따라 각각 특징이 있는 염증(육아종염증, granulomatous inflammation)을 일으키는 것으로, 결핵, 고양이할퀴병, 매독, 성병림프육아종, 야토병 등이 있다. 결핵 림프절염에서는 폐의 결핵병터와 비슷한 상피모양세포의 증식과 치즈괴사(caseous necrosis)를 특징으로 하는 육아종염증이 발생한다(그림 14-11).

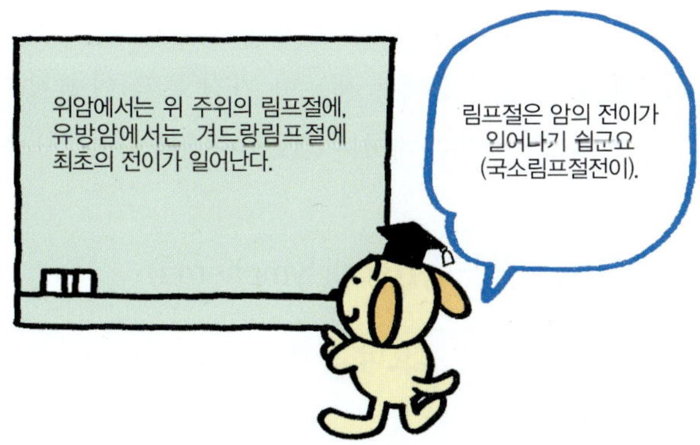
위암에서는 위 주위의 림프절에,
유방암에서는 겨드랑림프절에
최초의 전이가 일어난다.
림프절은 암의 전이가
일어나기 쉽군요
(국소림프절전이).

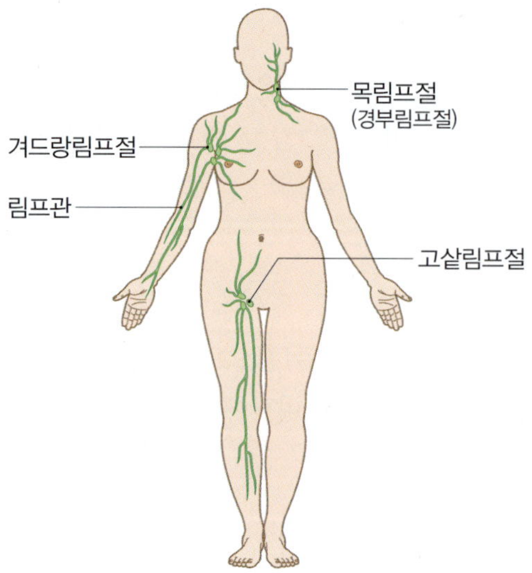

그림 14-10 림프절

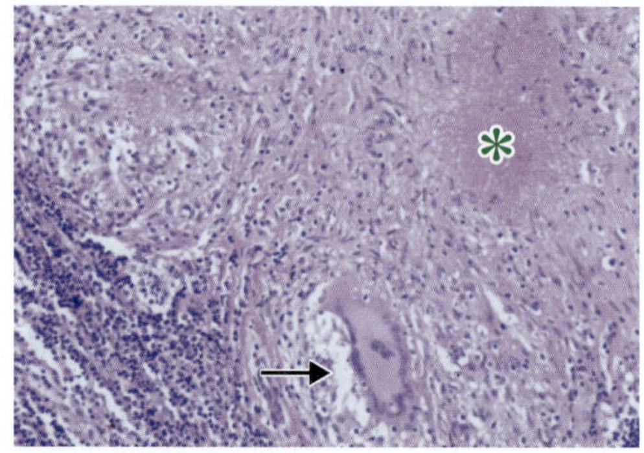

사진에서는 3개의 결핵결절이 융합되어 있다. 오른쪽 위의 결절에는 치즈괴사(*)가 두드러진다. 중앙 아래의 결절에는 핵이 꽃잎 모양으로 배열된 랑그한스거대세포(Langhans giant cell, →)가 존재한다(Chapter 04 7 '육아종염증' 참조).

그림 14-11 결핵 림프절염

3.3 악성림프종

림프구는 면역에서 중심적인 역할을 하는 세포이다. 정상에서는 림프구의 증식과 제거(세포자멸사에 의한 세포사)는 매우 고도로 세련된 기전에 의해 조절된다. 악성림프종(malignant lymphoma)은 림프구나 면역에 관련된 세포의 악성종양이며, 유전자의 이상이 그 발생에 큰 역할을 하는 것으로 판단된다. 어떤 유전자이상에서는 세포의 증식에 스위치가 들어가고, 어떤 유전자이상에서는 세포자멸사에 의한 세포 제거기전이 억제되기 때문에 종양세포가 증식한다.

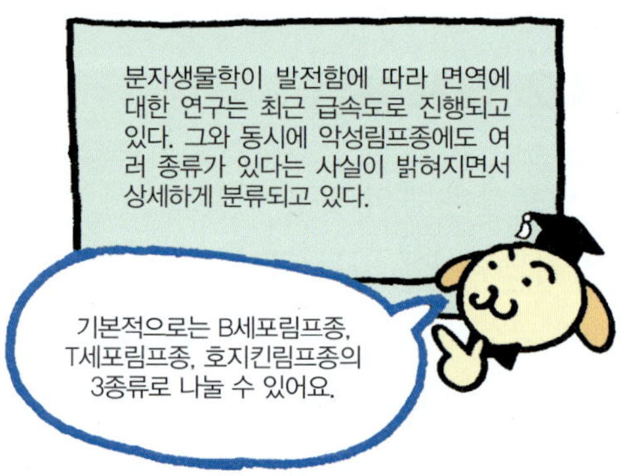
분자생물학이 발전함에 따라 면역에 대한 연구는 최근 급속도로 진행되고 있다. 그와 동시에 악성림프종에도 여러 종류가 있다는 사실이 밝혀지면서 상세하게 분류되고 있다.
기본적으로는 B세포림프종, T세포림프종, 호지킨림프종의 3종류로 나눌 수 있어요.

악성림프종 대부분은 림프절에서 발생하지만 인두, 위, 장, 피부 등 정상에서도 림프구가 모이기 쉬운 장소에서도 발생한다. 악성림프종은 크게 B세포 유래의 B세포림프종, T세포 유래의 T세포림프종, 그리고 호지킨림프종(호지킨병, Hodgkin lymphoma)의 3가지로 나뉜다. B세포림프종과 T세포림프종을 합쳐 비호지킨림프종(non-Hodgkin lymphoma)이라고 한다.

또 B세포림프종과 T세포림프종은 다시 몇 가지 유형으로 분류된다. B세포와 T세포의 구별이나 각 악성림프종 유형의 결정에는 세포가 가진 특유 단백질(CD 표지자 등)을 검출할 필요가 있다. 예를 들어 정상의 B세포와 B세포림프종에서는 CD20이 검출되고, 정상의 T세포와 T세포림프종에서는 CD3이 검출된다.

1) B세포림프종(B cell lymphoma)

몇 가지 유형이 있으며 각각 예후도 다른데, 대표적인 것은 다음과 같다.

(1) 소포림프종(follicular lymphoma)

소포림프종은 종양세포가 마치 림프소포와 같은 구조를 만들면서 증식하는 림프종이며(그림 14-12), *BCL2* 유전자의 이상이 발생에 크게 관여한다. *BCL2* 유전자에는 세포자멸사를 억제하는 역할이 있는데, 정상에서는 이 유전자의 발현이 낮게 억제된다. 따라서 불필요해진 림프구에는 세포자멸사가 일어나 제거된다. 하지만 소포림프종에서는 *BCL2* 유전자가 과도하게 발현되기 때문에 림프구(이 경우 B세포)가 제거되지 않고 증가하게 된다.

치료에는 리툭시맙(rituximab)이 효과적이다. 리툭시맙은 종양세포의 세포 표면에 발현한 CD20과 결합하는 분자표적치료제이다.

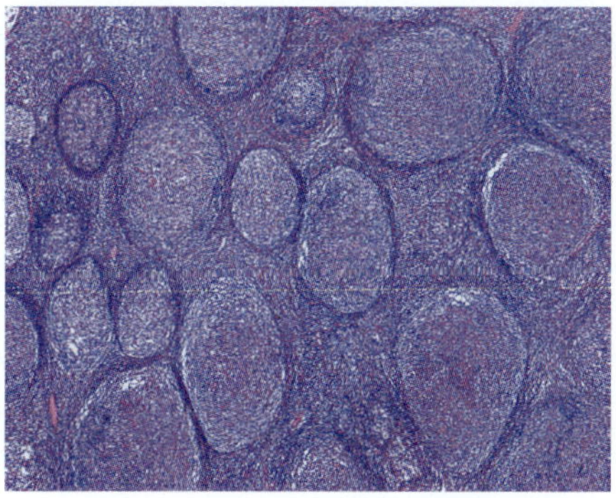

그림 14-12 소포림프종

림프종세포가 림프소포(정상적인 림프절의 구조)와 비슷한 둥근 덩어리를 만들면서 증식한다.

(2) MALT림프종(MALT lymphoma)

정상에서는 림프절 이외에도 소화관, 폐, 침샘 등에 림프조직이 존재한다. 이를 **점막관련림프조직**(mucosa-associated lymphoid tissue, MALT)이라고 한다. MALT림프종이란 이 점막관련림프조직에서 발생하는 저악성도의 B세포림프종이다. 위에서 발생하는 경우가 많은데, 폐나 침샘, 갑상샘 등의 다른 조직에서도 발생한다. 위의 MALT림프종에는 위나선균(헬리코박터 파일로리, *Helicobacter pylori*)의 감염이 깊이 관여하며, 제균요법으로 완화(관해)되는 경우가 많다. 예후는 일반적으로 좋다.

(3) 광범위큰B세포림프종(diffuse large B cell lymphoma)

대형의 B세포성 종양세포가 특별한 구조를 만들지 않고 전체적으로 광범위하게 증식하는 악성종양이다. 사례에 따라서 세포상이 다르며 또 유전자이상도 다양한 점에서 여러 가지 B세포림프종이 섞여 있을 가능성이 있다. 예후는 일반적으로 나쁘다.

2) T세포림프종(T cell lymphoma)

T세포림프종에도 몇 가지 유형이 있는데, 앞에서 설명한 성인T세포백혈병/림프종(ATLL)도 T세포림프종의 일종이다. 종양세포가 림프절에서 증식할 뿐만 아니라 말초혈액에서도 다수 출현하기 때문에 백혈병이라는 이름이 붙여졌다.

ATLL 이외의 T세포림프종에는 비특정형 말초T세포림프종(peripheral T cell lymphoma), 혈관면역모구T세포림프종(angioimmunoblastic T cell lymphoma), ALK 양성 미분화 대세포림프종 등이 있다. 치료에는 주로 화학요법이 시행되는데, 분자표적치료제의 효과가 기대되는 것도 있다. T세포림프종의 예후는 일반적으로 나쁘다.

3) 호지킨림프종(Hodgkin lymphoma; 호지킨병)

호지킨림프종은 리드-슈테른베르크세포(Reed-Sternberg cell)나 호지킨세포(Hodgkin cell)라는 이름의 대형 세포가 증식하는 질환이다(그림 14-13). 젊은 사람(20대를 중심)과 중장년(50~60대를 중심)에게서 많이 발생하는 연령분포를 나타낸다. 여성보다 남성이 많은 경향이 있다. 목림프절 등 몸의 표면 근처에 있는 림프절에서 발병하는 경우가 많으며, 그곳에서 주위 림프절로 차츰 침범해 간다. 즉, 호지킨림프종은 B세포림프종이나 T세포림프종과 비교하여 병터가 한정되며, 또 질병의 진행속도도 느리고 예후가 좋다.

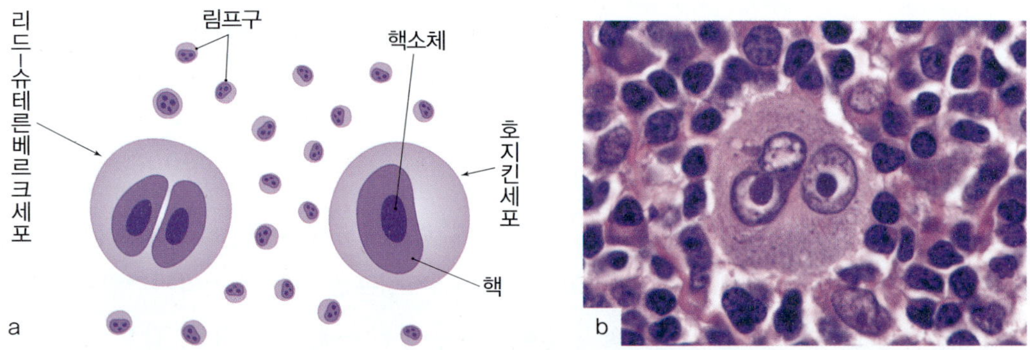

그림 14-13 호지킨림프종

a. 다핵의 리드-슈테른베르크세포와 단핵의 호지킨세포가 증식하는 것이 호지킨림프종의 특징이다. 두 세포 모두 핵 안에 있는 핵소체가 비정상적으로 크다.
b. 중앙에 보이는 매우 큰 종양세포가 리드-슈테른베르크세포이다. 주변의 정상 림프구와 비교하면 그 크기를 가늠할 수 있다. 핵소체(그림에서 보라색으로 보임)도 커서 정상 림프구 정도의 크기이다.

요점 정리

- 혈액은 혈액세포와 혈장으로 이루어지며, 혈액세포에는 적혈구(eythrocyte), 혈소판(platelet), 백혈구(leukocyte)가 있다. 적혈구는 산소를 운반하고, 혈소판은 지혈 시 작용한다. 백혈구는 크게 과립(백혈)구, 단핵구, 림프구로 나뉘며 외부의 공격으로부터 몸을 지키는 작용을 한다. 예를 들어 단핵구에서 분화된 대식세포는 세균이나 이물(질)을 포식하고, B세포나 T세포로 구성되는 림프구는 면역반응을 일으킨다.
- 빈혈(anemia)이란 말초혈액 내의 혈색소 농도가 감소한 상태이다. 적혈구 수와 적혈구용적률 수치는 모두 빈혈의 중요한 지표가 된다.
- 철결핍빈혈(iron deficiency anemia)은 가장 일반적인 빈혈로 여성에게 많다. 원인으로 철의 수요 증가(청소년기, 임신)와 만성적인 출혈(과다월경 등)이 있다.
- 재생불량빈혈(aplastic anemia)은 골수의 조혈세포 전체의 수가 감소되기 때문에, 순환혈액 중의 혈액세포 수도 감소되는 질환이다. 특발성과 속발성이 있다.
- 용혈빈혈(hemolytic anemia)은 적혈구의 파괴가 증가하여 빈혈이 되는 상태이다. 원인으로 유전성, 자가면역성, 기계적 파괴가 있으며, 비장비대, 황달, 골수 과다증식을 일으킨다.
- 백혈병(leukemia)은 백혈구 조혈세포의 악성종양이다. 골수나 전신의 조직, 그리고 혈액 속 등 다양한 부위에 침윤하여 증식한다.
- 급성골수성백혈병(acute myelogenous leukemia)은 가장 많은 백혈병으로, 악성화한 골수모세포나 전골수세포(풋골수세포)가 증식한다. 혈액 속에 백혈병세포단절(leukemic hiatus)이 확인된다.
- 만성골수성백혈병(chronic myelogenous leukemia)에서는 백혈병세포단절은 확인되지 않고, 필라델피아염색체(Philadelphia chromosome)라는 비정상 염색체가 관찰된다.
- 급성림프백혈병(acute lymphatic leukemia)은 소아에게 많이 발생하며, 림프모세포가 증식한다.
- 성인T세포백혈병/림프종(adult T-cell leukemia/lymphoma, ATLL)은 40대를 중심으로 성인에게서 발병하며, ALT 바이러스가 발병에 깊게 관여한다. 혈중에 바이러스에 대한 항체가 검출되며, 꽃잎 모양의 핵을 가진 T세포 유래의 종양세포가 특징이다.
- 다발골수종(multiple myeloma)은 형질세포의 악성종양으로 ①뼈의 파괴 및 흡수(X선에서 구멍 뚫린 상), ②혈장 M단백질(단클론면역글로불린의 증가), ③벤스존스단백질(Bence Jones protein)의 배출에 의한 신장장애, ④아밀로이드증에 의한 장기의 기능장애 등의 특징이 있다.
- B세포림프종은 B세포가 종양성으로 증식하는 것을 말하며, 소포림프종(follicular lymphoma), MALT 림프종, 광범위큰B세포림프종이 있다.
- T세포림프종은 T세포가 종양성으로 증식하는 것을 말하며 말초T세포림프종 등 몇 가지 종류가 있다. 일반적으로 예후가 나쁘다.
- 호지킨림프종(Hodgkin lymphoma; 호지킨병)은 리드-슈테른베르크세포(Reed-Sternberg cell)나 호지킨세포(Hodgkin cell)라는 이름의 대형 세포가 증식하는 질환이다. 예후가 비교적 좋다.

확인문제

01. 빈혈이란 말초혈액 안의 (①)이/가 감소된 상태이다. (②), (③)도 빈혈의 중요한 지표이다.

02. 만성적 출혈과 (④)의 수요 증가로 일어나는 빈혈을 (⑤)(이)라고 한다.

03. 재생불량빈혈의 경우 적혈구뿐만 아니라 백혈구나 혈소판 등 다른 혈액세포의 조혈도 손상을 받아 감소하게 되는데, 이를 (⑥)(이)라고 한다.

04. 용혈빈혈에서는 빈혈뿐만 아니라 (⑦), (⑧), (⑨)이/가 관찰된다.

05. 급성골수성백혈병에서 혈액 중에 미성숙한 골수모세포나 전골수세포(풋골수세포)와 성숙한 과립구가 있으며 그 중간 세포가 관찰되지 않는 상태를 (⑩)(이)라고 한다.

06. 필라델피아염색체가 관찰되는 백혈병은 (⑪)이다.

07. 성인T세포백혈병/림프종에서는 (⑫)이/가 림프구에 감염되어 발병한다고 보고 있다.

08. 다발골수종에서는 1종류의 면역글로불린이 다량으로 만들어지는데, 이것을 (⑬)(이)라고 한다.

09. 비장비대 등의 혈액질환이나 감염병으로 일어나는데, 순환장애, 특히 간경화증에 동반하는 (⑭)에서도 발생한다.

10. 악성림프종에는 크게 B세포림프종, (⑮), (⑯)의 3가지가 있다.

정답

① 혈색소 농도, (②~③의 순서는 상관없음) ② 적혈구 수, ③ 적혈구용적률 수치, ④ 철, ⑤ 철결핍빈혈, ⑥ 범혈구감소증, (⑦~⑨의 순서는 상관없음) ⑦ 비장비대, ⑧ 황달, ⑨ 골수 과다형성, ⑩ 백혈병세포단절, ⑪ 만성골수성백혈병, ⑫ ATL 바이러스, ⑬ M단백질, ⑭ 문맥압항진, (⑮~⑯의 순서는 상관없음) ⑮ T세포림프종, ⑯ 호지킨림프종

CHAPTER

15

호흡계통 질환

학습목표

1. 폐의 구조와 기체교환과의 연관성을 이해할 수 있다.
2. 주요 호흡기질환의 병리학적 소견을 이해하고 임상소견과의 연관성을 설명할 수 있다.
3. 호흡기질환과 병인에 대해, 특히 흡연과의 연관성을 설명할 수 있다.
4. 감기, 기관지염, 인플루엔자의 발병기전이나 증상에 대해 설명할 수 있다.
5. 폐포폐렴과 사이질폐렴, 기관지폐렴(소엽폐렴)과 엽(성)폐렴의 차이에 대해 설명할 수 있다.
6. 결핵균의 감염경로를 들고 일차결핵과 이차결핵의 의미에 대해 설명할 수 있다.
7. 만성폐쇄폐질환(COPD)의 진단기준을 설명할 수 있다.
8. 폐암을 샘암종, 편평세포암종, 소세포암종으로 나누고 병리학적 특징을 설명할 수 있다.

핵심용어

- 호흡기 감염병
- 폐포폐렴
- 사이질폐렴
- 기관지폐렴
- 엽(성)폐렴
- 병원획득폐렴
- 세균폐렴
- 인플루엔자
- 폐결핵
- 좁쌀결핵
- 치즈괴사
- 아스페르길루스증
- 크립토코쿠스증
- 폐포자충폐렴
- 기관지천식
- 만성폐쇄폐질환(COPD)
- 특발사이질폐렴
- 특발폐섬유증
- 유육종증(사코이드증)
- 과민폐렴
- 진폐증
- 폐부종
- 폐암
- 악성중피종

1 호흡기관의 형태와 기능

상기도(그림 15-1)는 바깥코, 코안(비강), 부비동[코곁굴; 상악동(위턱굴), 접형동(나비굴), 전두동(이마굴), 벌집굴(사골동)], 인두로 구성되며, 하기도는 후두, 기관, 기관지, 폐로 구성된다. 코점막은 중층편평상피 또는 거짓중층섬모상피로 덮여 있으며 키셀바하부위(Kiesselbach area)라고 하는 혈관이 풍부한 부분이 있다. 코안(비강)에는 위, 중간, 아래 3개의 코선반(비갑개, turbinate)이라는 돌기가 있어 표면적을 넓혀준다. 부비동은 코안에 인접한 뼈 내에 형성된 공간으로, 단층원주상피로 덮여 있다. 인두는 소화관 앞부분에 있는 입안(구강)과 식도 사이를 가리킨다. 후두는 인두와 기관 사이의 목 중앙에 존재한다.

기도는 공기의 통로일 뿐만 아니라 흡입된 공기가 코를 지나는 동안에 가온, 가습되어 기도가 건조해지지 않도록 한다. 또 기도 점막은 점액을 분비하는 동시에 섬모원주상피에 의해 이물질을 제거한다. 그 밖에 기도에는 후두에서 발생된 소리가 공명하는 공간으로서의 기능이 있으며, 인두의 림프조직 등은 면역기능에 관여한다.

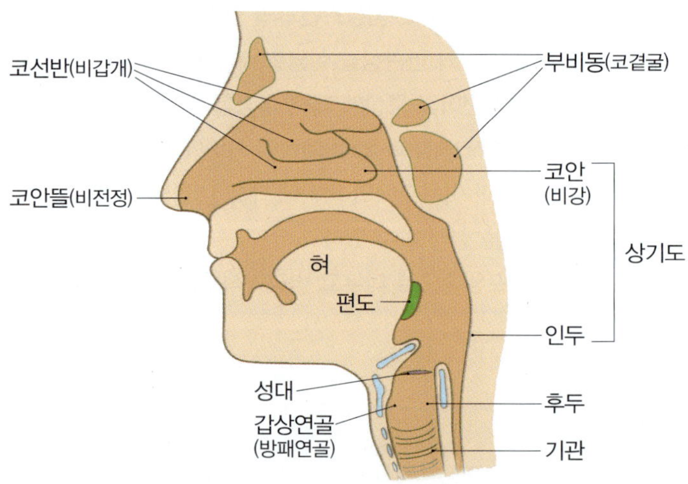

그림 15-1 상기도

상기도에는 코, 인두가 포함된다. 콧구멍을 통해 흡수된 공기는 코안뜰(비전장)에서 콧길을 지나 코인두길, 뒤콧구멍, 인두, 후두, 기관을 거쳐 폐로 들어간다. 인두는 소화관 앞부분에 있는 입안과 식도 사이를 가리킨다.

폐(허파, lung)는 외호흡을 하는 장기이며, 외기에 노출되어 있다. 병원성미생물을 비롯해 항상 외부로부터 다양한 유해물질과 대치하며 감염병, 면역 및 알레르기질환, 종양 등 다양한 질환이 발생한다. 폐는 본래의 역할인 기체교환 외에 생체방어나 대사에서도 중요한 기능을 한다.

폐는 좌우 1쌍으로 인체에서 가장 큰 용적을 가진 장기이다. 오른쪽 폐는 위 · 중간 · 아래엽, 왼쪽 폐는 위 · 아래엽이 있다. 폐는 산소나 이산화탄소를 포함하는 기체가 지나는 통로로서의 기도와, 기체교환이 이루어지는 장소인 폐실질(**폐포**, alveolus)로 나눌 수 있다.

대기중의 산소(O_2)는 들숨을 통해 코나 입안을 경유하여 후두, 기관, 기관지, 종말세기관지, 폐세기관지를 통과한 후 폐포에 도달한다(그림 15-2). 산소는 폐포모세혈관으로 들어가 폐정맥, 좌심방, 좌심실을 경유하여 대동맥을 통해 온몸으로 운반된다. 한편, 세포에서 생산된 이산화탄소(CO_2)는 전신의 정맥을 통해 우심방에서 우심실로 들어가 폐동맥을 경유하여 폐포모세혈관에 도달한다. 이산화탄소는 폐포 안을 나와 날숨을 통해 몸 밖으로 배출된다.

폐포 속면 총면적의 90%를 I형 폐포상피가 덮고 있고, 나머지 10%를 II형 폐포상피가 덮고 있다. 기체교환은 폐포 안의 가스와 폐포 격벽 내 모세혈관에 용해된 기체 사이에서 이루어지는데, 그 사이에 있는 I형 폐포상피와 폐포 격벽의 결합조직을 빠져나와야 한다. II형 폐포상피는 표면활성물질(surfactant)을 생산하여 폐포가 터지는 것을 방지한다.

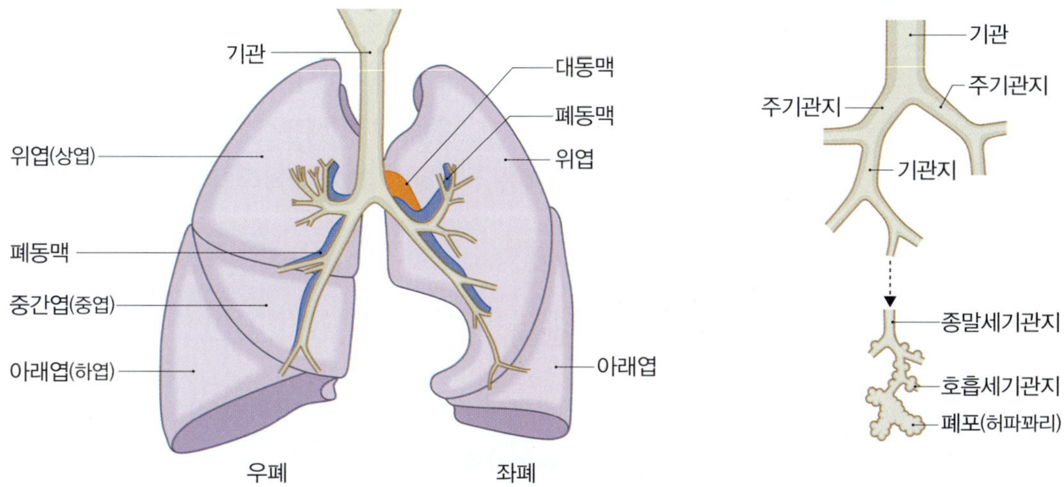

그림 15-2 폐의 구조

기관은 좌우의 주지관지로 나뉘어 양쪽 폐로 들어간다. 폐동맥은 기관지와 나란히 주행하면서 말초로 향한다. 후두에서 시작되는 하기도는 분지를 반복하면서 말초로 향하며 약 20번 분지한 후 폐포에 도달한다. 기체교환은 호흡세기관지에서 시작된다.

2 감염병

2.1 상기도 감염병

1) 감기(common cold)

코, 인두 등의 상기도에 급성염증을 일으키며, 재채기, 콧물, 인두통, 미열 등의 증상을 동반한다. 원인이 되는 병원성미생물은 대부분 바이러스인데, 감기를 일으키는 바이러스의 종류는 상당히 많다. 바이러스가 흩날리기 쉬운 건조한 겨울철에 많이 발생하며, 여름감기처럼 여름에 상기도염을 일으키는 바이러스도 있다.

2) 부비동염(sinusitis)

부비동(코곁굴) 점막의 이차세균감염으로 인해 코안(비강)으로의 배액에 문제가 생겨 고름이 부비동에 고이는 질환을 말한다. 위턱굴(상악동) 감염이 주로 일어나고, 통증 부위 때문에 치통으로 혼동하는 경우도 있다. 전두동(이마굴) 감염 시 심한 두통이 생긴다. 배액을 촉진하기 위해 생리식염수로 부비동을 세척하여 통증을 해소하고, 세균에 맞는 항균제를 투여한다.

3) 후두기관기관지염(laryngotracheobronchitis)

크루프(상기도막힘, croup)라 불리며 1~2세 소아에게서 흔히 발생하는 바이러스 감염으로, 파라인플루엔자바이러스(parainfluenza virus)와 아데노바이러스(adenovirus)에 의해 발생한다.

상기도 감염과 더불어 코울혈, 기침이 나타나고, 소아에게서는 성(대)문부위의 염증으로 붓고 삼출액이 나와 기도폐쇄가 발생하여 특징적인 개 짖는 듯한 기침, 쉰 목소리, 들숨성 협착음이 발생한다. 야간에 증상이 심해지나 관리를 잘하면 며칠 내에 완쾌된다.

2.2 하기도 감염병

1) 급성기관지염(acute bronchitis)

감기에 의한 상기도 염증이 연속적으로 기관이나 기관지 등의 하기도로 파급됨으로써 발병하는 경우가 많다. 기침이나 가래가 주증상이다. 원인 미생물은 바이러스나 마이코플라즈마가 많은데, 이차성 세균감염을 일으키기도 한다(그림 15-3).

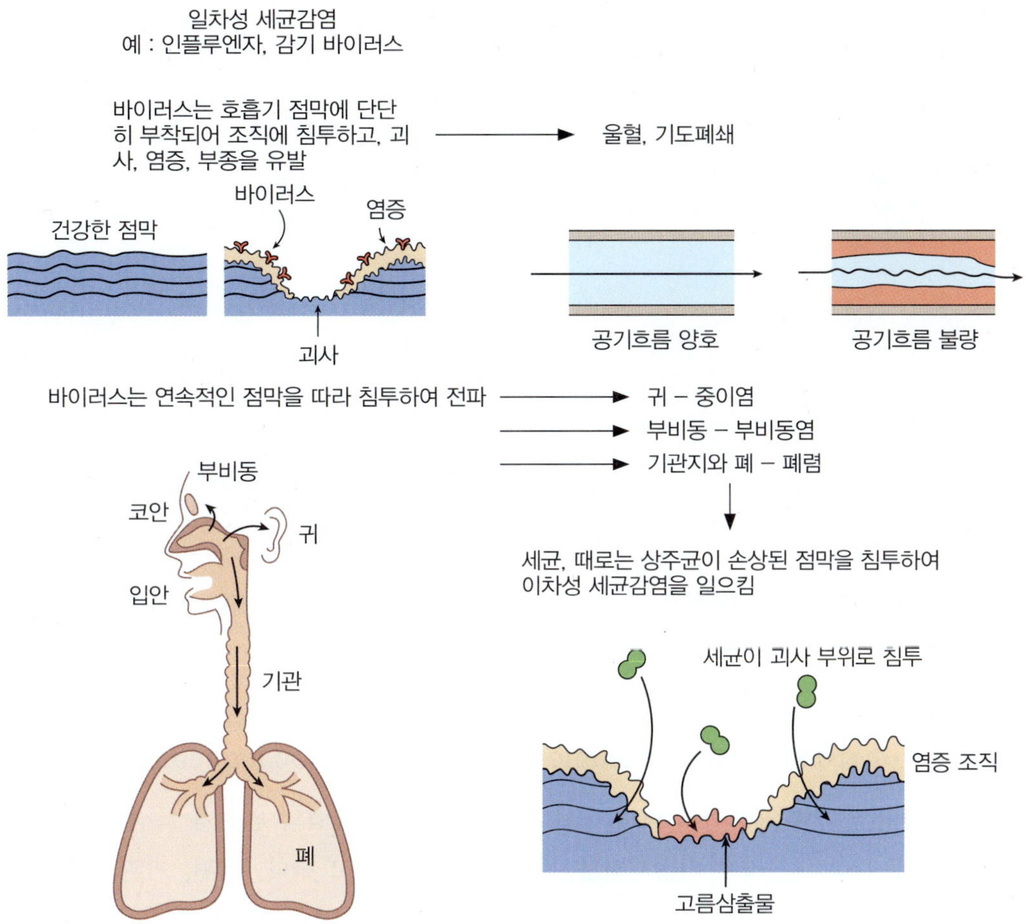

그림 15-3 **바이러스성 호흡기 감염의 합병증**

2) 세기관지염(bronchiolitis)

폐포에 염증이 생겨서 호흡곤란을 일으키는 질환으로, 2~12개월 소아에게서 흔하게 발병한다. 원인은 호흡기세포융합바이러스(respiratory syncytial virus, RSV)이다. 이 바이러스에 감염되면 발열이 나타나며 기침을 많이 한다. 감염의 진행도에 따라 상기도 감염과 호흡수 증가가 발생하고, 분비물의 증가로 작은 기도를 폐쇄하는 기관지수축을 유발하여 호흡이 힘들어진다. 호흡곤란 등의 증상에 따른 치료와 RSV-면역글로불린 혈청을 투여한다.

3) 폐렴(pneumonia)

(1) 폐포폐렴과 사이질폐렴

폐렴은 폐포 영역의 염증을 말하는데, 염증이 발생한 주요 영역이 폐포 내에 있는 경우가 **폐포폐렴**, 폐포 격벽이나 기관지 및 혈관 주위 결합조직을 포함한 사이질에 있는 경우를 **사이질폐렴**이라고 한다(표 15-1). 단순히 폐렴이라고 하면 세균을 비롯한 어떠한 원인 미생물이 동정되는 폐포폐렴으로 보면 된다.

표 15–1 폐렴의 분류

<table>
<tr><td>현미경적인 병터 존재 부위에 따른 분류</td><td colspan="2">폐포폐렴 / 사이질폐렴</td></tr>
<tr><td>폐 내 병터의 확산에 따른 분류</td><td colspan="2">기관지폐렴 / 소엽폐렴 / 엽(성)폐렴</td></tr>
<tr><td>입원 중 폐렴인지의 여부</td><td colspan="2">지역사회획득폐렴 / 병원획득폐렴</td></tr>
<tr><td>원인 미생물이 세균인지의 여부</td><td colspan="2">세균폐렴 / 비세균폐렴</td></tr>
<tr><td rowspan="5">원인 미생물에 따른 분류</td><td>세균폐렴</td><td>폐렴알균폐렴 / 인플루엔자균폐렴 / 포도알균폐렴</td></tr>
<tr><td colspan="2">마이코플라즈마폐렴</td></tr>
<tr><td colspan="2">레지오넬라폐렴</td></tr>
<tr><td colspan="2">바이러스폐렴</td></tr>
<tr><td>진균폐렴</td><td>아스페르길루스폐렴 / 칸디다폐렴 / 크립토코쿠스폐렴 / 폐포자충폐렴</td></tr>
<tr><td>물리화학적 또는 면역학적 요인에 따른 분류</td><td colspan="2">흡인폐렴(세균폐렴을 동반) / 방사선폐렴 / 약물성폐렴</td></tr>
</table>

(2) 기관지폐렴(소엽폐렴, bronchopneumonia)과 엽(성)폐렴(lobar pneumonia)

하기도의 염증이 말초의 폐포까지 더 진행된 것이 폐렴이다. 폐렴의 범위가 특정 기관지가 지배하는 영역 혹은 소엽에 한정되는 경우 **기관지폐렴** 또는 **소엽폐렴**이라고 한다. 한편, 기관지폐렴과 비교하여 빈도는 적지만 엽의 거의 전체를 침범하는 폐렴(**엽(성)폐렴**)도 있으며 기관지폐렴보다 중증이다. 엽(성)폐렴, 기관지폐렴 모두 원인 미생물은 폐렴알균이 많다.

(3) 지역사회획득폐렴과 병원획득폐렴

병원 밖에서 일상생활을 보내는 사람이 걸리는 폐렴을 **지역사회획득폐렴**이라고 하고, 입원 중에(입원 후 48시간 이상 경과하여) 걸린 폐렴을 **병원획득폐렴**이라고 한다. 지역사회획득폐렴의 원인 미생물은 폐렴알균이나 인플루엔자균 등이 많고, 병원획득폐렴의 원인 미생물은 여기에 더해 녹농균이나 메티실린 내성 황색포도알균(methicillin resistant *Staphylococcus aureus*, MRSA)이 차지하는 비율이 많기 때문에 치료방침이 다르다.

(4) 세균폐렴(bacterial pneumonia)

원인 미생물이 세균인 폐렴이 세균폐렴이다. 원인균의 약 절반은 폐렴알균이며, 인플루엔자균이 이어서 많다. 폐포 내에 중성구가 들어찬 조직상이 폐렴의 가장 큰 조직학적 특징이며, 삼출액을 동반하는 경우가 많다(그림 15–4).

폐렴 내부에 괴사를 일으켜 괴사물질이 기도에서 배출된 결과로서 공동을 형성하는 경우가 있다. 이러한 공동 형성성 폐렴을 **폐고름집**(lung abscess)이라고도 한다. 포도알균 등의 강독균이 원인균인 경우가 많다.

우리나라에서는 급격하게 진행되는 고령화로 인해 **흡인폐렴**(aspiration pneumonia) 환자가 급증하고 있다. 삼킴 기능이 떨어진 노인, 특히 뇌혈관장애를 가진 요양병원 입소자나 입원 환자에게 많다. 음식물이나 구토물 등을 잘못 삼켜 발병하는 흡인폐렴도 있지만, 취침 중에 입안 내 세균을 함유한 침을 무의식적으로 잘못 삼킴으로써 발병하는 경우도 많다는 사실에 주의가 필요하다. 폐흡인은 반복되기 때문에 병터가 양쪽 폐에서 다발하는 경우가 많다. 조직상은 보통 세균폐렴과 다르지 않지만, 음식물찌꺼기 등의 이물(질)이 증명되면 폐흡인의 관여가 밝혀진다.

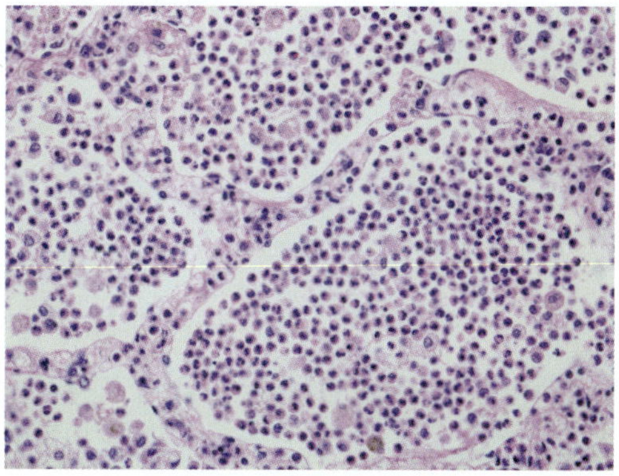

그림 15-4 **세균폐렴**
폐포 내에 중성구가 채워져 있다.

(5) 마이코플라즈마폐렴

마이코플라즈마(*Mycoplasma*)는 세균으로 분류되지만, 세포벽을 갖지 않기 때문에 보통의 세균폐렴 치료에 사용되는 β락탐 계열 약물은 효과가 없다. 따라서 세균폐렴과는 다른 항목으로 분류하였다. 마이코플라즈마폐렴은 지역사회획득폐렴 중에서 폐렴알균이나 인플루엔자균에 이어서 빈도 높은 폐렴이며, 젊은 성인에게 많이 발생하는 임상적 특징이 있다.

(6) 바이러스폐렴(viral pneumonia)

임상적으로 진단하기 어렵다. 바이러스가 원인 미생물인 지역사회획득폐렴이 존재하지만, 명확히 밝혀지지 않았다. **거대세포바이러스폐렴**은 면역억제상태에서 발병하는 폐렴이다.

4) 인플루엔자(influenza)

인플루엔자는 감기 유사 상기도염으로서의 증상도 있지만, 보통 이 증상은 두드러지지 않고 갑작스러운 고열, 두통, 전신권태감, 근육통 등의 전신증상으로 발병한다. 또 인플루엔자바이러스에 의한 바이러스폐렴이나 속발성의 세균폐렴을 일으키기도 한다. 만성폐쇄폐질환, 뇌혈관질환, 순환기질환, 신장질환 등의 기저질환이 있는 노인이 인플루엔자에 걸리면 인플루엔자가 직접 사망의 원인이 되기도 하지만, 이보다도 오히려 기저질환이 악화함으로써 사망하는 경우(간접 사망)가 많다는 사실에 주목해야 한다.

5) 폐결핵(pulmonary tuberculosis)

폐결핵은 결핵균에 의해 발생하는 감염병으로, 폐는 원래 침범되기 쉬운 장기이다. 예전에는 결핵이 질환별 사망률 1위였지만, 예방과 항결핵제의 보급으로 사망률은 현저하게 감소되었다. 그러나 아직 서양의 선진국과 비교하여 다소 높은 수치인데, 그렇게 멀지 않은 미래에 인구 10만 명당 연간 발병률이 10 이하가 될 것으로 예측된다. 원래 결핵은 대부분 젊은 성인에게서 발병했지만, 최근 인구의 고령화에 동반하여 노인의 결핵이 많아졌다. 또 노동자나 학생으로 입국하는 젊은 외국인의 결핵도 많다.

(1) 결핵의 감염

결핵은 공기감염에 의해 전파된다. 결핵 환자의 기침을 통해 흩날린 결핵균을 들이마신 후 폐 내에서 결핵균이 어느 정도 증식하면 결핵의 감염이 성립된다. 그러나 가슴 X선 사진으로 확인할 수 없기 때문에 감염 증거는 T스팟이나 퀀티페론(QuantiFERON) 등의 인터페론-γ 분비검사(IGRA)에서 양성이 나타나면 확인할 수 있다. IGRA는 결핵균에 감작된 림프구가 결핵균 특이 항원에 자극되면 인터페론-γ를 방출하는 특징을 이용하여 결핵 감염 여부를 조사하는 검사이며, 최근 투베르쿨린반응을 대신해서 임상에 널리 보급되고 있다.

우리나라 국민은 대부분 BCG 접종 이력이 있기 때문에 투베르쿨린반응이 양성이 되었다고 해도 결핵균 감염에 의한 양성인지 BCG 접종에 의한 양성인지를 구별할 수 없다. 따라서 결핵 감염 여부를 투베르쿨린반응으로는 진단할 수 없는 것이 문제가 되었다.

(2) 잠복결핵과 결핵의 발병

가래를 통해 결핵균을 배출하는 환자와 접촉해도 감염이 성립하는 경우는 약 30%, 결핵균을 제거하여 감염이 성립하지 않는 경우는 70%라고 한다. 감염된 결핵균이 계속 증식해서 가슴 X선 검사에서 이상 음영이 나타나면 결핵이 발병했다고 진단한다. 기침, 가래, 미열 등의 증상을 동반하는 경우가 많다. 감염은 성립되지만 발병하지 않는 상태를 잠복결핵(latent tuberculosis)이라고 하며, 다른 감염병에서의 잠복기에 상당한다. 이 기간은 2~3개월부터 수십 년이라는 상당히 큰 폭이 있으며 평생 발생하지 않는 경우가 많다. 결핵을 발병하는 것은 감염자의 약 10%이며, 그 절반은 감염 후 1년 이내에 발병하고 나머지 절반은 그 이후에 발병한다.

혈액투석 환자, 당뇨병 환자나 면역억제제로 치료 중인 환자 등 면역억제상태에 있는 환자는 발병하기 쉬운 고위험 그룹에 속한다.

(3) 일차결핵과 이차결핵

결핵균이 기도를 통해 폐 내에 침입하여 감염이 성립되면 가슴막(흉막) 가까운 곳에 작은 감염 병터를 형성한다. 결핵균은 나아가 림프액의 흐름을 통해 폐문림프절에 도달하기도 한다. 첫 감염 병터와 림프절의 결핵 병터를 합쳐서 일차복합체(초기변화군, primary complex)라고 한다. 이들 결핵 병터는 시간을 두지 않고 국소에서 확산되는(**일차결핵**) 경우도 있지만, 확산되지 않고 일단 활동을 정지하는 경우가 많다. 가슴 X선 사진(그림 15-5a)에서 폐 내나 폐문림프절에 수 밀리 정도의 석회화 소결절이 우연히 발견되면 첫 감염 병터나 일차복합체 등일 것이라고 추측하게 된다.

'휴면' 상태에 있던 결핵균은 숙주의 면역상태가 억제되면 다시 활성화하여 결핵이 재발한다. 이를 **이차결핵**이라고 한다. 폐 위엽의 등쪽은 이차결핵을 형성하기 쉬운 부위이며 우리나라의 노인 결핵 대부분은 재발에 의한 이차결핵이다.

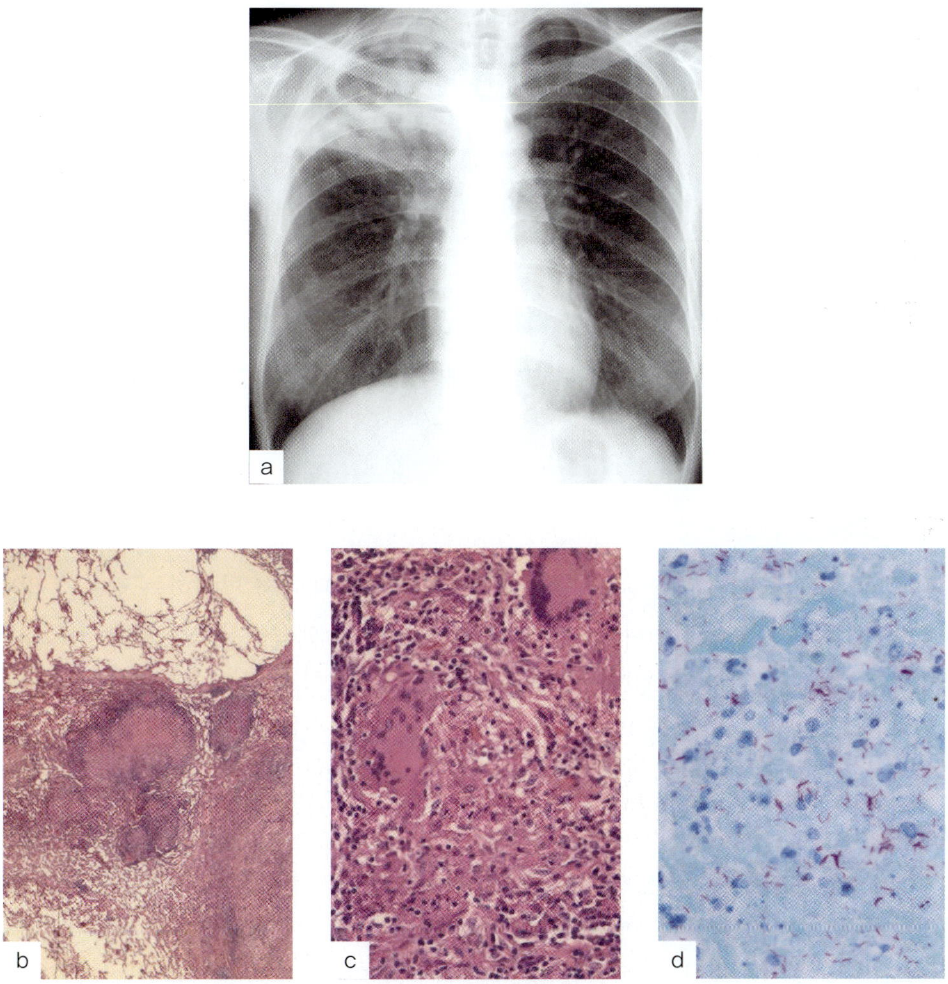

그림 15-5 **폐결핵**

a. 가슴 X선 사진. 우폐 위엽에 공동을 동반한 결핵 병터가 있다.
b. 조직상. 괴사를 동반한 결핵이 다발해 있다.
c. 조직상(확대상). 다수의 핵이 세포체 주변에 배열된 랑그한스거대세포를 동반하는 상피모양육아종
d. 결핵균을 염색하는 칠넬센염색에서 적색으로 염색된 결핵균이 다수 관찰된다.

(4) 좁쌀결핵(miliary tuberculosis)

결핵균이 혈류를 통해 온몸으로 퍼져 좁쌀 크기의 결핵결절이 형성되는 상태를 좁쌀결핵이라고 한다. 폐에 병터를 만들면 가슴 X선 사진에서는 미만성 입자 모양의 상이 나타난다.

(5) 결핵의 병리

급성염증인 세균폐렴에 의한 염증세포의 중심은 중성구이지만, 결핵에서는 중성구는 드물고, 랑그한스거대세포(Langhans giant cell)를 동반하는 상피모양육아종(epithelioid granuloma)을 만들며 내부는 종종 **치즈괴사**(caseous necrosis)에 빠진다. 랑그한스거대세포와 상피모양세포(epithelioid cell)는 모두 대식세포가 변화한 세포로, 병터 성립에 육아종 주위로 침윤한 림프구를 통한 지연알레르기가 관여한다. 병터 내의 치즈괴사물이 기도를 통해 배출되면 종종 공동(cavity)을 형성한다. 공동 내부에는 수많은 결핵균이 존재하며 배균원이 된다(그림 15-5b, c, d).

6) 폐진균증(pneumomycosis)

곰팡이를 일컬어 진균이라고 한다. 폐진균증은 건강한 성인에게 발병하는 경우도 있지만, 항암제, 면역억제제, 스테로이드 등의 약제를 사용하는 면역억제상태에 있는 개체에 발병하는 경우가 많다.

(1) 아스페르길루스증(aspergillosis)

아스페르길루스(*Aspergillus*)는 토양, 대기 중에 존재하는 환경 내 상주진균이다. 아스페르길루스가 기도를 통해 침입하여 발병한다.

① 침습폐아스페르길루스증

항암제 등의 치료로 말초혈 중성구가 현저하게 감소한 상태에서 발병하는 경우가 많다. 가슴 X선이나 CT에서는 다발 침윤상이나 결절상을 나타낸다. 아스페르길루스는 혈관 친화성이 높아 종종 폐동맥에 침입하여 혈전을 형성하며 온몸에 파종한다. 그 결과 그 폐동맥 지배 영역의 응고괴사와 병터 주위에 출혈을 일으킨다(그림 15-6). 조기에 발견하여 치료하지 않으면 급속도로 진행되어 사망에 이른다.

② 만성폐아스페르길루스증

면역력이 경도 저하한 당뇨병, 스테로이드 치료를 하는 환자 등에게서 수개월 단위로 서서히 발병 및 진행한다. 가슴 X선에서 결절상이나 침윤상이 관찰된다. 결핵 등으로 남겨진 공동 안이나 낭종 안에 발육하여 곰팡이덩이(fungus ball)라는 진균 덩어리가 관찰되기도 한다.

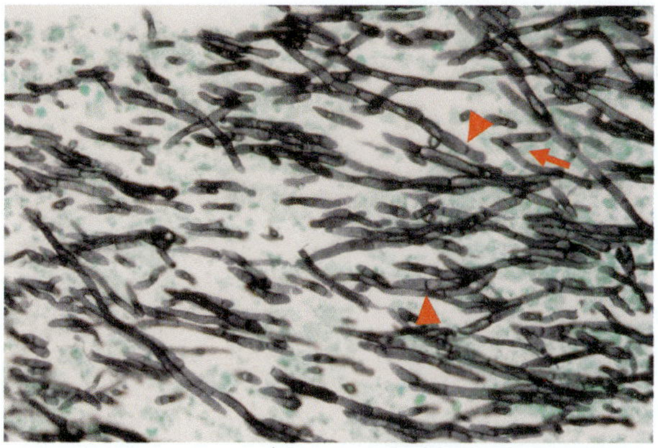

그림 15-6 **침습페아르페르길루스증**

아스페르길루스의 균사가 그로컷 염색에서 흑색으로 염색된다. 균사의 폭은 거의 일정하며 Y자 모양 분지(→)를 나타내며 격벽(▶)이 있다.

(2) 크립토코쿠스증(cryptococcosis)

다른 진균증과 달리 면역억제상태가 아닌 성인에게서 발병하기도 한다. 기도를 통해 폐로 침입하여 폐 내에 침윤상이나 결핵상을 형성하는데, 수막염으로 발전하기도 한다.

(3) 폐포자충폐렴(pneumocystis pneumonia)

원인 미생물인 폐포자충(*Pneumocystis jirovecii*)은 진균으로 분류된다. 세포면역이 저하한 상태에서 발병한다. AIDS 관련 기회감염으로서 발병하는 외에 스테로이드 장기 사용자나 항TNFα억제제 등의 생물제제를 사용하는 환자에게도 발병한다(그림 15-7).

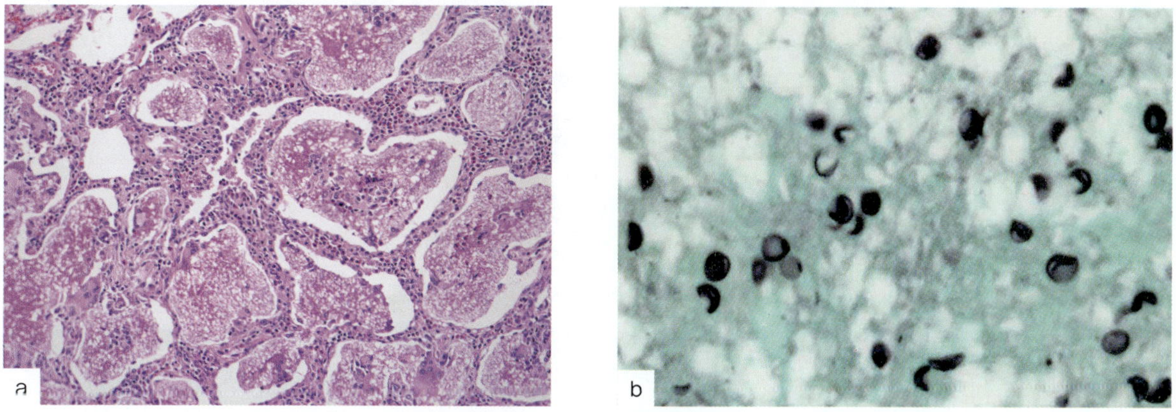

그림 15-7 **폐포자충폐렴**

a. 폐포 안은 호산성의 거품 모양 삼출물로 채워지며 폐포 격벽은 비후하여 림프구 등의 단핵구가 침윤해 있다.

b. 폐포 내 삼출물의 그로컷 염색. 컵 모양 또는 초승달 모양의 폐포자충 낭자가 검은색으로 염색되었다.

3 폐쇄질환

3.1 기관지천식

기관지천식(bronchial asthma)은 병리학적으로 기도에 호산구를 중심으로 하는 염증세포의 침윤에 기인한 만성염증이 있으며, 기도협착에 의한 쌕쌕거림(천명), 호흡곤란이나 기침을 나타내는 질환이다. 하루 중 또는 계절적으로 호전과 악화의 변동이 있다. 천식은 환경 중에 어떠한 발작의 원인이 되는 알레르기항원이 예측되는 **아토피형**과 알레르기항원이 관찰되지 않는 **비아토피형**으로 나뉜다.

아토피형 천식 환자가 병인 알레르기항원에 노출되면 비만세포에서 히스타민 등의 매개물질이 방출되고 노출 후 15분 이내에 기도 민무늬근육이 수축하여 즉시형 천식반응이 일어난다. 이어서 기도점막에 침윤해 있는 호산구나 림프구 등의 염증세포에서 류코트라이엔 등의 각종 매개물질이 생산되어 노출 후 수 시간에 지연형 천식반응이 일어난다. 그러나 실제 임상 현장에서 이처럼 명확한 시간적 경과를 포함하는 인과관계를 설명할 수 있는 천식은 적다.

천식이 만성화하면 점막의 호산구 침윤과 함께 상피 아래 조직의 섬유화(이른바 바닥막의 비후), 기도 민무늬근육의 비후, 점막 아래 샘의 과다형성 등에 의한 기도협착이 만성화하여 증상이 고정된다(그림 15-8).

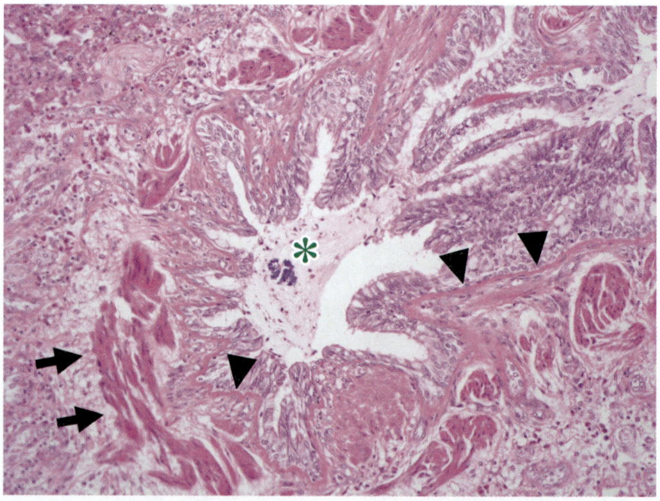

그림 15-8 천식으로 사망한 환자의 폐

기도 민무늬근육의 수축 및 비후(→)로 인해 세기관지 점막이 주름 모양으로 접혀 있다. 속공간에 분비물(*)이 고여 있고 상피 아래 결합조직이 비후해 있다(▶). 세기관지 주위에 많은 호산구가 삼출되어 있다.

3.2 만성폐쇄폐질환

만성폐쇄폐질환(chronic obstructive pulmonary disease, COPD)은 임상적인 질환 개념이다. 담배연기 등의 유해물질을 수년에서 수십년의 장기간에 걸쳐 흡입함으로써 발병한다. ①흡연력, ②40세 이상, ③서서히 진행하는 기침, 가래 혹은 운동 시 헐떡임 등의 증상, ④폐쇄성 환기장애[1] 등이 갖추어지면 COPD로 진단할 수 있다.

COPD는 우리나라의 만성호흡기질환 중에서도 가장 많다. 환자 수는 330만 명 이상으로 추정되지만, 의료기관을 찾아 치료받는 사람은 수십만 명에 불과하다. 만성폐쇄폐질환에는 폐기종과 만성기관지염의 두 가지 유형이 있다. 보통 폐기종이 많지만, 두 가지가 같이 존재하기도 하여 그 구분이 어렵다. 폐기종에서는 폐포가 손상을 받아 커지고 공기에서 혈액으로 산소를 전달하는 기능이 약해진다(그림 15-9a, b). 만성기관지염에서는 기관지에 염증이 생기고 기관지가 부어오르면서 좁아져서 공기의 흐름을 막게 된다(그림 15-9c).

폐기종과 기관지염에 의한 손상은 일단 발생되면 다시 회복할 수 없지만, 담배를 끊으면 기침과 가래 증상을 줄일 수 있다.

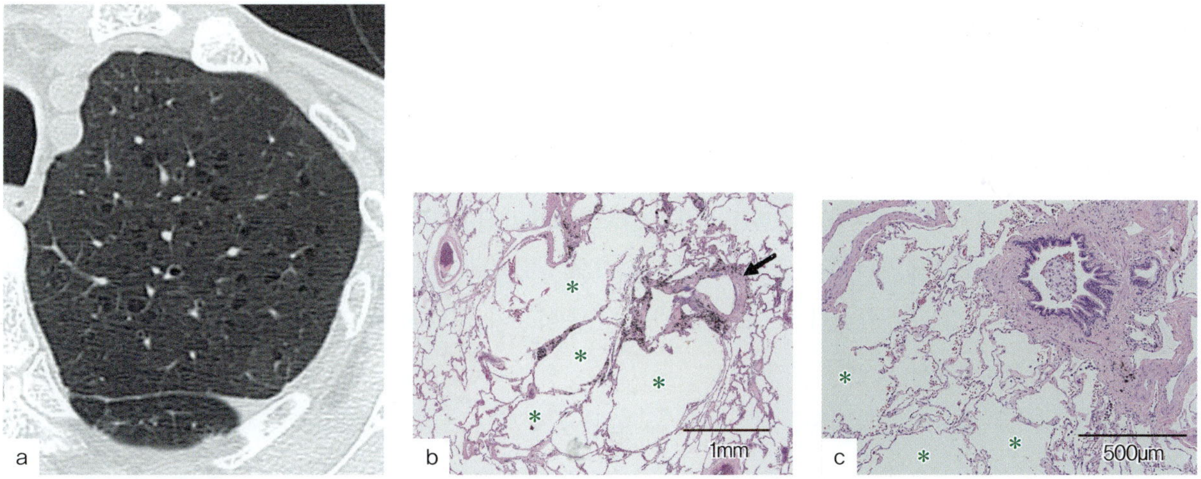

그림 15-9 COPD에서의 폐기종과 기도협착

a. 폐기종의 CT상. 좌폐 꼭대기부분에 투명해 보이는 작은 낭종이 다발해 있다.
b. 폐기종의 조직상. 폐포 격벽이 파열되어 생긴 낭종(= 폐기종, ∗)이 종말세기관지(→)에 인접하여 존재한다. 낭포 주위는 폐포 격벽의 단열을 피한 거의 정상적인 폐포가 둘러싸고 있다. 세기관지 주위나 서로의 낭종을 사이에 둔 낭종벽에 탄가루가 침착해 있다.
c. 말초기도 병터의 조직상. 말초세기관지 속공간에 점액이 고이고 기도 주위가 섬유성으로 비후해 있다. 폐기종(∗)도 있다.

1) 기관지의 속공간이 좁아져 환기, 특히 날숨이 어려워진다. 폐기능검사(spirometry)에서 폐활량을 측정할 때 맨 처음의 1초간 내쉴 수 있는 날숨량을 폐활량으로 나눈 '1초율'이 70% 미만이 된다.

1) 폐기종(폐공기증, emphysema)

폐기종은 폐포벽이 파괴되어 호흡세기관지 이하의 호흡영역이 비정상적으로 확장된 상태를 말한다. 우리나라에서는 폐기종을 가진 사례의 90% 이상에게 흡연력이 있다. 그러나 흡연력이 없는 폐기종도 있다. 유전적 질환인 α_1-항트립신결핍증에서는 양측 폐 아래엽을 중심으로 폐기종이 발생한다. COPD에서의 폐기종은 허파 위엽에 병터를 만들기 쉽다는 점이 다르다.

2) 만성기관지염(chronic bronchitis)

만성기관지염은 병리학적으로나 임상적으로도 애매한 개념이다. 임상 현장에서는 기침이나 가래가 만성적으로 계속되면 만성기관지염으로 진단하기도 한다. 엄밀하게 말하면 겨울철에 심해지는 경우가 많기 때문에 한 해 겨울의 3개월 이상 또는 연속하는 2년 이상에 걸쳐 기침이나 가래가 있으면 만성기관지염으로 진단해도 된다. 다만, 비슷한 증상을 일으키는 기관지확장증이나 광범위범세기관지염처럼 원인 질환이 있으면 그 병명을 우선하며 만성기관지염이라고 부르지 않는다.

3.3 광범위범세기관지염

광범위범세기관지염(diffuse panbronchiolitis)에서는 만성적인 기침, 고름가래, 호흡곤란 등의 증상이 나타난다. 약 80%의 사례는 만성부비동염을 합병한다. 최근에는 소아의 부비동염이 현저하게 감소하여 광범위범세기관지염의 발병 빈도도 저하하고 있다. 또 에리트로마이신에 의한 치료 결과 난치화하는 사례가 줄었다. 조직학적으로 호흡세기관지를 중심으로 하는 말초기도벽에 림프구가 현저하게 침윤해 있으며 거품 모양의 대식세포의 집락도 관찰된다. 기도 속공간에는 중성구가 채워져 있다. 진행되면 폐 전체 영역의 기관지확장상을 가슴 CT에서 확인할 수 있다.

4 제한질환

폐가 단단해져서 폐를 부풀리는 데 더 강한 힘이 필요해지는 질환을 제한폐질환(restrictive lung disease)이라고 한다. 폐의 확장성 저하, 폐활량 감소가 특징이며, 숨을 들이쉬기가 어려워진다. 제한폐질환에는 사이질폐렴, 유육종증(사코이드증), 진폐증과 같은 원인 불명의 질환, 약물 관련 질환, 자가면역질환 등이 포함된다.

4.1 사이질폐렴

폐에 광범위한 섬유화를 일으키는 질환을 사이질폐렴(interstitial pneumonia)이라고 한다. 다양한 원인이나 배경을 바탕으로 발병하는데, 원인을 특정할 수 없는 경우 특발사이질폐렴(idiopathic interstitial pneumonia, IIP)이라고 한다. 사이질폐렴과 폐섬유증은 거의 같은 뜻으로 봐도 되는데, 섬유화에 비해 림프구 등의 세포침윤이 심한 경우 사이질폐렴, 섬유화가 심한 경우 폐섬유증이라고도 한다.

참고

냉동생검(cryobiopsy)

사이질폐렴과 같은 광범위 폐질환을 진단하기 위해서는 생검(biopsy)에 의한 병리조직학적 소견이 중요한 단서가 된다. 전신마취 하에서 외과적 폐생검을 시행해야 하는 경우가 많은데, 침습이 커서 최근에는 시행 횟수가 감소하고 있다. 기관지내시경을 이용한 경기관지 폐생검에서 얻은 시료는 크기가 작아 진단에 적합하지 않다.

최근 수술실에서 전신마취 없이 기관지내시경 하에 기존 생검겸자 대신 냉침(cryoprobe)을 사용한 냉동생검이 시행되고 있다. 생검해야 하는 기도에 프로브 끝을 밀착시켜 −90℃ 가까이 동결시킨 후 프로브에 부착한 조직을 잡아당겨 시료를 회수하는 방법이다. 기존의 경기관지 폐생검보다 큰 조직을 얻을 수 있고 조직의 으깨짐이 적으며 외과적 폐생검만큼의 침습이 없는 등의 장점이 있어 임상현장에서 보급되고 있다. 외과적 폐생검을 대신할 수 있는 진단수법인지는 향후의 검증 결과에 달렸다.

1) 특발폐섬유증(idiopathic pulmonary fibrosis, IPF)

특발사이질폐렴에는 몇 가지 아형이 있는데, 그중에서도 특발폐섬유증이 가장 많고 또 예후가 나쁘다. 비교적 발생이 드문 질환이며, 우리나라에서 만~수만 명의 환자가 있는 것으로 추정된다. COPD와 같이 명확한 인과관계는 없지만, 흡연자에게서 많이 발생한다. 마른기침이나 운동 시 호흡곤란으로 서서히 발병한다. 양측 폐 아래엽과 가슴막 아래에 섬유화 병터가 호발하며 가슴 CT나 X선 사진에서 그물 모양의 음영이나 벌집 모양의 음영으로서 나타난다(그림 15-10a). 음영의 악화와 함께 폐활량도 감소한다. 5년 생존율은 20~40% 정도이며 호흡곤란과 함께 폐영역의 음영이 급격하게 악화하는 급성 악화로 사망하는 사례가 많다. 특발폐섬유증에 효과적인 약물은 없지만, 최근에는 진행을 늦추는 항섬유화 약물이 개발되어 생존율 연장이 기대되고 있다.

특발폐섬유증은 폐 손상을 일으키는 미지의 물질이 기도를 통해 여러 차례 폐에 침입함으로써 병터가 진행하는 것으로 추측된다. 오랜 기간 반복하는 폐손상을 반영하여 새로운 섬유화 병터와 오래된 섬유화 병터를 조직학적으로 모두 관찰할 수 있다. 섬유화 병터는 주로 양측 폐 아래엽의 가슴막 바로 아래나 소엽 사이 격벽을 따라 존재하며, 사이에 있는 폐조직은 거의 정상구조를 유지한다(그림 15-10b).

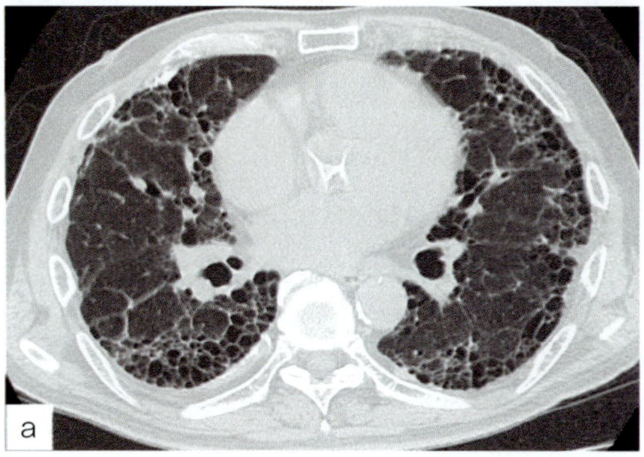

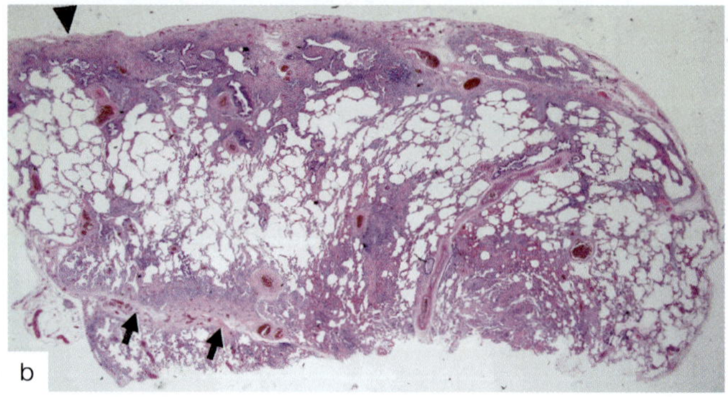

그림 15-10 **특발폐섬유증**

a. CT상에서 양측 가슴막에 인접하여 벌집 모양 음영이 관찰된다.
b. 생검 조직상으로 가슴막측(▶)과 소엽 사이 격벽(➞)을 따라 섬유화 병터가 관찰된다. 사이에 있는 폐는 거의 정상이다.

2) 급성사이질폐렴(acute interstitial pneumonia, AIP)

발열, 호흡곤란 등으로 발병하며 수일에서 수주일에 급격하게 병터가 진행하는 예후가 나쁜 특발사이질폐렴이다. 상당히 드문 질환이다. 조직학적으로 유리질막 형성을 동반하는 광범위한 병터로, **광범위폐포손상**(diffuse alveolar damage, DAD)이라고 한다(그림 15-11).

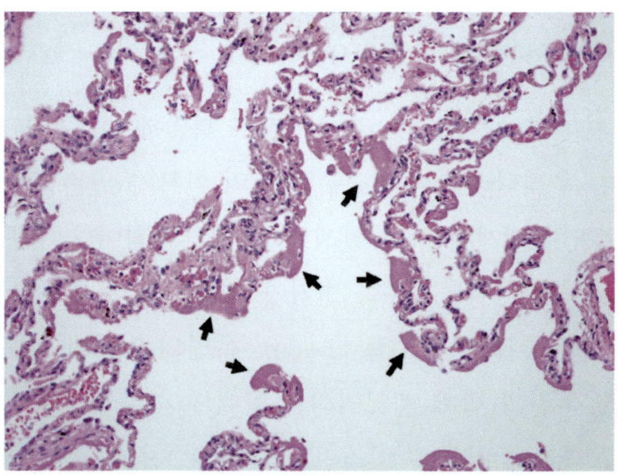

그림 15-11 **광범위폐포손상**

폐포길에서 폐포에 걸쳐 유리질막(➞)이 부착해 있다.

3) 아교질병 관련 사이질폐렴

아교질병(collagen disease)은 전신의 결합조직에 병터를 만드는 자가면역질환인데, 그 아교질병의 한 표현형으로서 폐에 사이질폐렴을 일으키기도 한다. 아교질병으로서의 관절증상 등에 추가하여 마른기침이나 운동 시 호흡곤란을 동반한다. 영상소견이나 조직학적 소견은 특발사이질폐렴과 공통하는 소견이 많다. 류마티스관절염, 쇠그렌증후군, 전신피부경화증, 피부근염 등 사이질폐렴을 합병하는 아교질병은 많다.

4) 과민폐렴(hypersensitivity pneumonitis)

과민폐렴은 유기물인 분진이나 화학물질을 반복해서 흡입함으로써 알레르기반응을 유발하여 발병하는 질환이다.

(1) 여름형 과민폐렴

오래된 목조 건물 등에 서식하는 트리코스포론(*Trichosporon*)이라는 진균이 원인이 되어 발병한다. 원인 미생물의 발육에 적합한 고온 다습한 여름철에 많다. 항원에 노출되면 수시간 후에 발열, 기침, 호흡곤란을 일으키지만, 항원 노출에서 벗어나면 호전된다. 가슴 X선 사진에서 광범위한 입자 모양 상이 나타난다. 조직학적으로 폐포 격벽에 림프구가 침윤하고 폐포 격벽이나 말초기도 주위의 결합조직에 부드럽고 작은 육아종을 형성한다(그림 15–12).

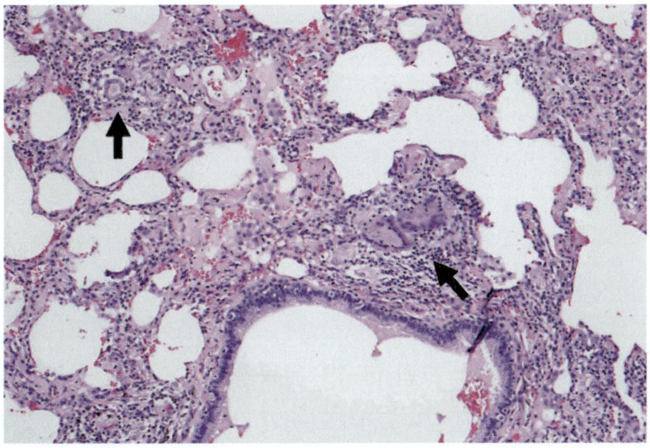

그림 15–12 **과민폐렴**

폐포 격벽에 림프구가 침윤하고 다핵거대세포(→)를 포함한 작은 육아종이 형성되어 있다.

(2) 만성과민폐렴

항원에 지속적으로 노출되면 폐는 비가역성의 섬유화를 일으켜 만성이 된다. 여름형 과민폐렴은 겨울철에는 항원 노출에서 벗어나기 때문에 만성과민폐렴이 되는 경우는 적다. 한편, 조류 사육자와 같이 조류 배설물이나 깃털 등의 항원을 장기간에 걸쳐 흡입함으로써 만성과민폐렴(조류 관련 과민폐렴)을 발병하기도 한다. 만성과민폐렴은 만성 경과로 발병하며 특발폐섬유증과 매우 유사한 임상소견과 조직학적 소견을 나타낸다. 생검해도 육아종이 확인되지 않는 경우가 종종 있어 특발폐섬유증과의 감별이 어렵다.

4.2 유육종증

유육종증(사코이드증, sarcoidosis)은 여러 장기를 침범하는 원인 불명의 육아종질환이다. 세로칸 · 폐문림프절이나 폐는 가장 병터를 만드는 빈도가 높고 눈, 피부 등에도 많이 발생한다. 유육종증의 대부분은 무증상으로 검진 시의 가슴 X선 사진에서 세로칸 · 폐문림프절 종창으로서 발견되는 경우가 많다. 또 눈이 흐리게 보여 안과를 찾았다가 발견되는 경우도 있다. 대부분의 사례는 치료하지 않아도 완화(관해) 또는 치유되지만, 약 10%의 사례는 폐, 신경, 심장 등의 병터가 진행하여 난치화한다. 심장 전도로에 육아종을 형성함으로써 발생하는 심각한 부정맥이나 폐병터의 만성화에 따른 폐섬유증은 사망원인이 될 수 있다.

조직학적으로 랑그한스거대세포를 동반하는 상피모양육아종을 형성한다. 결핵과 유사하지만, 결핵의 육아종이 치즈괴사를 일으키는 데 비해 유육종증의 육아종은 작은 괴사소를 만들기도 하지만 치즈괴사는 일으키지 않는다(그림 15-13).

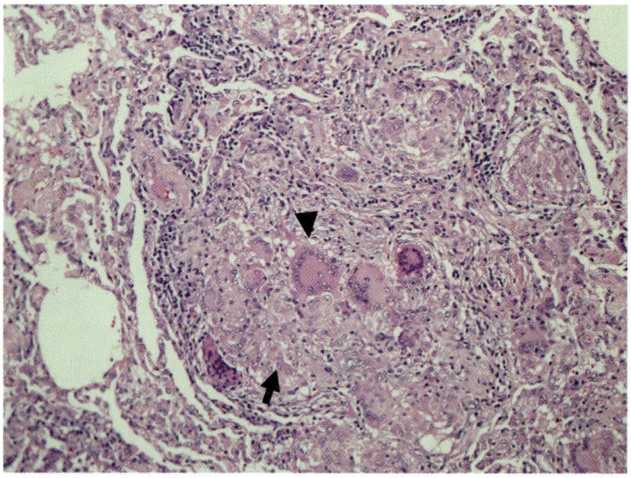

그림 15-13 유육종증

옅은 원형에서 타원형의 핵을 가진 상피모양세포(→)와 랑그한스거대세포(▶)로 이루어진 상피모양육아종이다.

4.3 진폐증

진폐증(pneumoconiosis)이란 직업상의 분진을 장기간 흡입함으로써 폐에 섬유화 병터를 나타내는 만성호흡기질환이다. 광산이나 터널 작업 등에 의한 진폐증은 감소하고 아크용접이나 금속연마작업 등에 의한 진폐증이 많아졌다.

1) 규폐증(silicosis)

유리규산(실리카, SiO_2)을 장기간 흡입함으로써 발병한다. 보통 10~20년 직업성 분진 노출력이 있다. 채석장, 도업, 광산, 토목공사 등에서 일하는 사람에게서 발생한다. 규폐증은 일찍이 우리나라 진폐증의 대표적인 질환이었지만, 직장의 감소와 작업환경의 개선이 진행되어 최근 신규 발생은 상당히 감소하였다.

가슴 X선 사진에서 지름 1mm에서 1cm의 작은 결절이 폐 위엽을 중심으로 광범위하게 존재한다. 이 결절을 규폐결절(silicotic nodule)이라고 한다. 규폐증은 결핵을 합병하는 경우가 많아 규폐결핵이라고도 불린다. 또 흡연자가 많기 때문에 폐기종을 종종 합병한다.

2) 석면증(asbestosis)

석면(asbestos)을 장기간 흡입함으로써 발병하는 폐섬유증을 석면증이라고 한다. 석면증은 형태적으로 특발폐섬유증과 유사하며 직업력이 감별의 가장 중요한 단서가 된다. 폐조직에서 석면소체나 벽가슴막이 융기 및 비후한 가슴막판(pleural plaque)(그림 15-14)을 증명할 수 있으면 석면 노출의 근거가 되어 석면증으로 진단해도 무방하다.

석면은 건축자재나 단열재 등 다양한 용도로 사용되어 왔다. 조선업, 철도차량 제조업을 비롯하여 관련한 직종은 상당히 많다. 석면증은 악성흉막중피종, 폐암, 가슴막판과 함께 석면 관련의 중요한 가슴우리(흉곽) 내 병터이다. 석면작업 종사자의 흡연은 다른 흡연자와 비교하여 폐암 발생을 증가시킨다는 보고가 있다.

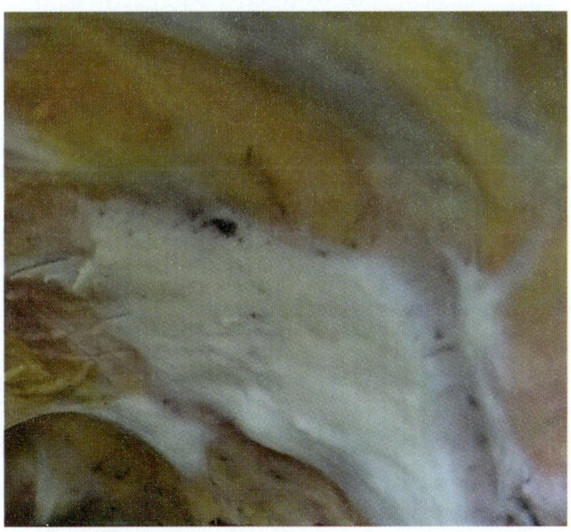

그림 15-14 석면 노출에 의한 석회화 가슴막판

왼쪽 앞가슴의 벽가슴막에 생긴 석회화 플라크이다. 가슴벽보다 편평하게 융기해 있다.

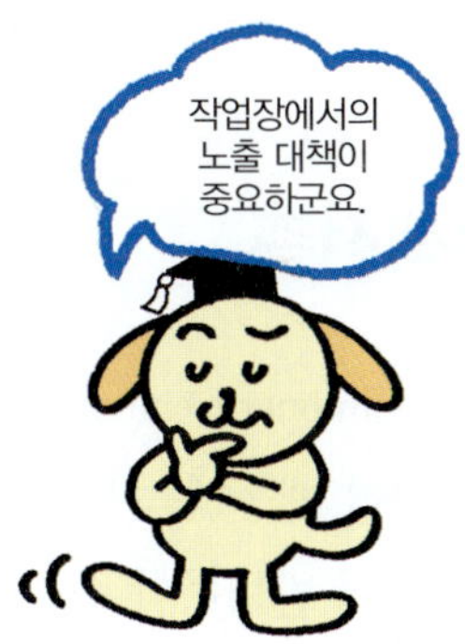

5 순환장애질환

5.1 폐부종

폐부종(pulmonary edema)은 폐혈관 밖으로 액체성분이 비정상적으로 고인 상태이다. 폐부종은 압력 증가 폐부종과 투과성 증가 폐부종으로 나뉜다.

(1) 압력 증가 폐부종

급성심근경색증 등으로 좌심부전에 빠지면 온몸으로 혈액을 내보내는 힘이 저하된다. 그 결과 혈액이 과도하게 고임으로써 폐모세혈관 내의 정수압이 상승하여 폐혈관 밖으로 액체성분이 새어나온 상태(=**심장성폐부종**)가 된다. 임상적으로는 심한 기침과 청진 상의 습성 수포음과 함께 핑크색 거품과 같은 가래가 동반된다. 가슴 X선 사진에서 폐문으로부터 간유리 음영이 양쪽 폐의 말단에 대칭적으로 뻗어 있는 나비 모양 음영을 나타낸다.

(2) 투과성 증가 폐부종

현저한 저산소혈증을 동반하는 중증 폐렴 등에 의해 야기되는 급성호흡곤란증후군에서는 다양한 사이토카인이나 매개물질이 혈중으로 방출된다. 그 결과 폐모세혈관의 투과성이 항진하여 폐부종을 일으킨다. 압력 증가 폐부종과 달리 폐포 내에서 나온 액체는 단백질이 풍부하고 폐포길에 유리질막을 형성한다. 조직학적으로 급성사이질폐렴과 마찬가지로 광범위폐포손상상을 나타낸다.

5.2 폐색전증

폐색전증(pulmonary embolism)은 다리, 골반 등의 심부정맥에서 형성된 혈전이 국소에서 벗어나 색전(embolus)이 되어 폐동맥을 막는 상태이다(그림 15-15). 노인, 거동을 못하는 환자, 수술 후 등 몸의 움직임이 제한된 상태에서 발병하기 쉽다.

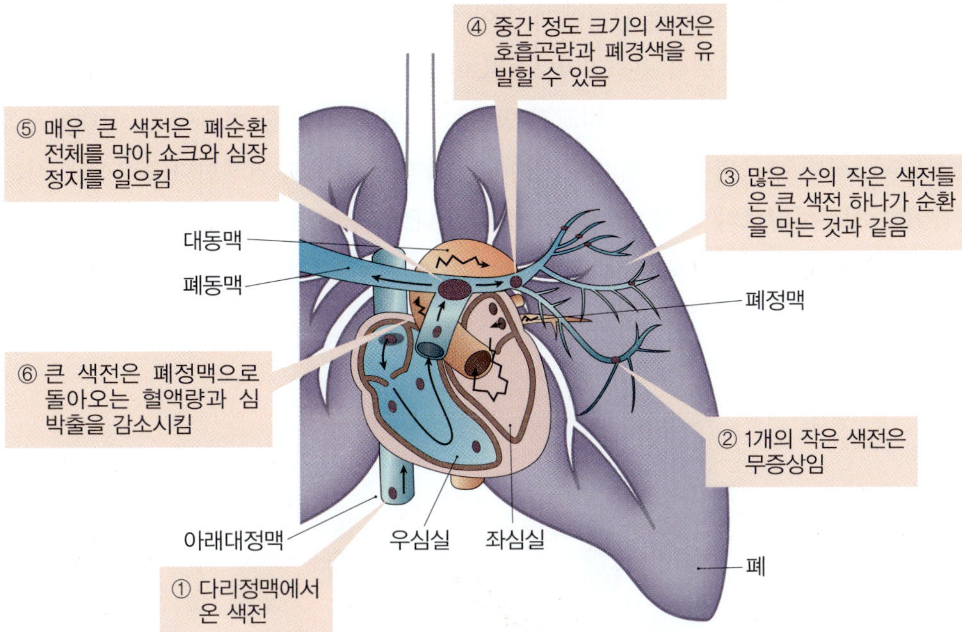

그림 15-15 **폐색전증**

6 종양

6.1 후두의 종양

성(대)문에 종양(그림 15-16)이 있으면 **쉰소리**(hoarseness) 증상이 쉽게 나타나므로 조기에 질병을 알아차릴 수 있는 경우가 많다.

성대용종(vocal polyp)은 소리를 내는 직업을 가진 사람이나 흡연자에게 많이 발생한다. 유두종(papilloma)은 성대의 양성상피종양으로 중층편평상피가 유두 모양으로 증식한다.

후두암의 전암상태로서 자궁경부와 비슷한 형성이상(dysplasia)이 있는데, 이것이 점차 상피내암종이 되고 더 심해지면 침윤성 편평세포암종이 된다.

후두암(laryngeal cancer)은 40세 이상의 남성에게 많이 발생하며(남녀 비율 7:1), 특히 흡연자에게 많다. 이른바 암 호발 연령에 속하는 환자로서 쉰소리가 2주일 이상 계속되는 경우에는 후두암을 의심해 볼 필요가 있다. 증상이 지속되며 진행성이기 때문에 비교적 발견하기 쉬운 종양 중 하나이다. 성대에서 발생하는 경우가 많지만(성문암), 성대 부근의 후두(덮)개나 성(대)문 아래 등에서도 발생한다(성문상암, 성문하암), 성문상암이 성문암이나 성문하암보다 쉽게 진행되고 예후가 나쁘다. 조직학적으로는 편평세포암종이 대부분이다. 최근에는 기능보존을 위해 방사선요법이나 레이저소각술이 시행되는 경우가 많고, 항암제나 분자표적치료제를 병용하기도 한다.

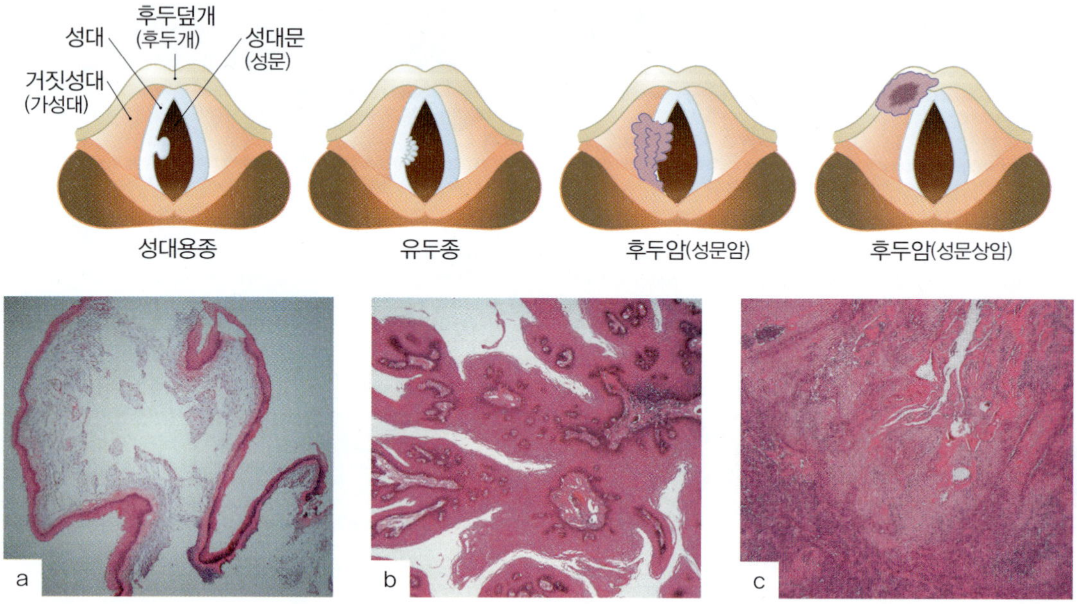

그림 15-16 **후두의 종양형성 병터**

a. 성대용종에서는 성대에 용종 모양의 결절이 관찰되고 표면은 형성이상이 없는 중층편평상피로 덮여 있으며, 내부는 부종 모양으로 섬유화, 미세혈관 증식, 섬유소모양물질의 침착이 관찰된다.
b. 양성유두종에서는 점막의 중층편평상피가 비후하여 유두 모양으로 증식해 있다.
c. 후두암에서는 이형세포가 종종 각화를 동반하면서 정상 조직을 파괴하여 침윤성으로 증식한다.

6.2 폐암

폐암(lung cancer)은 폐에 발생하는 상피세포 유래의 악성종양이다. 유전자변이를 일으키는 미지의 발암인자가 폐의 상피세포(대부분의 경우 기관지상피)에 작용하여 상피세포와 유사해 보이지만 다른 세포(암세포 = 비자기)가 무한으로 증식하는 상태, 즉 폐암이 된다. 남녀 모두 악성종양 중에서는 폐암이 가장 많은 암이며, 사망자 수도 가장 많다.

폐암의 발생에 흡연이 깊이 관여하며 흡연 시작 연령이 젊을수록, 하루 흡연 개피수가 많을수록 폐암에 걸릴 확률은 높아진다. 흡연자가 폐암에 걸릴 위험은 비흡연자와 비교하여 4.5배나 높다고 한다.

폐암의 주요 조직형은 4가지이다. 샘암종, 편평세포암종, 소세포암종이나 대세포신경내분비암 등의 신경내분비종양, 그리고 대세포암종이다. 일찍이 폐암은 편평세포암종이 가장 많았지만, 최근에는 흡연인구의 감소 영향도 있어 흡연의 연관성이 농후한 편평세포암종은 감소하고 대신 샘암종이 가장 많아졌으며 이어서 편평세포암종, 소세포암종, 대세포암종 순이다.

폐암 전체의 5년 생존율은 20% 정도이며 간암과 함께 예후가 나쁜 악성종양 중 하나이지만, 최근 폐암 치료의 발전은 두드러진다. 세포의 암발생에 직접적으로 중요한 역할을 하는 유전자인 드라이버 유전자(driver gene)가 잇달아 동정되어 드라이버 유전자변이(driver mutation)가 있으면 드라이버 유전자 억제제가 현저한 효과를 나타낸다는 사실이 밝혀졌다. 변이한 EGFR[2) 억제제나 ALK[3) 억제제 등의 **분자표적치료제**가 등장함으로써 절제 불가능한 샘암종 환자의 생명예후가 현저하게 연장되었다(Chapter 09 column 6 참조). 우리나라 샘암종 사례의 약 절반에 *EGFR* 유전자변이가 있기 때문에 외과적 절제가 불가능한 사례에 *EGFR* 유전자변이가 있음을 확인할 수 있으면 기존의 세포독성 항암제 대신 EGFR 억제제를 우선적으로 선택하여 치료에 이용하게 되었다.

또 최근 암면역에 관한 연구도 눈부시게 발전하였다. 암세포를 비자기로 인식해서 비자기를 공격 및 제거하는 면역 담당 세포(T세포)의 작용을 이용한 **면역관문억제제**(immune checkpoint inhibitor)는 암세포가 가진 T세포로부터의 공격 회피 기전을 억제하여 제동이 걸려 있던 T세포의 능력을 회복시킴으로써 암세포를 다시 공격할 수 있도록 하는 약제이다(Chapter 06 **7** '암과 면역' 참조). 2014년에 치료제로서 처음 등장하였다. 절제가 불가능한 폐암의 치료는 종래 세포독성 항암제에 추가하여 새롭게 분자표적치료제나 면역관문억제제가 사용되면서 폐암 환자의 생명 예후를 더욱 개선할 것이라 기대된다.

1) 샘암종(adenocarcinoma)

비흡연자에게 많은 암이기는 하지만, 그래도 흡연자의 샘암종 발생 위험은 비흡연자보다 2배 높다. 종양세포가 샘 구조로 분화하여 점액(뮤틴)을 생산하는 암이다(**그림 15-17**). 이를 관찰할 수 없는 경우라도 샘암종에 양성을 나타내는 상피 표지자를 면역조직화학적으로 증명함으로써 진단할 수 있다.

폐의 말초 쪽에 발생하는 경우가 많으며 조기에는 무증상으로 가슴 X선 사진에서 격리된 결절 음영(동전병터)으로서 발견되는 경우가 있다.

2) epidermal growth factor receptor, 상피성장인자수용체
3) anaplastic lymphoma kinase, 미분화 림프종인산화효소

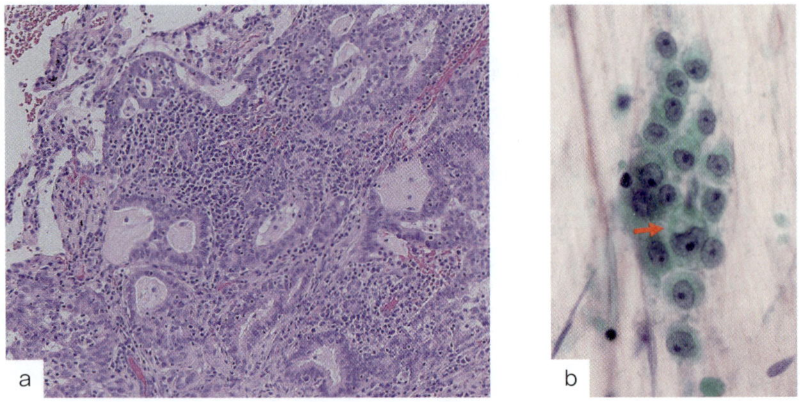

그림 15-17 샘암종

a. 암세포가 샘관을 만들면서 발육한다.
b. 가래세포진(파파니콜로염색). 명료한 핵소체를 가진 종양세포가 서로 접착하여 덩어리를 형성하고 있다. 세포체에 점액이 고여 있다(→).

2) 편평세포암종(squamous cell carcinoma)

흡연과의 연관성이 가장 높은 암이다. 흡연은 편평세포암종의 발생위험을 10배 이상 높인다. 암세포가 각화하거나 또는 암세포 사이에 세포사이결합체(intercellular bridge)가 관찰되는 암이다(그림 15-18). 이를 관찰할 수 없는 비각화 편평세포암종은 편평상피로의 분화를 나타내는 표지자를 면역조직화학적으로 증명함으로써 진단한다.

약 2/3의 사례는 주기관지나 엽기관지 등의 중추기도에서 발생하며, 나머지 1/3은 폐의 말초 쪽에서 발생한다. 중추기도에 발생하면 기도를 협착 및 폐쇄하여 무기폐의 원인이 된다.

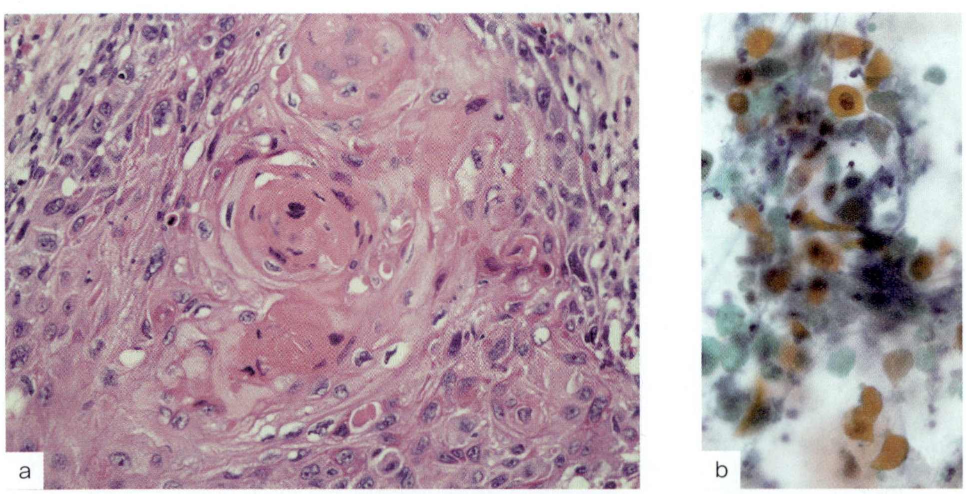

그림 15-18 편평세포암종

a. 암세포 병터 중심에 세포체가 붉게 각화한 암세포가 모여 암진주를 형성하고 있다.
b. 가래세포진(파파니콜로염색). 세포체가 붉게 염색된 세포는 각화한 암세포이며, 타원형 또는 올챙이 모양 등의 다양한 형태를 나타낸다. 암세포는 덩어리를 형성하지 않고 여기저기 흩어져 있다.

3) 소세포암종(small cell carcinoma)

소세포암종은 편평세포암종과 함께 흡연자에게 많이 발생하는 암이다. 소형의 종양세포가 일정한 경향을 띠지 않고 광범위하게 증식한다. 핵이 암세포의 대부분을 차지하며 세포체가 차지하는 비율이 작다(그림 15-19). 약 90%의 사례는 신경내분비 표지자가 양성이다.

중추기도에 발생하는 경우가 많은데, 폐의 말초 쪽에서도 발생한다. 증식속도가 빠르고 조기에 국소림프절이나 원격 장기로 전이를 일으킨다. 가슴 X선 사진에서 폐문부위 종양과 세로칸림프절 종양으로 발견되는 경우가 많다. 항암제나 방사선으로 치료하면 종양은 축소되지만, 효과는 일시적이며 폐암 중에서도 가장 예후가 나쁘다. 저나트륨혈증, 쿠싱증후군(Cushing syndrome) 등의 신생물딸림증후군(paraneoplastic syndrome)을 나타내기도 한다.

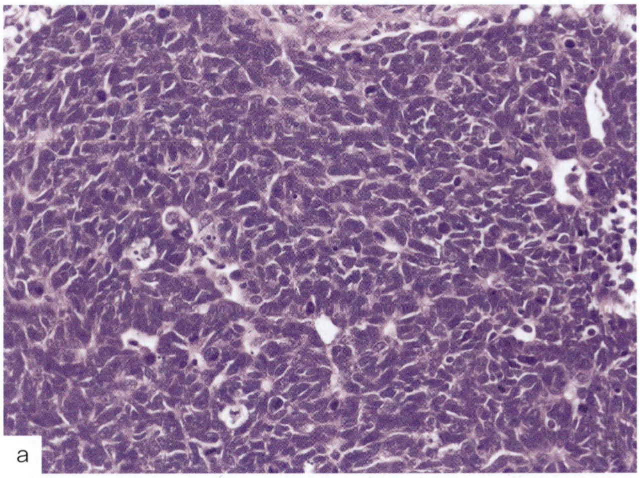

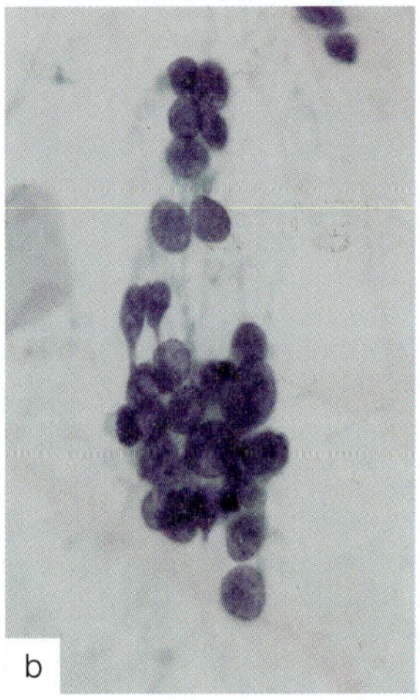

그림 15-19 **소세포암종**

a. 소형의 종양세포가 미만성으로 증식해 있다. 세포질은 적고 핵은 타원형을 비롯하여 다양한 형태를 하고 있다.
b. 가래세포진(파파니콜로염색). 종양세포는 핵이 차지하는 비율이 높고 세포질이 거의 보이지 않는다.

4) 대세포암종(large cell carcinoma)

대세포암종은 미분화암이며, 소세포암종, 샘암종, 편평세포암종의 어떠한 특징도 나타내지 않는 드문 폐암이다. 제외진단으로 대세포암종이라는 진단에 도달한다. 외과적으로 절제된 폐 전체를 탐색하여 다른 암이 아니라는 사실을 확인해야 한다.

6.3 기타 폐종양

1) 유암종종양(카시노이드종양, carcinoid tumor)

유암종(카시노이드, carcinoid)은 조직학적으로 소세포암종과 비슷하여 신경내분비종양으로 분류되지만, 예후는 소세포암종보다 좋다. 2/3은 중추기도에 발생하고, 1/3은 폐의 말초 쪽에서 발생한다. 유암종증후군(카시노이드증후군)이라고 하는 피부줄무늬, 설사 등의 증상이 나타나기도 한다.

2) 양성종양

폐의 양성종양은 드물다. 가슴 X선 사진에서는 경계가 뚜렷한 결절 음영으로서 나타난다. 양성종양 중에서도 비교적 많은 것은 과오종(hamartoma)이다.

6.4 악성중피종

악성중피종(malignant mesothelioma)은 가슴막(흉막)을 덮는 중피세포(mesothelial cell)에서 발생하는 악성종양이다. 비교적 예후가 좋은 상피형과 예후가 좋지 않은 육종형으로 나뉜다. 발생요인으로 직업적인 석면 노출과 연관성이 높고 잠복기간이 20~50년이다. 40대 이후에 발생하며 남녀 비율은 3:1로 남성에게 많다.

요점 정리

- 폐는 산소나 이산화탄소를 포함하는 기체가 지나는 통로로서의 기도와 기체교환이 이루어지는 장소인 폐실질(폐포)로 나눌 수 있다. 체내에서 생산된 이산화탄소(CO_2)가 폐포모세혈관에서 폐포로, 대기 중의 산소(O_2)가 폐포에서 모세혈관으로 이동한다.
- 폐렴(pneumonia)이란 폐실질에 감염이 일어나 염증이 발생한 것으로, 원인균 중에서 가장 많은 것이 폐렴알균이다.
- 폐결핵(pulmonary tuberculosis)은 결핵균의 감염으로 발병한다. IGRA(인터페론 γ분비검사)는 결핵에 감염된 것을 확인하기 위한 검사이다. 병리학적으로 치즈괴사(caseous necrosis)를 동반하는 상피모양육아종을 형성한다.
- 기관지천식(bronchial asthma)에서는 기도에 호산구를 중심으로 한 염증세포가 침윤해 있다. 아토피형에서는 원인 알레르기항원에 노출되면 기도협착에 의한 쌕쌕거림(천명)이나 호흡곤란을 일으킨다.
- 만성폐쇄폐질환(COPD)은 우리나라의 만성호흡기질환 중에서도 가장 많다. 폐기종과 만성기관지염의 두 가지 유형이 있으며 보통 폐기종이 많지만, 두 가지가 같이 존재하기도 하여 그 구분이 어렵다.
- 광범위범세기관지염(diffuse panbronchiolitis)에서는 기침과 고름가래를 주증상으로 하여 만성부비동염을 합병하는 경우가 많다. 최근에는 감소 추세이다.
- 특발사이질폐렴은 원인 불명의 사이질폐렴 중에서 가장 많으며 예후도 나쁘다. 최근에는 항섬유화제가 치료에 도입되어 생명 예후의 연장이 기대되고 있다.
- 과민폐렴(hypersensitivity pneumonitis)은 유기물인 분진이나 화학물질을 반복해서 흡입함으로써 알레르기반응을 유발하여 발병하는 육아종질환이다.
- 유육종증(사코이드증, sarcoidosis)은 원인 불명의 상피모양육아종을 형성하는 전신질환이다. 폐는 가장 침범되기 쉽다. 약 10%의 사례는 폐섬유증이나 심장병터로 진행하여 난치화한다.
- 진폐증(pneumoconiosis)이란 직업상의 분진을 장기간 흡입함으로써 폐에 섬유화 병터를 나타내는 만성호흡기질환이다. 광산이나 터널 작업 등에 의한 진폐증은 감소하고 아크용접이나 금속 연마작업 등에 의한 진폐증이 증가하였다.
- 폐부종(pulmonary edema)은 폐혈관 밖으로 액체성분이 비정상적으로 고인 상태를 말한다. 압력 증가 폐부종과 투과성 증가 폐부종이 있다.
- 폐암(lung cancer)은 폐에 발생하는 상피세포 유래의 악성종양이다. 폐암의 발생에 흡연은 연관성이 높다. 샘암종, 편평세포암종, 소세포암종, 대세포암종 순으로 많이 발생한다.
- 악성중피종(malignant mesothelioma)은 석면 노출 후 20~50년의 잠복기를 거쳐 발병하는 가슴막의 악성종양이다. 석면증만큼 고농도로 노출되지 않더라도 발병한다.

확인문제

01. 폐는 산소(O_2)나 이산화탄소(CO_2) 등 기체가 지나는 통로로서의 (①)와/과 기체교환 장소인 (②)(으)로 나뉜다.

02. 폐엽 거의 전체를 침범하는 폐렴을 (③)(이)라고 하고 가장 많은 병원성미생물은 (④)이다.

03. 상피모양육아종을 형성하는 질환은 결핵, (⑤)이다.

04. 만성폐쇄폐질환(COPD)은 (⑥)와/과 (⑦)의 두 가지 유형이 있다.

05. 오래된 목조가옥 등에 서식하는 (⑧)이라는 진균이 원인이 되어 (⑨)을/를 발병한다.

06. (⑩)을/를 장기간 흡입함으로써 규폐증을 발병한다.

07. 석면증이나 (⑪), 폐암은 석면의 장기간 노출이 원인이 되어 발병한다.

08. 폐부종에는 압력 증가 폐부종과 (⑫) 폐부종이 있다.

09. 폐암에서 가장 많은 것은 (⑬), 이어서 (⑭), 소세포암종, 대세포암종 순이다.

10. (⑮) 억제제나 ALK 억제제 등의 (⑯)이/가 등장함으로써 샘암종 환자의 생명 예후가 현저하게 연장되었다.

정답

① 기도, ② 폐실질(폐포), ③ 엽(성)폐렴, ④ 폐렴알균, ⑤ 유육종증(사코이드증), ⑥ 폐기종, ⑦ 만성기관지염, ⑧ 트리코스포론, ⑨ 여름형 과민폐렴, ⑩ 유리규산, ⑪ 악성중피종, ⑫ 투과성 증가, ⑬ 샘암종, ⑭ 편평세포암종, ⑮ EGFR(상피성장인자수용체), ⑯ 분자표적치료제

CHAPTER

16

소화계통 질환

학습목표

1. 소화관과 간, 담낭, 췌장의 해부학적 위치관계와 각각의 기능을 설명할 수 있다.
2. 염증의 원인이나 종류, 종양의 발생 및 진행양식과 임상과의 연관성을 이해할 수 있다.
3. 식도암, 위암, 대장암의 호발부위를 설명할 수 있다.
4. 위궤양의 합병증을 열거할 수 있다.
5. 조기위암과 진행위암의 차이를 설명할 수 있다.
6. 위암의 전이양식을 설명할 수 있다.
7. A형, B형, C형간염의 차이를 설명할 수 있다.
8. 간경화증의 합병증을 열거할 수 있다.
9. 질병의 진단이나 치료경과를 관찰하기 위해 종종 측정되는 혈청 중의 효소나 단백질의 의의에 대해 설명할 수 있다.
   - AST, ALT
   - α–태아단백, PIVKA–II
   - 녹말분해효소

핵심용어

- 식도암
- 위궤양
- 위나선균(헬리코박터 파일로리)
- 용종
- 위암
- 충수염
- 장폐색증
- 탈장
- 장중첩증
- 대장암
- 가족성샘종용종증
- 샘종의 암화설
- 다단계 발암설
- 황달
- 빌리루빈
- 담관암
- 바이러스간염
- 지방간
- 간경화증
- 간암
- 담석
- 췌장염
- 췌장암

1 소화기관의 형태와 기능

소화기관(digestive organ)은 음식물을 섭취하는 입안을 비롯하여 식도, 위, 십이지장(샘창자), 소장(작은창자), 대장(큰창자), 직장(곧창자)을 거쳐 소화 및 흡수되어 항문에 이르는 관강 장기이다(그림 16-1). 입안에서 씹히고 쪼개어지며 침으로 일부 소화된 음식물은 식도를 거쳐 위에 도달하며, 위샘에서 분비되는 **소화효소**(digestive enzyme)에 의해 본격적인 소화가 시작된다. 위에서는 주로 단백질이 소화된다. 한편, 간에서 생산된 담즙(bile juice)은 담낭으로 운반되어 농축 및 저장된 후에 총담관(온쓸개관)을 지나 췌장 머리부분에서 췌관과 합류하며, 췌장액(pancreatic juice)과 함께 십이지장유두(파터유두, Vater papilla)에서 십이지장 속공간으로 분비되어 지방소화를 돕는다. 췌장액은 그 밖에도 단백질이나 탄수화물을 분해하는 소화효소를 함유한다. 소장에서는 장 내용물의 소화가 더욱 진행됨과 동시에 소화된 영양분의 대부분이 흡수된다. 이어서 대장으로 운반되어 주로 수분이 흡수되고 유동상태의 소화물이 농축 및 고형화되어 대변이 된다.

소화관의 기본 구조는 속공간 쪽에서부터 점막, 점막밑층, 근육층, 바깥막 또는 장막으로 구성된다. 식도 점막은 조직학적으로 중층편평상피로 이루어지고, 위 · 십이지장 · 소장 · 대장의 점막은 원주상피로 이루어진다. 고유근층은 식도에서 직장까지 모두 속돌림층과 바깥세로층의 2층으로 구성되며, 연동운동(peristalsis)을 통해 내용물을 잘 혼합하면서 차례차례 항문 쪽으로 보내는 기능을 한다.

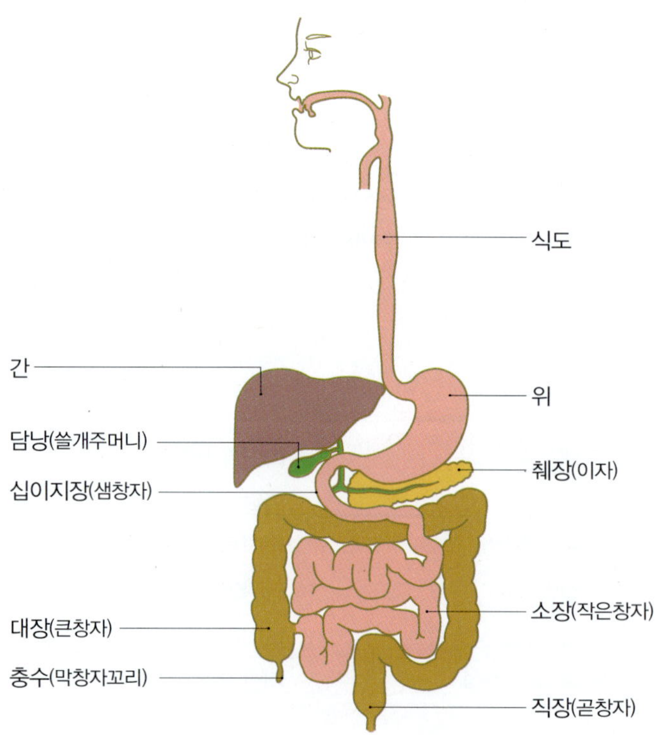

그림 16-1 소화기관의 형태

1.1 식도

식도(esophagus)는 하인두(후두인두)와 위 사이에 있는 길이 약 25cm의 관 모양 장기이다. 식도의 입구, 기관용골(tracheal carina) 위치에 있는 부분 및 위와 경계인 들문부분(분문부)은 속공간이 좁아져 있어서 **생리적 협착부**(physiological constriction)라고 하며, 식도암이 잘 발생한다. 식도의 점막상피는 중층편평상피이다. 다른 소화관과 달리 식도는 장막이 없기 때문에 주위 조직과의 사이에 명확한 경계가 없다.

1.2 위

위(stomach)는 소화관 중에서 가장 부풀어 있는 부위로, 삼킨 음식물이 일정 시간 머물러 있다가 위에서 분비되는 위액과 섞여 소화되어 죽과 같은 상태가 된다.

위에는 앞벽(전벽)과 뒤벽(후벽)이 있고 그 위모서리를 작은굽이(소만곡), 아래모서리를 큰굽이(대만곡)라고 한다. 위의 구분에는 해부학적 분류와 임상적 분류가 있는데, 일반적으로 위의 큰굽이 및 작은굽이를 3등분하고 각각의 대응점을 연결하여 위를 위부분(U, 위바닥부분), 중간부분(M, 몸통부분), 아래부분(L, 안뜰부분 또는 날문부분)의 3영역으로 나눈다(그림 16-2).

식도와 위의 경계부분을 식도위경계(esophagogastric junction)라고 하며, 날문(pylorus)이란 위와 십이지장의 경계로 속면이 고리 모양으로 높아져서 날문고리(pyloric ring)를 형성한다.

위의 점막에는 들문샘, 위바닥샘(위몸통부분과 바닥부분에 분포), 날문샘이 있다. 위바닥샘에는 **펩시노젠**(pepsinogen)을 분비하는 으뜸세포(주세포), 염산을 분비하는 벽세포, 점액을 분비하는 덧세포(보조세포)가 있다.

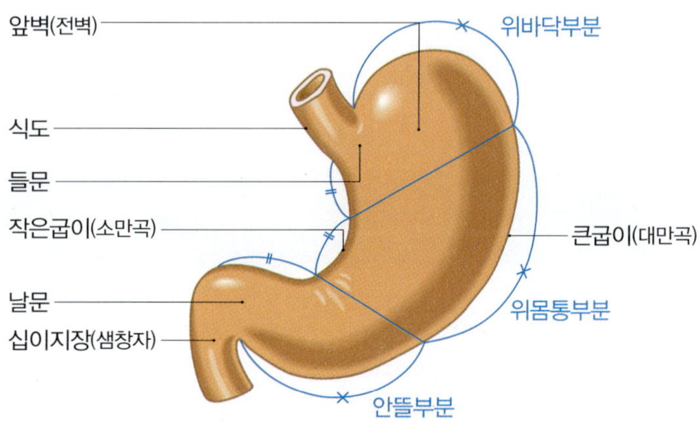

그림 16-2 위의 구분과 명칭

1.3 간

간(liver)은 사람의 장기 중에서 가장 크며, 물질대사의 중심으로서 많은 대사기능을 담당한다. 그 주요 기능은 당원의 합성과 저장, 면역글로불린 이외의 혈청단백질 합성, 혈청지단백질 합성, 담즙 분비, 유독물질 해독이다. 간은 하루에 700mL 전후의 **담즙**을 분비하며, 그 주성분인 담즙산은 지방을 흡수하는 데 꼭 필요하다.

간은 좌우의 2엽으로 구성된다. 간으로 유입되는 혈관에는 영양을 공급하는 **간동맥**과 기능혈관이라고도 할 수 있는 **문맥**(portal vein)이 있으며, 정상에서는 간으로 유입되는 혈액의 약 4/5가 이 문맥으로부터 공급된다. 이 문맥은 식도를 제외한 모든 소화관으로부터 간으로 유입되는 정맥이며, 소장에서 소화 및 흡수된 영양분을 간으로 유도하여 단백질 등을 합성하거나 당원을 저장함과 동시에 암모니아 등의 유독물질을 해독한다.

1.4 췌장

췌장(이자, pancreas)은 소화계통 장기에 속하는 최대의 외분비샘(exocrine gland)이면서 내분비샘(endocrine gland)이기도 하다. 췌장의 95% 이상은 외분비조직이며, 생산된 각종 췌장의 소화효소는 췌관을 통해 십이지장유두에서 분비되어 소화에 관여한다.

췌장 내에는 내분비샘인 **췌장 랑게르한스섬**이 흩어져 있으며, 4종류의 내분비세포(α, β, δ 및 PP세포)가 **글루카곤**(glucagon), **인슐린**(insulin), **성장호르몬억제인자**(소마토스타틴, somatostatin) 등을 생산하여 혈액으로 분비한다.

2 식도의 질환

2.1 위식도역류병

위식도역류병(gastroesophageal reflux disease, GERD)은 입안에서 넘어온 음식물이 식도를 통해 위로 이동되는데 위의 내용물이 주기적으로 식도로 역류하여 식도 손상을 일으키는 질환이다. 하부식도 조임근의 압력이 감소하거나 복강 내의 압력이 비정상적으로 증가하는 경우에 발생하며, 원인에는 기름진 음식이나 밀가루 음식 등의 폭식, 알코올, 흡연, 카페인, 특정한 약물 섭취, 유문협착, 비만, 임신 등의 복압 증가가 있다. 속쓰림을 유발하는 역류는 밤이나 식사 후 30~60분 정도에 흔히 일어나며, 그 밖에도 삼킴곤란, 삼킴통증, 소화불량이 나타난다.

2.2 식도암

식도에도 양성종양과 악성종양이 발생하는데, 실제로 문제가 되는 것은 식도암(esophageal cancer)이며 그 90% 이상은 중층편평상피암이다. 식도암의 발생 연령은 일반적으로 50~60대 중장년에게 많다. 발생 부위는 식도에 있는 3곳의 생리적 협착부인데 특히 중부 식도, 이어서 하부 식도에 많다.

식도암은 삼킴곤란(연하곤란, dysphagia)을 초발증상으로 하는 진행암으로 발견되는 경우가 많기 때문에 치료가 어려웠지만, 최근에는 내시경 진단기술의 발달로 암의 중증도가 점막밑층까지인 '표재형'을 진단할 수 있게 되었고 또 치료도 발전하여 생존율이 많이 향상되었다. 표재형 중에서 점막 내에 머무르는 병터를 조기식도암[1]이라고 한다. 또한 종양 병터 가운데 비침윤성으로 점막상피 내에 국한하는 것을 상피 내 편평세포암종이라고 하며, 암이라고 할 수 없는 종양성의 상피 내 이형병터를 상피내신생물(intraepithelial neoplasia, IEN)이라고 하여 암이 되기 전의 병터를 빨리 찾아내어 치료하도록 하고 있다.

식도암은 해부학적인 위치관계 때문에 종종 심각한 합병증을 일으킨다. 암조직이 괴사되어 암이 침범한 식도벽이 파괴되면(식도천공) 주위의 세로칸(종격, mediastinum)에 심한 고름염증이 일어난다. 암의 침윤이 기관, 기관지, 대동맥에 이르면 식도와 기관이 연결되는 식도기관샛길(esophagotracheal fistula)이 형성되거나 대량출혈의 원인이 되기도 한다.

3 위의 질환

3.1 급성위염

급성위염(acute gastritis)은 위점막의 염증 발생으로 시작되며 염증반응에 의해 위점막이 빨갛게 부어오르는 것이 특징이다. 직접적인 위점막세포의 손상과 순환이 제대로 이루어지지 않을 때 발생하며 궤양으로 발전하기 쉽다. 주로 50~60대 남성에게 호발하며, 원인으로는 스트레스, 흡연, 알코올, 세균 감염, 아스피린이나 궤양 유발 약물 섭취, 매운 음식 섭취, 방사선이나 화학요법 등이 있다. 증상으로 명치 불편감, 구역, 구토, 식욕부진, 설사, 발열 등이 발생하나 일반적으로 만성적인 자극이 없으면 항상성에 의해 자연적으로 치유되는 경향이 있다.

1) 조기식도암은 '벽 진행도가 점막 내에 머무르는 암으로, 림프절전이 여부와 관계없다'고 정의된다. 한편, 표재암은 '벽 진행도가 점막밑층까지이며 림프절전이 여부는 관계없다'고 정의된다.

3.2 만성위염

만성위염(chronic gastritis)은 위에서 발생하는 만성적인 비특이적 염증으로, 그 원인은 명확히 밝혀지지 않았다. 만성위염이 발생하면 위점막은 위축되고 위샘의 수도 감소하기 때문에 위샘에서 분비되는 위액 속의 염산이나 단백질분해효소인 펩신 등이 감소하게 된다. 이로 인해 위액을 검사하면 저산증인 경우가 많다. 그 다음으로 두드러진 특징은 만성위염이 발생하면 정상적인 위점막에서는 볼 수 없는 세포 즉, 본래는 소장이나 대장의 점막에 존재하는 술잔세포(goblet cell)나 호산과립세포(파네트세포, paneth cell)가 관찰된다. 이를 **장상피화**(intestinal metaplasia)라고 한다. 20세를 넘으면 정도는 다양하지만 대부분의 사람에게서 만성위염 소견이 나타나게 된다. 장상피화도 20~30대부터 시작하여 40대가 되면 절정에 달해 약 절반의 사람에게서 발생한다.

3.3 위궤양

위궤양(gastric ulcer)은 발생빈도가 높은 질환으로, 특히 남성에게 많다. 주요 증상으로는 명치의 통증과 불쾌감이다. 명치통증은 공복 시 일어나며, 음식물을 섭취하면 사라지는 경우가 많다.

위궤양은 위의 작은굽이(소만곡)를 따라 위몸통부분과 날문부분의 경계 부근, 임상적으로 위각(gastric angle)이라는 영역에서 많이 발생한다. 위궤양과 같은 성질의 궤양은 십이지장에도 발생하므로, 위궤양과 십이지장궤양을 합쳐서 **소화궤양**(peptic ulcer)이라고 한다.

1) 위궤양의 분류

궤양(ulcer)이란 점막근육판보다 깊은 부분에 이르는 위벽 또는 장벽의 손상을 가리킨다. 점막에 국한된 조직의 손상을 **미란**(erosion)이라고 한다. 궤양은 조직의 결손 깊이에 따라 I도에서 IV도까지 4단계로 분류할 수 있다(그림 16-3). 즉, I도 궤양(UL-I)은 점막만 결손되며 미란과 동일 상태이다. II도 궤양(UL-II)은 궤양에 의한 결손이 점막근육판을 넘은 것으로 따라서 궤양 바닥은 점막밑조직에 달한다. 마찬가지로 III도 궤양(UL-III)은 고유근층에, IV도 궤양(UL-IV)은 장막밑조직 또는 장막까지 이르는 것을 가리킨다.

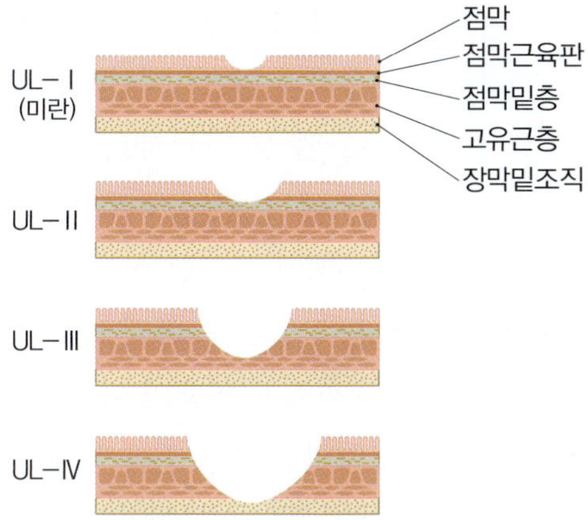

그림 16-3 위궤양 모식도

궤양은 영어로 ulcer이므로 일반적으로 약어 UL로 나타낸다. 궤양은 깊이에 따라 그림과 같이 UL-I~UL-IV의 4가지로 분류할 수 있다.

2) 위궤양의 원인과 합병증

위궤양의 병리 발생에서 가장 널리 인정되는 것은 **위액에 의한 소화작용설**이다. 위액에는 펩신 등의 단백질소화효소와 고농도의 염산이 함유되어 있지만, 정상적인 점막은 점막상피에서 분비되는 점액에 의해 소화되지 않도록 보호된다. 그러나 어떠한 원인 때문에 충분히 보호하지 못하게 되면 소화작용에 의해 점막이 괴사되어 미란이나 궤양이 일어난다. 원인이 제거되면 정상과 구별되지 않을 정도로 재생 점막에 의해 회복되지만, 그렇지 않으면 더 깊은 궤양으로 진행된다. 어떠한 계기로 점막에 미란이 생기는지는 잘 알려지지 않았지만, 최근 나선 모양의 그람음성 막대균인 **위나선균**(헬리코박터 파일로리, *Helicobacter pylori*)가 급성위염, 만성위염, 위궤양의 발병에 중요한 역할을 하는 것으로 밝혀져 주목을 받고 있다(column 11 참조).

임상적으로는 다음과 같은 경우에 궤양이 발생하기 쉽다.

① 위액분비 이상(과잉분비, 공복 시 분비)

② 스트레스(특히 정신적인 긴장의 지속)

③ 비스테로이드소염제(nonsteroid antiinflammatory drug, NSAID) 복용

④ 부신피질호르몬(adrenocortical hormone)의 장기 투여(스테로이드궤양)

⑤ 쇼크(예를 들어 중증 화상)

위궤양은 치료기술의 발달로 상당히 큰 궤양이 아닌 한 내과적 치료로 치유된다. 궤양 바닥부분에는 삼출물과 괴사조직이 부착되어 있고, 그 아래에는 육아조직이 있다. 궤양 가장자리에서는 점막상피가 활발하게 재생되며 궤양 치유기에 들어서면 재생 상피가 궤양면을 향해 뻗어나가 최종적으로는 전체를 덮어 흉터가 되어 치유된다.

위궤양에는 각종 합병증이 발생하는 경우가 있다. 그 대표적인 것에 **천공**(perforation), **관통**(penetration), 출혈(hemorrhage), 흉터수축에 의한 협착이 있다. 천공은 궤양에 의한 조직손상이 위벽 전층에 이르고 그로

인해 위의 내용물이 복강으로 누출되는 것이다. 그 결과 복강이 세균에 감염되어 급성고름복막염이라는 매우 위험한 상태를 일으킨다. 긴급하게 수술하지 않으면 치명적이다. 관통은 궤양이 천천히 진행되어 궤양 바닥이 간이나 췌장 등의 주위 장기에 유착된 상태로 궤양병터가 유착 장기의 표면이나 내부에까지 이르는 것으로, 바닥부분이 유착되어 있기 때문에 천공은 모면하게 되는 것을 말한다(그림 16–4). 위궤양에서 발생하는 대량출혈은 궤양 때문에 굵은 동맥이 궤양면에 노출되고, 그것이 궤양병터에 손상을 주어 파괴되기 때문에 일어난다. 대량의 토혈과 하혈이 있으며 쇼크 상태가 되므로 방치하면 종종 치명적이 된다. 출혈이 일어나면 적혈구에 함유되어 있는 혈색소가 위액의 염산과 반응해서 암갈색의 염산헤마틴이 되기 때문에 토혈은 커피찌꺼기 모양이 된다. 또 하혈 시에는 검은색 타르변(tarry stool)을 배설한다. 위와 십이지장의 경계에 있는 날문고리(pyloric ring)는 원래 좁은 부위이기 때문에 이 부위에 궤양이 발생하면 흉터화에 의한 수축으로 날문협착증(pyloric stenosis)을 일으키기 쉽다.

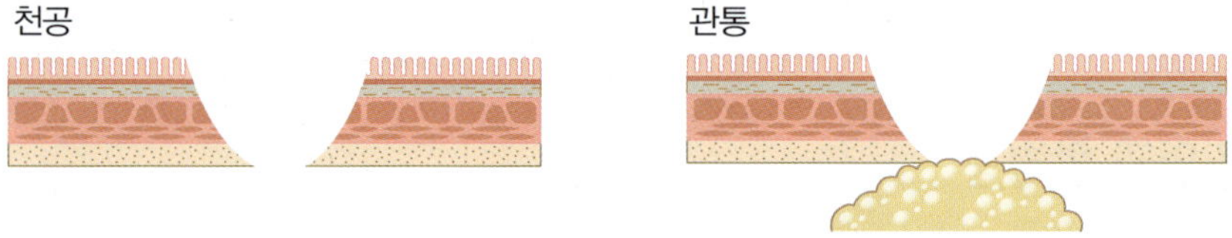

그림 16–4 위의 천공과 관통 차이

3.4 용종과 샘종

용종(polyp)이란 점막면에서 속공간을 향해 국한성으로 융기하는 병터를 말한다. 육안으로는 버섯처럼 줄기(stalk)를 가진 것에서부터 낮은 융기만 관찰되는 것 등 다양한 유형이 있다.

위의 용종은 크게 2종류로 나눌 수 있다.

1) 증식용종(hyperplastic polyp)

형성이상을 나타내지 않는 위점막 상피세포의 과다형성에 따른 것으로, 위의 용종 중 가장 많다. 증식용종에서는 암발생이 일어나지 않는다.

2) 샘종용종(adenomatous polyp)

위점막 상피세포에서 발생하는 양성종양으로 **샘종**(adenoma)이라고도 한다. 형성이상을 동반하는 신생샘관에서 만들어진다. 샘종의 5~10%에서 암이 발생하므로 주의가 필요하다.

3.5 위암

위암(gastric cancer)은 중년 이후에 많이 발생하며, 남녀 비율은 약 2:1이다. 우리나라에서는 위암을 조기에 발견하여 치료하기 위한 연구가 활발히 진행되어 왔다. 이전에는 가장 많이 발생하는 악성종양으로 남녀 모두 위암이었지만, 최근에는 남녀 모두에서 폐암이 위암을 앞질러 1위가 되었다. 위 X선 검사의 이중조영법이나 위내시경의 개발과 생검(biopsy)의 보급으로 위암의 조기진단이 가능해졌다. 조기발견과 조기치료를 하면 위암은 확실하게 치유되는 질환이며, 위암에 의한 사망은 느리기는 하지만 착실하게 감소되고 있다.

위암은 위의 상피조직, 즉 점막의 샘조직에서 발생한다. 발생부위로는 안뜰부위의 작은굽이(소만곡)가 많다. 그러나 들문부분, 큰굽이(대만곡), 위바닥부분, 그 밖의 부위에서도 발생한다. 위암은 치료와 예후의 관점에서 **조기위암**과 **진행위암**으로 구별하는 경우가 많다.

1) 위암의 분류

(1) 조기위암

'암의 침윤이 점막 또는 점막밑층에 머물러 있는 것'을 조기위암이라고 한다.

암이 점막에 머물러 있으면 5년 생존율은 99% 이상, 점막밑층에 머물러 있으면 95% 전후가 된다. 한편, 진행암에서는 40~50%에서 10% 이하로 진행될수록 나빠진다. 우리나라에서는 지역이나 직장 단위로 건강검진이 실시되어 가능한 한 조기위암을 발견하려는 노력이 이루어지고 있다.

위암은 육안적으로 0~4형의 기본형으로 나뉜다[2]. 그중에서 암의 침윤이 점막밑층까지 머문 경우가 많은 0형(표재형)이 조기위암의 기본적 육안형이며, 또 0형은 그림 16-5, 16-6과 같이 0-I~0-III형으로 더 세분된다.

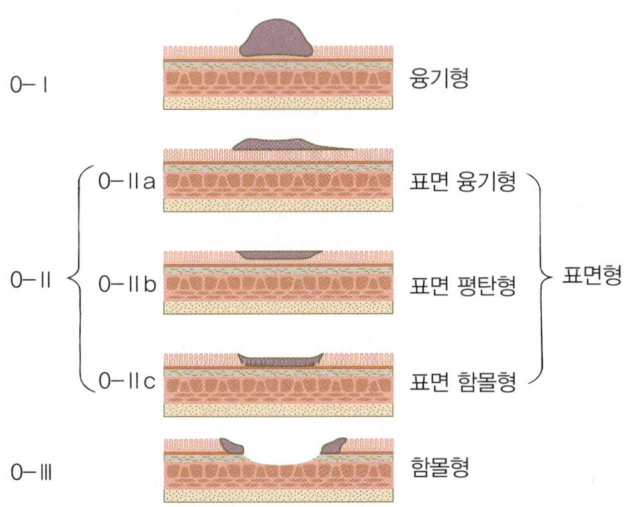

그림 16-5 조기위암의 육안적 분류

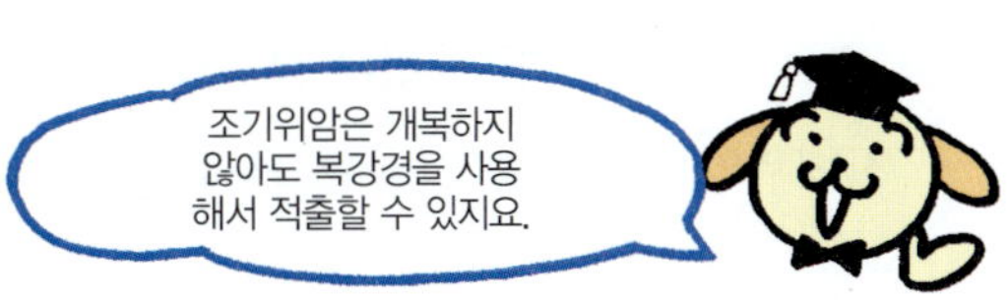

2) 0~4형 중에 어느 것으로도 분류할 수 없는 것이 있으며 그 경우는 5형(분류 불가)으로 분류한다.

조기위암의 육안적 기본형은 0형(표재형)이다. 0형에는 I형(융기형), II형(표면형), III형(함몰형)이 있으며, II형은 다시 IIa(표면 융기형), IIb(표면 평탄형), IIc(표면 함몰형)으로 세분류된다. 이 가운데 IIc형이 조기위암 중에서도 가장 빈도가 높은 육안형이다.

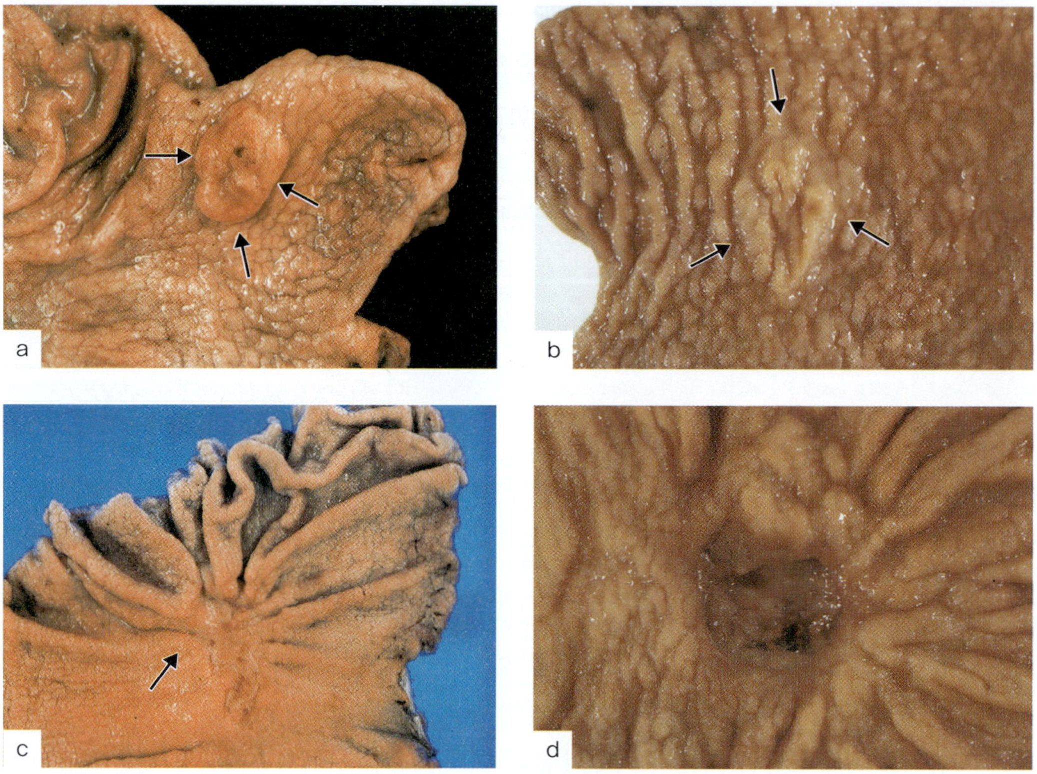

그림 16–6 조기위암의 육안상

a. 0–Ⅰ형(융기형) : 종양을 형성하여 속공간을 향해 돌출되어 있다(→).
b. 0–Ⅱa형(표면 융기형) : 중앙부분의 하얗게 보이는 부분(→)으로, 점막면보다 약간 융기되어 있다.
c. 0–Ⅱc형(표면 함몰형) : 점막면보다 약간 함몰되어 있다. 왼쪽 위(→)에는 경계가 선명하지 않으며 0–Ⅱb형(표면 평탄형)으로 진행되고 있다.
d. 0–Ⅲ형(궤양형) : 0–Ⅱc형보다 깊은 궤양이 형성되어 있다.

(2) 진행위암

암발생의 실제 원인은 유전자의 이상 때문으로 밝혀지고 있으며, 진행위암을 완전히 치유하려면 외과적으로 위를 절제하는 방법밖에는 없다. 진행암으로 발견된 경우 화학요법이나 방사선요법을 병행해도 5년 생존율은 매우 나쁘다. 암세포가 고유근층보다 깊게 침윤한 경우를 진행위암이라고 하며, 위벽조직을 뚫고 복막에 도달한 경우 5년 생존율은 10% 이하이다.

진행위암의 육안적 분류는 1~4형으로 나뉜다(그림 16–7).

- **1형** : 융기형으로 점막면에서 위의 속공간으로 유두 모양 또는 반원 모양으로 융기한 것(그림 16-8)
- **2형** : 궤양 형성형으로 주위와 경계가 명료한 것
- **3형** : 궤양 형성형이면서 주위로 침윤 경향이 강한 것
- **4형** : 광범위 침윤형으로 주위와 경계가 명료하지 않은 것

융기형은 날문 근처에서 발생하면 속공간이 좁아져 통과장애를 일으키며, 궤양형은 잠재출혈 또는 대량출혈의 원인이 된다. 광범위 침윤형은 확실한 덩어리나 궤양을 형성하지 않고 암세포가 위벽의 조직 내에서 넓은 범위에 걸쳐 증식하는 것을 말하는데 진행이 빨라 위암 중에서도 특히 악성이다. 이 유형은 동시에 사이질의 결합조직 증식도 현저하다. 따라서 위벽은 두꺼워지고 단단해져 위의 운동이 상당히 장애를 입는다. 이 경우를 특히 **경성암**(scirrhous carcinoma)이라고 한다.

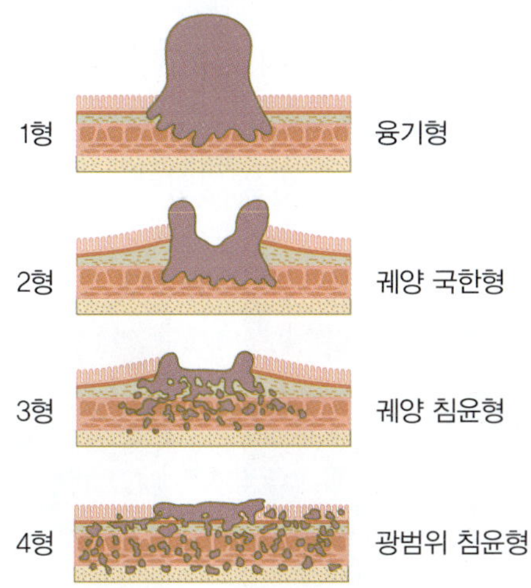

그림 16-7 진행위암의 육안분류

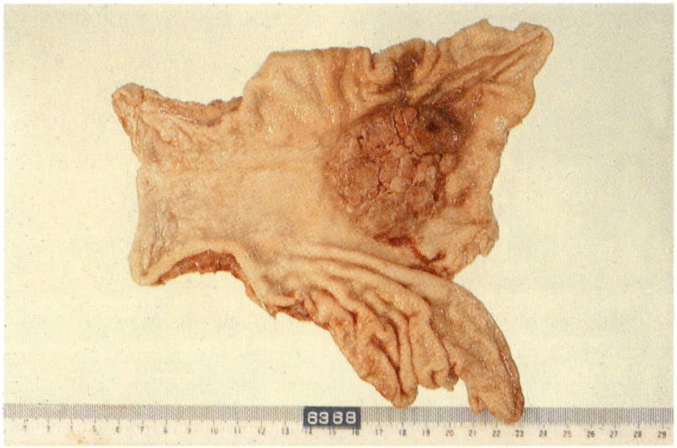

그림 16-8 위몸통부분의 작은굽이에서 발생한 1형 진행위암

종양을 형성하여 속공간으로 융기해 있다.

2) 위암의 병리소견

위암 대부분은 조직학적으로 샘암종(adenocarcinoma)이다. 그러나 샘암종이라고는 해도 사례마다 조직상이 다양하고, 또 같은 사례에서도 부분적으로 다른 조직상을 나타내므로(그림 16-9) 충분한 병리적 검사가 필요하다.

샘암종은 위샘에서 발생하지만, 정상적인 위샘과 아주 비슷한 구조를 나타내는 경우를 유두샘암종이나 분화형 샘암종이라고 한다. 노인에게 많이 발생하고 위의 속공간으로 융기성으로 발육하여 주변 조직으로 확대되어 증식하는 경향을 나타내는데 예후는 좋다.

한편, 거의 샘 구조를 형성하지 않는 경우를 저분화형 샘암종이나 미분화암종이라고 하는데, 젊은 사람들에게 많고 육안으로 보면 함몰형이다. 주변 조직으로 나무의 뿌리가 뻗듯이 미만성 및 침윤성으로 증식하는 경향을 나타내며 예후가 나쁘다. 저분화형 샘암종 중에서 샘공간이 거의 형성되지 않고 암세포가 그 세포질 속에서 점액을 생산하여 가득 채움으로써 핵을 한쪽으로 밀어내기 때문에 반지 모양의 형태를 나타내는 것을 **반지세포암종**(signet ring cell carcinoma)이라고 한다. 또 암세포의 미만성 및 침윤성 성장과 함께 결합조직의 증식이 현저하고 매우 단단해지는 암을 경성암이라고 한다.

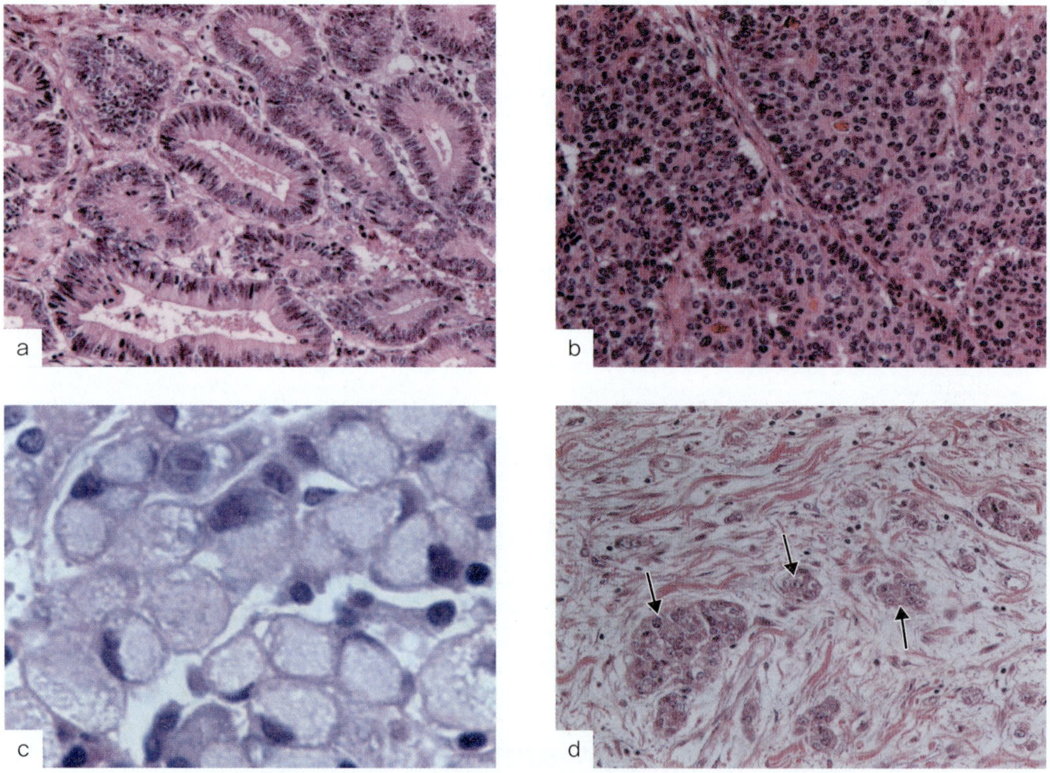

그림 16-9 위암 조직상

a. 고분화형 샘암종 : 정상 샘관 구조와 유사한 관 모양의 샘암종이 빼곡하게 증식해 있다.
b. 저분화형 샘암종 : 암세포가 빼곡하게 증식해 있으며 샘관 구조는 거의 관찰되지 않는다.
c. 반지세포암종 : 암세포의 세포질에 점액이 가득 차고 핵은 가장자리로 밀려 고리 모양의 세포막에 붙어 있으며 반지 모양 구조를 나타내고 있다.
d. 경성암 : 암세포(→)의 증식과 함께 주위에 아교질원섬유를 주로 한 결합조직의 증식이 현저하다. 그래서 위벽은 두껍고 단단해진다.

3) 위암의 진행양식

위암의 진행에서 중요한 문제는 전이(metastasis)이다. 림프전이는 우선 위 주위의 국소림프절에서 시작해 췌장과 십이지장 주위, 간문부위 림프절에 이른다. 이어서 가슴림프관(흉관)을 거쳐 왼쪽 빗장위림프절(쇄골위림프절, supraclavicular node)로 전이된 경우를 **피르호전이**(Virchow metastasis)라고 한다. 파종전이는 위암이 위의 장막면에 침윤 노출되어 복강에 씨를 뿌리듯이(파종) 확산되는 것으로, 여성이면 복강의 가장 아래부위인 직장자궁오목(rectouterine pouch; 더글라스와)에 전이되기 쉽고 또 암성복막염을 일으킨다. 이것이 난소에 전이되면 **크루켄베르크종양**(Krukenberg tumor)이라고 한다. 혈행성으로는 간이나 폐, 그 밖의 장기에 전이된다.

4) 위생검

위의 X선 진단이나 내시경의 발달과 함께 조기위암의 발견에 기여해온 **위생검**의 역할은 헤아릴 수 없을 정도로 많다. 왜냐하면 얕은 궤양 병터와 조기위암은 임상적으로 종종 감별하기 어려우며 이러한 부위에서 내시경으로 병터를 관찰하면서 일부 조직을 채취하여(개방생검, open biopsy) 현미경으로 병리학적 검사를 시행함으로써 비로소 암 여부가 분명해지기 때문이다.

우리나라에는 위암 진단을 위한 병리조직 진단기준이 있으며, 위생검에 의한 결과를 바탕으로 다음과 같이 분류한다.

- **그룹 1** : 정상조직 및 비종양성 병터
- **그룹 2** : 종양성(샘종 또는 암)인지 비종양성인지 판단이 어려운 병터
- **그룹 3** : 샘종
- **그룹 4** : 종양으로 판정되는 병터 가운데 암이 의심되는 병터
- **그룹 5** : 암

그룹 2 또는 5로 진단되면 가능한 빨리 재생검을 시행하여 확정진단을 내릴 필요가 있다.

4 장의 질환

4.1 충수염

충수염(appendicitis)은 일반적으로 맹장염이라고 불리는 것으로, 이는 맹장의 질병이 아니라 충수(막창자꼬리, vermiform appendix)에서 발생한 염증이다. 흔히 발생하는 염증질환으로, 어느 연령층에서나 관찰되지만 젊은 연령층에게 특히 많다. 해부학적으로 충수는 가늘고 끝이 막혀 있어 일단 염증이 생기면 염증에 의한 부종 때문에 출구가 막히기 쉽고, 그렇게 되면 내압이 높아져 염증이 충수벽을 따라 확산되기 쉽다.

급성충수염은 심한 복통, 오른쪽 아랫배의 압통, 발열, 백혈구 증가 등으로 갑자기 발병하지만, 노인이나 유아에서는 증상이 뚜렷하지 않은 경우가 있다. 급성충수염은 병터의 정도에 따라 ①카타르충수염(catarrh appendicitis), ②고름충수염(purulent appendicitis), ③괴저충수염(gangrenous appendicitis)의 3단계로 나눌 수 있다.

카타르충수염은 가장 경증으로 염증이 점막에 머무르기 때문에 거의 완전하게 치유할 수 있다. 고름충수염은 병터가 심해져 점막에는 궤양이 형성되고 속공간에는 고름이 가득 차게 된다. 병터가 심한 경우에는 괴저충수염이 되는데, 충수벽이 괴사되어 약해지기 때문에 찢어지고 그로 인해 장벽이 터져 천공을 일으킨다. 이를 방치하면 **복막염**(peritonitis)으로 진행된다. 복막염을 동반하면 치료는 어려워지고 경과도 지연되며 복막이 유착되거나 장에 통과장애가 남게 된다.

4.2 장폐색증

장 내용물이 통과하는 데 장애가 발생하는 것을 장폐쇄증(ileus)이라고 한다. 급성장폐색증은 때때로 응급개복수술이 필요하며, 방치하면 단기간에 사망한다. 창자가 막히는 원인은 매우 많지만, 크게 기계적 원인과 기능적 원인의 2종류로 나눌 수 있다.

1) 기계적 장폐색증(mechanical ileus)

장의 속공간이 잘못 삼킨 이물(질)이나 십이지장 안으로 배출된 담석 또는 장 내용물이 굳어서 생긴 대변돌(분석) 등에 의해 막히는 경우, 복막 유착으로 인해 장이 굴곡됨으로써 통과장애가 생긴 경우에 발생한다. 또 장이 하위 장 속으로 들어가는 **장중첩(증)**(intussusception), 밑부분부터 180° 이상 비틀리는 **장꼬임**(장염전, volvulus) 또는 **감금탈장**(incarcerated hernia) 등에 의해서도 일어난다(그림 16-10, 16-11). 장중첩(증)은 영유아에게 많으며, 회맹부에서 일어나기 쉽다.

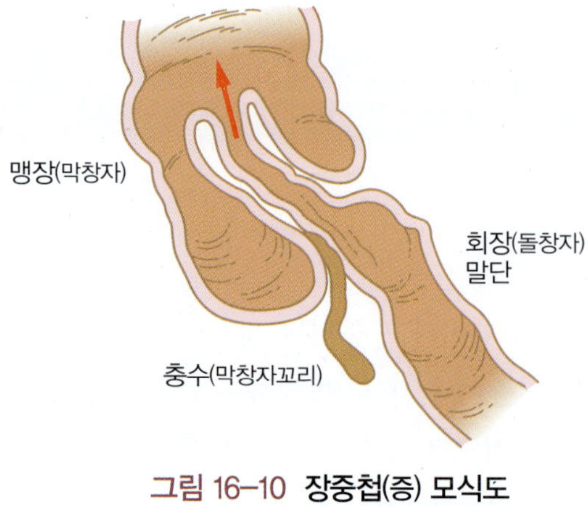

그림 16-10 장중첩(증) 모식도

회장 말단부분이 맹장 안으로 들어가 있다. 끼어 있는 회장의 속공간이 좁아 장 내용물이 통과할 수 없다.

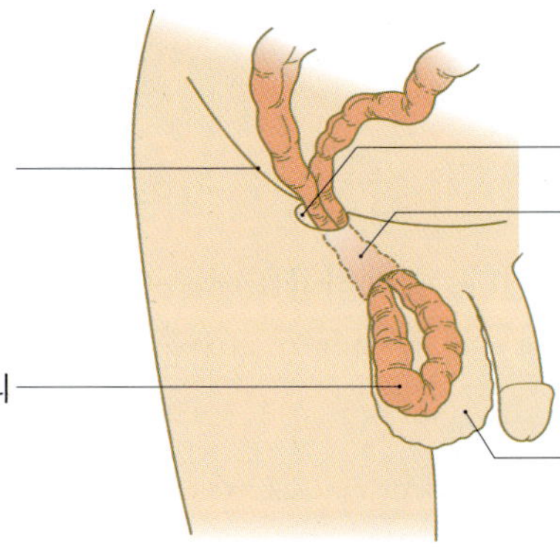

그림 16-11 고샅탈장
복강의 장이 고샅굴을 지나 음낭 안으로 탈출해 있다.

2) 마비장폐색증(paralytic ileus)

장의 연동운동이 마비되어 내용물이 통과하는 데 장애가 생겨 일어난다. 개복수술 후나 급성복막염, 급성췌장염 시 일어난다.

4.3 탈장

복강은 안쪽이 복막이고 주위를 근육이나 지방조직이 둘러싸고 있는데, 혈관이나 신경 등이 복강으로 들어가는 장소나 반대로 복강에서 나오는 장소는 복막이나 근육이 둘러싸는 힘이 약하기 때문에 그러한 부위에서 장이 탈출하는 경우가 있다. 이러한 현상을 탈장(hernia)이라고 하는데, 대표적인 것에 고샅탈장(inguinal hernia), 배꼽탈장(umbilical hernia), 가로막탈장(diaphragmatic hernia)이 있다.

이 중에서 **고샅탈장**의 경우 양쪽 복벽 아래(고샅부위)에는 복벽의 근육과 그 널힘줄(건막) 및 고샅인대 사이에 형성된 고샅굴이라는 저항에 약한 부위가 있다. 이곳은 태생기에 남성인 경우에는 고환이 복강으로부터 음낭으로 내려가고, 여성인 경우에는 자궁을 고정하는 인대가 내려가 대음순에 부착한다. 그런데 이 고샅굴이 태어난 후에도 잘 닫히지 않으면 예를 들어 영유아가 자지러지게 울 때나 노인이 되어 조직의 저항이 약해졌을 때 복강의 장 등이 복부의 압력에 의해 탈출하여 탈장이 발생한다(그림 16-11). 처음에는 쉽게 제자리로 되돌아갈 수 있다. 그러나 염증에 의한 유착 등이 발생하여 복강으로 되돌아가지 못하면 **감금탈장**(incarcerated hernia)이 되어 장폐색증과 비슷한 결과를 초래한다.

4.4 장의 감염병

1) 콜레라(cholera)

음수나 음식물을 통해 입안감염을 일으킨다. 콜레라균(*Vibrio cholerae*)의 독소에 의해 주로 소장이 손상을 입는다. '쌀뜨물과 같은 물대변'과 구토를 반복하여 전해질 상실과 탈수에 의해 심각한 증상이 나타난다.

2) 장티푸스(typhoid fever)

입안감염에 의해 주로 회장에 궤양을 형성하는 감염병이다. 장티푸스균(*Salmonella typhi*)은 장으로부터 림프절을 경유하여 혈류를 통해 퍼져 세균혈증(bacteremia)을 일으킨다. 전신성으로 병터를 일으키지만 특히 간이나 비장이 현저하게 비대해진다.

3) 이질(dysentery)

이질균(*Shigella*)의 입안감염에 의해 대장에 궤양이 형성되는 급성감염병이다. 심한 설사와 혈변이 나타난다. 아메바이질(amebic dysentery)은 아메바의 입안감염에 의해 대장에 다수의 궤양이 형성된다. 동남아시아나 남미에 많지만, 우리나라에서도 산발적으로 발생한다.

4.5 크론병

크론병(Crohn disease)은 회장 말단부분이나 대장에 궤양이 형성되는 원인 불명의 염증질환이다. 흉터형성(반흔화, cicatrization)에 의해 장벽이 단단해지고 속공간이 좁아지기 때문에 통과장애를 일으킨다. 진행되면 궤양부분이 천공되어 복강 내에 고름집(abscess)이 형성되거나 유착된 장 사이에 샛길(누공, fistula)이 형성되기도 한다.

4.6 궤양대장염

궤양대장염(ulcerative colitis)은 보통 직장에서 시작되어 차츰 입 쪽 대장을 향해 연속적으로 퍼져 가는 만성질환으로, 병태가 악화와 완화를 반복하는 것이 특징이다. 크론병과는 다르게 병터가 점막밑조직으로 국한되어 있지만, 치유되기 어렵고 재발이 반복되는 까다로운 질병이다. 나중에 대장암이 합병되는 경우도 있다.

4.7 대장종양

1) 대장의 구분과 명칭

대장은 결장(잘록창자, colon)과 직장(곧창자, rectum)으로 나뉘며 각각 다음과 같이 구분된다(그림 16-12).

① 결장(잘록창자)

- **맹장**(막창자, cecum) : 회맹판막(ileocecal valve) 위쪽에서 꼬리 쪽 주머니부분
- **상행결장**(오름잘록창자, ascending colon) : 맹장에서 이어지며 우결장굴곡(오른잘록창자굽이, right colic flexure)에 이르는 부분
- **횡행결장**(가로잘록창자, transverse colon) : 우 · 좌결장굴곡에 끼인 부분
- **하행결장**(내림잘록창자, descending colon) : 좌결장굴곡(왼잘록창자굽이, left colic flexure)에서 구불결장 시작부위에 이르는 복막 뒤 고정된 부분
- **구불결장**(구불잘록창자, sigmoid colon) : 하행결장에서 이어지는 부분으로, 엉덩뼈능선(장골능선, iliac crest)에 대응하는 부위부터 엉치뼈곶(천골곶, sacral promontory) 높이까지

② 직장(곧창자)

- **직장 구불부분** : 엉치뼈곶 높이에서 제2엉치뼈 아래모서리 높이까지
- **상부 직장** : 제2엉치뼈 아래모서리 높이에서 복막반전(peritoneal reflection)[3] 부분까지
- **하부 직장** : 복막반전 부분부터 두덩곧창자근(치골직장근) 부착부분 위모서리까지

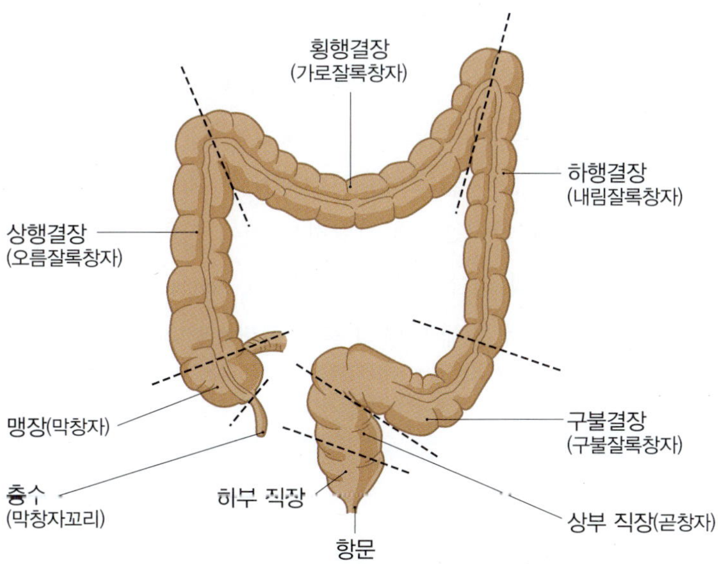

그림 16-12 **대장의 구분과 명칭**

3) 직장 구불부분은 앞면과 가쪽면이 복막에 덮여 있지만, 상부 직장은 앞면만 복막에 덮여 있다. 복막은 반전하여 앞면에서 오목한 곳을 형성하여 남성의 경우는 직장방광오목, 여성의 경우는 직장자궁오목(더글라스와)을 형성하기 때문에 하부 직장은 복막에 덮여 있지 않다.

2) 샘종(adenoma)

앞에서도 설명했듯이 육안으로 보았을 때 융기되어 있는 병터를 용종(polyp)이라고 하는데, 장에도 용종이 발생한다. 소장에서는 거의 관찰되지 않지만 대장, 그중에서도 구불결장과 직장에서 많이 발생한다. 용종에는 여러 질환이 있지만, 대부분은 샘종이어서 **샘종용종**(adenomatous polyp)이라고 불리기도 한다.

샘종은 발생 빈도가 높아 부검 예에서 보면 30~35%의 빈도로 발견되며 연령과도 관계가 있다. 또한 대장암 검진에서 가장 많이 발견되는 종양이기도 하다. 크기는 쌀알 크기에서부터 수cm 정도까지이며 다발하는 경우가 많다. 샘종의 일부는 암으로 발전하므로 주의가 필요하다.

대장에 많은 수의 용종이 발생하는 질환이 있으며, 그중 가장 대표적인 것으로 **가족성샘종용종증**(familial adenomatous polyposis, FAP)이 있다. 이는 우성유전에 의해 가족성으로 발생하는 샘종용종증으로 방치하면 95%의 높은 비율로 암을 일으키는 무서운 질환이다.

3) 대장암(colorectal cancer)

대장암의 육안형 기본 분류는 위암의 육안형 분류에 따른다. 전이 여부와 상관없이 암이 점막밑층에 머물러 있고 고유근층에 이르지 않은 병터를 조기암으로 보는 것도 위암의 분류와 같다.

대장에서도 위장과 동일한 개념에 따라 내시경 생검 재료를 대상으로 병터 진단(질환)의 구분을 명확하게 하기 위해 상피성인 것에 그룹 1~5까지 분류한다. 생검진단 시에는 진단명을 기록한 후 각 그룹분류를 함께 기록한다.

한국인은 서양인에 비해 대장암 발생이 적었지만, 식생활이 서구화됨에 따라 최근 증가하고 있다. 악성 종양 중에서 폐암, 간암에 이어서 세 번째로 사망률이 높다(그림 9-13 참조).

소장의 암은 매우 드물고 대부분이 대장에서 발생한다(그림 16-13). 대장 중에서 가장 발생빈도가 높은 부위는 직장이며, 그 다음이 구불결장, 상행결장 순이다. 대장암의 약 2/3는 직장에서 구불결장에서 발생한다. 위암과 달리 대장암은 조기암으로 발견되는 빈도가 낮았지만, 최근에는 대변잠혈검사의 보급과 내시경의 발달로 조기암으로 발견되는 비율이 늘고 있다. 대장암의 대부분은 중심에 궤양을 형성하고 주위가 제방 모양으로 융기되어 있어 진행위암의 2형에 상당하는 것이 많다. 통과장애에 의한 변비 또는 설사와 변비를 반복하는 **교대설사**나 암조직의 괴사에 의한 출혈(**혈변**, hematochezia) 등이 초기 증상인 경우가 많다. 육안으로 볼 때 혈변이 없어도 검사를 통해 미량의 출혈(**잠재혈액**, occult blood)이 발견되어 암의 조기발견으로 이어지는 경우도 있다.

4) 샘종의 암발생

대장암의 조직발생에 대해서는 맨 처음 샘종이 발생하고 그 샘종이 커짐에 따라 샘종 내에 암이 발생한다고 하는 '**샘종암종연쇄**(adenoma-carcinoma sequence)'가 일반적으로 인정되고 있다. 이것을 설명하는 것으로 여러 유전자의 이상이 축적되어 샘종에서 암이 발생한다는 **다단계 발암설**[4]이 제창되고 있다(그림 9-11 참조). 10% 전후의 대장샘종이 암으로 발생한다고 보고 있는데, 특히 융모샘종(villous adenoma)에서는 약 50%가 암이 된다. 한편, 샘종을 거치지 않고 정상 점막에서 직접 암(de novo carcinoma)이 발생하는 경우도 있다.

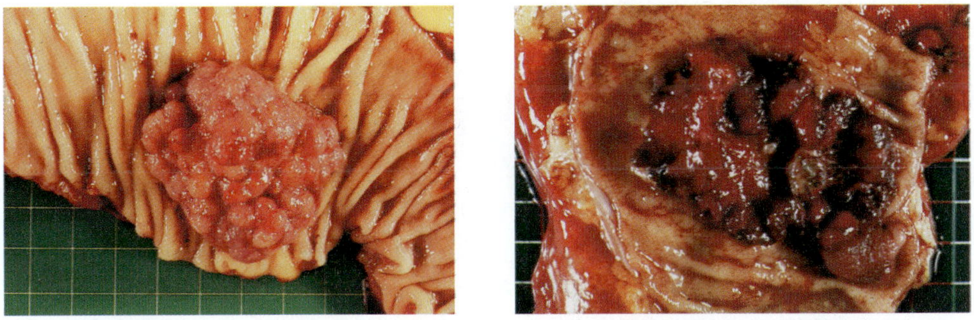

융기한 종양을 형성한 대장암 궤양형성이 두드러진 대장암

그림 16-13 대장암

5 간 · 담도 · 췌장의 질환

5.1 황달

황달(jaundice)이란 혈청 속의 **빌리루빈**(담적색소, bilirubin) 농도가 병적으로 상승하여 온몸의 장기와 조직이 노래진 상태이다. 황달이 심할 때는 피부색으로 바로 알 수 있지만, 가벼운 황달일 때는 판단하기가 어렵다. 하지만 안구결막은 비교적 가벼운 황달일 때도 잘 나타나므로 안구결막의 황달로 알아차리는 경우가 많다. 정확하게는 혈청 속의 빌리루빈 농도를 조사하는 방법이 있다. 건강한 사람에서는 혈청 속 총빌리루빈 농도가 1mg/dL 이하이지만, 황달이 나타나면 이 수치가 증가하며, 중증인 경우에는 30mg/dL을 넘기도 한다.

빌리루빈은 담즙의 주성분이며 간에서 합성 및 분비되어 일시적으로 담낭에 저장 및 농축되었다가 십이지장유두에서 배출된다. 이것은 황갈색의 색소로 소변과 대변에 특유의 색깔을 나타내게 한다.

빌리루빈의 재료는 파괴된 적혈구에서 유래하는 혈색소(hemoglobin)이다. 혈색소는 비장을 비롯하여 온몸의 그물내피계통 세포에 흡수되어 분해된 다음 빌리루빈으로 변화한다. 이것이 혈장단백질과 결합하여 **간접빌리루빈**(indirect bilirubin) 형태로 간으로 운반된다. 그 다음 간세포에 흡수되어 간세포 내에서 가공되

4) 종양억제유전자의 불활성화에 따른 정상세포의 과잉증식 → 종양유전자의 활성화 또는 종양억제유전자의 불활성화에 따른 샘종의 발생 및 증가 → 다른 종양억제유전자의 불활성화에 따른 샘종의 암발생

어 **직접빌리루빈**(direct bilirubin)으로 다시 만들어진다. 간은 담즙을 분비하는 일종의 외분비샘(exocrine gland)이며, 직접빌리루빈은 모세담관이라는 가는 관을 통해 배출된다. 모세담관은 소엽사이담관(interlobular bile duct)을 거쳐 간을 나와, 마지막에는 총담관을 지나 십이지장유두로 열린다. 이처럼 빌리루빈은 복잡한 과정을 거쳐 생산되고 배출된다. 그러나 이 과정에서 장애가 발생하면 황달이 일어나는데 장애부위에 따라 각각 특징적인 황달이 발생하게 된다(그림 16-14).

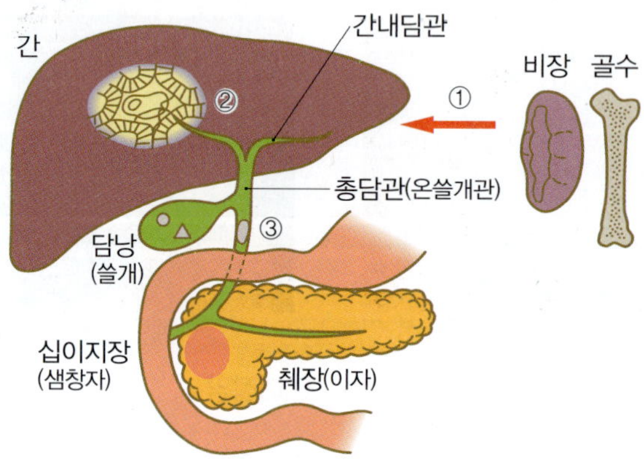

그림 16-14 원인에 따른 황달의 종류

① 비장이나 골수에서 과도하게 적혈구가 파괴되면 간에서 충분히 처리되지 못해 간접빌리루빈이 증가하여 용혈황달을 일으킨다.
② 간세포가 장애를 받으면 간접빌리루빈과 직접빌리루빈이 모두가 증가하여 간세포황달을 일으킨다.
③ 담석이나 종양 등으로 담관이 막히면 직접빌리루빈이 증가하는 폐쇄황달을 일으킨다.

1) 용혈황달(hemolytic jaundice)

어떤 원인으로 대량의 적혈구가 파괴되어 많은 양의 간접빌리루빈이 만들어지면 간에서 다 처리할 수 없어 혈액 내에 정체되고 증가하여 황달이 발생한다. 모체와 태아의 Rh혈액형 부적합임신으로 태어나는 신생아에게서 발생하는 신생아 중증 황달이나 용혈을 일으키는 각종 용혈빈혈(hemolytic anemia)에 동반하는 황달 등이 좋은 예이다. 따라서 이 경우에는 황달의 원인이 간이 아니라 혈액에 있는데, 간세포장애가 공존하면 황달은 더 심해진다. 혈청 속에 증가하는 빌리루빈은 간접빌리루빈이다.

2) 간세포황달(hepatocellular jaundice)

간세포에 장애가 있어 발생하는 황달로, 발생기전이 복잡하다. 간세포가 손상되기 때문에 혈액 속에 간접빌리루빈이 증가하지만, 이와 동시에 모세담관이 파열되어 혈액 속으로 담즙이 흘러들어 직접빌리루빈도 증가한다. 급성바이러스간염이나 약물중독에 의한 황달이 대표적이다.

3) 폐쇄황달(obstructive jaundice)

담관 계통, 즉 모세담관에서부터 십이지장유두의 어딘가가 막혀 있을 때 발생한다. 폐쇄부위에서 상류쪽에 담즙이 정체되고, 그것이 혈액 내로 역류하여 황달을 일으킨다. 따라서 혈청 속에 증가하는 것은 주로 직접빌리루빈이다. 검사에서는 빌리루빈과 함께 혈청 속의 알칼리인산분해효소(alkaline phosphatase) 수치가 상승하는 것이 특징이다.

폐쇄 원인에는 다음과 같은 것이 있다.

① **선천담도폐쇄증**(biliary atresia) : 태어났을 때부터 간문에서부터 십이지장유두 사이에 이르는 담관의 어딘가가 막혀 있는 상태를 말한다. 수술을 통해 담즙을 장으로 배설시키지 못하면 간부전으로 사망한다.

② **담석증**(cholelithiasis) (5.6 '담낭염과 담석증' 참조)

③ **종양**(tumor) : 담관에서 발생한 암을 **담관암**이라고 한다. 총담관은 지름 5mm 정도의 가는 관이므로 암이 확산되기 전에 속공간이 막히고 그 때문에 조기부터 황달이 나타난다. 총담관은 십이지장으로 열리기 직전에 췌장머리부분으로 들어가 췌관과 합류하여 십이지장유두로 열린다. 그래서 췌장의 이 부위에 생긴 암(**췌두부암**)도 총담관을 압박하여 황달을 일으킨다. 또 담낭암이나 위암 등이 총담관 주위로 침윤하거나 림프절로 전이하여 총담관을 압박함으로써 황달이 나타나기도 한다.

5.2 바이러스간염

간염이란 간에 발생한 염증을 가리킨다. 간염은 주로 바이러스, 알코올, 약물에 의해 발생하지만, 그 밖에 자가면역이나 담도질환에 의해 발생하는 간염도 있다. 간염 중에서 가장 많은 것은 바이러스간염(viral hepatitis)이며, 일반적으로 간염이라고 하면 이 바이러스간염을 가리킨다.

바이러스간염의 원인이 되는 바이러스는 현재까지 7종류가 알려져 있다. 이 가운데 A형간염, B형간염, C형간염에 대해서는 바이러스학적으로 많은 지식이 알려져 있으며, A형간염이나 B형간염에 대해서는 백신도 개발되었고, C형간염에 대해서는 인터페론(interferon)에 의한 치료법이 개발되었다. 그 밖에 D, E, G, TTV형 간염도 있다.

A형간염(hepatitis A)의 원인 바이러스는 대변으로 배설되어 각종 경로를 통해 입안감염을 일으킨다. 따라서 음식물이나 음수를 통해 위생 환경이 열악한 지역에서 만연하며 집단발생하는 경우도 많다. 소아가 걸리기 쉽지만 만성감염으로 발전하는 일은 없어 치유되기 쉬운 간염이다.

B형간염(hepatitis B)은 **혈청간염**(serum hepatitis)이라고도 하며, 피부를 통해 감염되는데 대부분은 수혈 시 전파된다. 바이러스는 B형간염바이러스(hepatitis B virus, HBV)라고 불리며, 바이러스의 일부인 HBs항원이나 HBc항원을 혈청 속이나 간세포 내에서 확인할 수 있다(그림 16-15). A형간염과는 달리 약 10%의 환자가 만성감염이나 간경화증 등의 심각한 질병으로 진행되기 때문에 충분한 치료가 필요하다. B형간염에 감염된 모체에게서 태어난 신생아의 대부분이 영아기에 감염되어 어린 시기에 간경화증에서 간암으로 진행된

다는 사실이 최근 연구에서 밝혀졌다. 이 모자감염을 막기 위해서는 생후 곧바로 백신접종을 할 필요가 있다. 현재 HBs항원 양성 혈액은 수혈에 사용되지 않기 때문에 수혈 후 B형간염의 발생은 1% 이하로 감소되었다.

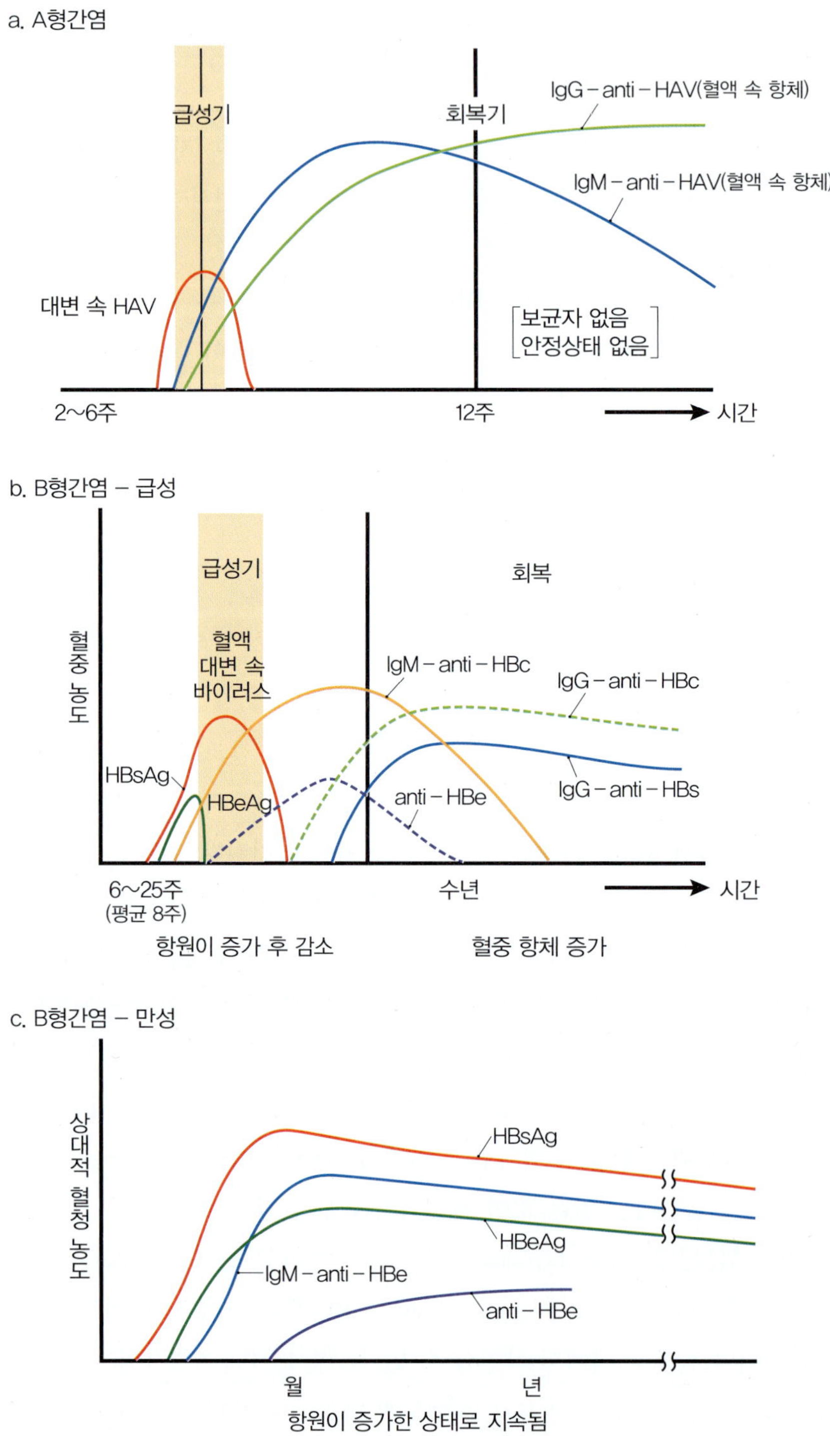

그림 16-15 간염에서의 혈청학적 변화

HAV : hepatitis A virus IgG : immunoglobulin G IgM : immunoglobulin M HBc : hepatitis B core
HBe : hepatitis B e HBs : hepatitis B surface Ag : antigen

C형간염(hepatitis C)은 C형간염바이러스에 의한 간염으로 혈액을 통해 감염되며, 급성간염의 약 1/4을 차지한다. 이 유형의 간염은 급격하게 악화되는 일은 드물지만, 만성화되기 매우 쉬워 약 60%가 만성감염이나 간경화증로 진행되고 그중 약 70%에서 간암이 발생하며 B형간염과 마찬가지로 치유되기 힘든 질환이다.

표 16-1은 A형, B형, C형간염에 대한 감염경로, 감염원, 간염의 경과 등을 정리한 내용이다.

바이러스간염을 일으켰을 때 발생하는 간세포장애는 간세포 내에서 증식하는 바이러스에 대해 숙주의 면역반응이 작용하는 결과라고 보고 있다. 이때 간세포 내에 있는 각종 효소가 간세포의 파괴로 혈액으로 흘러든다. 그중에서도 **아스파트산아미노기전달효소**(aspartate aminotransferase, AST)와 **알라닌아미노기전달효소**(alanine aminotransferase, ALT)는 특히 간세포에 많이 함유되어 있기 때문에 간세포장애 정도를 파악하는 기준으로 흔히 사용된다. 예를 들어 정상적인 사람의 ALT는 40단위/L 이하이지만 급성간염 시에는 3,000~4,000단위/L나 된다.

바이러스간염은 임상적 및 병리학적 변화 정도에 따라 다음과 같은 유형으로 분류할 수 있다.

표 16-1 바이러스간염의 비교

종류	감염경로	감염원	경과	전격간염	만성화	간경화증 · 간암 진행
A형	입안간염	음식물	급성간염	가끔 있음	없음	없음
B형	혈액, 수직감염*1, 수평감염*2	수혈, 모자감염, 가정 내 감염, 성행위감염	급성간염	가끔 있음	있음	있음
C형	혈액, 수직감염, 수평감염	수혈, 모자감염, 성행위감염	급성간염 만성감염	가끔 있음	많음	많음

*1 수직감염 : 부모로부터 자식에게 직접 감염되는 것으로, 모체 체내에 있는 태아에게 태반을 통해 또는 출산 시 산도를 통하거나 출산 후 수유를 통해 감염되는 것

*2 수평감염 : 환자가 배출한 감염성 바이러스가 피부나 호흡기, 인두, 소화기, 눈, 비뇨생식기의 점막 등을 통해 감염되거나 수혈이나 오염된 주삿바늘 등을 통해 감염되는 것

1) 급성간염(acute hepatitis)

보통의 간염으로 경증형이다. 황달이나 전신권태감 등의 증상이 나타난다. 간세포장애가 광범위하게 확인되지만, 남아 있는 간세포의 왕성한 재생으로 수개월만 치료하면 거의 정상으로 회복된다.

2) 만성감염(chronic hepatitis)

성인이 B형간염에 걸린 경우 약 10%가 만성감염으로 진행된다. C형간염은 B형간염보다 높은 빈도(20~50%)로 만성화된다고 최근 밝혀졌다. 만성감염은 감염시기가 분명하지 않고 식욕부진이나 전신권태감을 호소하며, 혈액검사를 통해 비로소 판명되는 경우가 많다. 만성간염에서는 혈청의 ALT가 50~200단위/L

사이에서 오르내리는데, 안정을 취하면 증상이 안정되지만 일을 하거나 조금이라도 무리하면 재발되기 쉬운 특징이 있다. 천천히 진행되며 간세포의 괴사와 재생이 반복되다가 결국 **간경화증**(liver cirrhosis)으로 진행된다.

3) 전격간염(fulminant infection)

바이러스간염의 약 1%가 전격간염이 되며, 그중에서 약 2/3가 발병 후 수주일 이내에 사망하는 매우 무서운 질병이다. 대부분의 간세포가 한꺼번에 급격하게 괴사되기 때문에 간은 보통 크기의 절반 정도까지 작아진다.

5.3 지방성 간질환

1) 알코올간질환(alchoholic liver disease)

서양에서 알코올간염(alcoholic hepatitis)은 간질환의 원인으로서 가장 중요하다. 우리나라에서도 최근 알코올 섭취량이 증가함에 따라 알코올에 의한 간질환이 늘고 있다.

일반적으로 알코올을 하루에 60g(맥주잔 3잔 정도) 마시면 '과음'으로 분류되며[여성이나 알코올에 약한 사람의 경우 하루에 40g(맥주잔 2잔 정도)], 5년간 계속해서 마시면 **알코올간질환**을 일으킨다고 한다. 초기에는 간세포에서 지방변성이 일어나 **지방간**(fatty liver) 상태가 된다. 정상적인 간에서는 간 중량의 약 5%는 지질인데, 30% 이상의 간세포에 지방화가 일어나면 **알코올지방간**이라고 한다. 황달이나 혈청 아미노기전달효소의 수치 상승을 동반하는 간염 유사 증상이 나타나는 경우가 있는데 이를 **알코올간염**이라고 한다. 지방간은 가역성이므로 알코올 섭취를 중단하고 적절하게 식사하면 몇 주일 안에 소실된다. 그러나 알코올 섭취를 계속하면 간세포장애와 섬유 증가가 계속되어 간경화증으로 진행된다.

2) 비알코올지방간질환(nonalcoholic fatty liver disease, NAFLD)

최근 대사증후군 환자가 급증함에 따라 알코올 과음이 원인이 아닌 비알코올지방간질환이 급증하고 있다. NAFLD에서는 간세포에 크고 작은 지방방울이 5% 이상 관찰되는 것을 지방간으로 정의한다. 지방간만 있으면 아직 질병이라고 할 수 없지만, 방치하면 간세포 변성, 괴사, 염증 등의 병터를 나타내는 **비알코올지방간염**(nonalcoholic steatohepatitis, NASH)이 일어나며, 나아가 간의 섬유화나 간경화증, 간세포암으로 진행되기도 한다.

5.4 간경화증

간경화증(liver cirrhosis)의 원인으로는 만성바이러스간염, 만성중독장애, 영양불량상태 등을 들 수 있다.

간경화증이 발생하면 간의 정상적인 구조가 없어지고 간세포 탈락과 섬유화로 인해 간이 단단해지며 크기도 작아진다. 여기까지 병터가 진행되면 원래대로 회복할 수 없다. 간의 정상적인 혈류가 장애를 받아 간기능도 충분히 발휘하지 못하게 되어 다음과 같은 심각한 합병증을 일으킨다.

1) 간성뇌병증(hepatic encephalopathy)

간성뇌병증에서는 간기능이 충분히 작용하지 못하기 때문에(**간부전**, hepatic failure) 단백질이 체내에서 대사되어 생산되는 암모니아 등의 유독물을 해독할 수 없게 된다. 이러한 유독물이 증가하게 되면 의식수준이 저하되어 마침내는 혼수에 빠져 사망하는데 이것을 **간성혼수**(hepatic coma)라고 한다.

2) 문맥고혈압(portal hypertension)

위, 장, 췌장, 비장 등에서 나온 혈액은 문맥(portal vein)을 통해 간으로 모인다. 이 혈액은 각종 대사와 해독이 이루어진 후 최종적으로는 심장으로 돌아와 다시 온몸으로 순환되어 간다. 그러나 간경화증이 있으면 간 내에서 혈류가 원활하게 이루어지지 않기 때문에 혈액이 정체되고 그 결과 문맥압이 상승하여 문맥고혈압이 된다(Chapter 07 '순환장애' 참조).

문맥은 다른 많은 정맥과도 연결되어 있기 때문에 압력이 높아지면 문맥혈은 옆길을 통해 심장으로 돌아가게 된다. 이 옆길에 상당하는 혈관을 **곁순환**(collateral circulation)이라고 한다. 이 중에서 특히 중요한 것은 비장정맥과 위정맥을 지나 하부 식도에 이르는 경로로, 이것이 진행되면 하부 식도벽의 정맥이 심하게 확장되어 점막 표면으로 부풀어 오른다. 이것을 **식도정맥류**(esophageal varix)(그림 16-16, 그림 7-6, 7-7 참조)라고 하는데, 음식물이 통과할 때 쉽게 파열되어 대량출혈(토혈)이 일어나 그대로 출혈사하거나 간부전이 악화되어 사망하기도 한다.

간경화증 환자의 15%는 식도정맥류의 파열로 사망하며, 약 35%는 파열 후 간부전으로 사망한다. 그 밖에 복벽정맥의 충혈(**메두사머리**, caput medusae)도 관찰된다. 또 비장비대나 복수(ascites)의 저류 등도 문맥고혈압에서 흔히 나타나는 증상이다(그림 16-17).

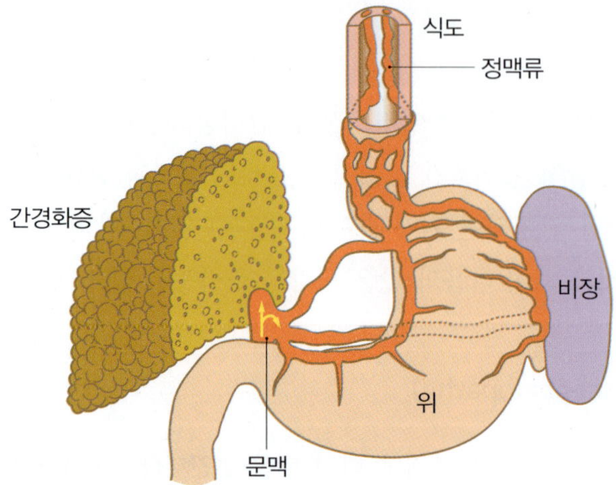

그림 16-16 간경화증에 의한 문맥고혈압과 식도정맥류의 발생

간 안을 혈액이 통과하기 힘들기 때문에 문맥혈 일부가 위장의 정맥을 통해 식도정맥에 도달하여 정맥류(varix)를 형성한다. 비장의 혈류도 늘어나고 울혈로 인해 비장이 커진다.

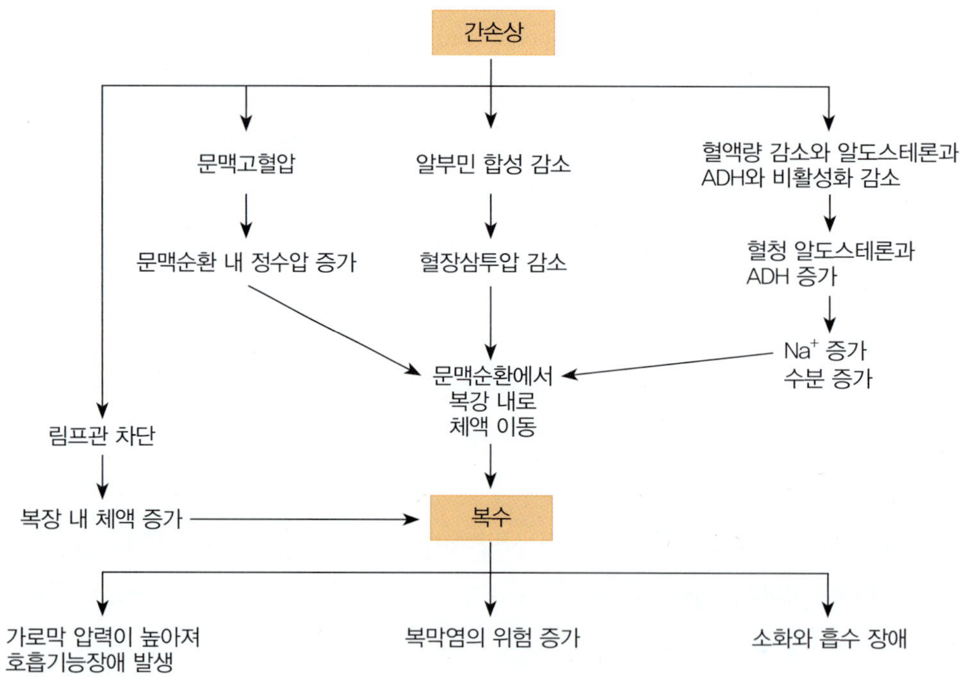

그림 16-17 간경화증에서의 복수 발생기전

5.5 간암

간암(liver cancer)은 처음 발생한 장소에 따라 ①**간세포암종**(hepatocellular carcinoma), ②**담관암종**(cholangiocarcinoma)의 2종류로 나뉜다.

간경화증이 있으면 매우 높은 빈도로 간세포암종이 발생한다. 특히 B형간염에서 간경화증으로 진행되어 사망하는 환자의 절반 가까이가 간세포암종을 합병하고 있다(그림 16-18). 그 간세포암종의 유전자 안에 B**형간염바이러스**의 유전자가 삽입되어 있음이 최근 밝혀져 B형간염바이러스의 발암성이 큰 문제가 되고 있다. 또 **C형간염바이러스**의 발견으로 C형만성감염 → 간경화증 → 간세포암종의 관계가 주목을 받고 있다. 한편, 알코올간경화증에서 간암이 발생하는 경우는 적다고 알려졌지만, 최근에는 증가 경향에 있어 주목을 받고 있다.

간세포암종은 처음 발생한 장소인 간세포와 유사해서 담즙을 분비하거나 지방과 당을 저장하는 능력을 가진다. 태아기의 간세포가 합성하는 **α-태아단백**(α-fetoprotein)이나 비타민 K 결핍에 의해 생기는 비정상 단백질인 **PIVKA-II**[5]를 혈액으로 분비하기 때문에 α-태아단백과 PIVKA-II는 간세포암종의 진단이나 전이 기준으로서 임상적으로 이용된다.

담관암종은 간의 담관상피에서 발생하는 암으로 간세포암종에 비해 빈도는 낮다.

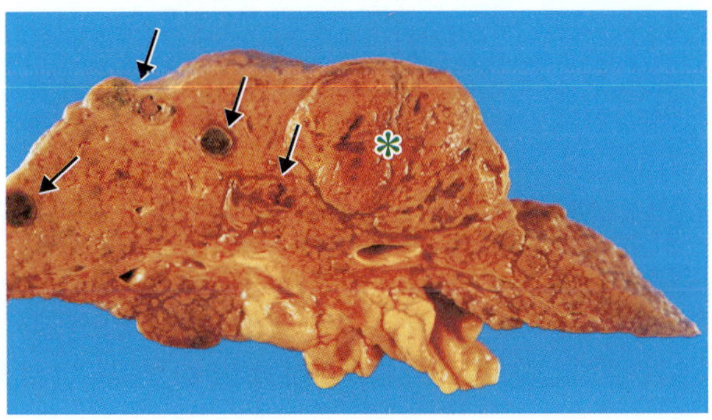

그림 16-18 간암

중앙 상부에 큰 종양(*)이 형성되어 있으며, 그 이외에도 작은 종양(→)이 많이 형성되어 있다. 담즙 생산 때문에 암갈색으로 보이는 것도 있다. 나머지의 간조직은 간경화증으로 인해 작은 결절로 나뉘어 있다.

5.6 담낭염과 담석증

담낭염 중에서 비교적 많은 것은 **만성담낭염**(chronic cholecystitis)이며, 종종 담석증(cholelithiasis)을 동반한다. 만성염증으로 인해 벽이 섬유성으로 비후된 담낭은 그 기능도 저하되어 담낭조영술에서 나타나지 않는 경우가 있다.

담석(gallstone)은 담즙 조성에 이상이 생겨 담즙 성분이 침전됨으로써 형성된다. 예를 들어 만성담낭염에서는 염증에 의해 벗겨진 조직 절편이나 세균 덩어리 등이 핵이 되고 이와 동시에 담낭의 농축 기능이 변화하여 담즙 조성에 이상이 생김으로써 담석이 쉽게 생성된다. 담석은 간내담관, 담낭, 간외담관의 어디에서

5) protein induced by vitamin K absence-II. 간에서 합성되는 응고활성이 없는 비정상 프로트롬빈이다. 간세포암 환자에게서 높은 수치를 나타낸다.

나 생길 수 있지만(그림 16-19), 담낭 및 간 내에 가장 많다. 담석에 의한 자극으로 담낭염이나 담관염, 췌장염 등이 합병되며, 담관 내의 담석은 담즙의 통과를 방해하여 폐쇄황달을 일으킨다.

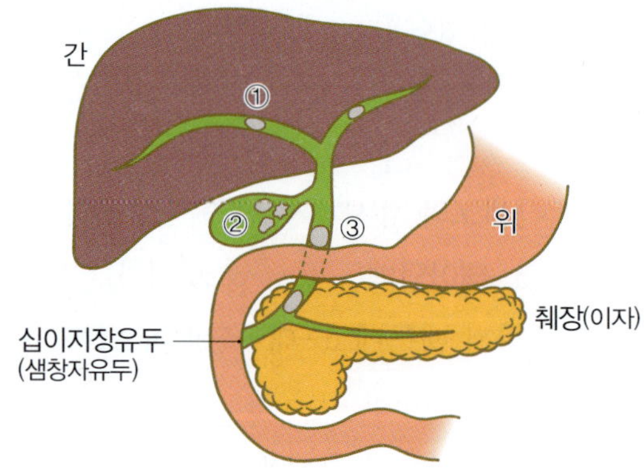

그림 16-19 **담석의 종류**

① 간결석 ② 담낭결석 ③ 총담관결석

5.7 췌장염

1) 급성췌장염(acute pancreatitis)

급성췌장괴사라고도 불리는 중증의 췌장질환으로, 폭음과 폭식 뒤에 발생하는 경우가 많다. 또 비만한 사람에게서 많이 발생한다. 갑작스러운 복통, 구토, 발열 등의 증상을 나타내며 사망하기도 한다. 급성복증[6]의 하나로 꼽힌다. 급성췌장염의 발생에 대해서는 많은 가설이 있으나 그 근본은 췌장액에 의한 자가소화(autodigestion)이다. 췌장액은 지질, 단백질, 탄수화물 등을 분해하는 각종 소화효소를 함유하기 때문에 췌장액의 조직 융해와 괴사는 강력하다.

그렇다면 정상일 때는 일어나지 않는 자가소화가 왜 일어나는 것일까? 여러 가지 원인이 거론되어 왔지만, 췌관으로 담즙이 역류하여 췌장액의 활성화가 일어나는 것이 중요시되고 있다. 췌관은 십이지장으로 열리기 직전에 총담관과 합류하며, 췌장액은 담즙과 함께 십이지장유두로부터 배출된다. 담석이나 십이지장유두 부근의 염증에 의해 출구가 막히면 췌장액이 정체되고 췌장 조직 안으로 새어 나와 자가소화가 일어나게 된다.

췌장액 중의 효소 일부는 혈액으로 들어간다. 임상적으로는 혈청이나 소변에서 녹말분해효소가 측정되는데, 그 수치는 급성췌장염의 중증도와 비례하므로 치료 효과의 기준이 된다.

6) 급성으로 발생하는 통증, 압통, 근육긴장 등이 있어서 신속한 진단과 응급처치가 필요한 복강의 중증 병태를 말한다. 급성충수염이 대표적이다.

2) 만성췌장염(chronic pancreatitis)

만성췌장염이란 6개월 이상 췌장염 증상이 나타나는 경우를 말하며, 외분비조직이 조금씩 붕괴되어 위축되고 췌장조직이 단단해진다. **혈청녹말분해효소**(serum amylase) 수치도 상승한 경우가 많다. 췌장액의 생산이 저하되므로 소화불량이나 흡수장애의 원인이 된다.

5.8 췌장암

췌장은 머리, 몸통, 꼬리의 3부분으로 구별되는데, 췌장암(pancreatic cancer)은 머리부분에 발생하는 경우가 많다. 췌장머리부분에 생긴 암은 근처에 총담관이나 십이지장유두가 있기 때문에, 이것들을 압박해 조기부터 폐쇄황달을 일으키는 경우가 많다. 췌장머리에는 중요한 혈관이나 신경이 많이 모여 있고, 그것들을 끌어들여 성장하므로 아무리 조기에 발견했더라도 예후가 나쁜 경우가 많다. 한편, 몸통부분과 꼬리부분에서 발생한 암은 임상증상을 나타내는 시기가 늦어 조기발견이 어려우며, 이것이 췌장암의 치료 성적이 나쁜 이유이다.

Column 11

위나선균

위나선균(헬리코박터 파일로리, *Helicobacter pylori*)의 발견으로 오스트레일리아의 병리과의 로빈 워런(J. Robin Warren)과 소화기내과의 배리 마셜(Barry J. Marshall)은 2005년 노벨 의학 · 생리학상을 수상하였다. 워런은 1970년대 말에 위의 조직검사에서 나선 모양의 세균이 모여 위점막에 염증을 일으킨다는 사실을 발견했다. 마셜은 1982년에 이 세균의 분리와 배양에 성공했고 스스로 균을 마시고 위염을 일으켜 항생제에 의해 치유됨을 보여 주었다.

감염은 위나선균이 위점막상피에 접착함으로써 위에 감염된다. 이어서 위나선균의 *CagA* 유전자(cytotoxin-associated gene A)에서 분비되는 단백질인 CagA가 위의 상피세포에 이입되면 신호전달계통에 영향을 미쳐 세포간접착이 분리되고 세포의 분화와 증식 그리고 세포자멸사를 일으킨다. 그 밖에 위나선균에서 분비된 독소나 요소분해효소(urease)에 의해 생성된 암모니아 등에 위점막상피가 손상되어 위염이나 종양을 형성하거나 위점막의 림프조직에서 발생하는 저악성도의 위림프종인 MALT(점막관련림프조직, mucosa-associated lymphoid tissue) 림프종이나 샘암종이 발생하게 된다.

우리나라에서는 인구의 90%가 이 균에 감염되어 있으며 오늘날에는 만성활동위염이나 미란, 궤양의 주요 병인으로서, 또 MALT림프종이나 위암의 원인으로 밝혀졌다. 제균요법을 시행하면 소화기증상은 사라지고 난치성 소화궤양의 치유를 촉진하고 재발을 방지할 수 있다. 이처럼 위나선균의 발견이 위질환의 개념을 크게 변화시켰다.

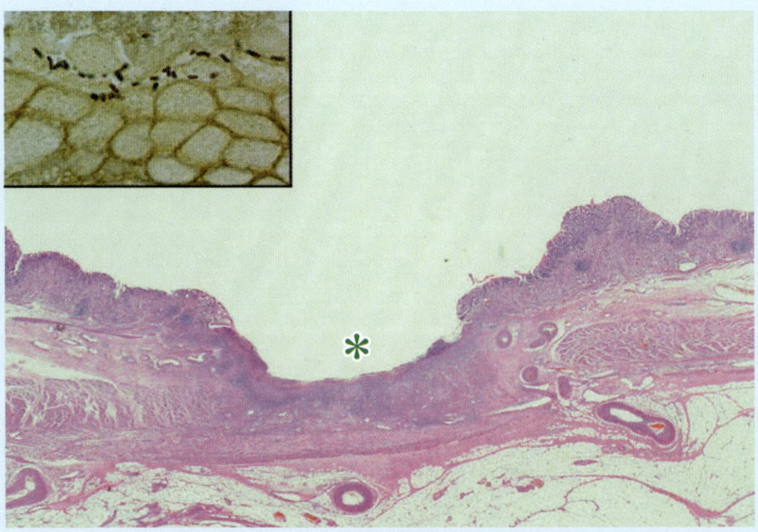

고유근층에 도달한 위궤양(*)과 가장자리의 점막 표면에서 관찰되는 위나선균(삽입된 그림에서 검게 보이는 막대균 : Warthin-Starry 염색)

Column 12

장내세균을 이식하여 질병을 치료하다

우리 몸에는 많은 세균이 상주한다. 그 수는 수백조 개에 이르며, 인간의 총 세포수(약 60조 개)를 훨씬 웃돈다. 상재균의 90%는 장 내에 서식하는데, 그 종류는 천 종류 이상이며 무게로 하면 1.5~2kg에 상당한다. 이 장내세균의 생태계는 일반적으로 **장내세균총**(intestinal flora)이라고 불린다. flora란 다양한 식물이 군생하는 '집락'을 의미한다. 장내세균총의 주요 생리기능은 ①병원체의 침입 방어와 제거, ②식이섬유의 소화에 의한 짧은사슬지방산 생산, ③비타민 등의 각종 생리활성물질 생산에 의한 장의 면역력 향상 등이다.

최근 수년간 과학의 발달로 특히 차세대 시퀀서를 이용한 미생물무리(microbiota)의 유전자 해석을 통해 장내세균총은 생체의 항상성 유지에 중요한 역할을 담당할 뿐만 아니라 설사나 변비와 같은 장 질환에 국한하지 않고 비만, 알레르기, 천식, 자폐증, 우울증, 암, 동맥경화증 등 다양한 질환이 발병에도 관여하고 있음이 밝혀졌다.

예를 들어 실험적으로 비만 쥐의 장 내용을 마른 쥐의 변으로 교체하면 비만 쥐가 야위어진다. 또 공격성 있는 쥐의 장 내용을 온화한 쥐의 변으로 교체하면 쥐의 공격성을 누그러뜨릴 수 있다. 이처럼 장내세균총의 변화가 질병 발병에도 깊이 관여하고 있는 점에서 약물치료가 듣지 않는 환자에게 건강한 대변 미생물을 이용하는 치료법의 개발도 고려되고 있다. 그것이 **대변미생물무리이식**(fecal microbiota transplant, FMT)이다.

FMT는 건강한 사람의 대변 또는 배양한 장내세균을 대상 환자의 장에 내시경으로 이식함으로써 치료 효과를 얻는 것을 목적으로 하는 이식술이다. 현재 FMT에 의해 재발성 클로스트리듐 디피실 장염에 대한 높은 유효성이 임상시험에서 증명되었고 2014년부터 선택치료법의 하나로서 FDA(미식품의약품국)이 승인하였다. 그 밖에 궤양대장염, 크론병, 과민대장증후군, 정신질환(우울증, 조울증, 공황장애 등), 당뇨병(2형), 아토피 알레르기에 대한 FMT 치료연구도 추진되고 있다.

요점 정리

- 소화기관(digestive organ)은 음식물을 섭취하는 입안을 비롯하여 식도, 위, 십이지장(샘창자), 소장(작은창자), 대장(큰창자), 직장(곧창자)을 거쳐 소화 및 흡수되어 항문에 이르는 관강 장기이다.
- 식도암(esophageal cancer)은 50~60대의 중장년에게 많이 발생하며 심각한 합병증을 일으킨다.
- 궤양(gastric ulcer)이란 점막근육판보다 깊은 부분에 이르는 위벽 또는 장벽의 손상을 가리킨다. 점막에 국한된 조직의 손상을 미란이라고 한다. 위나선균(헬리코박터 파일로리, *Helicobacter pylori*)가 위염, 미란, 위궤양의 발병에 관여한다.
- 조기위암은 암의 침윤이 점막 또는 점막밑층에 머물러 있는 것을 말한다. 조기위암 시 발견되면 5년 생존율은 95% 전후가 된다.
- 진행위암은 암세포가 고유근층보다 깊게 침윤한 경우를 말한다. 진행위암의 육안적 분류는 보르만 분류가 사용되며 4형의 미만성 침윤형은 특히 악성으로 경성암(scirrhous carcinoma)이라고 불린다.
- 장폐쇄증(ileus)은 장 내용물이 통과하는 데 장애가 발생하는 것을 말한다. 때때로 응급개복수술이 필요하며, 방치하면 단기간에 사망한다. 크게 기계적 장폐색증과 마비장폐색증으로 나뉜다.
- 크론병(Crohn disease)은 회장 말단부분이나 대장에 궤양이 형성되는 원인 불명의 염증질환이다. 장 내용물의 통과장애가 일어나거나 복강 내에 고름집(abscess)이 형성되거나 유착된 장 사이에 샛길(fistula)이 형성되기도 한다.
- 궤양대장염(ulcerative colitis)은 직장에서 시작되어 차츰 입구 쪽 대장을 향해 연속적으로 퍼져 가는 만성질환으로, 크론병과 달리 병터는 점막밑조직으로 얕지만 재발이 반복된다.
- 황달(jaundice)은 혈청 속의 빌리루빈(담적색소, bilirubin) 농도가 병적으로 상승하여 전신의 장기와 조직이 노래진 상태이다. 발생기전에 따라 용혈황달, 간세포황달, 폐쇄황달의 3종류로 나뉜다.
- 바이러스간염(viral hepatitis)은 바이러스가 원인이 되어 간에 염증이 발생한 질환을 말하며, 바이러스의 종류에 따라 7종류로 나눌 수 있으나 A형, B형, C형의 3종류가 중요하다.
- 간경화증(liver cirrhosis)이 발병하면 간세포의 탈락과 섬유화로 간의 정상구조가 붕괴되어 단단해지고 작아진다. 간의 정상적인 혈류가 장애를 받고 간기능도 저하되면 충분한 기능을 못하게 된다(간부전).
- 간세포에서 발생하는 간세포암종이 대부분이다. B형간염이나 C형간염 → 만성감염 → 간경화증 → 간세포암종으로 진행한다.
- 급성췌장염(acute pancreatitis)은 담석, 폭음·폭식(특히 대량 음주) 후, 비만한 사람에게 많이 발생한다. 췌장액 효소의 하나인 녹말분해효소가 혈중이나 소변 중에 증가한다.
- 췌장암(pancreatic cancer)은 췌장머리부분에서 많이 발생하며, 폐쇄황달을 나타내는 경우가 많다. 체내 심층부에서 발생하기 때문에 가장 예후가 나쁜 암이다.

확인문제

01. 위염, 미란, 궤양의 병원성균으로서 (①　　　)이/가 관여한다.

02. 조기위암은 암의 침윤이 점막 또는 (②　　　)에 머물러 있는 것을 말한다.

03. 진행암의 육안분류로서 4형의 미만침윤형은 특히 악성으로 (③　　　)(이)라고 불린다.

04. 위암이 난소로 전이된 경우를 (④　　　)(이)라고 한다.

05. 기계적 원인이나 기능적 원인으로 장 내용물의 통과장애를 일으키는 것을 (⑤　　　)(이)라고 한다.

06. 크론병은 (⑥　　　)(이)나 대장에 깊은 궤양을 형성하는 원인 불명의 만성염증질환이다.

07. 궤양대장염은 (⑦　　　)에서 시작되어 입 쪽 대장을 향해 연속적으로 확대되어 가는 만성염증질환으로 재발을 반복한다.

08. 대장암의 대변검진에서 (⑧　　　)반응이 조기발견에 중요하다.

09. 대장암의 발생에서 맨 처음에 (⑨　　　)이/가 생기고 커짐에 따라 암이 발생한다고 하는 샘종암종연쇄가 일반적으로 인정되고 있다.

10. 대장암의 호발부위는 (⑩　　　)와/과 (⑪　　　)이다.

11. 용혈황달에서 증가하는 빌리루빈은 (⑫　　　)빌리루빈이다.

12. 폐쇄황달에서 증가하는 빌리루빈은 (⑬　　　)빌리루빈이다.

13. 바이러스간염에서 혈중에 증가하는 간효소에 (⑭　　　)와/과 (⑮　　　)이/가 있다.

14. (⑯　　　)간염은 음식물이나 음수를 통해 입안감염을 일으킨다.

15. (⑰　　　)간염이나 (⑱　　　)간염은 혈액을 통해 감염되며 만성감염이나 간경화증이나 간암으로 진행된다.

16. 알코올 과음자에게서 일어나는 간염을 (⑲　　　)(이)라고 하고, 대사증후군 환자에게서 일어나는 간염을 (⑳　　　)(이)라고 한다.

17. 간경화증의 합병증에 (㉑　　　)와/과 (㉒　　　)이/가 있다.

확인문제

18. 문맥고혈압 시 (㉓)이/가 파열되면 대량토혈을 일으켜 출혈사할 위험이 있다.

19. 간암에서는 혈중에 (㉔)(이)나 (㉕)을/를 분비한다.

20. 급성췌장염일 때 혈중이나 소변 중에 췌장효소의 하나인 (㉖)이/가 증가한다.

21. 췌장암의 호발부위는 (㉗)이다.

정답

① 위나선균(헬리코박터 파일로리), ② 점막밑층, ③ 경성암, ④ 크로켄베르크종양, ⑤ 장폐색증, ⑥ 회장 말단부분, ⑦ 직장, ⑧ 잠혈, ⑨ 샘종, (⑩~⑪의 순서는 상관없음) ⑩ 직장, ⑪ 구불결장, ⑫ 간접, ⑬ 직접, (⑭~⑮의 순서는 상관없음) ⑭ 아스파트산아미노기전달효소(AST), ⑮ 알라닌아미노기전달효소(ALT), ⑯ A형, (⑰~⑱의 순서는 상관없음) ⑰ B형, ⑱ C형, ⑲ 알코올간염, ⑳ 비알코올간염 (㉑~㉒의 순서는 상관없음) ㉑ 간성뇌병증, ㉒ 문맥고혈압, ㉓ 식도정맥류, (㉔~㉕의 순서는 상관없음) ㉔ α-태아단백, ㉕ PIVKA-II, ㉖ 녹말분해효소, ㉗ 췌장머리부분

CHAPTER

17

신경계통 질환

학습목표

1. 신경계통의 정상 구조와 기능을 설명할 수 있다.
2. 뇌경색증과 뇌출혈의 원인, 형태학적 변화를 설명할 수 있다.
3. 뇌탈출의 종류와 주요 증상을 설명할 수 있다.
4. 인지장애를 일으키는 질환을 들고 뇌 내에 축적되는 비정상 구조물을 설명할 수 있다.
5. 수막염을 분류하고 주요 병원체를 설명할 수 있다.
6. 주요 뇌종양의 분류와 그 특성을 설명할 수 있다.

핵심용어

- 두개내 점거 병터
- 뇌탈출
- 뇌경색증
- 거미막밑출혈(지주막하출혈)
- 파킨슨병
- 근위축측삭경화증
- 치매
- 알츠하이머병
- 루이소체치매
- 피크병
- 다발경화증
- 수막염
- 신경(아)교종
- (아)교모세포종
- 수막종

1 신경계통의 형태와 기능

신경계통의 주요 구성단위는 **신경세포**(신경원, neuron)이며, 신경세포는 신경세포체, 신경세포체에서 나온 가지돌기(수상돌기, dendrite), 축삭(axon)으로 이루어진다. 신경세포는 흥분을 전달하는데, 다음 신경세포와 만나는 부분을 **연접**(시냅스, synapse)이라고 하며 신경세포에서 분비되는 신경전달물질의 전달을 매개한다. 또 신경세포의 기능을 돕는 **신경(아)교세포**(glia cell)에는 신경섬유의 **말이집**(수초, myelin)을 형성하여 도약전도를 하는 **희소돌기아교세포**(oligodendrocyte)와 다수의 돌기를 가지고 신경조직의 구축이나 물질수송을 통해 미세환경을 조절하는 **별아교세포**(astrocyte)가 있다. 중추신경계통으로부터 감각성 및 운동성의 말초신경이 나오는데, 이것은 신경세포돌기(축삭)의 다발로 되어 있으며, 말초신경에서는 **슈반세포**(Schwann cell)가 말이집을 형성한다.

뇌는 부위에 따라 담당하는 기능이 다르므로 각종 질환으로 뇌의 일부가 손상되면 그 부위에서 담당하는 기능이 장애를 받아 **병터의 증상**으로 나타난다. 예를 들어 전두엽(이마엽, frontal lobe)의 운동영역이나 그곳에서 척수로 하강하는 추체로에 장애가 생기면 대응하는 부위에 운동마비가 생긴다. 따라서 뇌병터의 장소와 그 성질이 임상증상과 대응하는지를 검토하는 것도 병리진단을 하는 데 중요하다.

2 두개내압 상승에 의한 질환

뇌는 전체가 머리뼈(두개골)와 경막(dura mater)으로 둘러싸여 뇌척수액에 잠긴 상태로 외력으로부터 보호된다. 이 폐쇄된 공간에 종양이나 혈종 등 용적을 차지하는 병터(**두개내 점거 병터**)가 발생한 경우, 두개내압(머리속압력)이 높아지기 쉽고 그로 인해 두통, 구토, 울혈유두, 의식장애, 서맥 등이 나타난다(그림 17-1).

두개내압이 상승한 환자에게 허리천자(요추천자)를 해서 뇌척수액을 채취하면 뇌압이 급격하게 변동되어 뇌탈출을 일으킬 위험이 있으므로 주의해야 한다.

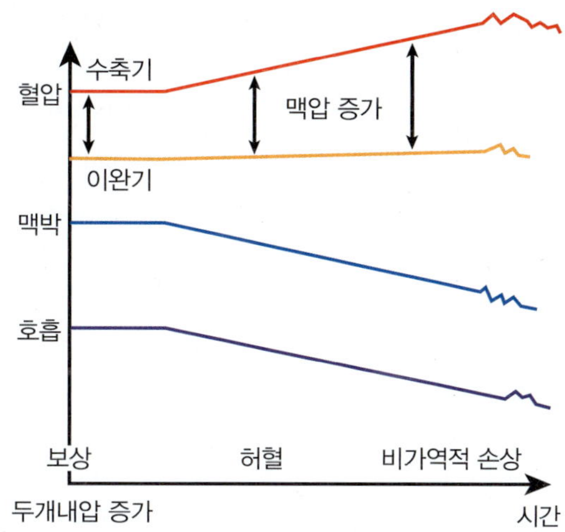

그림 17–1 두개내압 상승에 따른 활력징후

2.1 뇌탈출증

뇌탈출증(뇌류, encephalocele)은 뇌조직 일부가 경막으로 구분된 본래의 장소에서 빠져나오게 된 상태를 말하며, 발생하는 장소에 따라 다양한 명칭이 있다. 그중에서 중요한 것은 천막탈출(tentorial herniation; 갈고리탈출)과 소뇌편도탈출(tonsillar herniation)이다(그림 17–2).

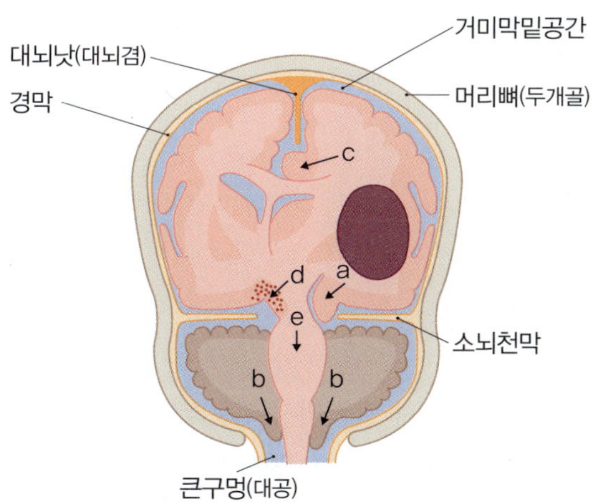

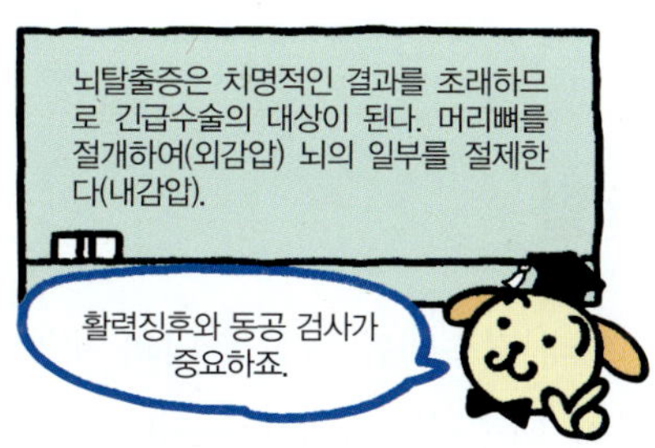
뇌탈출증은 치명적인 결과를 초래하므로 긴급수술의 대상이 된다. 머리뼈를 절개하여(외감압) 뇌의 일부를 절제한다(내감압).
활력징후와 동공 검사가 중요하죠.

그림 17–2 뇌탈출

a. 갈고리탈출 b. 소뇌편도탈출 c. 갈고리이랑탈출 d. 커노한절흔 e. 중심탈출

1) 천막탈출[tentorial herniation; 갈고리탈출(uncal herniation)]

한쪽 대뇌반구에 점거 병터가 있으면 같은 쪽 측두엽 안쪽 아래(갈고리라고 불리는 부분)가 소뇌천막 가장자리의 작은 틈새로 끼어 들어간다. 정도가 심해지면 같은 쪽 눈돌림신경(동안신경)이 압박을 받아 동공이 확대되어 빛반사가 없어진다. 이어서 호흡이상이나 대뇌제거경축(제뇌경축, decerebrate rigidity) 자세가 관찰된다.

2) 소뇌편도탈출(tonsillar herniation)

뒤머리뼈우묵(후두개와) 내에 점거 병터가 있으면 압박받은 소뇌(특히 소뇌편도)가 큰구멍(대공)을 통해 척수 쪽으로 끼어 들어가 숨뇌(연수)를 강하게 압박하여 호흡 및 순환마비를 일으킨다.

3 뇌혈관질환

뇌혈관질환은 그 대부분이 **뇌졸중** 증상(갑작스러운 의식장애와 운동마비 등의 신경증상을 합병하는 증후군)을 나타내며 발병한다. 주요 뇌혈관질환에는 **뇌출혈**과 **뇌경색증**이 있다.

뇌혈관질환은 한국인의 사망원인으로서 악성신생물, 심장질환에 이어서 폐렴과 함께 3, 4위를 다투는 중요한 질환이다.

3.1 뇌출혈

고혈압이 오래 지속되면 뇌실질 내의 세동맥벽에 부담이 가해져 혈관괴사(섬유소모양괴사)를 일으키고 그 곳이 파열되어 뇌출혈(cerebral hemorrhage)의 원인이 된다. 이때 대뇌 심부의 대뇌바닥핵(조가비핵)이나 시상에 출혈을 일으키기 쉽고, 드물게는 소뇌나 뇌줄기(다리뇌)에도 마찬가지로 고혈압뇌출혈(hypertensive hemorrhage)을 일으킨다(그림 17-3, 그림 7-9 참조). 고혈압 이외의 원인으로는 나중에 설명할 뇌동정맥기형이나 뇌종양 및 신생아 비타민 K 결핍 등의 출혈경향도 있다.

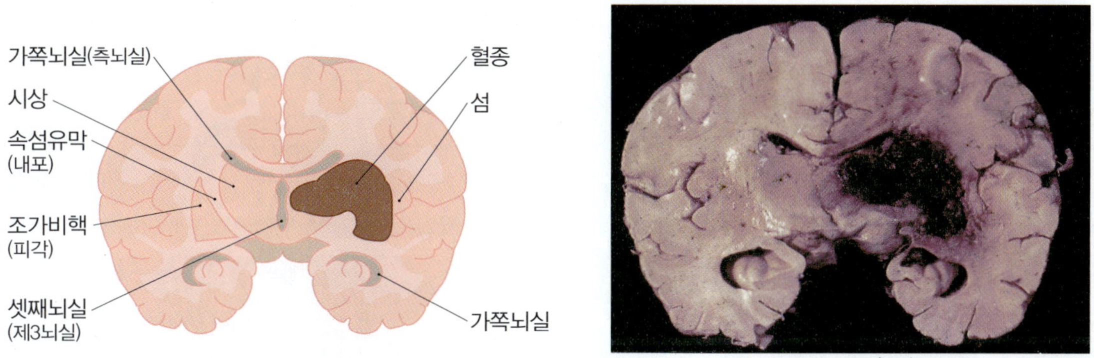

그림 17-3 **뇌출혈**

출혈에 의한 혈종으로 인해 오른쪽 바닥핵(조가비핵 등), 시상, 속섬유막(내포) 등이 파괴되어 있다.

1) 거미막밑출혈(지주막하출혈, subarachnoid hemorrhage)

뇌바닥 부분의 동맥 분지부에 **동맥류**(동맥꽈리, aneurysm)가 생기고 그것이 파열되면 거미막밑출혈을 일으킨다(그림 17-4). 동맥류가 왜 생기는지는 밝혀지지 않았지만, 선천적으로 동맥벽 구조에 결함이 있어 속탄력막이나 중(간)막이 결여되어 나타나는 것이 특징이며, 그곳이 혈압에 의해 눌려 주머니 모양의 동맥류를 형성하는 것으로 보고 있다. 거미막밑출혈의 양이 많아지면 나중에 그 혈종 안을 지나는 동맥에 **혈관연축**(angiospasm)을 일으켜 혈류가 차단되므로 심각한 뇌경색증을 합병한다. 또 동맥류는 재파열되는 비율이 높아 사망률이 높은 질환이기 때문에 외과적으로 동맥류의 목을 묶어서(clipping) 재파열을 방지한다(그림 17-5). 뇌동맥류는 윌리스고리(circle of Willis) 전반부의 혈관 분지부가 호발부위이며, 앞교통동맥 동맥류나 속목 · 뒤교통동맥 동맥류 그리고 중간대뇌동맥 동맥류 등을 일으킨다. 그 밖에 **동정맥기형**(arteriovenous malformation, AVM)이라는 선천적인 혈관기형이 파열되어 거미막밑출혈을 일으키기도 한다. 이는 동맥이 모세혈관을 통하지 않고 직접 정맥으로 흘러들어 비정상적인 혈관 덩어리를 만든 것으로, 출혈 이외에도 경련을 자주 일으킨다.

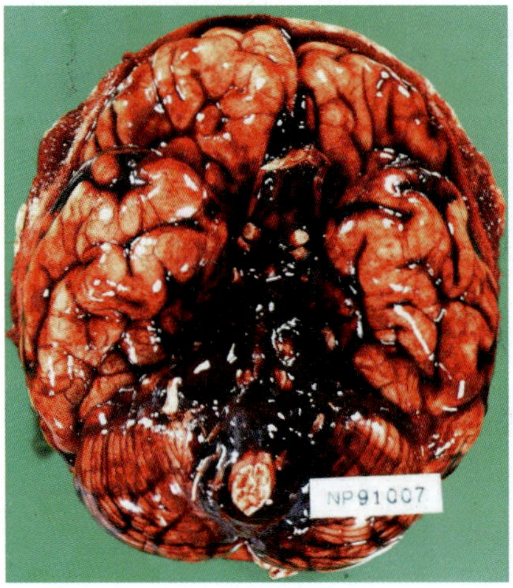

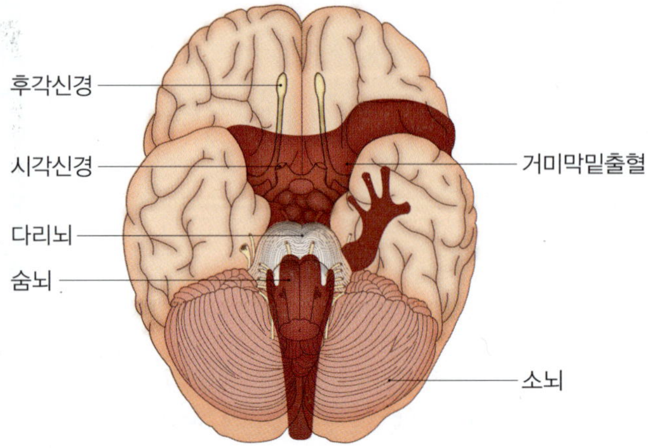

그림 17-4 거미막밑출혈

속목동맥(내경동맥)과 뒤교통동맥(후교통동맥) 분지부분의 동맥류가 파열되었기 때문에 머리뼈바닥에 두꺼운 혈종이 생겼으며, 출혈이 거미막밑공간으로 퍼져 있다.

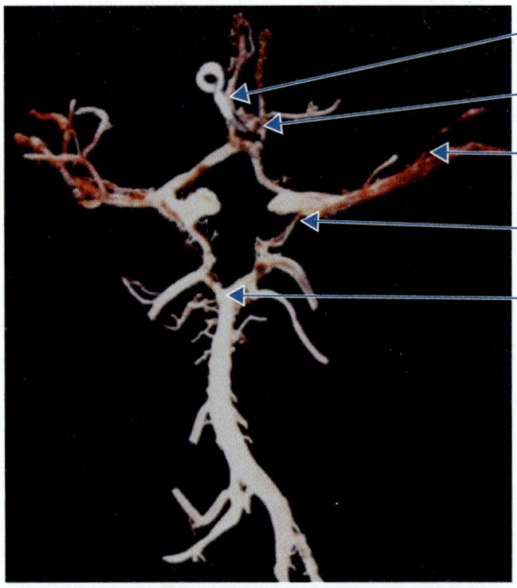

그림 17-5 묶음술 후의 뇌동맥류

재파열을 방지할 목적으로 앞교통동맥 동맥류의 목부분을 묶어 혈류가 멈추었다. 그 밖에 동맥류의 호발부위이다.

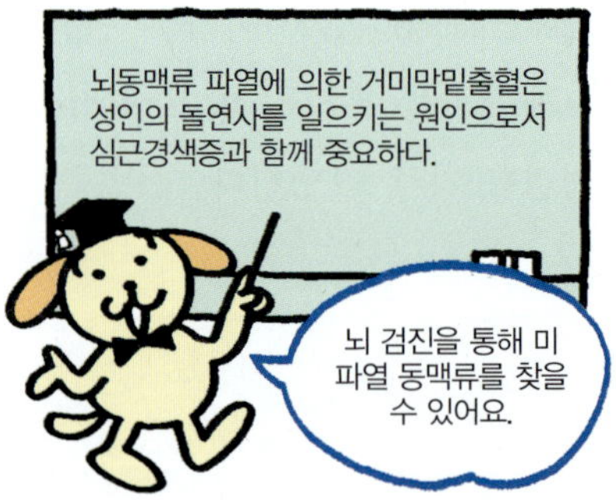
뇌동맥류 파열에 의한 거미막밑출혈은 성인의 돌연사를 일으키는 원인으로서 심근경색증과 함께 중요하다.
뇌 검진을 통해 미 파열 동맥류를 찾을 수 있어요.

3.2 뇌경색증

뇌는 그 활동을 위해 항상 산소(성인에서 전체의 20%)와 포도당(25%)을 소비하며, 혈류가 끊기면 신경세포는 쉽게 죽어 버린다. 괴사한 뇌조직은 처음에는 부드럽지만 나중에는 융해되고 대식세포에 포식된 후 제거되어 공동을 형성한다. **뇌연화증**(encephalomalacia)이라는 용어는 뇌경색증(cerebral infarction)과 동의어로 사용되는 경우가 있다(Chapter 07 **7** '허혈과 경색' 참조). 뇌경색증은 그 원인과 임상형에 따라 죽(상)혈전뇌경색증과 심장성뇌색전증, 열공성뇌경색증의 3가지로 나뉜다.

1) 죽(상)혈전뇌경색증(atherothrombotic infarction)

뇌바닥의 동맥이나 목의 온목동맥(총경동맥) 분지부분에서 발생하는 **죽(상)경화증**(atherosclerosis)에 동반하여 국소에서 혈전이 형성되어 뇌혈관이 협착 및 폐쇄되기 때문에 뇌경색증을 일으킨다. 혈전형성의 원인으로 죽종피막 파열, 협착부위의 말초 쪽 벽혈전(mural thrombus), 죽종 내 출혈을 들 수 있다.

뇌혈전은 노인에게 많으며 동맥경화증을 동반하기 때문에 당뇨병 환자는 뇌혈전을 일으키기 쉽다. 경색 병터는 대뇌 백질이나 바닥핵(기저핵)에서 발생하며 피질은 유지되는 경우가 많다(그림 17-6).

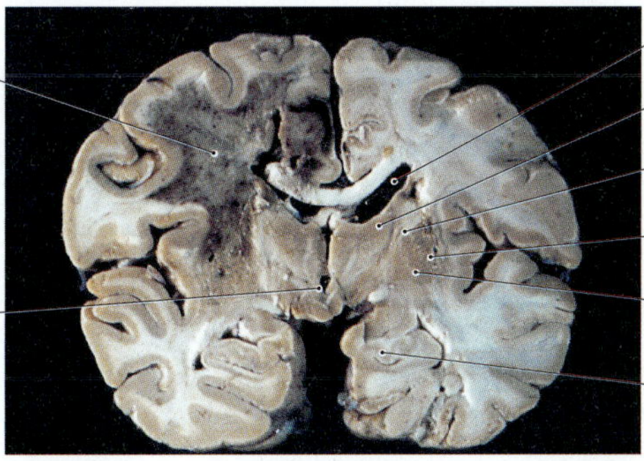

그림 17-6 뇌경색증

왼쪽의 대뇌반구에 광범위한 경색 병터가 있으며, 아래쪽은 바닥핵(조가비핵이나 창백핵)에 이르고 있다.

2) 심장성뇌색전증(cardiogenic cerebral embolism)

승모판(막) 혹은 대동맥판(막)의 판막질환, 심방세동을 가진 환자에게 발생하는 좌심방 내 혈전, 심근경색증 환자의 좌심실벽에서 발생하는 혈전이 유출되어 뇌혈관을 막아서 뇌경색증을 일으킨다. 동맥 지배영역의 선부 또는 일부에서 피실을 포함하여 경계가 선명한 색선을 일으켜 출혈경색(hemorrhagic infarct)으로 변화되기 쉽다(그림 17-7). 다만, 발병 조기에 혈전을 녹이면 증상을 빠르게 개선할 수 있다.

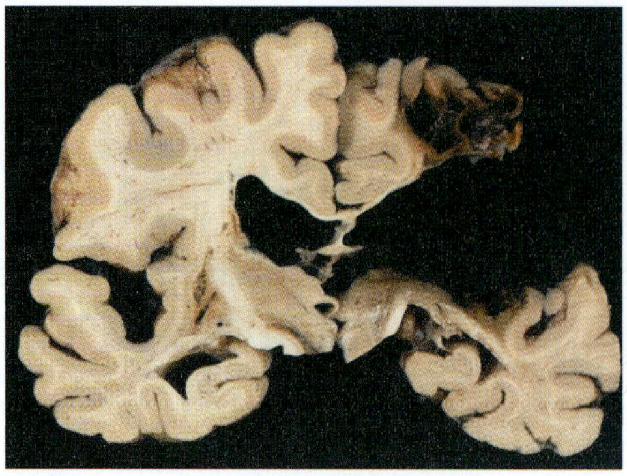

그림 17-7 **오래된 뇌경색증**

오른쪽 대뇌의 중(간)대뇌동맥 영역이 심장성뇌색전증으로 인해 탈락되어 공동을 형성하고 있다.

3) 열공성뇌경색증(lacunar infarction)

대뇌 바닥핵(기저핵)이나 시상 등의 뇌 심부에 지름 15mm 이하의 작은 공동(열공)을 형성한다. 원인으로서 고혈압이 중요하며, 뇌바닥에서 오는 **관통동맥**(perforating artery)[1)]에 유리질 유사 병터를 일으켜 속공간이 좁아지고 막히면 열공이 생성된다. 같은 기전으로 고혈압이 지속되면 세동맥이 터져 뇌출혈의 원인이 되기도 한다. 따라서 뇌출혈과 열공뇌경색증을 예방하기 위해서는 고혈압을 치료하는 것이 중요하다.

또한 일과성허혈발작(transient ischemic attack, TIA)이란 뇌혈관에 막힌 작은 색전이 비교적 빨리 용해되어 24시간 이내에, 대부분은 수분 안에 증상이 회복되는 것을 말한다. TIA는 반복해서 일어나는 경우가 많은데, 여러 번 반복되면 심각한 뇌졸중 발작으로 진행된다. 따라서 TIA는 대발작을 예고하는 상태라는 의미에서 중요하다.

4 신경변성질환

신경계통에는 서서히 발병하여 진행성으로 악화되어 죽음에 이르는 질환이 많은데, 병리학적으로 변성 소견을 나타내는 이러한 질환을 신경변성질환이라고 한다. 근치적인 치료법이 없어 신경난치병이라고 한다.

1) 관통동맥(관통가지)은 뇌바닥부분의 동맥에서 직접 분지되어 바닥핵이나 시상에 분포한다.

4.1 치매

치매(dementia)에 걸리면 잊어버린 것 자체도 자각하지 못하고(질병 인식 결여) 가족 이름도 잊으며 늘 다니던 길이라도 집을 찾지 못하는(지남력 상실) 등 일상생활의 동작을 수행하기 어려워 늘 도움이 필요해진다.

대책으로 예방이나 경도의 단계부터 진행을 억제하는 시도가 중요하며, 치매의 전구상태를 나타내는 개념에는 **경도인지장애**(mild congnitive impairment, MCI) 등이 있다. 치매는 크게 변성치매와 혈관치매로 나뉜다.

1) 알츠하이머병(Alzheimer disease)

신경세포의 탈락에 의해 대뇌가 위축되고 가쪽뇌실(측뇌실)이 확대된다. 특히 기억에 관여하는 해마가 심하게 위축된다. 특징적인 소견으로 β단백질로 이루어진 **아밀로이드**(amyloid)가 전뇌에 침착하여 다수의 **노년판**(senile plaque)을 형성한다(그림 17-8). 또 신경세포 내에 타우단백질(tau protein)로 이루어진 신경원섬유 변화(neurofibrillary tangle, NFT)리고 불리는 솜털 모양의 섬유물질이 침착한다(표 17-1). 신경전달물질인 아세틸콜린이 감소하기 때문에 그 분해효소억제제가 치료에 사용된다.

이와 관련하는 치매로서 **신경원섬유변화형 노년치매**(senile dementia of the NFT type, SD-NFT)가 있다. 해마와 그 주변에 다수의 신경원섬유 변화가 출현하여 위축되는데, 노년판은 거의 관찰되지 않는다. 임상적으로 알츠하이머병으로 진단되는 경우가 많다.

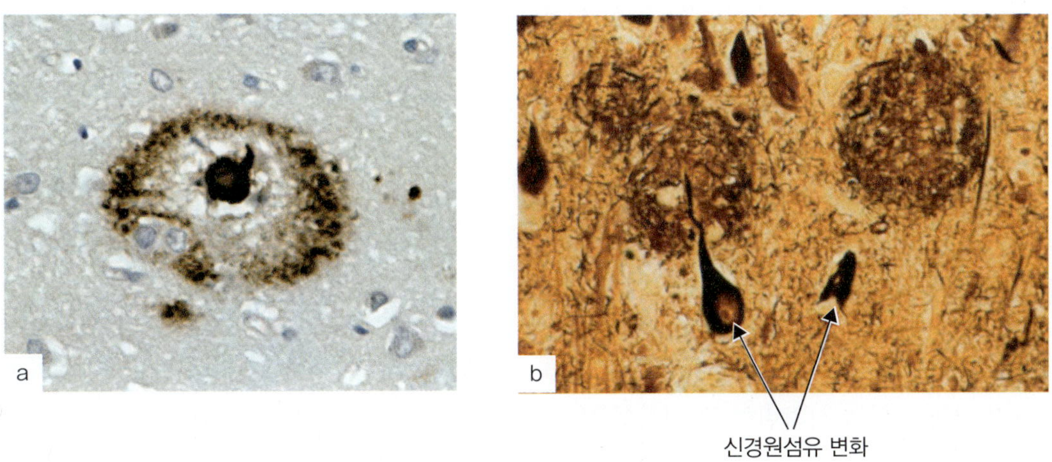

그림 17-8 대뇌에서 관찰되는 알츠하이머병의 노년판

a. 아밀로이드 β단백질에 대한 면역조직화학염색. 아밀로이드 침착이 노년판 중심(아밀로이드 핵심)과 고리 모양의 주변 부위에 짙은 색으로 검출된다.
b. 은염색. 원형의 노년판과 염증형 신경원섬유 변화가 관찰된다.

2) 혈관치매(vascula dementia)

뇌혈관장애가 원인이 되는 치매로, 다발경색치매나 세동맥경화증 등에 의한 미세혈관병터 치매 및 출혈혈관치매 등이 있다. 갑작스러운 발병 또는 단계적 악화를 나타내며 경과하고, 손상되는 부위에 따라 실어나 운동마비 등을 동반한다(표 17-1). 노인의 경우 알츠하이머병과 뇌혈관장애를 합병하는 예가 많으며 이 두 가지가 치매 발병에 관여하는 것으로 판단된 경우 혼합치매라고 불린다.

표 17-1 치매의 감별

	알츠하이머병	혈관치매	피크병
병리	광범위 뇌위축 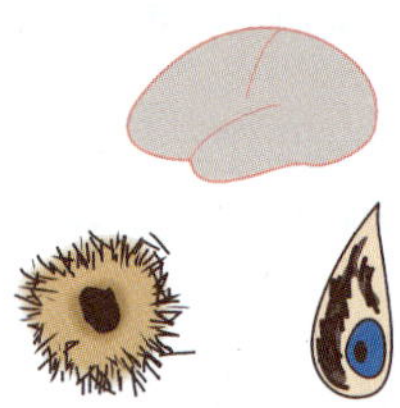 노년판, 신경원섬유 변화	다발 경색 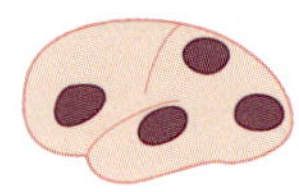	국한 뇌위축 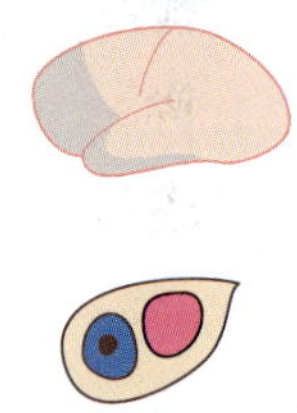 피크소체(fick body)
발병연령	60세 이상	60세 이상	50~60세
남녀비	2 : 3	3 : 2	1 : 1
임상	전반적 치매, 건망증, 방향감 저하, 진행성 경과 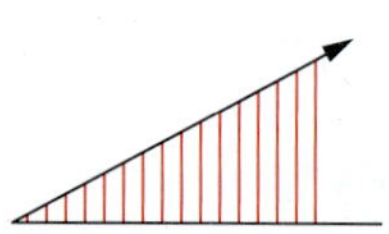	부분적 치매. 인격붕괴 없음, 질병인식 있음, 뇌졸중 발작의 빈발, 단계적 또는 동요성 경과 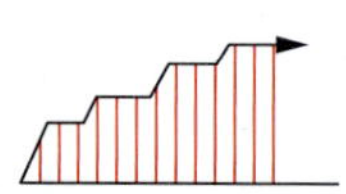	인격붕괴, 성격변화, 질병인식 결여, 동일한 행동 반복, 진행성 경과 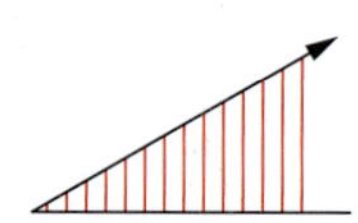

3) 피크병(Pick disease)

전두엽(이마엽) 바닥면과 측두엽(관자엽) 끝부분 및 바닥면의 위축이 심한 전두측두엽변성증의 대표질환이다. 기명력 저하로 인한 성격변화 등 인격의 붕괴(decay of personality)가 두드러진다. 위축부위의 신경세포에 타우단백질로 이루어진 피크소체(fick body)가 관찰된다(표 17-1).

4.2 파킨슨병

파킨슨병(Parkinson disease)은 운동을 제대로 하지 못하고 근육경직, 떨림, 운동불능(akinesia)을 나타내며

(추체외로증상이라고 함)(그림 17-9), 병리학적으로는 중(간)뇌의 흑(색)질에 있는 **도파민**(dopamine)[2] 함유 신경세포가 변성 및 탈락되어 있다. 이 신경세포는 뉴로멜라닌(neuromelanin)이라는 갈색 색소를 가지기 때문에 육안으로 중(간)뇌의 흑(색)질은 검게 보이는데, 파킨슨병에서는 이 흑색이 탈색되어 있다. 남은 신경세포에서는 루이소체(Lewy body)라는 봉입소체가 확인되며, **α-시누클레인**(synuclein)[3]이 비정상적으로 침착해 있다. 흑(색)질에서 만들어진 도파민은 신경섬유를 통해 줄무늬체(조기바핵)로 보내지는데, 파킨슨병에서는 흑(색)질에서의 도파민 생산이 현저하게 감소된다. 그래서 도파민의 전구물질인 레보도파(L-dopa)를 투여하면 뇌 안에서 도파민으로 바뀌어 신경증상이 개선된다.

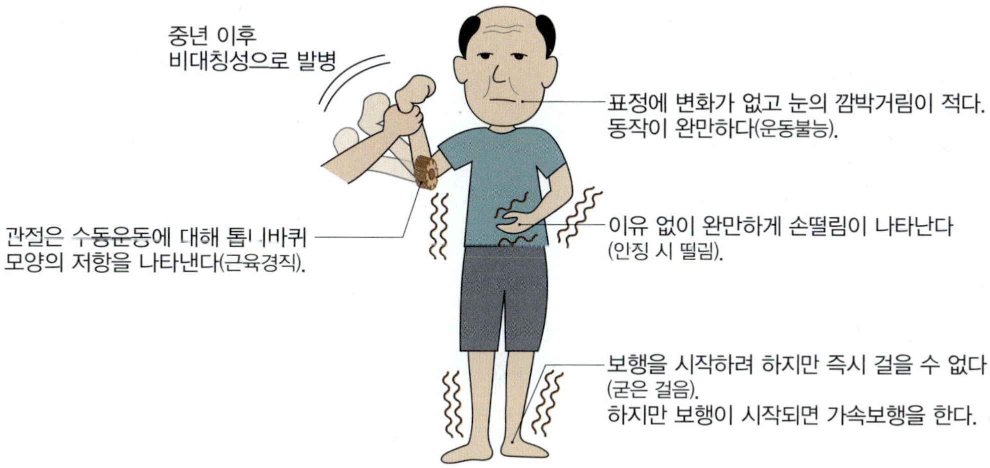

그림 17-9 **파킨슨병의 증상**

4.3 근위축측삭경화증

근위축측삭경화증(amyotrophic lateral sclerosis, ALS)은 근육의 운동을 지배하는 척수앞뿔세포나 뇌줄기의 운동신경핵세포가 선택적으로 탈락하고 그로 인해 뼈대근육(골격근)에 신경원성 근위축이 일어나 호흡근도 마비되어 죽음에 이르는 질환이다. 그러나 안구운동은 잘 침범되지 않는다. 전두엽(이마엽) 운동영역(중심앞이랑)의 신경세포도 장애를 받아 추체로가 탈락하기 때문에 힘줄반사가 항진된다. 그러나 감각장애나 방광 · 직장장애는 일어나지 않아 거동을 못해도 욕창이 잘 발생하지 않는다.

2) 도파민은 카테콜아민에 속하는 신경전달물질로, 노르에피네프린, 에피네프린의 전구물질이기도 하다. 운동조절, 학습 및 기억이나 주의 등의 인지기능 조절에 관여한다.

3) α-시누클레인은 주로 신경세포의 연접이전신경세포 종말에 존재하는 단백질이다. 부호화하는 유전자에 변이가 생기면 가족성파킨슨병의 원인이 된다.

5 말이집탈락질환

뇌신경에서는 전기적 신호를 더욱 빠르게 전달하기 위해 말이집(수초, myelin)이 신경돌기(축삭)를 감싸고 있다. 말이집탈락질환(탈수초질환, demyelinating disorder)에서는 말이집이 파괴되지만 축삭장애는 가볍고 신경세포가 유지되는 점에서 뇌경색증 등의 괴사병태와 다르다.

5.1 다발경화증

다발경화증(multiple sclerosis)은 뇌와 척수의 축삭 주변 말이집이 손상을 입어 신경세포의 흥분전도에 문제가 발생하는 중추신경계통의 만성진행퇴행신경질환이다. 일반적으로 20~40세의 성인, 남성보다는 여성에게 주로 발생한다.

다발경화증에서는 뇌, 척수, 시각신경에 경계가 뚜렷한 말이집탈락 반점(탈수반)이 다발성으로 관찰된다(그림 17-10, 17-11). 대뇌에서는 가쪽뇌실(측뇌실) 주위 백질에서 많이 발생하며, 혈관 주위에는 림프구나 대식세포의 침윤이 동반된다.

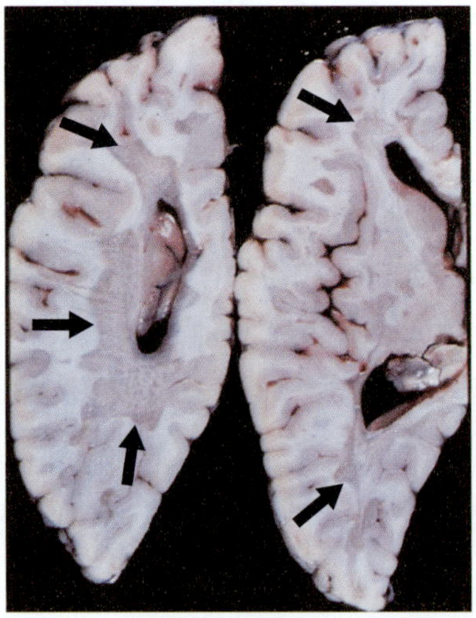

그림 17-10 다발경화증
뇌실 주위에 착색한 말이집탈락 반점(→)이 관찰된다.

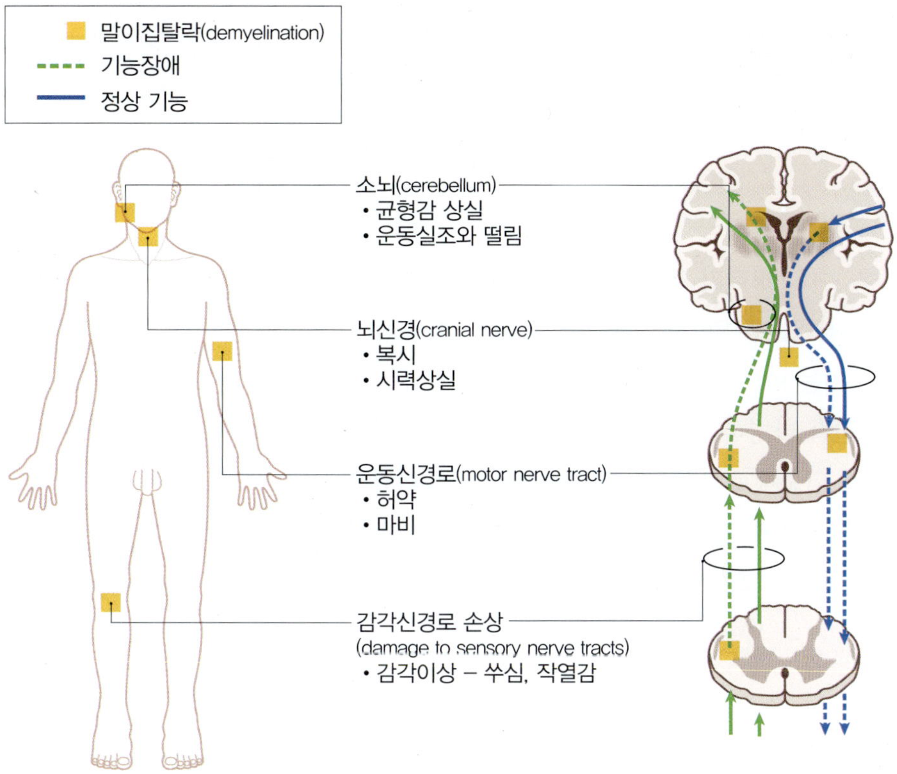

그림 17-11 다발경화증의 병터 분포

5.2 기앵-바레증후군

기앵-바레증후군(Guillain-Barre syndrome)은 전신에 다발성으로 나타나는 신경염이 말초신경과 뇌신경을 침범하는 대표적 말이집탈락질환으로, 근력저하와 마비가 특징이다.

캄필로박터장염(식중독)이나 위점막의 위나선균 감염(만성활동위염) 시 생산되는 항당지질항체(항GM1항체)가 자가면역적으로 운동신경섬유를 손상시킴으로써 발생한다. 다리에서 시작되는 근력저하와 근육위축이 특징이며, 이것이 온몸으로 진행되면 호흡기능상실로 사망하기도 한다. 감각신경은 침범되지 않는다.

6 감염병

6.1 뇌염

뇌실질에 염증의 주요 병터가 있으면 뇌염(encephalitis)으로 진단되며, 일본뇌염바이러스에 의한 바이러스뇌염이 대표적이다. 일본뇌염(Japanese encephalitis)은 대표적인 급성바이러스뇌염이지만 최근에는 거의 발생하지 않고 있다. 이는 바이러스를 매체로 하는 모기의 감소, 예방접종과 저항력 증가 등에 따르는데, 소아나 노인 등에게 간혹 발병하기도 한다. 대뇌, 소뇌, 뇌줄기, 척수의 회색질을 중심으로 한 회색질뇌염과 수막염이 나타난다. 단순헤르페스바이러스에 의한 급성뇌염은 특징적으로 양쪽 측두엽과 전두엽 바닥면에 출혈이나 괴사를 일으켜 **급성괴사뇌염**이라고 불린다. 예후는 매우 나쁘다. HIV 바이러스(AIDS 바이러스)가 뇌에 침범하면 HIV **백질뇌병증**이 발생하여 대뇌가 위축됨으로써 치매가 발생한다.

6.2 수막염

뇌를 둘러싸는 뇌척수막에 염증 병터가 있는 수막염(meningitis)에서는 뇌척수액에 림프구나 중성구 등의 염증세포가 다수 나타난다. **뇌척수액검사**가 중요한데, 뇌척수액압이 상승하고 세포 수나 단백질 양이 상승한다. 수막염의 병원균으로는 세균, 바이러스, 진균 등 다양하다. 인플루엔자균(Hib)이나 폐렴알균 등에 의한 **세균수막염**(bacterial meningitis)은 항균제가 발달한 지금도 예후가 나쁘며 백신접종이 중요하다. **결핵수막염**(tuberculous meningitis)에서는 결핵균의 배양에 시간이 필요하므로 뇌척수액 속 결핵균 유전자의 존재를 조사하는 PCR법이 신속한 진단법으로 도입되고 있다. 한편, 감염 미생물이 확인되지 않는데도 뇌척수액에서 수막염 반응이 나타나는 경우를 **무균수막염**(aseptic meningitis)이라고 한다. 일반적으로 바이러스수막염과 동의어로 사용되고 있지만, 바이러스에 의한 것은 그 일부에 지나지 않는다. 예후는 일반적으로 양호하여 1~2주일이면 대부분 호전된다.

6.3 뇌고름집

뇌고름집(brain abscess)은 뇌실질에 고름이 고인 상태로, 포도알균이나 사슬알균 등의 고름형성세균이 중이염, 꼭지돌기염(유돌염), 부비동염 등 인접한 고름 병터로부터 직접 뇌 안으로 침입하여 측두엽, 전두엽이나 소뇌에 단발성으로 고름집을 형성한 것이다.

한편, 혈행성인 것은 다발성이 많으며 소아의 선천심장질환에 합병되는 경우가 많다. 급성기에는 중성구, 섬유소 석출, 조직괴사 등이 나타나며, 수주일 내에 중심부분이 융해되고 주위에 육아조직이나 별아교세포의 증식이 일어나 이들에 의해 피막이 형성된다. 뇌척수액에서는 세균이 확인되지 않는 경우가 많다.

7 외상

머리의 외상(trauma)은 일반적으로 급성기와 만성기의 2가지로 나뉘며, 급성기 외상은 뇌부종이나 혈종에 의한 두개내압 상승이 가장 문제가 되고, 만성기 외상은 후유증이 큰 문제가 된다.

7.1 뇌타박상과 뇌진탕

뇌타박상(뇌좌상, cerebral contusion)은 뇌조직이 머리외상에 의해 파괴되어 점출혈(dot hemorrhage)이나 괴사가 나타나고 그 주위에 부종을 동반한다. 발생기전으로는 외력에 의해 뇌실질이 직접 압박손상을 받는다고 하는 가설과 머리뼈(두개골)와 뇌와의 상대적 운동 차이에 의해 손상을 받는다고 하는 가설이 있다. 또 손상을 받는 부위는 타박을 입은 쪽 손상(타격손상, coup injury)보다 반대쪽 손상(반충손상, contre-coup injury)이 커지는 경우가 있다(그림 17-12). 호발부위는 전두엽, 측두엽이며 특히 전두엽 아래면과 측두엽 끝부분은 뇌손상을 받기 쉽다.

뇌진탕(cerebral concussion)은 외부에서 기원하는 물리적 충격으로 인해 뇌의 물리적 손상 없이 일어나는 뇌의 기능장애를 말한다. 일시적으로 무의식, 반사소실 등이 나타나지만 결국은 아무 후유증 없이 정상으로 돌아온다.

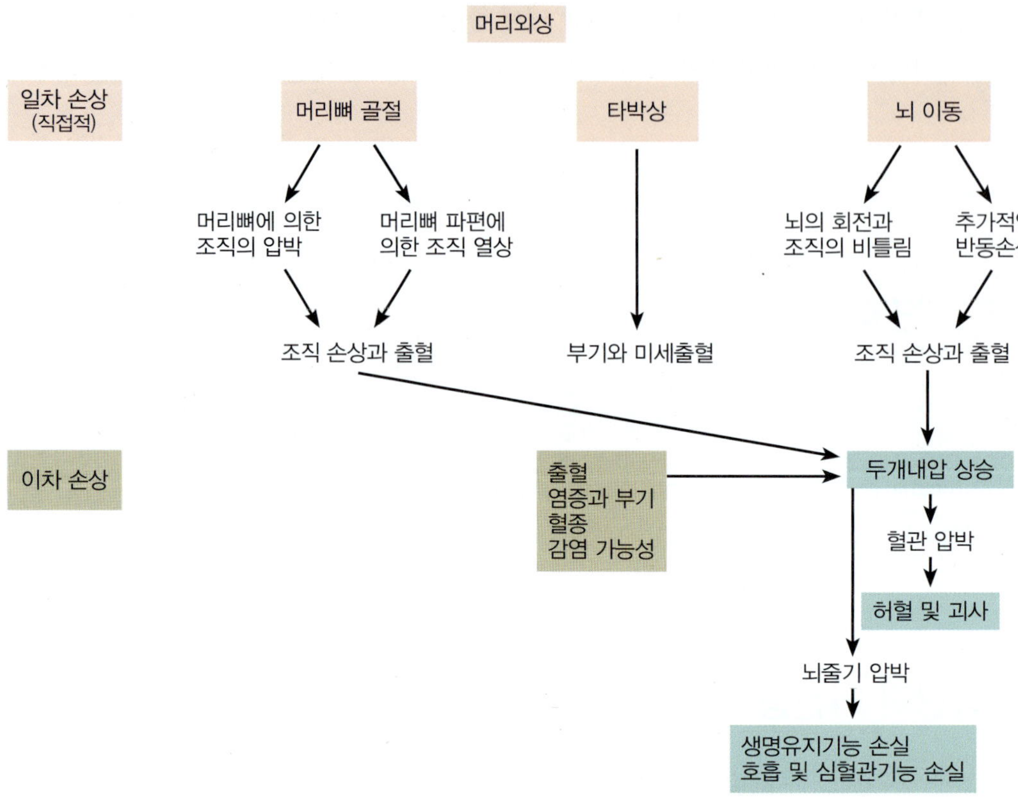

그림 17–12 머리외상으로 나타날 수 있는 영향

7.2 두개내혈종

두개내혈종(intracranial hematoma)은 경막외혈종(epidural hematoma), 경막밑혈종(경막하혈종, subdural hematoma), 뇌내혈종(intracerebral hematoma) 및 이들 혈종의 조합으로 생기는 합병 혈종으로 분류된다. **경막외혈종**은 교통사고나 추락사고에 의한 머리뼈골절이 발생하여 머리뼈 속면의 고랑을 지나가는 중(간)수막동맥이 손상되어 머리뼈와 경막 사이로 출혈을 일으킨 것을 말한다. 혈종이 크면 천막탈출(tentorial herniation)을 일으킨다(그림 17–13). 한편, **경막밑혈종**은 교통 외상 등에 의해 대뇌 표면과 정맥굴(정맥동)을 연결하는 연결정맥이 파열되거나 뇌타박상에 따른 뇌 표면의 동정맥이 파열되어 혈종이 경막 아래로 넓게 펴진 것을 말한다. 경막외혈종과 달리 골절을 동반하지 않는 경우가 많으며, 혈종은 타박상을 입은 반대쪽에 형성되는 경우가 많다. 머리외상에 의한 **뇌내혈종**은 앞에서 말한 두 가지보다 발생빈도는 적으며, 호발부위는 측두엽과 전두엽이다.

주의해야 할 것은 경막밑혈종이 외상 후 3주일 이후에 발병하거나 뚜렷한 외상 없이 나타나는 경우가 있는데 이를 **만성경막밑혈종**이라고 하며, 노인에게 많이 발생한다. 혈종은 반응성으로 발생한 육아조직에 의해 둘러싸여 있다.

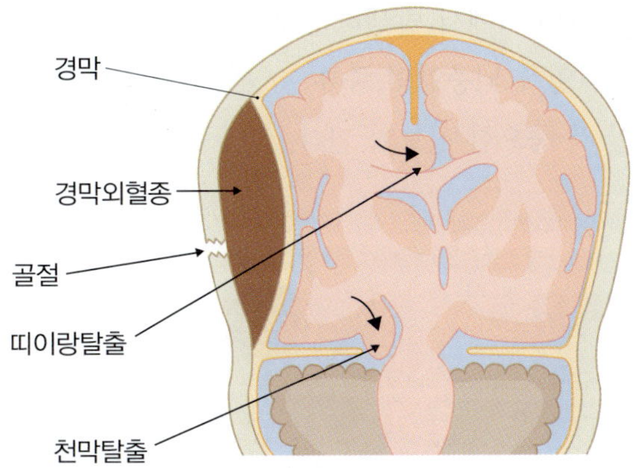

그림 17-13 급성경막외출혈

머리뼈골절로 인해 경막의 동맥이 손상되어 측두부에 볼록렌즈 모양의 혈종이 형성되어 있다. 압박을 받은 뇌는 정중앙선이 다른 쪽으로 이동(midline shift)하여 띠이랑탈출(cingulate herniation)이나 천막탈출을 일으키고 있다.

7.3 척수손상

척수손상(spinal cord injury, SCI)에서는 뇌와 마찬가지로 척수타박상이나 척수혈종이 일어나며 대부분의 경우 척추의 골절이나 탈구를 동반한다.

척수에 손상을 입으면 일시적 또는 영구적인 기능 변화가 일어날 수 있다. 이때 나타나는 증상으로 근육의 기능 손상이 있으며, 부상 정도에 따라 다친 부위 아래쪽으로 감각 및 운동기능, 자율신경기능에 문제가 발생할 수 있다. 손상의 위치와 심각도에 따라 마비, 감각이상, 소화기능 저하, 요실금까지 그 증상이 다양하게 나타난다. 또한 장기적으로는 영구적 마비 및 기능상실, 근육위축, 자발적인 운동기능 결여, 경련, 피부궤양, 감염 및 호흡 문제를 초래하기도 한다.

8 뇌종양

머리 내에 발생하는 모든 신생물을 뇌종양(brain tumor)이라고 하며, 일치 뇌종양과 전이 뇌종양으로 구별한다. 일차 뇌종양에는 신경 고유조직에서 발생하는 신경상피종양과 그 이외의 뇌척수막에서 발생하는 수막종 등이 있다(그림 17-14). 일차 뇌종양이 뇌에서 다른 장기로 전이되는 일은 드물지만, 폐암이나 유방암과 같이 다른 전신 장기에서 발생한 악성종양은 종종 뇌로 전이된다. 또 성인의 일차 뇌종양은 대뇌에서 많이 발생하지만, 소아는 소뇌나 뇌줄기에서 발생하는 경우가 많다. 소아의 악성종양 중에서는 백혈병에 이어서 뇌종양이 두 번째로 많다. 일차 뇌종양의 종류는 상당히 많은데, 연령과 장소에 따라 발생하는 종양에 특징이 있어 병리조직 진단 시 중요한 정보가 된다.

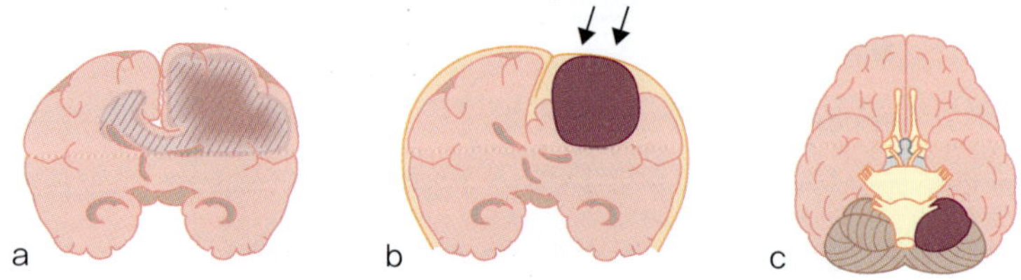

그림 17-14 주요 뇌종양의 발생부위와 확산

a. (아)교모세포종 : 대뇌반구에서 발생하며 뇌실질 안을 침윤성으로 증식하여 뇌들보(뇌량)를 통해 다시 반대쪽 대뇌에 이른다. 높은 비율로 종양 내에서 괴사가 관찰되며 종양의 경계가 명확하지 않은 경우가 많다.
b. 수막종 : 경막에 부착(→)하여 뇌로 파고들어 가듯이 커지지만 경계는 선명하다.
c. 슈반종 : 뇌를 아래면에서 본 모습으로, 청각신경에서 발생하여 소뇌다리(소뇌각) 부분에 덩이(종괴)가 형성되어 있다.

8.1 신경(아)교종

신경세포에서 발생하는 종양은 적고 주로 신경(아)교세포(glia cell)에서 발생하여 **신경(아)교종**(glioma)이라고 일컫는다. 신경(아)교세포에는 별아교세포와 희소돌기아교세포, 뇌실막세포가 있으며, 이들 세포에서 발생한 종양을 각각 별아교세포종(astrocytoma), 희소돌기아교세포종(oligodendroglioma), 뇌실막(세포)종(ependymoma)이라고 한다. 또 신경(아)교세포에서 발생하는 가장 악성이며 미숙한 종양을 (아)교모세포종(glioblastoma)이라고 한다. 신경(아)교종은 전체 뇌종양의 30%를 차지한다.

1) 별아교세포종(astrocytoma)

호발부위는 성인의 경우 대뇌반구, 소아의 경우 소뇌이다. 소아의 소뇌에서 발생하는 별아교세포종은 가늘고 긴 세포형태 때문에 털모양세포 별아교세포종이라고 하며, 보통 액체가 담긴 낭종이 있다. 털모양세포 별아교세포종은 양성으로 낭종벽에 국한된 종양결절을 적출하면 치유된다.

한편, 성인의 대뇌반구에 생기는 별아교세포종은 주위 뇌로 침윤증식을 하기 때문에 외과적으로 완전하게 제거하기 어려워 **광범위 신경(아)교종**(diffuse glioma)으로 일컫는다. 별아교세포종이 대표적이며 재발을 반복하는 동안에 더 악성의 별아교세포종(역형성 별아교세포종)으로 변화한다.

2) (아)교모세포종(glioblastoma)

신경(아)교세포에서 발생하는 가장 악성도 높은 종양으로, 신경(아)교종(glioma)의 약 1/3을 차지하며 가장 많다. 종양은 다형성을 나타내는 미성숙한 신경(아)교세포로 이루어지며, 다수의 세포분열상이 확인되고 침윤성으로 급격하게 커진다. 종양 내에 괴사된 병터나 출혈이 확인되는 경우가 많다(그림 17–14a, 17–15).

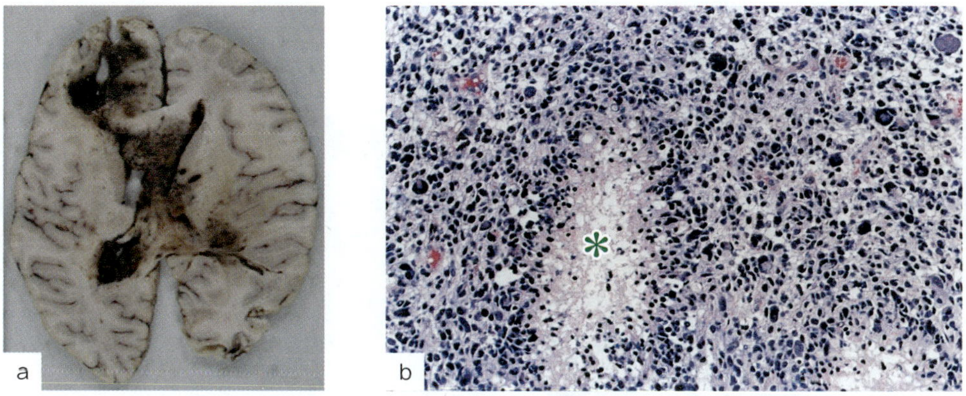

그림 17–15 (아)교모세포종

a. 대뇌의 수평단면으로, 종양세포는 양쪽 대뇌에 넓게 침윤되어 있으며 암갈색으로 보이는 출혈과 괴사를 동반하고 있다.
b. 크기가 다른 핵을 가진 미성숙한 신경(아)교세포가 조밀하게 증식하면서 괴사(*) 주위를 빼곡하게 종양세포가 감싸고 있다(거짓책상배열).

3) 속질모세포종(수모세포종, medulloblastoma)

소아의 소뇌에서 발생한다. 소형의 미성숙한 종양세포로 이루어지며 상당히 악성도가 높은 종양으로 넷째뇌실(제4뇌실)이나 소뇌반구로 침윤하여 뇌척수액공간 안으로 확산되기 쉽다. 남아에게 많이 발생하고 두개내압 상승증상이나 소뇌실조가 나타나며 증상이 급격히 악화된다. 속질모세포종은 방사선에 감수성이 높다.

8.2 비신경(아)교종

1) 수막종(meningioma)

전체 뇌종양의 약 30%를 차지하며 특히 노인에게 발생빈도가 높다. 여성에게 약간 많이 발생하는 경향이 있다. 뇌척수막의 세포에서 발생하여 경막에 부착해서 뇌를 압박하면서 반구형으로 커지는 양성종양이다(그림 17–14b, 17–16). 수술 시 출혈을 일으키기 쉬운 종양이지만, 전체를 적출할 수 있으면 치유된다. 소용돌이 구조가 조직학적인 특징이다.

2) 슈반종(신경집종, schwannoma)

말초신경의 슈반세포(Schwann cell)에서 발생하는 양성종양이다(그림 17-14c). 속귀신경(제VIII뇌신경)에서 많이 발생하며, 이 부위를 소뇌다리라고 하는 점에서 소뇌다리부분 종양이라고 하면 보통 이 슈반종을 가리킨다. 슈반종은 성인에게 발생하며 한쪽의 난청이나 귀울림(이명)을 일으킨다. 여성에게 약간 많이 발생하는 경향이 있다. 방추형 종양세포가 증식하며, 핵이 옆으로 배열하여 울타리 모양으로 배열하는 것이 특징이다.

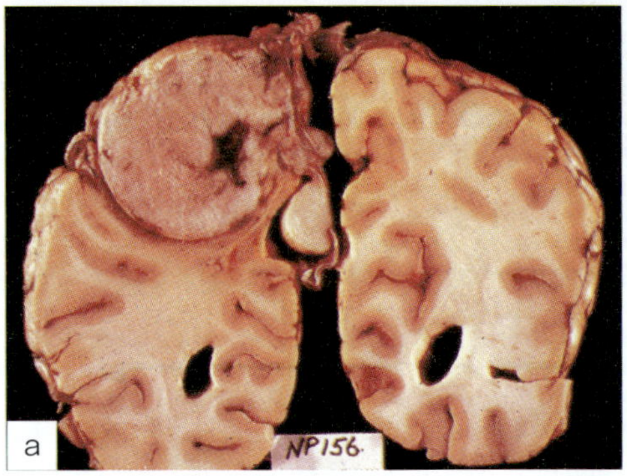

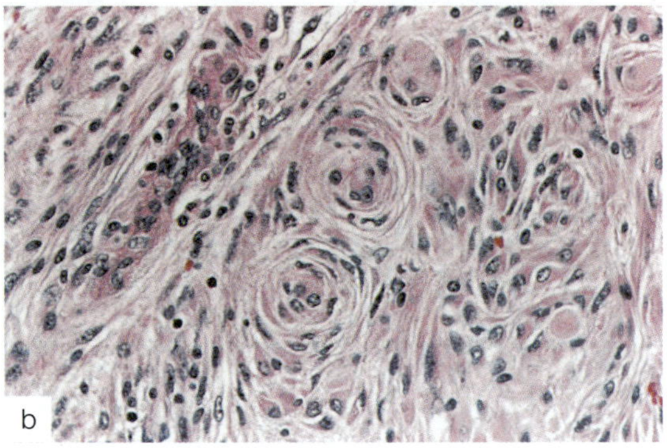

그림 17-16 수막종

a. 공 모양의 종양이 뇌조직을 강하게 압박하고 있다. 경계는 뚜렷하고 뇌실질 안으로의 침윤은 없다.
b. 종양세포가 동심원상으로 소용돌이치는 모양으로 배열되어 있다.

3) 뇌하수체샘종(pituitary adenoma)

뇌하수체 전엽에서 발생하는 양성종양으로, 시신경교차(시각교차, optic chiasm) 중앙부분을 압박하여 양쪽 시야의 바깥쪽 절반이 잘 보이지 않게 되는(양측두반맹) 증상 외에도 각종 호르몬을 분비하기 때문에 그로 인한 내분비증상이 나타난다. 성장호르몬 생산 샘종은 거인증이나 말단비대증을 일으킨다. ACTH 생산 샘종은 부신비대를 일으켜 쿠싱증후군을 나타낸다. 또 프로락틴 생산 샘종은 젖 분비나 불임의 원인이 된다(Chapter 18 '내분비계통 질환' 참조).

요점 정리

- 신경세포(신경원, neuron)는 긴 돌기(축삭)를 가지고 전기적 신호를 전달한다(활동전위). 다음 신경세포와 만나는 부분을 연접(시냅스, synapse)이라고 하며 글루탐산 등의 신경전달물질이 신호전달 매개가 된다.
- 신경세포의 기능을 돕는 신경(아)교세포(glia cell)에는 말이집(수초, myelin)을 형성하는 희소돌기아교세포(oligodendrocyte)와 신경조직의 구축이나 손상부위의 회복을 담당하는 별아교세포(astrocyte)가 있다. 말초신경에서는 슈반세포(Schwann cell)가 말이집을 형성한다.
- 두개내압 증상에서는 머리 내에 종양이나 혈종 등 용적을 차지하는 병터가 발생함으로써 내압이 높아지거나 두통, 구토, 울혈유두, 의식장애, 서맥 등이 나타난다.
- 더 압박을 받은 뇌는 압력이 작은 쪽으로 들어가 뇌탈출증(encephalocele)을 일으킨다.
- 뇌경색증은 그 원인과 임상형에 따라 죽(상)혈전뇌경색증(atherothrombotic infarction)과 심장성뇌색전증(cardiogenic cerebral embolism), 열공성뇌경색증(lacunar infarction)의 3가지로 나뉜다.
- 고혈압으로 인해 뇌실질 내의 세동맥벽에 부담이 가해져 결국 파열되어 뇌출혈을 일으킨다. 대뇌바닥핵(조가비핵)이나 시상에 출혈을 일으키기 쉽다.
- 치매(dementia)는 변성치매, 혈관치매와 이 둘의 혼합치매로 나뉜다. 변성치매의 대표는 알츠하이머병이며, 혈관치매에는 다발뇌경색증과 대뇌 백질의 세동맥경화증에 의한 치매가 있다. 알츠하이머병에서는 β단백질로 이루어진 아밀로이드가 뇌에 침착하여 노년판을 형성한다.
- 파킨슨병(Parkinson disease)에서는 근육경직, 떨림, 운동불능을 나타내며, 중(간)뇌 흑(색)질에서의 도파민(dopamine) 생성이 현저하게 감소한다.
- 근위축측삭경화증(amyotrophic lateral sclerosis, ALS)은 척수앞뿔세포나 뇌줄기의 운동신경핵세포가 선택적으로 탈락하고 그로 인해 뼈대근육(골격근)에 강한 근위축이 일어나 호흡근도 마비되어 죽음에 이른다. 안구운동은 잘 침범되지 않으며 감각장애는 일어나지 않는다.
- 뇌타박상(뇌좌상, cerebral contusion)은 뇌조직이 외상에 의해 파괴되며 그 주위에 부종을 동반한다. 타박을 입은 반대쪽 뇌가 심하게 손상되는 경우가 있다.
- 머리속혈종으로서 경막외혈종(epidural hematoma)은 머리뼈의 골절로 의해 중(간)수막동맥이 손상되어 출혈을 일으킨다. 경막밑혈종(subdural hematoma)은 뇌타박상(뇌좌상)에 동반하여 뇌 표면의 동정맥이 파열됨으로써 혈종이 경막 아래로 퍼진다. 만성경막밑혈종은 뚜렷한 외상의 과거력 없이 출현하며 노인에게 많이 발생하고 치매증상이나 의식장애를 나타낸다.
- 뇌종양은 성인에서는 대뇌에 많이 발생하지만, 소아에서는 소뇌나 뇌줄기에 발생하는 경우가 많다. 신경(아)교세포(glia cell)에서 발생한 것을 신경(아)교종(glioma)이라고 한다.

확인문제

01. 연접에서 신경세포는 (①)을/를 이용하여 신호를 전달한다.

02. 천막탈출에서는 (②)신경이 압박을 받아 동공의 빛반사가 약해진다.

03. 소뇌편도탈출에서는 (③)이/가 압박을 받아 호흡이상을 일으킨다.

04. 뇌출혈을 일으키는 중요한 위험인자는 (④)이다.

05. 거미막밑출혈(지주막하출혈)에서는 출혈의 양이 많으면 동맥에 (⑤)이/가 발생하여 뇌경색증을 합병하기도 한다.

06. 알츠하이머병에서는 β단백질로 이루어진 (⑥)이/가 뇌에 침착하여 (⑦)을/를 형성한다.

07. 파킨슨병의 뇌에서는 (⑧)의 생산이 감소된다.

08. 근위축측삭경화증에서는 팔다리의 근육이 위축되는데, (⑨)의 운동은 유지된다.

09. 노인의 (⑩)혈종은 치매증상이나 인식장애를 초래한다.

10. 성인에게 발병하는 가장 악성의 일차 뇌종양은 (⑪)이다.

11. 남아에게 많이 발생하는 (⑫)은/는 악성종양으로, 두개내압 항진증상이나 소뇌실조 증상이 나타난다.

12. (⑬) 생산 뇌하수체샘종은 젖 분비나 여성 불임의 원인이 된다.

정답

① 신경전달물질, ② 눈돌림(동안), ③ 숨뇌(연수), ④ 고혈압, ⑤ 혈관연축, ⑥ 아밀로이드, ⑦ 노년판, ⑧ 도파민, ⑨ 안구, ⑩ 만성경막밑, ⑪ (아)교모세포종, ⑫ 속질모세포종(수모세포종), ⑬ 프로락틴

CHAPTER

18

내분비계통 질환

학습목표

1. 각 내분비기관이 분비하는 호르몬을 열거하고, 그 기능항진과 기능저하에 대해 호르몬의 작용기전과 증상을 설명할 수 있다.
2. 내분비기관의 종양에는 어떠한 특징이 있는지, 기능종양에서는 종양이 생산하는 호르몬과 증상을 관련지어 설명할 수 있다.
3. 시상하부 뇌하수체계통 이상에 의해 발생하는 질병에는 어떠한 것이 있는지 열거할 수 있다.
4. 갑상샘 기능항진과 기능저하의 대표적인 병인과 병태생리에 대해 설명할 수 있다.
5. 쿠싱증후군의 원인과 병태생리, 증상을 설명할 수 있다.
6. 자가면역과 관련된 내분비기관의 질환에는 어떠한 것이 있는지 설명할 수 있다.

핵심용어

- 호르몬
- 되먹임조절
- 자가분비
- 이소성 호르몬생산종양
- 성장호르몬
- 갑상샘항진증
- 그레이브스병
- 하시모토병
- 갑상샘저하증
- 크레틴병
- 갑상샘암
- 칼시토닌
- 부갑상샘호르몬
- 부갑상샘항진증
- 부갑상샘저하증
- 테타니
- 카테콜아민
- 쿠싱증후군
- 일차알도스테론증(콘증후군)
- 크롬친화세포종
- 다발내분비샘신생물(MEN)
- 당뇨병
- 인슐린

1 내분비기관의 형태와 기능

호르몬(hormone)이란 내분비기관으로부터 혈액 속으로 분비되는 물질로, 소량으로도 효과가 매우 크다. 호르몬은 신체 전체의 균형 잡힌 성장을 촉진하고, 전신 여러 장기의 조화를 이루면서 항상성(homeostasis)을 유지한다. 또 몸을 남자답게 또는 여자답게 성숙시켜 생식에 깊이 관여한다.

이러한 호르몬을 분비하는 주요 내분비기관을 정리하면 그림 18-1과 같다. 각각 여러 가지 작용을 하는 호르몬이 분비되며, **시상하부-뇌하수체계통**(hypothalamohypophyseal system)에 의해 호르몬 분비가 조절된다(그림 18-2, 18-3). 예를 들어 혈액 내의 갑상샘호르몬이 증가하면 시상하부로부터 갑상샘자극호르몬방출호르몬(TRH)과 뇌하수체의 갑상샘자극호르몬(TSH) 분비가 억제되어 갑상샘에서의 호르몬 분비가 억제된다. 반대로 갑상샘호르몬이 감소하면 TRH나 TSH의 분비가 촉진되어 갑상샘에 호르몬을 합성 및 분비하도록 명령이 내려진다. 부신피질호르몬도 부신피질자극호르몬방출호르몬(CRH)이나 부신피질자극호르몬(ACTH)에 의해 마찬가지로 조절을 받는데, 이러한 기전을 **되먹임조절**(feedback control)이라고 한다. 또 혈당과 그 조절호르몬인 인슐린 또는 혈청 칼슘과 부갑상샘호르몬도 서로 대항하도록 동일한 되먹임에 의해 조절된다. 내분비장기로부터 분비된 호르몬은 혈류를 통해 전신의 장기조직으로 보내지는데, 각각의 호르몬에 감수성이 있는 세포의 수용체(receptor)와 특이적으로 결합하여 작용이 발휘된다.

고전적인 내분비기관과 함께 심장이나 소화관에도 호르몬 생산 세포의 존재가 확인된다. 심방나트륨배설펩타이드(atrial natriuretic peptide, ANP)나 소화관호르몬이 그 대표적인 예이다. 소화관 안에 있는 내분비세포는 각종 소화관호르몬을 분비하여 소화관의 운동, 소화, 흡수에 중요한 역할을 한다.

호르몬을 비롯하여 세포에 다양한 자극을 주는 물질을 **사이토카인**(cytokine)이라고 하는데, 이러한 호르몬 유사물질 중에는 혈류를 통하지 않고 자기 주위 세포에 효과를 발휘하는 **주변분비**(paracrine)의 작용기전을 가진 것도 있다. 또 분비한 물질이 같은 세포의 수용체와 결합하여 자신에게 작용하는 **자가분비**(autocrine)의 작용기전을 가진 사이토카인도 있다. 예를 들어 췌장 랑게르한스섬의 δ세포에서 주위 조직으로 분비되는 성장호르몬억제인자(소마토스타틴, somatostatin)은 랑게르한스섬 내 α세포의 글루카곤(glucagon) 분비나 β세포의 인슐린(insulin) 분비를 주변분비를 통해 억제하고, 동시에 δ세포 자신의 성장호르몬억제인자 분비를 자가분비를 통해 조절한다. 이처럼 최근 내분비에 대한 개념이 더욱 확장되고 있다(그림 18-4).

호르몬을 분비하는 내분비샘의 질환 대부분은 호르몬 분비량의 이상에 의해 일어난다. 즉, 호르몬이 너무 많이 만들어지는 **항진증**과 반대로 호르몬이 부족해지는 **저하증**이 있다. 항진증의 원인에는 호르몬 생산 세포가 어떠한 원인으로 증가해버리는 증식(hyperplasia)이나 생리활성이 있는 호르몬 생산 능력을 가진 종양(tumor)이 있다. 저하증의 원인에는 염증이나 종양에 의한 내분비기관 조직의 붕괴 등이 있다. 호르몬의 불활성화 장애나 수용체 이상이 기능항진이나 기능저하의 원인이 되기도 한다.

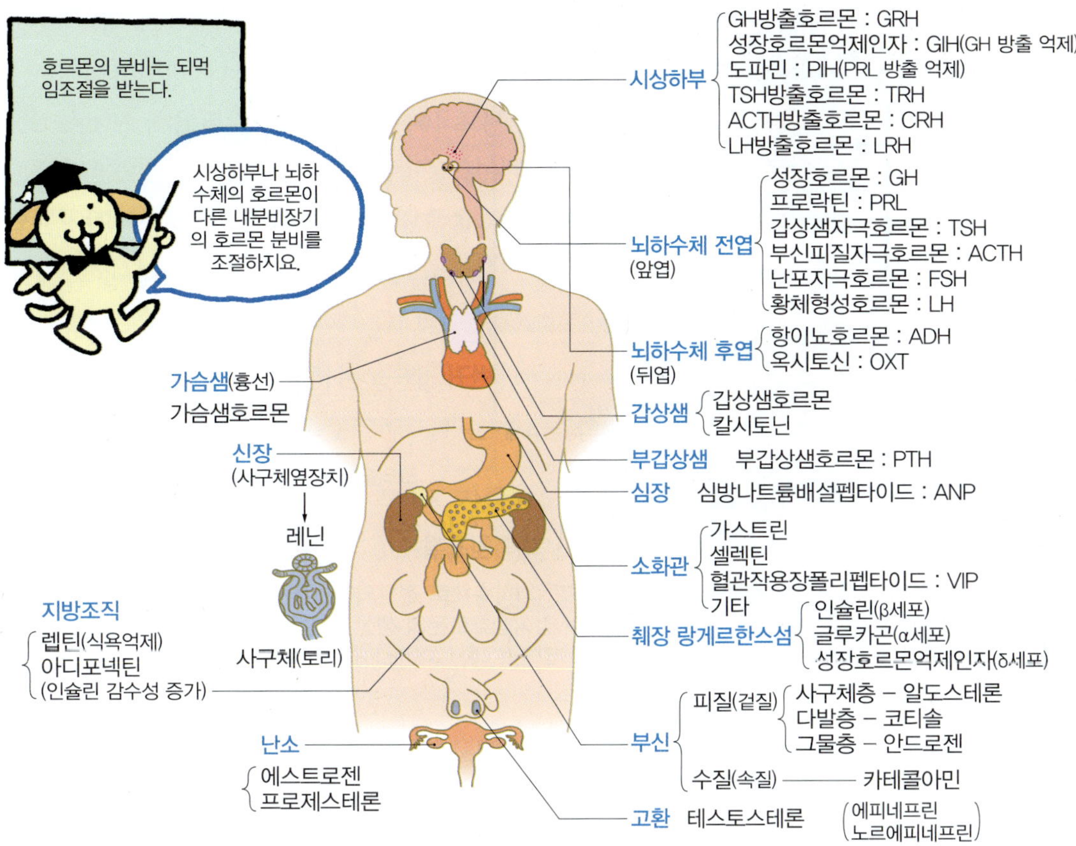

그림 18-1 내분비기관과 그 생산 호르몬

고전적 내분비기관(뇌하수체, 갑상샘, 부갑상샘, 췌장 랑게르한스섬, 부신, 생식샘) 이외에 심장이나 소화관에서 생산되는 호르몬도 있다.

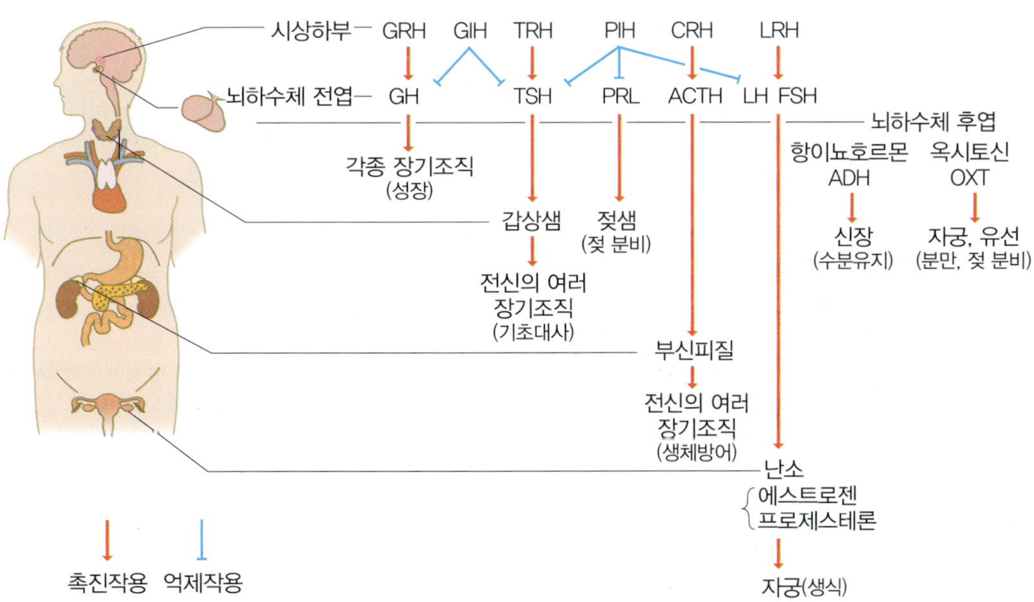

그림 18-2 시상하부-뇌하수체계통의 호르몬과 그 작용

시상하부-뇌하수체에서 생산되는 각종 호르몬은 각각 특이적으로 전신의 다른 내분비샘에서 생산되는 호르몬 분비를 조절한다(약어는 그림 18-1 참조).

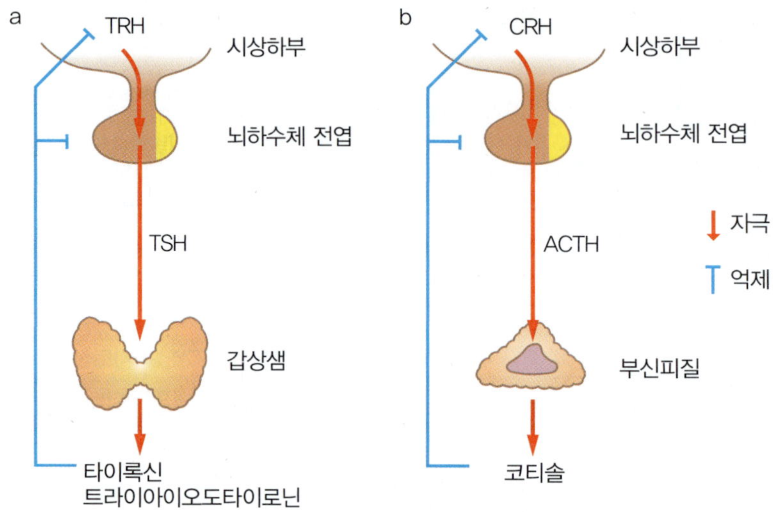

그림 18-3 되먹임조절

갑상샘호르몬이 증가하면(a) 혈액을 통해 그 정보가 뇌하수체로 전달되어 뇌하수체 전엽(앞엽)에서 TSH 분비가 억제된다. 이로 인해 혈중 TSH가 감소하여 갑상샘호르몬의 생산 및 분비가 저하된다. 그 밖에 시상하부를 통해 작용하는 경로도 있다. 부신피질의 코티솔 생산 분비(b)에 대해서도 같은 되먹임조절이 작용한다.

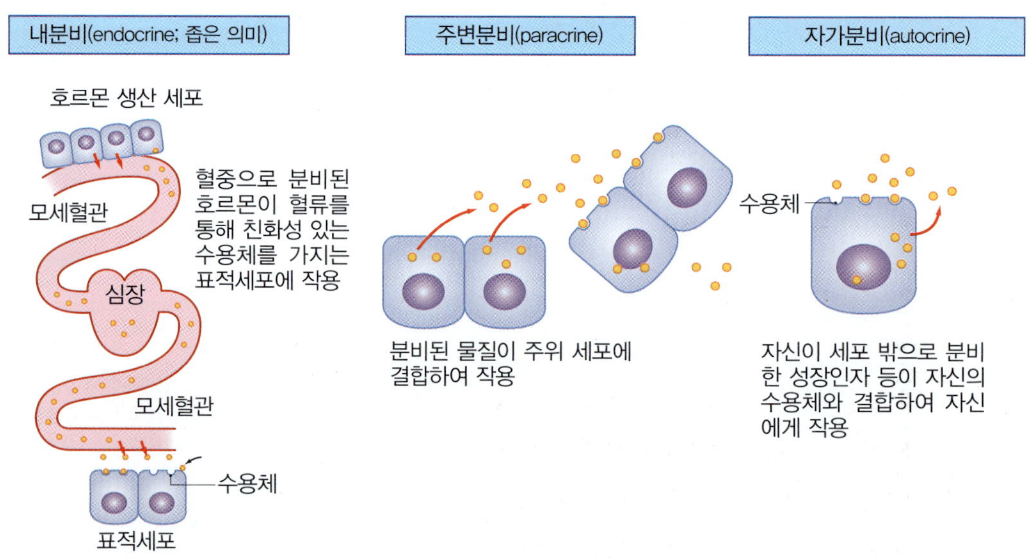

그림 18-4 세포 간 정보전달(넓은 의미의 내분비)

호르몬 생산 세포에서 혈류를 통해 표적장기에 작용하는 고전적 호르몬의 작용기전(왼쪽) 이외에 어떤 세포가 생산한 물질(사이토카인)이 그 주위 세포에 작용하는 주변분비(중앙)나 생산한 물질이 그것을 생산한 세포 자신에게 작용하는 자가분비(오른쪽)에 의해 조직이나 세포의 기능이 조절된다.

기능항진을 일으키는 종양은 정상적인 호르몬 생산의 조절기전으로부터 벗어나 자율적으로 호르몬을 생산한다. 이때 혈중 호르몬이 증가하여 임상증상이 나타나는데, 이러한 종양을 **기능종양**이라고 한다. 기능종양에는 정상조직이 생산하는 호르몬과 그곳에서 발생한 종양이 같은 호르몬을 만드는 종양과, 종양이 발생하기 전의 정상조직에서는 생산되지 않는 호르몬을 생산하는 종양이 있다. 후자를 이소성 호르몬생산 종양(ectopic hormone-producing tumor)이라고 하며, 예를 들어 폐암(주로 소세포암종)이 부신피질자극호르몬(ACTH)을 생산하고, 이로 인해 부신피질호르몬이 많이 생산되어 쿠싱증후군을 일으키게 된다.

2 뇌하수체의 질환

시상하부는 셋째뇌실(제3뇌실) 바닥부분에 있으며, 뇌하수체와 깔때기에 의해 연결되어 있다. 시상하부는 뇌하수체호르몬을 조절하는 다양한 호르몬을 분비한다.

뇌하수체는 시상하부와 이어지는 자루에 의해 안장(sella turcica) 안으로 돌출한 무게 약 0.6g 전후의 작은 장기이다. 전엽(앞엽)과 후엽(뒤엽)으로 나뉘는데, 전엽은 호산세포, 호염기세포, 혐색소세포 3종류의 상피세포로 구성되며, 후엽은 신경조직으로서 시상하부의 신경세포에서 만들어진 호르몬이 신경섬유를 통해 이곳에서 분비된다. 앞에서 설명했듯이 뇌하수체의 호르몬 중에는 다른 내분비기관의 기능을 조절하는 것이 있어 뇌하수체를 **내분비샘의 상위중추**라고 한다.

2.1 뇌하수체거인증과 말단비대증

성장호르몬의 과잉분비가 성장기 소아에게 일어나면 키가 비정상으로 크는 뇌하수체거인증(hypophyseal gigantism)이 발병한다. 성인에게 일어나면 말단비대증(acromegaly)이 되며 손발가락 뼈나 아래턱 뼈 등이 비후하여 특유한 얼굴모습이 나타난다. 또 내장을 포함한 전신조직의 비대와 대사항진을 동반하며, 당뇨병이나 고혈압이 합병되는 경우도 있다. 원인은 뇌하수체샘종[1](성장호르몬 생산 샘종)에 의한 경우가 많다. 뇌하수체샘종이 커지면 안장 상부를 지나가는 시(각)신경을 압박하여 **시력장애**(**반맹**, hemianopia)를 합병하게 된다.

2.2 쿠싱병

뇌하수체샘종이 ACTH를 지속적으로 분비하면 부신피질은 과다형성을 하게 되어 두꺼워지고 **당질부신**

1) 뇌하수체샘종에는 성장호르몬 생산 샘종 외에 ACTH 생산 샘종, 프로락틴 생산 샘종, TSH 생산 샘종, 생식샘자극호르몬 생산 샘종, 호르몬을 생산하지 않는 비기능샘종이 있다.

피질호르몬(글루코코티코이드, glucocorticoid; **코티솔**)의 분비가 증가하여 쿠싱증후군 증상을 나타내게 된다. 쿠싱증후군 가운데 뇌하수체샘종이 원인이 되어 발생하는 것을 쿠싱병(Cushing disease)이라고 한다.

2.3 뇌하수체왜소증

소아기에 성장호르몬의 분비가 서하되면 뇌하수체왜소증(hypophyseal dwarfism)이 발병한다. 환자는 키가 작고 연간 성장률이나 뼈의 발육은 늦어지지만 신체의 균형은 잡혀 있다. 원인에는 약 1/3이 뇌하수체 또는 그 주위의 종양(머리인두종에 의한 것이 많음)에 의해 뇌하수체 조직이 파괴되어 일어난다. 그러나 대부분의 사례는 원인 불명의 뇌하수체 기능장애로 발생한다. 또 종종 성장호르몬 이외의 다른 뇌하수체호르몬 저하를 동반한다.

2.4 뇌하수체저하증

뇌하수체 전엽의 각종 호르몬 분비가 저하되면 갑상샘자극호르몬(TSH)이 결핍되어 갑상샘 기능이 저하된다. 더 나아가 부신피질자극호르몬(ACTH)의 결핍으로 부신피질의 기능이 저하된다. 또 난포자극호르몬(FSH)과 황체자극호르몬(LH)도 부족해져 생식샘의 기능이 저하된다. 이로 인해 전신의 각종 내분비기관의 기능이 나빠져 다양한 증상이 나타난다(그림 18-5). **지몬츠병**(Simmonds disease)은 뇌하수체의 기능이 전체적으로 저하되어 종말증(cachexia)을 동반하게 된 것으로, 원인은 순환장애, 종양, 염증 등에 의한 뇌하수체의 광범위한 괴사이다. 또 분만 후 뇌하수체가 허혈에 의해 괴사된 상태를 **시한증후군**(Sheehan syndrome)이라고 한다.

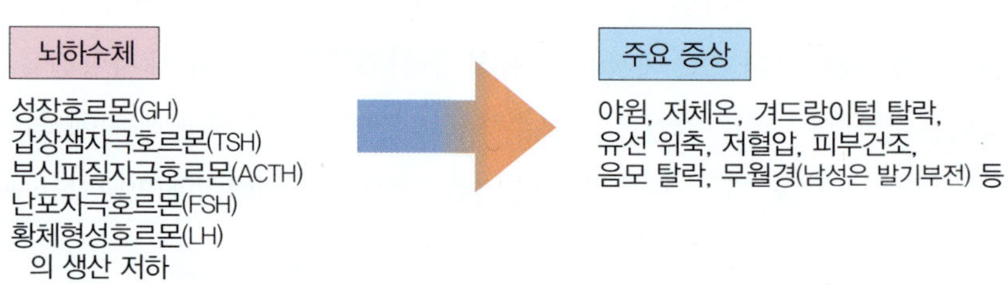

그림 18-5 **뇌하수체저하증**

2.5 요붕증

요붕증(diabetes insipidus)이란 뇌하수체 후엽에서 분비되는 바소프레신(vasopressin; 항이뇨호르몬, ADH)이 부족해서 보통 1일 5L 이상으로 소변량이 증가해 목마름이나 다음증을 일으키는 질병이다. 원인 불명의 특발성인 것과 뇌종양(머리인두종이 대표적) 등에 의한 것이 있다.

3 갑상샘의 질환

갑상샘(thyroid gland)은 제3~4기관연골(tracheal cartilage) 앞쪽에 있는 15~20g의 나비 모양을 한 장기로, 조직학적으로는 지름 약 200μm의 공 모양 **소포**(follicle)가 모여 이루진다. 소포 속면을 덮는 소포상피세포는 혈액 속의 아이오딘을 흡수하고, 이를 이용해서 **타이록신**(thyroxin, T_4) 및 **트라이아이오도타이로닌**(triiodothyronine, T_3)이라는 갑상샘호르몬을 생산한다. 생성된 호르몬은 소포 내에 콜로이드(colloid) 형태로 저장되었다가 필요에 따라 모세혈관 내로 분비된다. 이러한 갑상샘호르몬의 생산과 분비는 뇌하수체의 TSH에 의한 되먹임기전을 통해 조절된다(그림 18–3 참조). 갑상샘호르몬은 발육기에는 뼈나 뇌의 발육에 필수이며, 성인에서는 ATP 생산을 위한 세포 내 산소소비를 증가시킴으로써 기초대사율이 증가하여 탄수화물이나 지질 대사가 항진하도록 작용한다. 또 소포 주위에는 **소포곁세포**(parafollicular cell)가 있어 부갑상샘호르몬에 대항하는 **칼시토닌**(calcitonin)을 분비한다.

3.1 그레이브스병

혈액 속에서 T_3, T_4가 증가하는 **갑상샘항진증**(thyrotoxicosis)에는 몇 가지 원인이 있는데, 그 대표적인 것이 그레이브스병(Graves disease)이다. 그레이브스병은 20세 이후 여성에게 많으며 남성의 5~7배이다. 이 질환을 가진 환자의 혈청 중에는 TSH에 대한 자가항체가 존재하며 이 자가항체는 TSH 수용체와 결합함으로써 갑상샘호르몬의 분비를 촉진한다. 이는 TSH와 동일한 작용이며 이로 인해 갑상샘호르몬의 생산이 비정상적으로 항진된다. 그레이브스병은 면역기전의 이상이 깊이 관련된 **자가면역질환**(autoimmune disease)이라고 보고 있다.

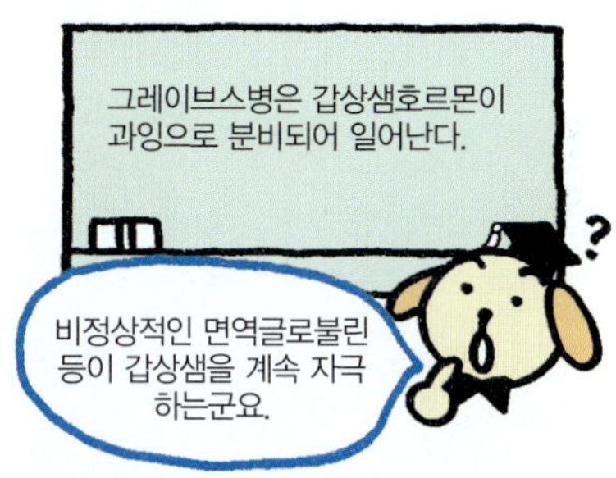
그레이브스병은 갑상샘호르몬이 과잉으로 분비되어 일어난다.
?
비정상적인 면역글로불린 등이 갑상샘을 계속 자극하는군요.

그레이브스병 환자는 갑상샘이 광범위하게 커지고(광범위갑상샘종[2]), 빈맥, 안구돌출, 기초대사 항진, 수척, 다한, 손발떨림 등의 증상이 관찰된다. 조직학적으로는 갑상샘 자극물질이 지속적으로 갑상샘을 자극하기 때문에 소포가 과다형성되는데, 소포상피는 길이가 길고 종종 유두 모양으로 증식해 있다(그림 18–6).

갑상샘항진증에는 그레이브스병 이외에 기능종양이 갑상샘호르몬을 과잉으로 분비하는 플러머병(Plummer disease)이 있나. 아급성갑상샘염이나 하시모토병의 한 시기에 일과성으로 갑상샘의 기능항진이 나타나기도 한다.

2) 임상적으로는 갑상샘이 부은 상태를 일반적으로 갑상샘종(goiter)이라고 한다. 이것은 종양을 뜻하는 것이 아니라 단순히 갑상샘이 비대해져 있음을 가리켜 사용하는 용어이다.

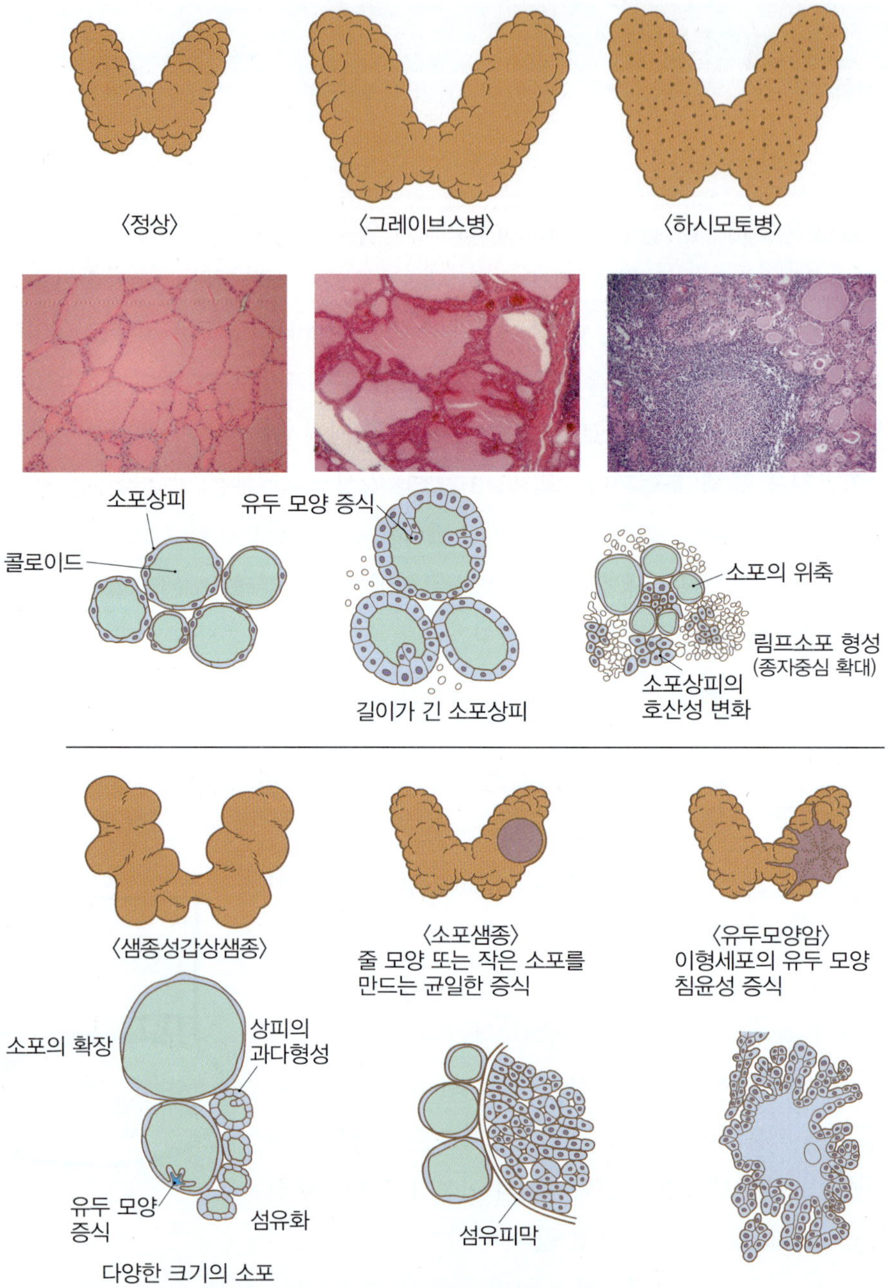

그림 18-6 대표적 갑상샘질환의 병리소견

그레이브스병에서는 갑상샘은 전체적으로 커지고 소포상피도 대형화되어 증식해 있다.
하시모토병에서는 좌우 대칭성으로 커지며, 조직학적으로는 위축된 소포 사이에 림프소포 형성을 동반한 확실한 림프구 침윤이 관찰된다.
샘종성갑상샘종에서는 다발결절이 관찰되며, 크고 작은 소포가 증식해 있다.
소포샘종은 섬유피막으로 둘러싸인 단발결절로, 종양세포가 균일한 증식 양상을 나타낸다. 피막을 뚫고 주위로 침윤성 증식을 나타내면 소포암종이다.
유두모양암에서는 이형세포가 유두 모양 패턴을 나타내며 침윤성으로 증식해 있다.

3.2 하시모토병

하시모토병(Hashimoto disease)은 대표적인 **장기 특이적 자가면역질환**으로, 혈중에서 갑상샘에 대한 항체를 확인할 수 있다. 중년 여성에게 많이 발생하며 갑상샘은 처음에 광범위하게 커지지만, 말기에는 위축된다. 종자중심(배중심, germinal center)을 가진 림프소포가 갑상샘 안에서 다수 관찰되며 림프구 침윤이 뚜렷하다. 소포세포는 변성되어 있고, 소포상피의 호산성 변화가 특징적이다(그림 18-6). 병리조직상의 특징 때문에 만성림프구갑상샘염이라고도 불린다.

3.3 갑상샘저하증

갑상샘저하증(hypothyroidism)이란 갑상샘호르몬의 분비가 부족하여 각종 증상이 나타나는 병태이다.

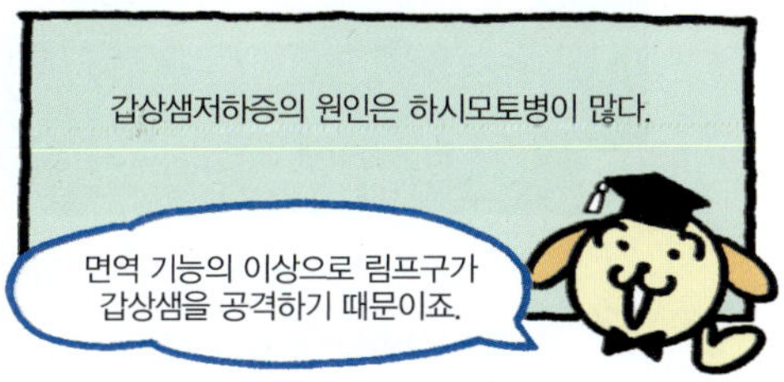
갑상샘저하증의 원인은 하시모토병이 많다.
면역 기능의 이상으로 림프구가 갑상샘을 공격하기 때문이죠.

이 갑상샘의 기능저하가 태생기 또는 신생아기에 일어나면 **크레틴병**(cretinism)이 발병한다. 크레틴병에서는 갑상샘의 기능저하에 따른 증상과 함께 왜소증(소인증), 뼈대계통의 이상이나 지능저하를 동반한다.

성인에게 갑상샘저하증이 일어난 경우의 대표적인 증상으로 피부에 점액 모양 물질(점액단백질, mucoprotein)이 침착하는 **점액부종**(myxedema)이 있다. 중년 여성에게 많고, 기초대사가 저하되어 피부건조, 저체온, 서맥, 변비, 정신활동의 둔화, 발한감소 등이 나타난다. 갑상샘이 커지는 경우도 있기는 하지만 말기에는 위축된다. 원인으로는 하시모토병에 의해 발생하는 경우가 많다.

3.4 종양

1) 샘종성갑상샘종(adenomatous goiter)

갑상샘조직의 증식과 콜로이드 저류를 동반한 크고 작은 다발결절 병터가 관찰된다. 환자는 앞목부위에서 덩어리가 만져져서 내원하지만, 검사하면 갑상샘 기능은 정상적으로 유지되고 있다. 종양과 유사한 질병이다(그림 18-6).

2) 소포샘종(follicular adenoma)

소포상피가 자율적으로 증식하여 결절을 만든 양성종양으로, 중년 여성에게 많이 발생한다. 보통 1개가 관찰되며 갑상샘 기능에 이상은 나타나지 않는다(그림 18-6).

3) 갑상샘암(thyroid cancer)

갑상샘암은 여성에게 많으며, 젊은 여성에게서도 발생한다(그림 18-7). 림프절로 전이하기 쉬운 **유두모양암**(papillary cancer)과 혈행성으로 폐나 뼈에 전이하기 쉬운 **소포암**(follicular cancer)이 있다. 갑상샘암은 다른 부위의 암과 비교하면 발육이 늦고 장기간 생존하는 경우가 많은 것이 특징이다. 그러나 빈도는 낮지만 예후가 아주 좋지 않은 미분화암도 발생한다.

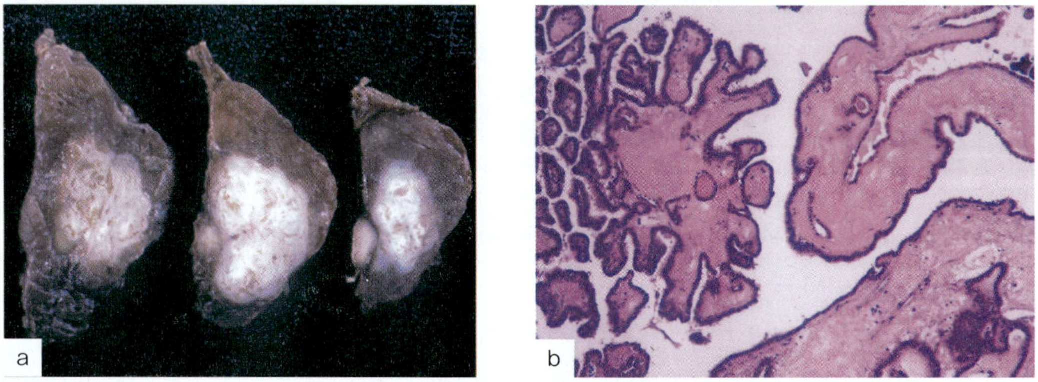

그림 18-7 **갑상샘암(유두모양암)**

a. 유두모양암. 하얗게 보이는 암조직이 주위 갑상샘 조직에 침윤성으로 발육해 있다.
b. 현미경으로 보면 이형세포(암세포)가 유두 모양으로 증식해 있다.

4) 수질암(속질암, medullary cancer)

갑상샘의 소포곁세포에서 유래하는 종양으로 **칼시토닌**을 분비하며, 아밀로이드가 종양 내에 많이 침착해 있다. EN II형에서 관찰된다(나중에 설명).

4 부갑상샘의 질환

부갑상샘(parathyroid gland)은 갑상샘 바깥 뒤면에 접하여 상하좌우 총 4개가 관찰되는 쌀알 크기의 작은 내분비기관이다. **부갑상샘호르몬**(parathormone)은 혈청 중의 칼슘 농도를 높이고 또 동시에 인산 농도를 떨어뜨리는 작용을 한다. 이 칼슘 및 인산 조절에는 부갑상샘호르몬 외에 비타민 D가 관여한다(그림 18-8).

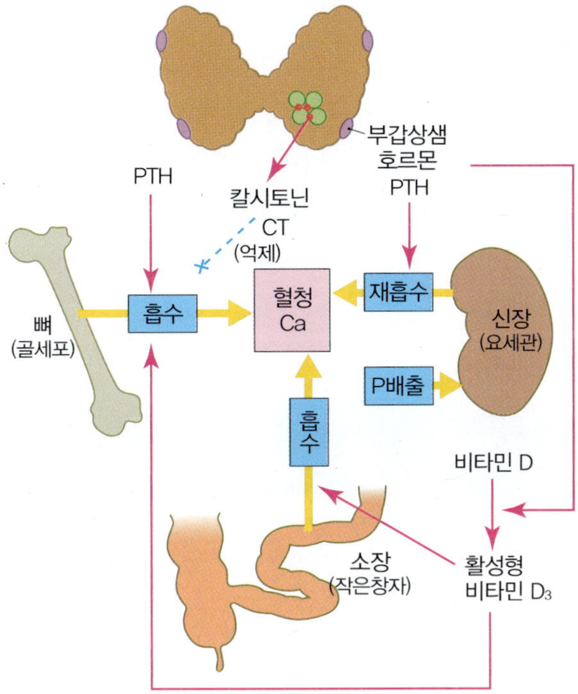

그림 18-8 부갑상샘호르몬과 칼시토닌의 작용

칼슘(Ca) 대사는 부갑상샘호르몬(PTH), 활성형 비타민 D_3과 칼시토닌에 의해 조절된다. PTH는 골흡수를 촉진하여 뼈로부터 Ca^{2+}을 유리시킴과 동시에 신장에서 Ca^{2+}의 재흡수를 촉진한다. 또 신장에서 인산(P)의 배출을 촉진한다. 활성형 비타민 D_3은 소장으로부터 Ca^{2+}과 P의 흡수를 촉진하고, 골흡수와 골형성도 함께 촉진한다. 칼시토닌은 골흡수를 억제하여 혈중 Ca^{2+}을 저하시킨다.

4.1 부갑상샘항진증

부갑상샘에 과다형성이나 샘종(선종)이 발생하면 부갑상샘호르몬이 많이 분비되어 **부갑상샘항진증**(hyperparathyroidism)이 발병한다. 과다형성인 경우에는 4개의 부갑상샘이 모두 커지는 경우가 많지만, 샘종에서는 1개만 커진다. 부갑상샘항진증에서는 뼈로부터 칼슘이 흡수되어 뼈가 약해짐으로써 **병적 골절**을 일으키기 쉬워진다. 또 소변 중의 인산 농도가 높아져 **요로결석**이 반복되고, 피부, 신장, 폐 등에 석회침착이 일어난다.

만성신부전(chronic renal failure) 환자에서는 비타민 D의 기능이 저하되어 혈중 칼슘 수치가 낮아진다. 혈중 칼슘이 낮아지고, 신부전으로 인해 고인산혈증이 계속되면 이에 대한 반응으로 부갑상샘의 기능이 항진되어 부갑상샘이 커진다(**이차부갑상샘항진증**).

4.2 부갑상샘저하증

갑상샘 적출수술 시 부갑상샘도 동시에 제거했을 때 일어나는 부갑상샘저하증(hypoparathyroidism)이 많다. 원인을 모르는 특발부갑상샘저하증도 있다. 부갑상샘호르몬의 저하로 혈청 칼슘 농도가 저하되기 때문에 **테타니**(tetany; 신경의 흥분성이 높아져 일어나는 통증을 동반하는 근육의 경련)가 관찰된다.

5 부신의 질환

부신(adrenal gland)은 바깥쪽의 피질(겉질, cortex)과 안쪽의 수질(속질, medulla) 두 부분으로 구성된다(그림 18-9). 피질은 다시 **사구체층**, **다발층**, **그물층**의 3층으로 구성된다. 사구체층은 전해질 조절에 관여하는 알도스테론 등의 **무기질부신피질호르몬**(미네랄코티코이드, mineralocorticoid)을, 다발층은 당단백질 대사나 면역에 관여하는 코티솔 등의 **당질부신피질호르몬**(글루코코티코이드, glucocorticoid)을, 그물층은 **성스테로이드**를 분비한다. 이들 부신피질스테로이드 중에서 당질부신피질호르몬의 분비는 뇌하수체 ACTH의 되먹임기전을 통해 조절되고, 무기질부신피질호르몬의 분비는 레닌-안지오텐신계통(renin angiotensin system)에 의해 조절된다.

수질은 발생학적으로는 교감신경과 같은 외배엽 유래 조직으로, **카테콜아민**(에피네프린과 노르에피네프린)을 분비한다.

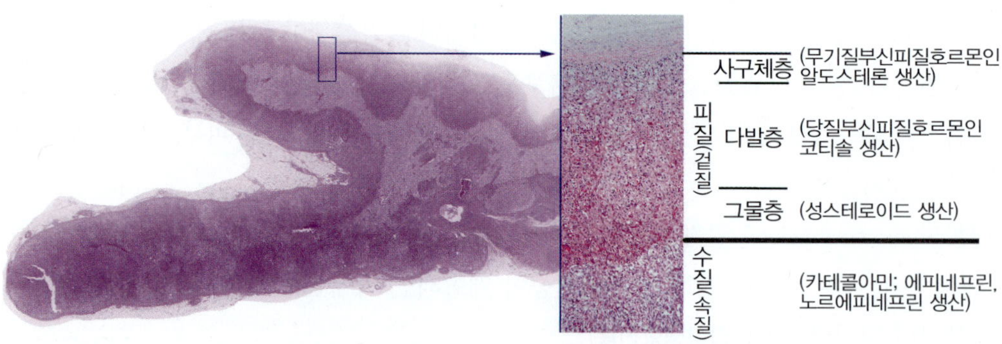

그림 18-9 부신의 구조와 생산되는 호르몬

부신피질은 바깥쪽에서부터 알도스테론(aldosterone)을 생산하는 사구체층, 코티솔(cortisol)을 생산하는 다발층, 성스테로이드를 생산하는 그물층의 3층으로 구성된다. 수질에서는 카테콜아민이 분비된다.

5.1 쿠싱증후군

쿠싱증후군(Cushing syndrome)은 성인 여성에게 많이 발생하며, 달덩이얼굴, 중심비만, 고혈압, 당뇨병이 증상으로서 나타난다(그림 18-10). 부신피질에서 코티솔이 과잉으로 분비되면 발병하는데, 그 원인에는 다음의 3가지가 있다.

① **뇌하수체성** : 뇌하수체샘종에 의해 ACTH가 과잉으로 분비되어 양쪽 부신피질이 과다형성을 일으키면 코티솔의 생산이 많아진다(쿠싱병, Cushing disease).

② **부신피질종양** : 부신피질샘종(그림 18-11)이나 암이 자율성으로 코티솔을 생산한다. 뇌하수체의 ACTH 생산은 되먹임기전을 통해 억제되며, 혈중 ACTH는 저하해 있다. 병터가 없는 쪽의 부신피질은 위축되어 있다.

③ **이소성 ACTH 생산종양** : 폐암, 특히 소세포암종 등이 이소성으로 ACTH를 생산하여 부신피질의 과다형성을 일으킨다.

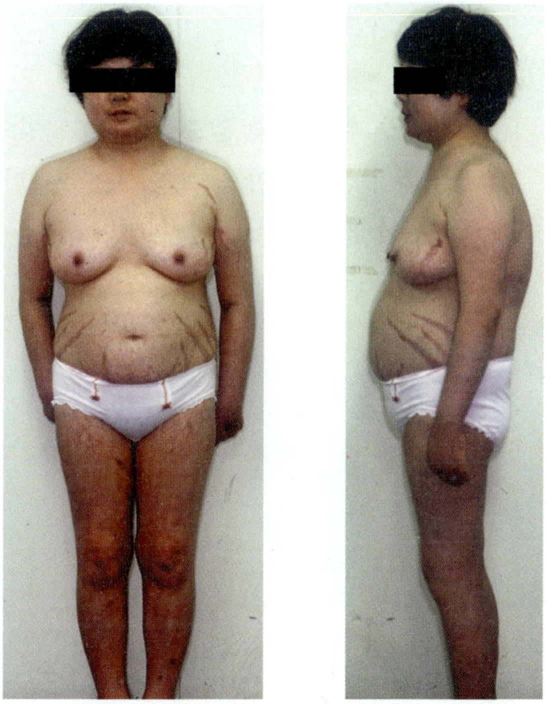

그림 18-10 쿠싱증후군

달덩이얼굴과 중심비만, 복부의 피부줄무늬가 나타난다.

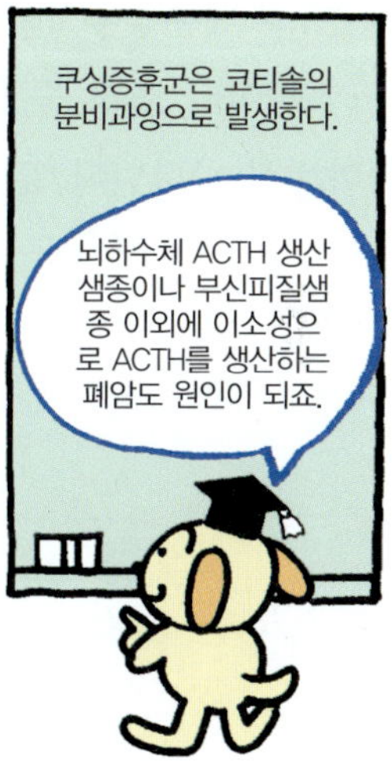
쿠싱증후군은 코티솔의 분비과잉으로 발생한다.
뇌하수체 ACTH 생산 샘종이나 부신피질샘종 이외에 이소성으로 ACTH를 생산하는 폐암도 원인이 되죠.

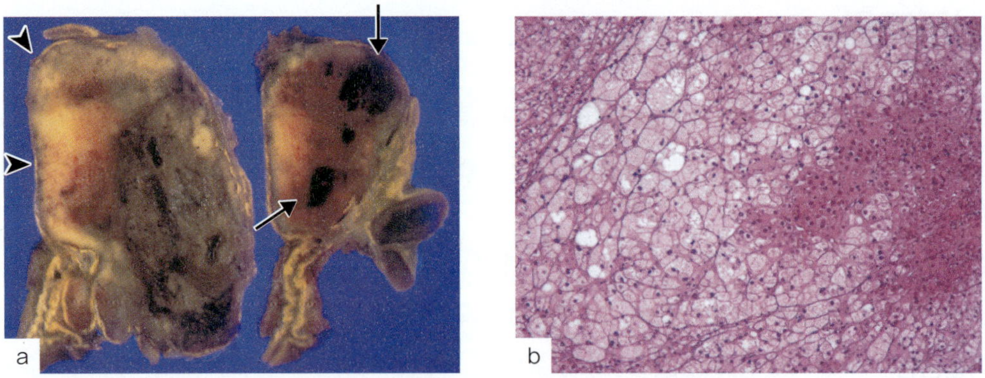

그림 18-11 쿠싱증후군 환자의 부신피질샘종

a. 샘종에는 출혈을 일으킨 부분(→)과 황색~갈색 부분이 섞여 있다. 표면은 얇아진 부신피질(노랗게 보임)로 덮여 있다(▶).

b. 육안으로 볼 때 자른 면이 황색인 부분은 지방이 풍부한 밝은 세포(왼쪽)로 이루어지고, 갈색인 부분은 세포질이 붉게 염색된 어두운 세포(오른쪽)로 이루어진다.

5.2 일차알도스테론증

일차알도스테론증(primary aldosteronism; 콘증후군)에서는 부신피질로부터 **알도스테론**이 과잉으로 분비되므로 고혈압이나 혈청 중 **칼륨 저하**가 일어난다. 저칼륨혈증의 결과 목마름, 다음, 다뇨, 테타니, 주기적 팔다리마비가 나타난다. 알도스테론을 과잉으로 분비하는 부신피질샘종이 원인이 된다(그림 18-12).

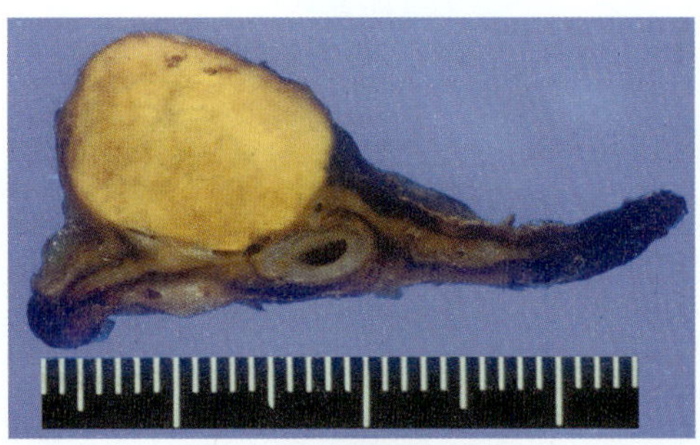

그림 18-12 일차알도스테론증 환자의 부신피질샘종

황금색이며 충실성을 나타낸다.

5.3 애디슨병

만성부신피질저하증(chronic hypoadrenocorticism)을 애디슨병(Addison disease)이라고 한다. 결핵 등의 염증이나 암의 전이에 의해 부신피질이 광범위하게 파괴되는 것이 원인이다. 1/4은 자가면역질환인 특발애디슨병이다. 부신피질호르몬이 부족하기 때문에 피부나 입안점막에 멜라닌색소가 침착되고, 전신권태감, 피로감 증가, 체중감소, 식욕부진, 저혈압, 저혈당이 나타난다.

5.4 부신생식기증후군

부신생식기증후군(adrenogenital syndrome)은 부신피질의 암이나 샘종에서 안드로젠(androgen)이 과잉으로 분비되는 경우와 부신피질효소의 선천성 결손에 의한 경우가 있다. 후자의 경우 부신은 고도의 과다형성을 나타내며, 증상으로 남성화(virilism)가 일어난다.

5.5 종양

1) 크롬친화세포종(pheochromocytoma)

크롬친화세포종이란 **카테콜아민**을 분비하는 종양을 말하며, 대부분은 부신수질에서 발생한다. 성인에게 많으며 대부분은 양성이다. 증상으로는 발작성 또는 지속 고혈압, 혈당 상승, 두통, 대사항진에 의한 수척, 발한, 팔다리떨림, 얼굴창백 등이 나타난다.

2) 신경모세포종(neuroblastoma)

대부분은 5세 이하의 소아에게서 나타나는 악성종양으로, 부신수질에서 발생하는 경우가 많다. 림프절, 간, 뼈 등으로 전이되기 쉽다.

6 췌장 랑게르한스섬의 질환

당뇨병(diabetes mellitus)은 **인슐린**의 작용 부족에 의해 간이나 근육에서의 포도당 이용이 억제되어 혈당이 상승하는 질병이다(Chapter 08 '대사이상' 참조). 당뇨병신(장)병증(diabetic nephropathy)이나 당뇨병망막병증(diabetic retinopathy), 말초신경장애, 동맥경화증을 합병하며 심해지면 당뇨병혼수에 빠진다. 발병에는 유전소인과 환경소인이 관여한다.

당뇨병에는 인슐린 의존형의 **1형당뇨병**과 인슐린 비의존형인 **2형당뇨병**, 나이가 만성췌장염이나 크롬친화세포종, 말단비대증, 쿠싱증후군, 인슐린수용체이상증 등에 속발한 **이차당뇨병**으로 나뉜다. 1형당뇨병은 자가면역질환으로 젊은 사람에게서 많이 발병하고 인슐린 투여가 필수이다. 랑게르한스섬 세포에 대한 항체가 출현하여 랑게르한스섬에 림프구가 침윤한다. 2형당뇨병은 성인 당뇨병의 대부분을 차지하며 인슐린의 분비 저하와 고혈당이 지속됨으로써 조직에서의 인슐린 감수성 저하로 인해 발병한다. 췌장은 육안으로 위축해 보이기도 하지만, 변화가 없는 경우도 많다. 조직학적으로는 랑게르한스섬에 유리질화나 아밀로이드 침착, 섬유화가 관찰된다. 또 β세포에 비축된 인슐린 과립의 감소 소실이 관찰되기도 한다.

7 다발내분비샘신생물

다발내분비샘신생물(multiple endocrine neoplasia, MEN)은 각종 내분비기관에 샘종이나 과다형성 또는 암이 다발하는 증후군으로, 종종 가족성으로 나타나며 보통염색체 우성유전이라고 보고 있다. 합병하는 종류에 따라 I형과 II형으로 분류된다. **MEN I형**(베르머증후군, Wermer syndrome)에는 뇌하수체의 프로락틴(PRL), 성장호르몬(GH) 생산 종양, 부갑상샘샘종 증식, 인슐린이나 가스트린 또는 글루카곤을 분비하는 췌장 랑게르한스섬의 기능종양 등이 포함된다. **MEN II A형**(시플증후군, Sipple syndrome)에는 칼시토닌을 분비하는 갑상샘수질암, 부갑상샘샘종 증식, 카테콜아민을 분비하는 부신수질 크롬친화세포종 등이 포함된다. **MEN II B형**에는 갑상샘수질암, 부신수질 크롬친화세포종과 입안점막 등의 신경종이 포함된다(그림 18-13).

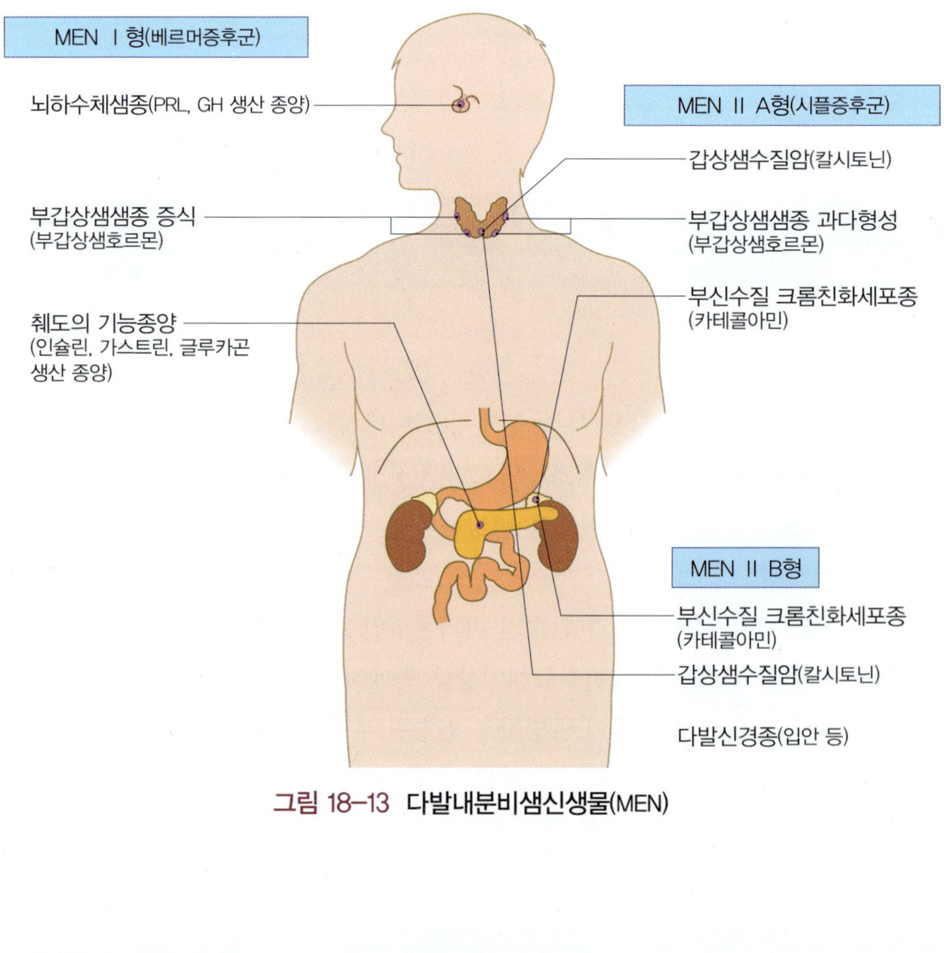

그림 18-13 다발내분비샘신생물(MEN)

요점 정리

- 호르몬(hormone)은 내분비샘에서 혈중으로 분비되어 표적세포의 수용체와 결합하여 작용한다. 호르몬의 분비 및 억제는 시상하부-뇌하수체계통에 의해 제어된다(되먹임조절).
- 뇌하수체의 기능항진증에는 성장호르몬 생산 샘종에 의한 뇌하수체거인증(hypophyseal gigantism)이나 말단거대증(acromegaly), ACTH(부신피질자극호르몬) 생산 샘종에 의한 쿠싱병(Cushing disease)이 있고, 기능저하증에는 소아기에 성장호르몬이 부족해지는 뇌하수체왜소증(hypophyseal dwarfism)이 있다.
- 그레이브스병(Graves disease)은 여성에게 많으며, 면역항체의 일종인 갑상샘자극면역글로불린(TSH수용체 항체)이 관여하는 자가면역질환이다. 그레이브스병에서는 갑상샘종, 빈맥, 안구돌출, 기초대사 항진이 나타난다.
- 하시모토병(Hashimoto disease)에서는 항갑상샘 항체가 확인된다. 갑상샘에 림프구 침윤, 소포세포의 변성이 나타나며, 갑상샘 기능이 저하되는 경우가 많다.
- 부갑상샘항진증(hyperparathyroidism)은 증식이나 샘종 혹은 암이 원인이 되어, 요로결석으로 발견되는 경우가 많다. 만성신부전 환자에서는 혈중 칼슘 수치가 낮아져 이에 대한 반응으로 부갑상샘 기능이 항진된다.
- 부갑상샘저하증(hypoparathyroidism)에서는 테타니(tetany)가 관찰된다.
- 부신피질에서 코티솔이 과잉으로 분비되면 쿠싱증후군(Cushing syndrome)이 일어난다. 달덩이얼굴, 중심비만, 피부줄무늬가 관찰되며, 고혈압, 당뇨병이 합병되기 쉽다.
- 부신피질샘종이 알도스테론을 과잉으로 분비하는 일차알도스테론증(primary aldosteronism; 콘증후군)에서는 저칼륨혈증, 고혈압, 목마름, 다음·다뇨가 나타난다.
- 만성애디슨병(Addison disease; 부신피질저하증)에서는 피부나 입안점막의 색소침착, 전신권태감, 체중감소, 저혈압, 저혈당이 나타난다.
- 부신수질의 종양에는 크롬친화세포종(pheochromocytoma)이 있는데, 카테콜아민을 분비하여 고혈압, 혈당상승, 대사항진을 나타낸다.
- MEN I형에는 뇌하수체샘종, 부갑상샘샘종 증식, 췌장 랑게르한스섬의 기능종양 등이 포함되고, MEN IIA형에는 갑상샘수질암, 부갑상샘샘종 증식, 크롬친화세포종 등이 포함된다. MEN IIB형에는 갑상샘수질암, 부신수질 크롬친화세포종과 다발신경종이 포함된다.
- 당뇨병에는 자가면역질환으로 젊은 나이에 발병하는 인슐린 의존형인 1형과 인슐린 비의존형의 2형이 있다. 또한 만성췌장염이나 인슐린수용체이상증 등에 합병되는 이차당뇨병이 있다.

확인문제

01. 뇌하수체샘종에서 성장호르몬이 과잉으로 분비되면 (①　　　)(이)나 (②　　　)이/가 발병한다.

02. 그레이브스병에서는 (③　　　)(이)라고 하는 면역글로불린이 갑상샘을 자극해서 갑상샘호르몬의 분비를 항진시킨다.

03. 그레이브스병에서는 (④　　　), (⑤　　　), (⑥　　　), 기초대사 항진이 관찰된다.

04. 하시모토병에서는 혈중에 (⑦　　　)이/가 관찰되며 갑상샘 기능은 (⑧　　　)되는 경우가 많다.

05. 갑상샘의 양성종양에는 (⑨　　　)이/가 있고 악성종양에는 (⑩　　　), (⑪　　　), 소포곁세포 유래의 (⑫　　　)이/가 있다.

06. 부갑상샘항진증은 (⑬　　　)으로 발견되는 경우가 많다.

07. (⑭　　　)증에서는 테타니가 관찰된다.

08. 쿠싱증후군의 특징으로서 (⑮　　　), (⑯　　　), (⑰　　　)이/가 있다.

09. 일차알도스테론증에서는 (⑱　　　), (⑲　　　), 다음, 다뇨, 고혈압이 관찰된다.

10. 만성부신피질저하증은 다른 말로 (⑳　　　)(이)라고도 하며 (㉑　　　), 전신권태감, 체중감소, 저혈압, 저혈당이 관찰된다.

11. (㉒　　　)은/는 부신수질의 종양으로 (㉓　　　), 혈당 상승, 대사항진이 관찰된다.

정답

(①~②의 순서는 상관없음) ① 뇌하수체거인증, ② 말단비대증, ③ TSH수용체항체, (④~⑥의 순서는 상관없음) ④ 갑상샘종, ⑤ 빈맥, ⑥ 안구돌출, ⑦ 항갑상샘항체, ⑧ 저하, ⑨ 소포샘종, (⑩~⑪의 순서는 상관없음) ⑩ 소포암, ⑪ 유두모양암, ⑫ 수질암, ⑬ 요로결석, ⑭ 부갑상샘저하, (⑮~⑰의 순서는 상관없음) ⑮ 달덩이얼굴, ⑯ 중심비만, ⑰ 피부줄무늬, (⑱~⑲의 순서는 상관없음) ⑱ 저칼륨혈증, ⑲ 목마름, ⑳ 애디슨병, ㉑ 피부점막 색소침착, ㉒ 크롬친화세포종, ㉓ 고혈압

CHAPTER

19

비뇨계통 질환

학습목표

1. 비뇨기관의 구조와 기능에 대해 설명할 수 있다.
2. 요로 감염병과 요로 폐쇄에 대해 이해할 수 있다.
3. 요로 통과장애로 발생하는 질환을 들고 방치하면 어떠한 위험이 있는지 설명할 수 있다.
4. 대표적 사구체질환과 전신질환 시의 사구체 변화에 대해 설명할 수 있다.
5. 대표적인 사구체신염을 들고 특징을 설명할 수 있다.
6. 신증후군이란 어떠한 상태이며 어떠한 질환으로 일어나는가를 설명할 수 있다.
7. 만성신부전의 증상을 열거할 수 있다.
8. 비뇨기관의 악성종양에 대해 설명할 수 있다.

핵심용어

- 신장단위(콩팥단위)
- 사구체(토리)
- 만성신부전
- 부종
- 산증
- 요독증
- 만성신장질환
- 단백뇨
- 혈뇨
- 신증후군
- 사구체신염
- IgA신(장)병증
- 루푸스신(장)염
- 신(장)성고혈압
- 악성고혈압
- 신(장)혈관성고혈압
- 급성신부전
- 급성요세관괴사
- 신우신염
- 수신증(물콩팥증)
- 요로결석증
- 신(장)세포암종
- 빌름스종양

1 비뇨기관의 형태와 기능

신장(콩팥, kidney)의 주요 기능은 대사(몸 안에서 이루어지는 다양한 화학반응)를 통해 생긴 노폐물을 몸 밖으로 내보내고, 신체 내의 물과 전해질(각종 이온)의 균형을 조절하며, 혈액의 산성도(pH)를 조절하는 것이다. 이러한 일은 혈액으로부터 소변을 생성하는 신장 특유의 기능에 의해 이루어진다. 그 밖의 다른 기능으로 혈압을 조절하는 호르몬인 **레닌**(renin)이나 적혈구의 생산을 촉진하는 물질인 적혈구형성호르몬(erythropoietin)을 분비한다. 또 신장에서 만들어진 활성형 비타민 D에 의해 칼슘의 흡수가 촉진되고 튼튼한 뼈가 만들어진다. 신장은 사람의 생존에 매우 중요한 장기 중 하나이다(표 19-1).

신장의 구조를 간단히 살펴보면 신장은 육안으로는 바깥쪽의 피질(겉질, cortex)과 안쪽의 수질(속질, medulla)로 이루어진다. 피질 및 수질에서 만들어진 소변은 신우(콩팥깔때기, renal pelvis)라는 주머니 부분에 모아져 요관을 통해 일단 방광에 저장되었다가 요도로 배출된다(그림 19-1).

현미경으로 관찰하면 소변을 생성하는 기본적 요소는 **신장단위**(콩팥단위, nephron)라는 구조이다. 신장단위는 1개의 **사구체**(토리, glomerulus)와 사구체에서 이어지는 1개의 **요세관**으로 이루어지며, 한쪽 신장에만 백만 개 이상의 신장단위가 있다(그림 19-2). 사구체는 서로 얽힌 모세혈관으로 이루어진 공 모양의 구조물이며(그림 19-3, 19-4), 이 모세혈관으로부터 원뇨라는 액체가 배출된다. 원뇨는 이어서 가늘고 긴 관인 요세관으로 흘러가는데, 이곳에서 다시 수분이 흡수되거나 각종 이온교환이 이루어져 최종적으로 소변이 된다. 특히 수질의 머리핀 모양으로 접힌 부분을 헨레고리(콩팥세관고리, Henle loop)라고 하며 이곳은 물과 전해질 교환에 중요하다. 사람의 신장에서는 하루 평균 1.5L의 소변이 만들어지는데, 이는 사구체에서 여과된 150L의 여과액(원뇨)이 요세관에서 농축된 것이다.

표 19-1 신장의 기능

① 노폐물을 몸 밖으로 내보낸다.
② 물과 전해질의 균형을 조절한다.
③ 혈압을 조절한다.
④ 적혈구형성호르몬 등을 분비한다.
⑤ 튼튼한 뼈를 만든다.

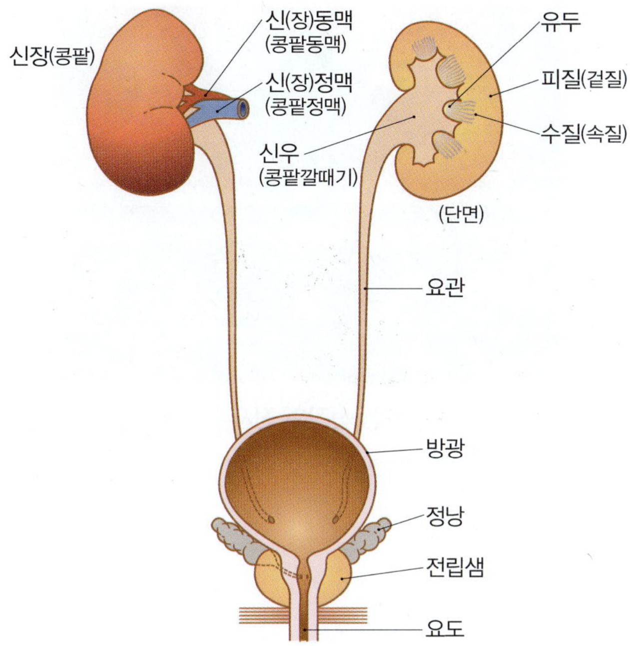

그림 19-1 신장과 요로(남성)

신장에서 만들어진 소변은 신장유두(콩팥유두)에서 신우로 나와 요관을 지나 방광으로 들어간다. 오른쪽 신장은 내부의 구조를 나타내기 위한 단면이다.

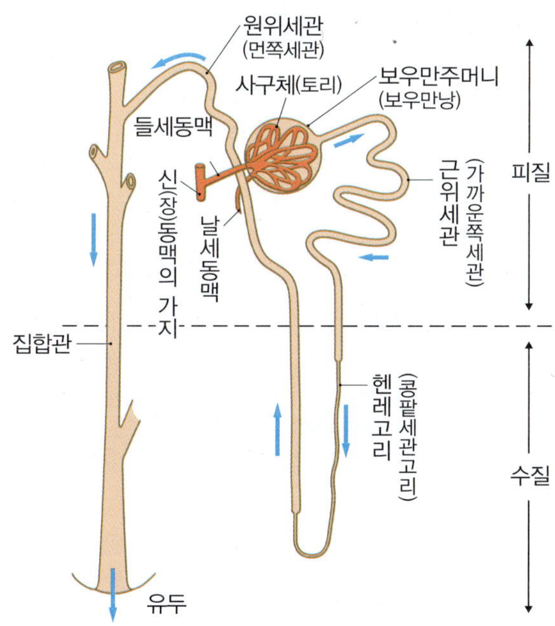

그림 19-2 신장단위의 구조

사구체에서 여과된 원뇨는 요세관으로 보내진다. 요세관에서 재흡수와 농축이 이루어고 소변이 되어 신우 안으로 배설된다. →는 소변의 흐름을 나타낸다.

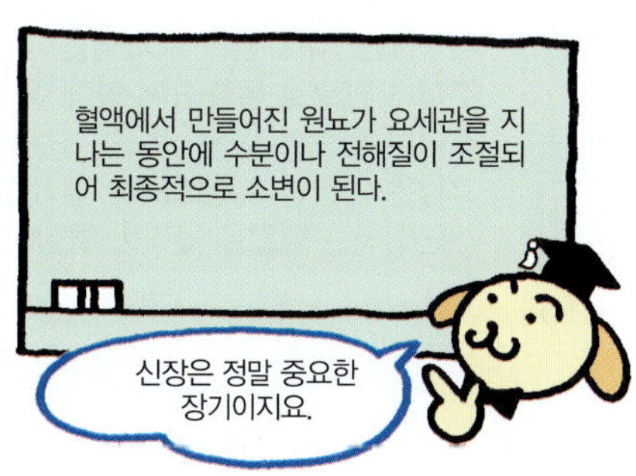
혈액에서 만들어진 원뇨가 요세관을 지나는 동안에 수분이나 전해질이 조절되어 최종적으로 소변이 된다.
신장은 정말 중요한 장기이지요.

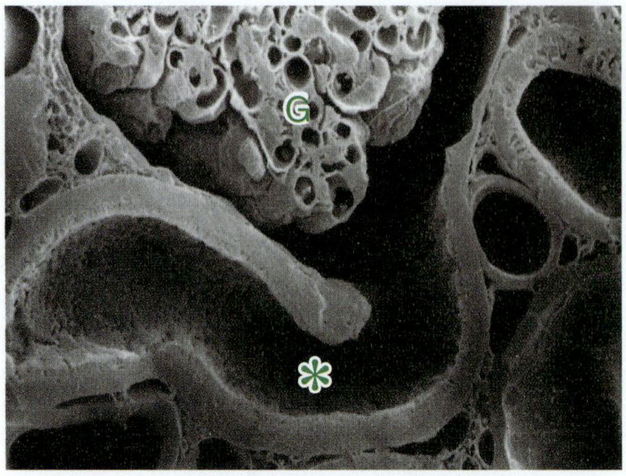

그림 19–3 정상 신장의 전자주사현미경상

정상적인 신장 피질의 자른 단면을 전자주사현미경으로 관찰한 것이다. 위쪽에 사구체(G)가 있고 보우만 주머니가 근위세관(*)으로 이어져 있다.

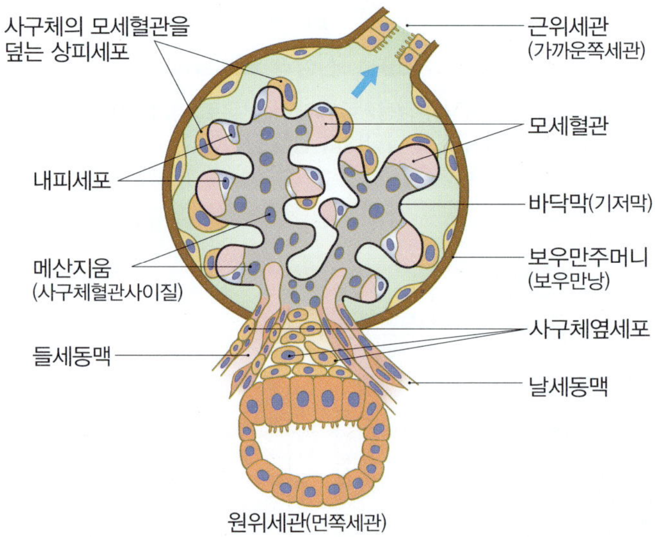

그림 19–4 사구체의 구조

사구체는 서로 얽힌 모세혈관의 집합으로, 메산지움(사구체혈관사이질, mesangium)의 지지를 받아 보우만 주머니 안으로 돌출되어 있다. 들세동맥으로 들어온 혈액은 모세혈관에서 여과되어 원뇨가 된다. 보우만 주머니 안으로 나온 원뇨는 요세관으로 보내져 물이나 전해질 등이 재흡수되고 농축되어 소변이 된다. 그림은 단면이며, 실제로는 들세동맥과 날세동맥 그리고 모세혈관이 연결되어 있다. 사구체옆세포에서는 레닌이라는 혈압을 올리는 물질이 분비된다.

2 신장의 질환

2.1 만성신부전과 요독증

신장의 기능이 점차 나빠지는 상태를 **만성신부전**(chronic renal failure)이라고 하는데, 환자는 다양한 증상을 나타낸다. 신장의 기능이 나쁘면 물이나 염분이 잘 배설되지 않기 때문에 여분의 물이 몸 안에 고여 **부종**(edema)이 생긴다. 요세관이 장애를 받으면 각종 이온교환이 잘 이루어지지 않기 때문에 혈액의 pH가 산성으로 기울어 **산증**(acidosis) 상태가 된다. 또 체내의 인산이나 칼슘 이상으로 부갑상샘의 기능이 활발해지고 뼈가 약해진다. 게다가 체내에 있는 여분의 수분 때문에 혈액량이 증가해 심부전(heart failure)이나 폐부종이 일어난다. 또 뇌의 기능도 나빠져 경련을 일으키거나 혼수상태에 빠지기도 한다. 환자는 종종 빈혈이나 위장염을 합병하기도 한다. 이처럼 만성신부전에 동반하여 여러 장기의 기능이 비정상인 상태가 되는 것을 특히 **요독증**(uremia)이라고 한다. 요독증이란 신장의 배설기능 저하뿐만 아니라 그에 따라 발생하는 여러 가지 대사, 호르몬 및 전신 장기의 이상이 축적되어 일어나는 것이다.

신장의 기능상실 정도를 알 수 있는 임상검사로는 혈청 중 요소질소 농도(BUN[1])와 크레아티닌 수치[2]가 중요하다. 신장의 기능이 나쁘면 노폐물인 요소나 크레아티닌이 잘 배설되지 않아 이들 수치가 상승하기 때문이다. 요독증에 이르지 않더라도 경증의 신부전이 장기간 계속되면 심근경색증이나 뇌졸중 등 심각한 질환의 원인이 된다고 하여 최근 **만성신장질환**(chronic kidney disease, CKD)이라고 하는 개념이 주목을 받고 있다.

신장기능이 정상의 10% 이하가 되면 생명이 위험에 빠지고 인공투석이나 신장이식이 필요해진다. 인공투석을 필요로 하는 말기신부전 환자는 계속 증가 경향에 있으며, 말기신부전의 주요 원인은 당뇨병신(장)병증과 사구체신염이다.

2.2 사구체의 질환

사구체는 소변의 원료인 원뇨를 만드는 중요한 부분이다. 이 사구체가 손상되는 질병에는 여러 가지가 있으며 특히 중요한 것을 표 19-2에 정리하였다.

사구체에 병터가 생기면 우선 소변에서 변화가 나타난다. 사구체가 손상되어 혈액 중의 단백질 성분이 소변으로 새어 나오면 **단백뇨**(proteinuria)가 나타난다. 또 혈액 성분이 그대로 소변으로 나오면 **혈뇨**(hematuria)가 나타난다. 단백뇨나 혈뇨가 있는지 간단하게 조사하기 위해 시약을 묻힌 테이프를 소변에 적

1) 혈액요소질소(blood urea nitrogen)의 약자로, 8~20mg/dL이 기준범위이다.
2) 크레아티닌은 근육에서 만들어지는 대사산물이며, 0.4~1.1mg/dL이 기준범위이다.

셔 색의 변화를 보는 검사법(시험지법)이 널리 시행된다.

다양한 사구체질환에서 종종 관찰되는 특이한 임상적 특징으로 **신증후군**(nephrotic syndrome)이 있다. 환자의 사구체에서 혈청 중 단백질(주로 알부민)이 대량으로 누출되기 때문에 심한 단백뇨(하루 총 3.5g 이상의 요단백질)를 나타내고 이와 동시에 혈청 중의 단백질 농도가 저하된다(**저단백혈증**, hypoproteinemia). 이로 인해 혈청의 교질삼투압이 내려가 전신에 부종이 나타난다. 그 밖에 혈청 중의 지질(콜레스테롤 등) 농도가 높아지거나(고지질혈증, hyperlipidemia) 혈액의 응고이상이 나타나기도 한다.

신증후군은 이러한 일련의 임상증상을 가리키는 것이지 특정 질병의 명칭이 아니라는 사실에 주의해야 한다. 신증후군을 일으키는 사구체질환에는 여러 가지가 있는데, 소아에서는 **미세변화신증후군**(minimal change nephrotic syndrome), 성인에서는 **막사구체신염**(membranous glomerulonephritis)이 대표적이다.

표 19-2 주요 사구체질환

사구체신염	급성사구체신염 미세변화신증후군 막사구체신염 IgA신(장)병증 급속진행사구체신염
전신질환에 동반되는 사구체질환	전신홍반루푸스(SLE) 당뇨병 아밀로이드증 다발동맥염

1) 사구체신염(glomerulonephritis)

사구체를 중심으로 한 염증 또는 염증과 유사한 병태를 사구체신염이라고 하며, 대표적인 신장질환이다. 나중에 설명할 신장생검(renal biopsy) 덕분에 다양한 사구체신염이 병리학적으로 밝혀졌다. 대표적인 사구체신염은 그림 19-5와 같다.

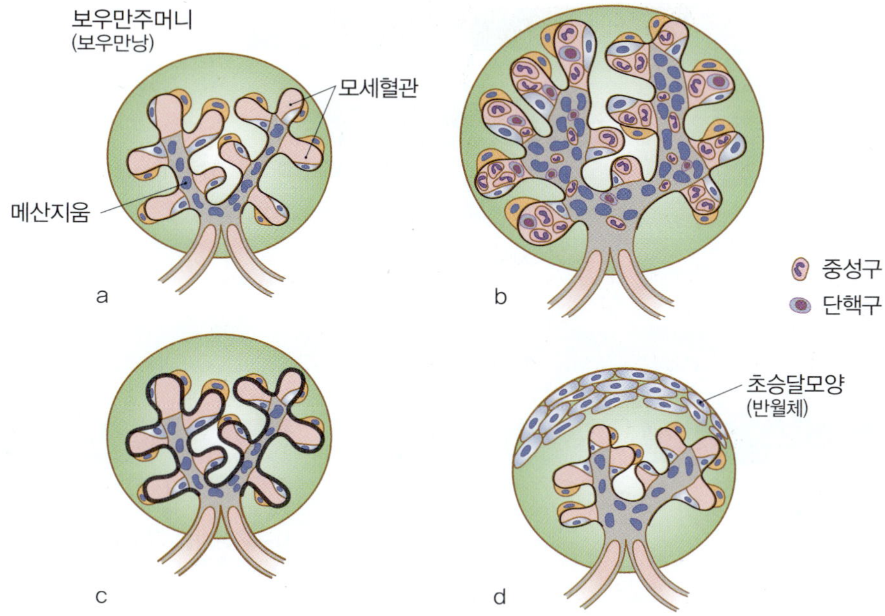

그림 19–5 대표적 사구체신염의 현미경상

a. 정상 사구체
b. 급성사구체신염. 사구체는 메산지움이나 내피세포의 증식, 중성구나 단핵구의 침윤에 의해 커져 있다.
c. 막성사구체신염. 모세혈관벽이 막처럼 두꺼워진다.
d. 급속진행사구체신염. 보우만주머니 내에 상피세포가 증식해 초승달모양을 만들고 있다.

(1) 급성사구체신염(acute glomerulonephritis)

급성사구체신염은 소아나 젊은 성인에게 발생하는 질병으로, 환자는 발열, 혈뇨, 핍뇨(소변의 양이 감소함) 등을 나타낸다. 단백뇨도 나타나지만 신증후군과 같은 고도의 단백뇨는 아니다. 환자의 대부분은 이러한 증상이 나타나는 1~2주일 전에 A군 β용혈사슬알균이라는 세균에 의한 상기도염(인두염 등)을 일으키며, 이 균에 대한 알레르기가 이 사구체신염의 발단이 된다고 보고 있다(용혈사슬알균 감염 후 사구체신염)(그림 19–6). 현미경적으로는 병터가 모세혈관 내에 있기 때문에 관내성 사구체신염이라고 불리는 상을 나타낸다(그림 19–5b, 19–7). 환자의 혈청을 검사해 보면 이 균에 대한 항체인 ASLO(antistreptolysin–O)나 ASK(antistreptokinase) 항체가가 상승해 있는데, 이것이 진단에 도움을 준다.

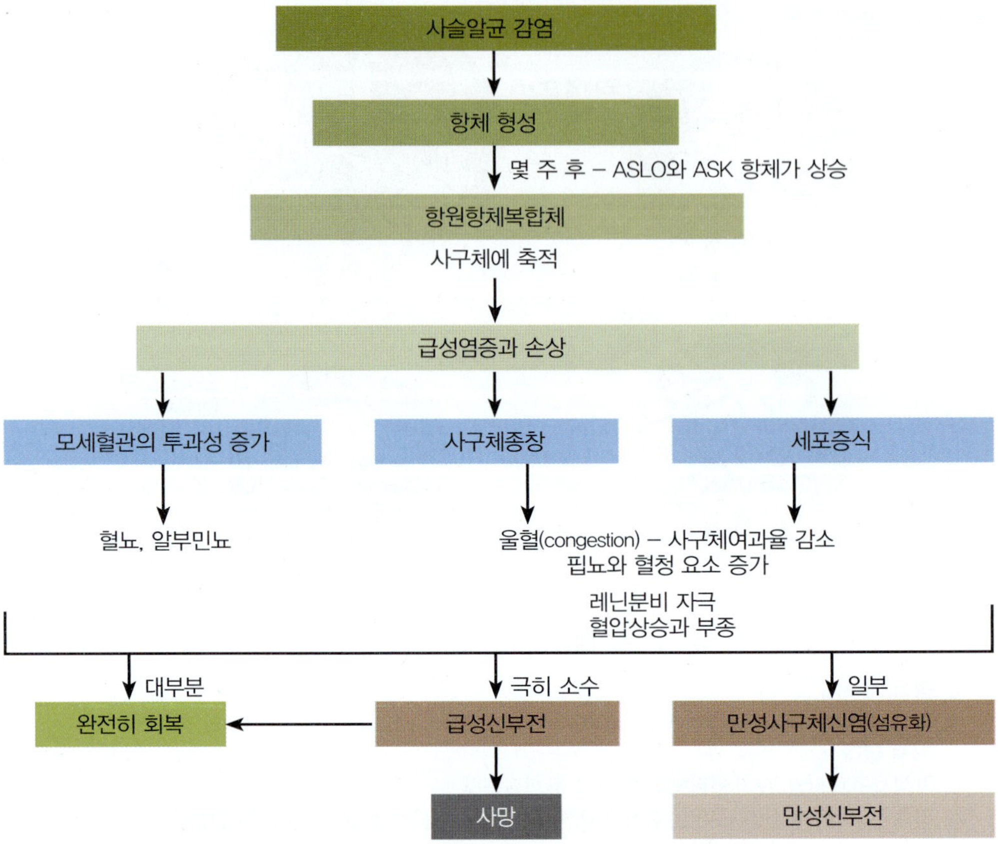

그림 19-6 β용혈사슬알균 감염 후 사구체신염의 진행과정

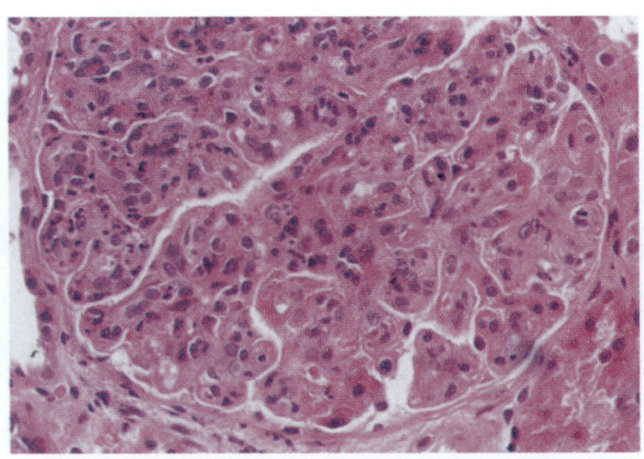

그림 19-7 급성사구체신염(관내성 사구체신염)

모세혈관 내에 세포가 채워져 있어서 어디가 혈관강인지 메산지움(mesangium)인지 알기 어렵다.

(2) 미세변화신증후군(minimal change nephrotic syndrome)

소아에게 많은 질병인데, 급성사구체신염과 달리 신증후군을 나타낸다. 신장생검으로 채취한 조직을 현미경으로 관찰해도 사구체에는 이상이 없는 것처럼 보여서 미세변화신증후군이라고 불린다. 부신피질호르몬(스테로이드제)이 효과가 있으며, 예후는 좋다.

(3) 막사구체신염(membranous glomerulonephritis)

성인에게 많은 질병으로, 현미경으로 사구체를 관찰했을 때 사구체의 모세혈관벽이 면역복합체의 침착으로 두꺼운 막처럼 보여서 이러한 명칭이 붙여졌다(그림 19-5c 참조, 19-8, 19-9a).

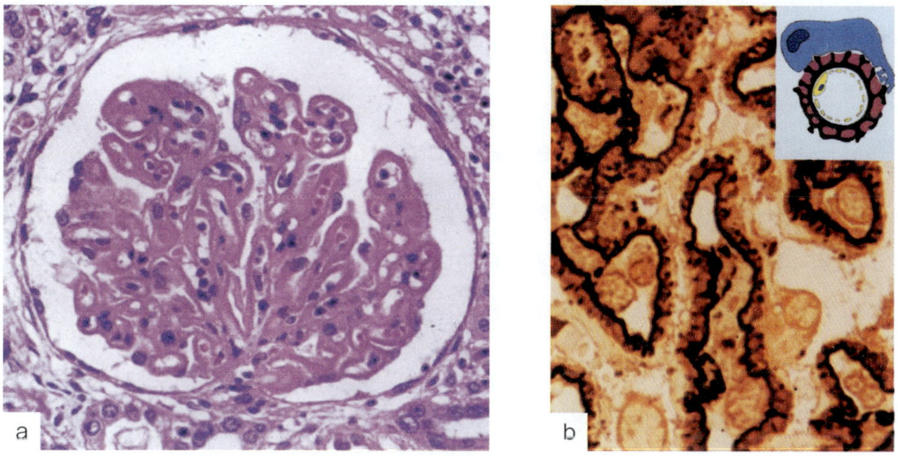

그림 19-8 막사구체신염

a. 모세혈관벽이 두꺼워져 분홍색으로 물든 끈처럼 보인다.
b. 바닥막(기저막)을 검게 염색하여 관찰하면 바닥막 바깥쪽에 갈색으로 물든 무수한 과립상 물질이 침착되어 있다. 과립과 과립 사이에는 검은 바닥막이 신생되어 있는데, 그 형태 때문에 돌기(spike)라고 불린다. 오른쪽 위에 삽입된 그림은 모식도로, 푸른색은 상피세포, 검은색은 바닥막과 돌기, 빨간색은 침착물을 나타낸다.

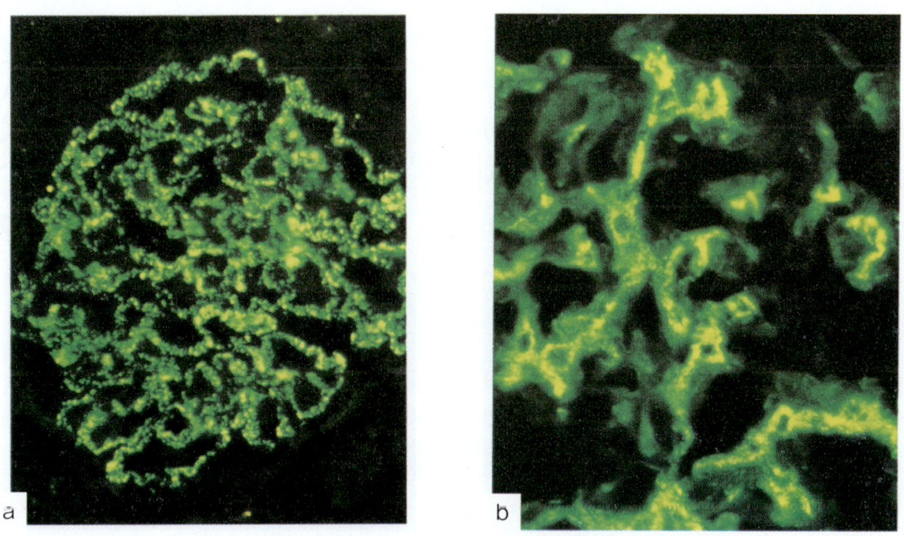

그림 19-9 사구체병터의 형광항체법

항체인 면역글로불린(Ig)에 형광색소를 결합시킨 물질을 이용하여 조직절편 위에서 항원항체반응을 일으켜 관찰한 것이다.

a. 항IgG항체를 반응시킨 것으로 신장의 사구체 모세혈관벽을 따라 IgG가 과립상의 형광으로 확인되며, IgG가 항원항체복합체로서 침착되어 있음을 나타내고 있다. 막사구체신염이나 일부 루푸스신(장)염 등에서도 관찰된다.

b. IgA신(장)병증으로 IgA가 주로 메산지움에 침착해 있다.

(4) IgA신(장)병증(IgA nephropathy)

IgA신(장)병증은 전 세계적으로 가장 흔한 사구체질환으로, 형광항체법으로 조사하면 IgA라는 종류의 면역글로빈이 사구체에 침착되어 있다(그림 19–9b). 만성신(장)염으로 경과하며 현미경에서는 메산지움 증식 사구체신염의 상을 나타낸다. 환자의 대부분은 혈뇨를 나타내며, 가벼운 혈뇨인 경우는 학교나 직장의 건강검진에서 처음으로 발견되는 경우가 많다.

(5) 급속진행사구체신염(rapidly progressive glomerulonephritis)

발병하면 수주일에서 수개월 안에 신부전에 빠지므로 가장 예후가 나쁜 사구체신염이다. 현미경으로 관찰하면 사구체 주위(보우만주머니 안)에 **초승달모양**(반월체, crescent form)이라고 불리는 육아조직이 관찰되는데(그림 19–5d 참조), 초승달모양에 사구체가 눌려 신부전이 발생한다.

2) 전신질환에 동반되는 사구체질환

표 19–2 중에서 SLE와 당뇨병에 대해서만 간단히 설명한다.

전신홍반루푸스(systemic lupus erythematosus, SLE)는 젊은 여성에게서 발생하기 쉬운 **자가면역질환**인데, 대부분의 환자에게서 사구체가 침범이 되며[**루푸스신(장)염**(lupus nephritis)이라고 함] 이것이 환자의 예후를 크게 좌우한다. 혈액 중에 항원항체복합체가 생기고 이것이 사구체에 침착하기 때문에 병터가 생긴다(Chapter 06 **4** '자가면역질환' 참조).

당뇨병 상태가 오래 계속되면 많은 환자가 단백뇨를 나타내고 신증후군을 발병하기도 하며 점차 신부전으로 진행된다. 현미경으로 관찰하면 사구체는 여러 가지 변화를 보이는데 그중에서 킴멜스틸–윌슨병터(Kimmelstiel–Wilson lesion)[3]가 대표적이다. 당뇨병은 우리나라에서 인공투석[4]을 필요로 하는 만성신부전의 대표적 질환이다. 또 당뇨병 환자는 감염에 대한 저항력이 약하며 요로 감염에 의한 신우신염(pyelonephritis)에 걸리기 쉽다.

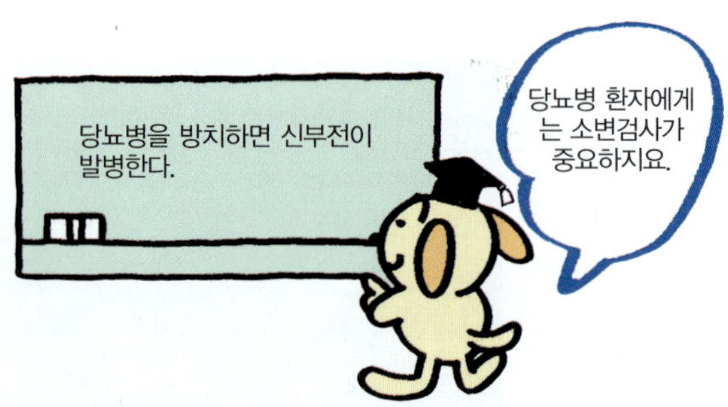
당뇨병을 방치하면 신부전이 발병한다.
당뇨병 환자에게는 소변검사가 중요하지요.

2.3 신장생검

생검(biopsy)이라는 조작은 사람의 몸 일부를 떼어내 현미경으로 관찰하여 병리학적 진단을 내리는 검사

3) 사구체 안에 혹 모양의 덩어리가 생기는 병터이다. 당뇨병사구체경화증(diabetic glomerulosclerosis)이라고도 불린다.
4) 며칠 간격으로 혈액 안의 노폐물을 기계를 이용하여 제거하는 신부전 치료법이다.

법으로, 신장질환, 특히 사구체질환을 진단하는 데 중요하다(Chapter 01 '병리학과 병리진단' 참조). 신장조직을 채취하는 데는 특수한 바늘을 허리에 삽입하는 방법(바늘생검)이 이용되는 경우가 많지만, 경우에 따라서는 수술을 통해 피부를 절개하여 채취하는 경우(개방생검)도 있다. 바늘생검으로 얻을 수 있는 조직의 크기는 지름 1mm, 길이 15mm 정도의 작은 것으로, 이것을 다시 일반 광학현미경, 전자현미경 및 형광항체법(그림 19-9)을 위한 재료로 나누어 특별하게 처리한다.

2.4 고혈압과 신장

고혈압(hypertension)은 원인이 확실치 않은 **본태고혈압**(essential hypertension)과 원인이 분명한 **이차고혈압**(secondary hypertension)으로 나눌 수 있는데, 환자의 대부분은 본태성이며 이차성인 경우는 드물다(Chapter 07 **10** '고혈압' 참조). 여기서는 본태고혈압과 이차고협압 중 신(장)성고혈압에 대해 설명한다.

1) 본태고혈압(essential hypertension)

본태고혈압의 대부분은 중년 이후에 발생한다. 혈압은 나이와 함께 점점 상승하는 경우가 많지만, 강압제(혈압을 내리는 약물)가 잘 듣기 때문에 이러한 본태고혈압을 특히 양성고혈압이라고도 한다.

본태고혈압이 발생하는 기전은 아직 밝혀지지 않았지만, 유전인자와 환경인자의 2가지가 중요하다. 유전인자에는 고혈압이 같은 가족 내에서 일어나기 쉬운 경우나 인종에 따른 차이(흑인은 백인보다 고혈압 발병률이 2배 높음) 등이 있다. 최근 고혈압의 원인이 되는 유전자 연구가 진행되어 여러 후보 유전자를 밝혀내고 있다. 환경인자에는 정신적 스트레스가 많은 직업을 가진 사람이나 식사 중 염분 섭취량이 많은 사람이 고혈압에 걸리기 쉬운 경우 등이 있다.

고혈압이 오래 지속된 환자의 신장은 정상보다 작은 경우가 많다. 이는 고혈압에 합병된 세동맥경화증 때문에 혈관의 속공간(혈액의 통로)이 좁아져 신장의 실질(사구체나 요세관)이 충분한 혈액을 받지 못해(그림 19-10) 그 일부가 없어지거나 작아졌기 때문이며, 이러한 상태를 **세동맥경화성 신(장)경화증**(그림 19-11)이라고 한다.

한편, 양성고혈압과는 반대로 강압제가 잘 듣지 않고, 고혈압의 정도나 진행상태가 심한 것을 **악성고혈압**(malignant hypertension)이라고 한다. 이 환자의 대부분은 발병 후 수년 이내에 신부전이나 뇌출혈 등으로 사망하는 경우가 많은데, 다행히 매우 드문 유형의 고혈압이다.

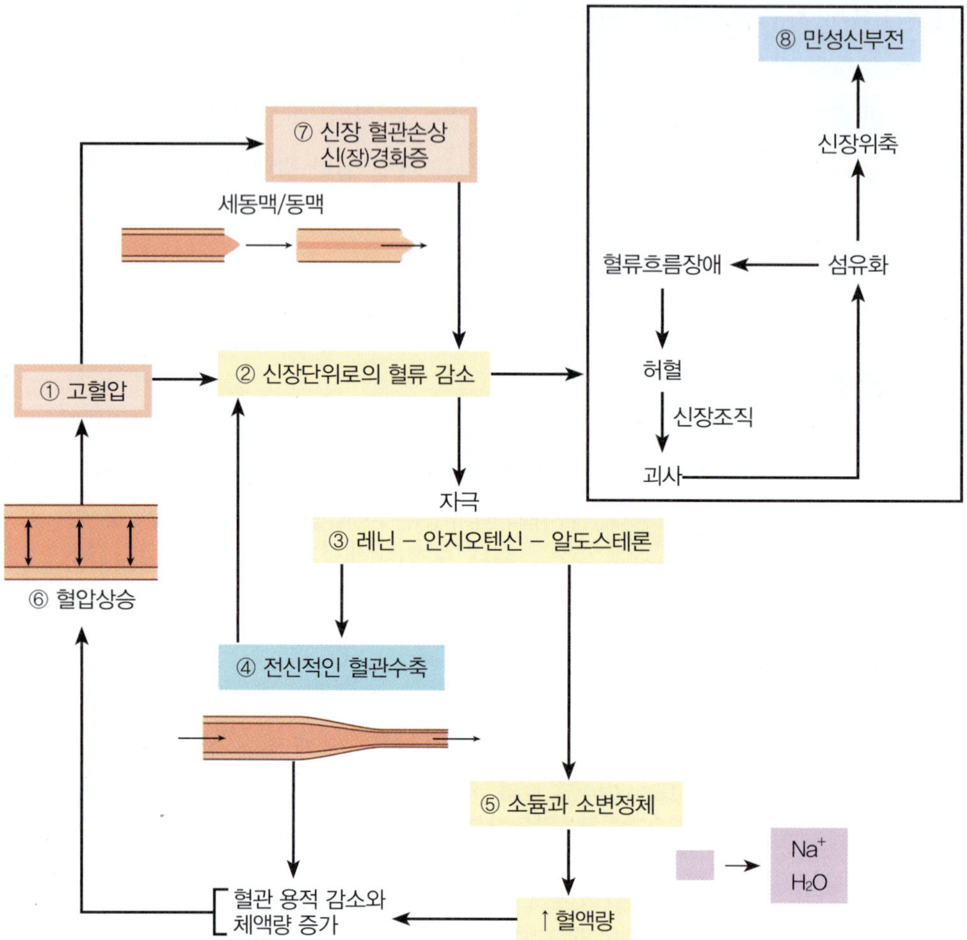

그림 19–10 고혈압과 신장의 관계

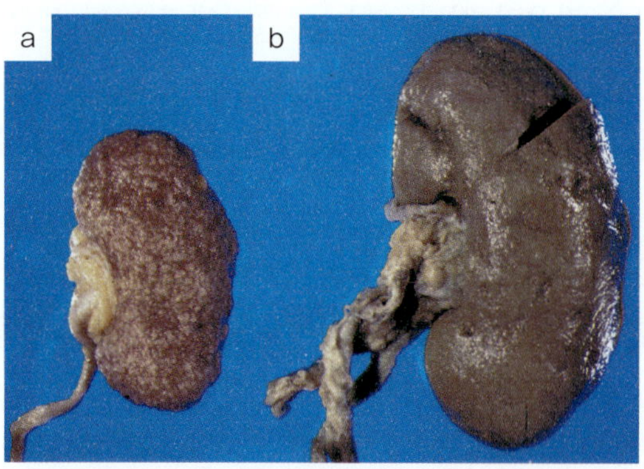

그림 19–11 세동맥경화성 신(장)경화증(a)

이 환자는 고혈압이 오래 지속되어 결국에는 신부전이 발생하였다. b의 정상 신장과 비교하여 작게 위축하고 단단해져 있다.

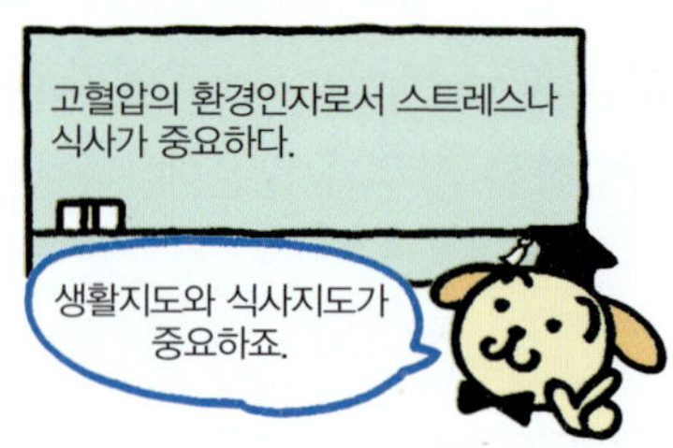
고혈압의 환경인자로서 스트레스나 식사가 중요하다.
생활지도와 식사지도가 중요하죠.

2) 신(장)성고혈압(renal hypertension)

고혈압이 신장에 영향을 미친다고 앞에서 설명했는데, 이와는 반대로 신장에 질병이 있으면 고혈압이 생기기 쉽다는 사실도 중요하다. 이처럼 신장질환에 의한 고혈압을 신(장)성고혈압이라고 한다. 여러 가지 원인으로 발병한 만성신부전 환자에게 고혈압이 합병된다는 사실은 잘 알려져 있으며, 이는 신장이 몸속의 수분이나 소듐 양을 조절하는 것과 관련이 있다.

또 이와는 별도로 **신(장)혈관성고혈압**(renovascular hypertension)이라는 흥미로운 고혈압이 있다. 이것은 신장 자체에는 병터가 없으나 신장에 혈액을 보내는 신(장)동맥의 속공간이 좁아져 신장에 혈액이 충분히 도달하지 못하기 때문에 신장에 있는 사구체옆세포(그림 19-4 참조)로부터 **레닌**이라는 혈압을 올리는 물질이 분비되어 고혈압이 되는 것이다(그림 19-10 참조). 이 경우 수술을 통해 동맥의 병터부분을 제거하면 고혈압을 치유할 수 있다.

2.5 급성신부전

신장의 기능이 갑자기 나빠진 상태를 급성신부전(acute renal failure)이라고 한다. 임상적으로는 소변량이 감소하고(핍뇨), BUN이 급격하게 상승한다. 그 원인에는 다양한 것이 있지만, 그중에서도 특히 **급성요세관괴사**(acute tubular necrosis)라는 질환이 가장 중요하다.

급성요세관괴사는 신장 안에서도 요세관세포가 심하게 손상되어 발생하는 급성신부전으로, 원인은 크게 2가지로 나눌 수 있다. 하나는 중증 화상, 외상 및 감염병(패혈증) 등에 합병되어 일어나는 것으로 종종 쇼크 상태(전신의 혈압저하)를 동반한다. 신장에 혈액이 충분히 도달하지 않은 것(허혈)이 요세관장애의 원인으로 판단된다. 또 하나는 다양한 독물이 요세관세포를 손상시키는 경우인데, 그 예로 수은, 납, 비소 등의 금속이나 사염화탄소 등의 유기용제 및 젠타마이신이나 조영제 등 신장독성 약물을 들 수 있다.

일반적으로 급성요세관괴사 환자는 치료가 잘 이루어져 급성기만 견딜 수 있으면 3~4주의 경과로 요세관이 재생되어 신장기능이 회복되는 경우가 많다. 따라서 적절한 치료가 중요하며 중증 화상이나 교통사고 환자인 경우에는 소변량을 항상 확인하여 신부전이 일어나지 않았는지를 살피는 것이 중요하다.

3 요로의 질환

3.1 요로 감염병

요로는 호흡기관과 함께 사람의 신체 중에서 감염병에 걸리기 쉬운 장소이다. 특히 신장의 감염병인 **신우신염**(pyelonelhritis)과 **방광염**(cystitis)이 중요하다.

신우(콩팥깔때기, renal pelvis)나 신장 실질에 세균이 증식하여 고름이 고이는 급성신우신염에서는 환자가 발열, 허리통증을 호소하고 소변에서 다수의 백혈구가 확인된다(고름뇨). 한편, 가벼운 염증이 반복해서 발생하는 경우에는 수개월이나 수년에 걸쳐 조금씩 신장조직의 파괴와 기능저하가 진행된다(만성신우신염).

방광염은 방광에 세균의 침입과 증식이 일어난 상태이며, 염증으로 인해 방광벽이 자극을 받기 때문에 환자는 빈뇨(배뇨횟수가 많음)와 배뇨 시 통증을 호소한다. 방광염은 상당히 흔한 질병이지만, 세균이 요관을 통해 신장에 이르러 신우신염으로 진행되는 경우가 있으므로 적절한 치료가 필요하다.

요로 감염병에 걸리기 쉬운 조건으로 **요로의 통과장애**(다음 항목에서 설명)가 중요하다. 요로에 통과장애가 있으면 병원균이 번식하여 감염병을 일으키기 쉬워진다.

요로 감염병을 일으키는 세균으로 가장 많은 것은 **대장균**(*E. coli*)이다. 여성은 요도가 짧기 때문에 대장균이 요로에 침입하기 쉬워 방광염이나 신우신염에 걸리는 비율이 남성보다 높다. 또 임신 중에는 요관이 태아에 의해 압박을 받기 때문에 요로감염이 더 잘 일어난다. 남성의 경우 전립샘이나 고환의 감염이 비뇨계통의 감염을 유발하며, 전립샘비대가 나타나는 노인의 경우 상대적으로 빈번하게 감염이 발생한다(그림 19-12).

앞에서도 설명했지만, 당뇨병 환자는 감염에 대한 저항력이 전반적으로 저하되어 있기 때문에 요로 감염병에도 걸리기 쉬우므로 주의가 필요하다. 또 척수손상 등으로 스스로 배뇨할 수 없는 환자는 요로감염의 위험이 높다.

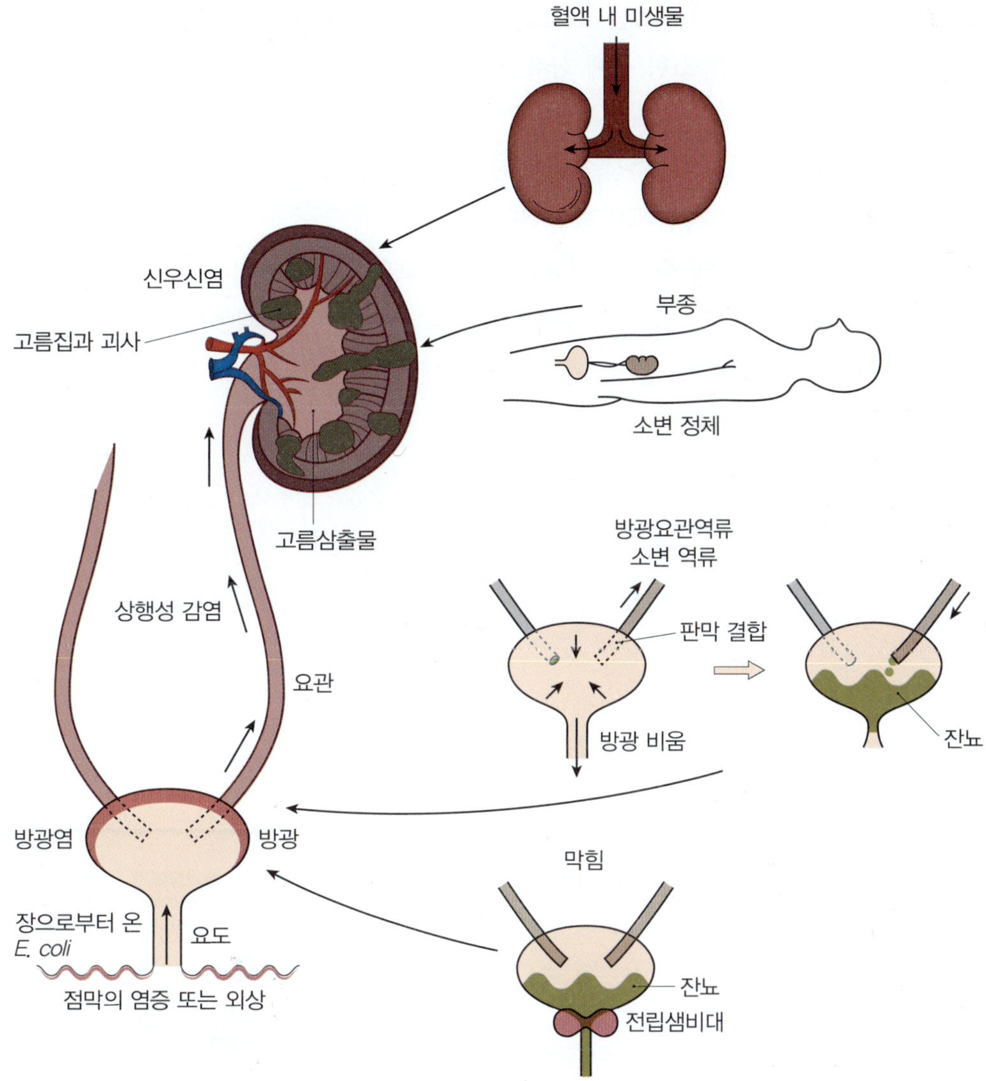

그림 19-12 **요로감염의 원인**

3.2 요로의 통과장애

요로의 어딘가에 흐름을 막는 병터가 생기면 그보다 위쪽 요로의 내압이 높아져 신우나 요관은 확대되어 커진다. 그렇게 되면 신장 실질은 확장된 신우의 압박을 받아 점점 더 얇아져(위축) 마침내 기능을 하지 못하게 되는데 이러한 상태를 **수신증**(물콩팥증, hydronephrosis)이라고 한다. 종종 요로 감염병이 합병된다.

수신증이 발생하는 양상은 요로가 막히는 정도와 양쪽 모두에 나타나는가 한쪽에만 나타나는가에 따라 달라진다. 한쪽에만 나타나는 수신증에서는 다른 한쪽의 신장이 기능을 보상하기 때문에 신장기능의 저하가 일어나지 않아 발견되기가 어렵다. 수신증은 빨리 발견되면 수술로 치료할 수 있으므로 조기진단이 중요하다.

요로의 통과장애를 일으키는 원인은 그림 19-13과 같다. 선천기형이라는 것은 선천적으로 요도 등이 좁아져 있는 경우이다. **요로결석**이란 소변 중에 함유된 성분이 어떠한 원인으로 결정이 되고 결국에는 돌과 같은 덩어리가 된 것이다. 작은 것은 요도로부터 배뇨 시 함께 나오기도 하지만 큰 것은 요로 출혈(혈뇨)이나 격렬한 통증을 동반하기도 하고 또 수신증이나 신우신염의 원인이 된다. 요로결석의 대부분은 칼슘을 함유하고 있어서 복부의 단순 X선 사진에서 발견된다.

결석과 마찬가지로 신우나 요관에 종양이 생겼을 때도 요로의 통과장애가 일어난다. 전립샘비대나 암인 경우에도 통과장애가 일어난다. 전립샘은 남성의 요도를 둘러싸고 있기 때문에 이것이 커지면 요도를 압박하여 환자는 배뇨하고 싶어도 할 수 없다고 호소하게 된다.

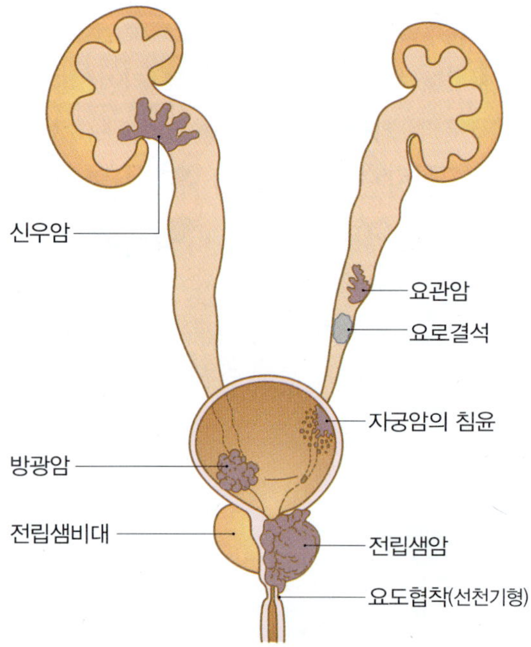

그림 19-13 요로 통과장애의 원인
신장은 수신증이 발생해 있다.

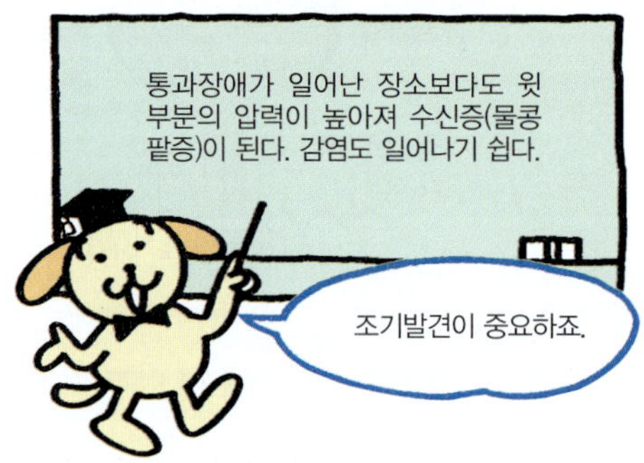
통과장애가 일어난 장소보다도 윗부분의 압력이 높아져 수신증(물콩팥증)이 된다. 감염도 일어나기 쉽다.
조기발견이 중요하죠.

4 종양

4.1 신(장)세포암종과 빌름스종양

이 2가지 질병은 신장에 생기는 대표적인 악성종양이다. 신(장)세포암종이 성인에게서 발생하는 데 비해 빌름스종양은 소아에게서 발생하는 종양이다.

1) 신(장)세포암종(renal cell carcinoma)

요세관의 상피세포에서 발생하는 암으로, 투명세포형 등 10종류 이상으로 분류된다. 탁구공 정도의 크기에서부터 사람의 주먹 크기에 이르는 것이 발견되는 경우가 많으며, 암세포가 지방성분을 함유하고 있어서 노란색을 띤다(그림 19-14). 신장을 압박하면서 커지기 때문에 혈뇨나 허리통증이 나타나는 경우도 많다. 따라서 60~70대 노인에게서 혈뇨가 관찰될 때는 이 종양을 의심할 필요가 있다.

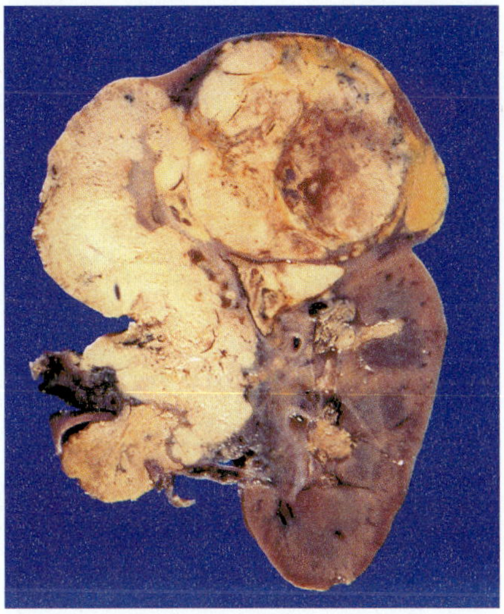

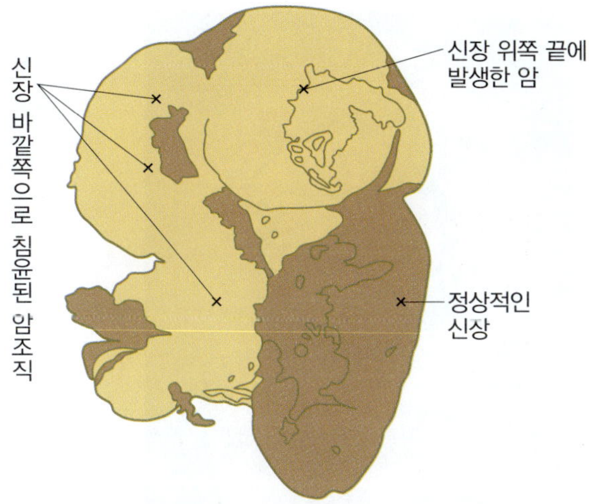

그림 19-14 신(장)세포암종

2) 빌름스종양(Wilms tumor)

태생기의 미숙한 신장조직과 비슷한 조직상을 나타내는 악성종양이다. 소아의 복부 절반을 차지할 만큼 큰 것이 발견되는 경우도 드물지 않다. 예전에는 예후가 나쁜 종양이었지만, 수술 이외에 항암제나 방사선요법이 시행되면서 많은 소아의 생명을 구할 수 있게 되었다.

4.2 방광암

방광을 포함하여 대부분의 요로점막은 요로상피로 덮여 있기 때문에 요로에 생긴 암의 대부분은 **요로상피암**이다(그림 19-15).

방광암(bladder cancer)은 여성보다 남성에게 생기기 쉽고, 연령은 50~60대가 많다. 흥미로운 사실은 다양한 화학물질이 암의 발생과 관련이 있다는 것이다. 특히 **아닐린색소**라는 염료에 사용하는 물질과 방광암의 관계가 대표적이다. 이것은 혈액으로 흡수된 물질이 소변으로 배출되고 소변에서 발암성이 있는 물질로 변하여 방광점막에 작용하기 때문이라고 보고 있다. 이처럼 발암과 관련이 있는 물질을 취급하는 직업을 가진 사람에게 암이 발생했을 때 **직업암**(occupational cancer)이라는 단어가 사용된다.

현미경으로 관찰하면 방광암의 이형성(암으로서의 모양과 악성도)은 환자에 따라 또는 같은 환자라도 채취한 부위에 따라 다양하게 나타난다. 즉, 거의 양성종양에 가까운 것이 있는가 하면 악성도가 강해 방광 주위에 심하게 침윤되거나 전이를 일으키는 예후가 나쁜 것도 있다. 따라서 병리학적 검사(세포진단이나 생검)가 중요하다.

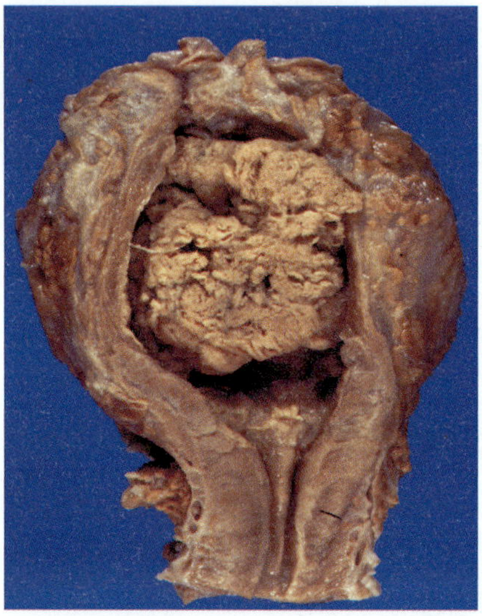

그림 19-15 **방광암**
방광 안에 큰 유두 모양의 종양이 들어차 있다.

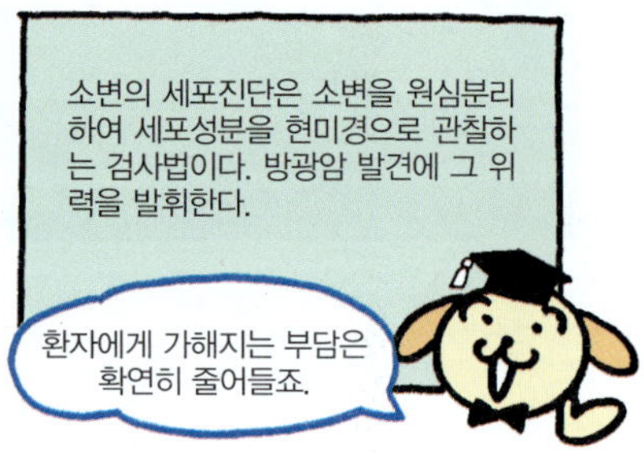
소변의 세포진단은 소변을 원심분리하여 세포성분을 현미경으로 관찰하는 검사법이다. 방광암 발견에 그 위력을 발휘한다.
환자에게 가해지는 부담은 확연히 줄어들죠.

요점 정리

- 신장(콩팥, kidney)의 주요 기능은 노폐물을 배출하고 물과 전해질(각종 이온)의 균형을 조절하며 혈액의 산성도(pH)를 조절하는 것이다.
- 소변을 생성하는 기본적인 기능단위를 신장단위(콩팥단위, nephron)라고 한다. 신장단위는 1개의 사구체(토리, glomerulus)와 사구체에서 이어지는 1개의 요세관으로 이루어지며, 한쪽 신장에만 백만 개 이상의 신장단위가 있다.
- 만성신부전에 동반되는 전신의 이상상태를 요독증(uremia)이라고 하며, 요독증이 발병하면 부종, 산증, 골다공증 등이 나타난다. BUN의 상승이 지표가 된다.
- 신증후군(nephrotic syndrome)은 심한 단백뇨, 저단백혈증, 이상지질혈증 등을 일으키는 상태를 말한다.
- 사구체신염(glomerulonephritis)은 사구체를 중심으로 한 염증 또는 염증과 유사한 병태를 말하며, 대표적인 신장질환이다. 사구체신염에는 급성사구체신염, 미세변화신증후군, 막사구체신염, IgA신(장)병증이 있다.
- 고혈압(hypertension)은 원인이 확실치 않은 본태고혈압(essential hypertension)과 원인이 분명한 이차고혈합(secondary hypertension)으로 나눌 수 있는데, 환자의 대부분은 본태성이며 이차성인 경우는 드물다.
- 본태고혈압은 특히 원인이 확실하지 않은 고혈압을 말한다. 음식 중의 소듐, 스트레스, 유전요인 등이 중요하다. 양성고혈압과 악성고혈압이 있다.
- 신(장)성고혈압은 신장에 원인이 있어 일어나는 고혈압을 말한다. 신장에서 레닌이라는 물질이 분비되기 때문이다.
- 신장의 기능이 갑자기 나빠진 상태를 급성신부전이라고 한다. 중증 화상, 외상 및 감염병(패혈증) 등에 합병되어 일어나는 급성요세관괴사(acute tubular necrosis)라는 질환이 중요하다. 소변량이 감소하고(핍뇨), BUN이 급격하게 상승한다.
- 요로 감염병으로서 신우신염과 방광염이 중요하다. 요로의 통과장애나 감염병(여성에서는 대장균)에 걸리기 쉬운 상태(당뇨병)가 배경에 있는 경우가 많다.
- 요로의 통과장애를 일으키는 원인으로 요로결석, 종양이 있으며, 수신증(물콩팥증; 신우가 확대된 상태)이나 요로 감염병을 일으킨다.
- 신장에 생기는 대표적인 악성종양에는 신(장)세포암종과 빌름스종양이 있다. 신(장)세포암종(renal cell carcinoma)은 중장년층에게 발병하며, 혈뇨나 허리통증이 나타난다. 빌름스종양(Wilm tumor)은 소아에게 관찰되는 신장암으로 치료가 잘 된다.
- 방광암은 대부분이 요로상피암이다. 아닐린색소 등 화학물실이 방광암의 발생에 관여하는 경우가 있다(직업암).

확인문제

01. (①　　　) : 신장단위의 시작부분에서 모세혈관이 공 모양으로 모인 곳

02. (②　　　) : 원뇨에서 수분이나 이온을 내보내고 받아들이는 가는 관

03. (③　　　) : 만성신부전으로 인해 산증 등의 전신 이상을 나타내는 상태

04. (④　　　) : 혈액 중 요소질소의 양. 신부전의 지표가 되는 검사치

05. (⑤　　　) : 소변에서 대량의 단백질이 상실되기 때문에 저단백혈증이나 이상지질혈증을 일으킨 상태

06. (⑥　　　) : 신장의 일부를 채취하여 현미경으로 관찰하여 진단을 내리는 검사법

07. 고혈압은 원인이 분명하지 않은 (⑦　　　)고혈압과 신장에 원인이 있는 (⑧　　　)고혈압으로 나뉜다.

08. 요로 감염병을 일으키기 쉬운 상태에는 크게 2가지가 있으며 하나는 요로의 (⑨　　　)(이)나 (⑩　　　) 등에 의해 통과장애가 일어난 경우이다. 또 하나는 (⑪　　　)병 등에 의해 전신의 면역력이 저하된 경우이다.

09. (⑫　　　) : 소아에게 많이 관찰되는 신장암

10. 방광암의 발생에 (⑬　　　) 등의 화학물질이 관여한다.

정답

① 사구체(토리), ② 요세관, ③ 요독증, ④ BUN, ⑤ 신증후군, ⑥ 신장생검, ⑦ 본태, ⑧ 신(장)성, (⑨~⑩의 순서는 상관없음) ⑨ 결석, ⑩ 종양, ⑪ 당뇨, ⑫ 빌름스종양, ⑬ 아닐린색소

CHAPTER 20

생식계통 질환

학습목표

1. 남 · 녀 생식기관의 위치, 형태를 그림으로 그리고 설명할 수 있다.
2. 남성 생식기관에서 발생하는 전립샘비대, 전립샘암, 전립샘상피내종양, 고환종양을 설명할 수 있다.
3. 여성 생식기관에서 발생하는 자궁경부암과 이형성, 자궁몸통암종(자궁체부암종), 자궁근종, 난소종양을 설명할 수 있다.
4. 유선에서 발생하는 섬유샘종, 유방병증, 유방암에 대해 설명할 수 있다.
5. 생식계통 장기의 대표적인 종양과 종양 유사 병터의 특징을 설명할 수 있다.
6. 종양 및 종양 유사 병터의 명칭과 그 조직상(조직형)을 대응시켜 설명할 수 있다.

핵심용어

- 배뇨장애
- 직장검사
- 전립샘비대
- 전립샘암
- 고환종양
- 고환종
- 난황낭종양
- 자궁경부암
- 사람유두종바이러스(HPV)
- 원반세포증
- 자궁몸통암종(자궁체부암종)
- 자궁내막모양샘암종
- 자궁내막증식증
- 자궁근종
- 점액종양
- 장액종양
- 복막강거짓점액종
- 성숙낭성기형종
- 크루켄베르크종양
- 섬유샘종
- 유방병증
- 감시림프절(전초림프절)
- 패짓병

1 남성 · 여성 생식기관의 형태와 기능

남성 생식기관은 주로 전립샘, 고환, 음경으로 구성된다(그림 20-1). 전립샘은 요도의 시작부위를 둘러싸듯이 위치하며, 건강한 성인의 경우 밤알 크기에 탄성이 있는 단단함을 나타낸다. 또 샘관 구조가 섬유근육성 조직 안에 분포되어 있고, 요도 주변의 전립샘비대가 발생하는 속샘과 그 바깥쪽으로 전립샘암이 많이 발생하는 바깥샘으로 나뉜다. 전립샘에서는 부속해 있는 정낭과 함께 정자의 운동에 필요한 분비물을 만든다. 고환은 음낭 내에 있으면서 정자를 형성하고 호르몬을 분비한다. 음경은 요도와 이를 둘러싸는 해면체로 구성되며, 요도 전립샘부분으로 열리는 사정관에서의 정액 사정과 배뇨에 작용한다.

여성 생식기관은 양쪽 난소, 자궁관과 자궁, 질로 구성된다(그림 20-2). 난소는 생식기에 있는 성인에서는 메추리알 정도 크기이며 난자형성과 배란, 호르몬 분비를 한다. 자궁관은 길이가 약 5cm이며 난자는 팽대부위에서 수정한다. 자궁은 크기나 형태 모두 서양배와 유사하며 수정란이 착상하고 태아가 성장하는 장소이다. 유선(젖샘)은 연령과 함께 발달하여 임신 및 분만에 의해 성숙하며 폐경 후 위축한다. 유선은 수유에는 물론 심미적으로도 여성에게 중요한 기관이다.

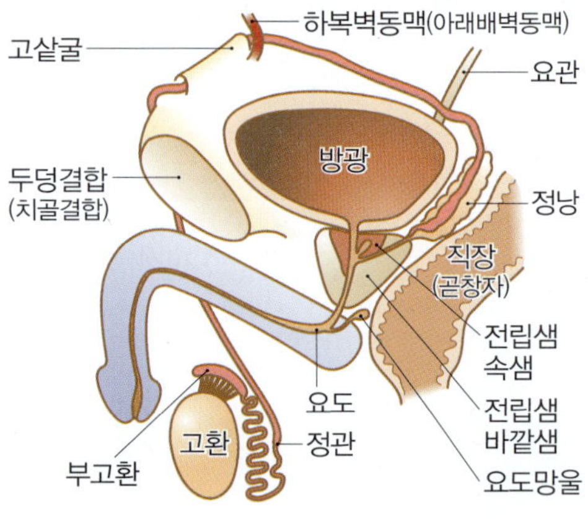

그림 20-1 남성 생식기관과 그 주변 장기

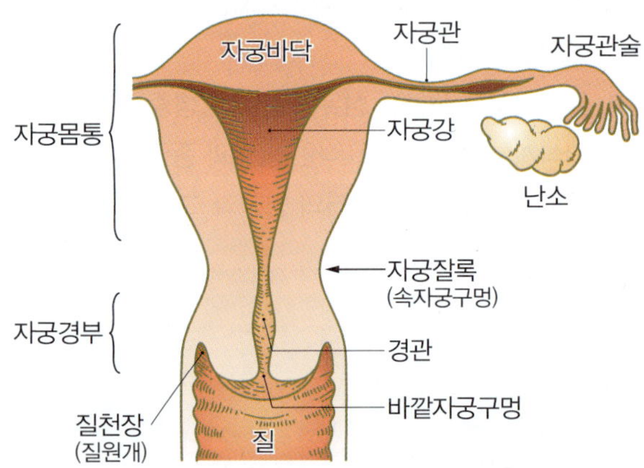

그림 20-2 여성 생식기관

2 남성 생식기관의 질환

2.1 양성전립샘비대

정상 전립샘의 크기는 좌우 지름 35mm 정도가 상한이고, 중량은 40~50세 무렵까지는 20g 전후로 거의 일정하다. 그 이후 노화와 함께 증가하여 80대에 약 90%가 양성전립샘비대(benign prostate hyperptrophy, BPH)를 발병한다. 고령 남성에게 발생하는 **배뇨장애**의 주요 원인이며, 최근 사회의 고령화에 동반하여 문제가 되고 있다.

전립샘비대가 심해지면 요도를 압박하여 배뇨장애(빈뇨, 소변정체)와 그 합병증(방광염 등)을 일으킨다. 이는 요도를 둘러싸는 전립샘의 주로 속샘 부분이 주로 비대해지기 때문이다(그림 20-3). 전립샘의 뒤벽은 직장의 앞벽에 접하고 있어서 커진 전립샘은 직장에 집게손가락을 삽입하여 시행하는 손가락 진찰(**직장검사**)로도 만져지므로 그 단단한 정도에 따라 다음에 설명할 전립샘암과 감별할 수 있다. 또 초음파검사를 통해 전립샘의 부피(정상은 20mL 미만)를 측정하여 진단할 수 있다.

병리조직학적으로는 채취한 조직을 이용하여 진단한다. 임상적으로는 전립샘비대라고 일컬어지지만, 병리조직학적으로는 분비를 행하는 샘 성분과 그것을 둘러싸는 섬유근육성 사이질 성분의 **결절증식**(nodular hyperplasia)이다. 치료에는 주로 약물치료와 외과요법[개방수술이나 **요도경유전립샘절제**(transurethral resection of the prostate, TURP)] 등이 시행되는데, 최근 외과요법으로 보다 저침습성의 광선택전립샘기화술(photoselective vaporization of the prostate, PVP)의 시행도 조금씩 증가하고 있다. TURP를 통해 채취한 조직절편은 조직학적으로 조사하여 우발암(우연히 발견된 암) 여부를 확인한다.

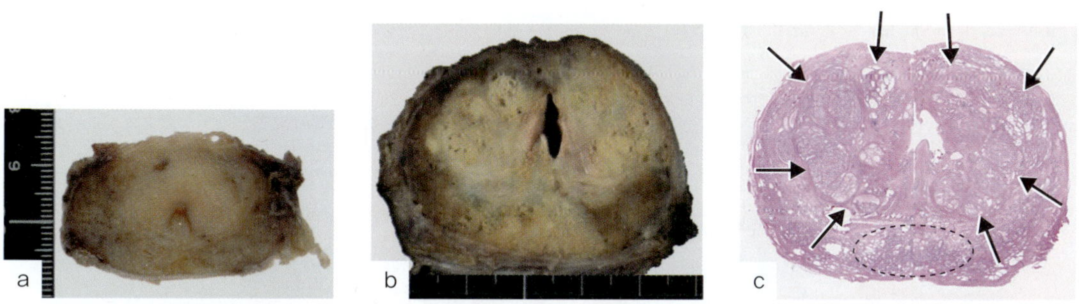

a 정상 크기의 전립샘 단면상 / b 비대한 전립샘 단면상 / c H&E 염색 확대경상

그림 20-3 전립샘비대와 전립샘암의 발생부위

a. 정상 크기의 전립샘이다.
b. 고정 후의 전립샘 단면상으로 요도 주위의 황백색 결정 모양이 비대해진 부분, 등 쪽의 경계가 선명하지 않은 백색 부분이 암이다.
c. H&E 염색의 확대경상으로 전립샘비대가 속샘(→)에 발생하고 암(◌)이 바깥샘 부분에 발생해 있음을 알 수 있다.

2.2 전립샘암

전립샘암(prostatic cancer)의 호발연령은 50대 이상이며, 임상적으로는 직장검사, 초음파검사 등의 영상진단, 혈중 PSA(전립샘특이항원, prostate specific antigen)의 정량 등을 통해 진단할 수 있다. PSA는 전립샘암을 진단할 때뿐만 아니라 경과관찰 중에도 유용성이 가장 높은 종양표지자(tumor marker)로, 선별검사(screening)에도 유용하다. 건강검진에서 전립샘암 검진율은 상승 경향에 있지만, 발견되는 전립샘암의 약

10%는 주로 뼈로 전이한 상태이다(그림 20–4).

병리학적으로 전립샘암은 보통 **바늘생검**(needle biopsy)으로 채취한 조직으로 확진할 수 있다. 조직학적으로는 대부분 샘암종(adrenocarcinoma)이며, 주로 바깥샘에서 발생한다(그림 20–3c). 조직학적 분류에 추가하여 **글리슨**(Gleason) **분류**가 시행된다. 특히 글리슨 분류는 중요하여 조직학적 악성도의 지표가 되며 증식형태에 따라 중심이 되는 조직 양상과 두 번째의 조직 양상을 각각 1~5로 점수화하여 평가한다. 이 분류는 예후 판정에 뛰어나며, 글리슨 점수의 합계가 7 이상에서는 예후가 나쁘다. 5년 후의 재발률을 보면 글리슨 점수 합계가 2~4이면 11%, 7이면 약 40%가 된다.

전립샘암의 치료는 ①수술요법, ②방사선요법, ③내분비요법, ④무치료 경과관찰이 있는데, 암의 범위와 조직상 등을 고려하여 결정한다. 전립샘암은 대부분 남성호르몬인 안드로젠(androgen) 의존성으로 증식하기 때문에 내분비요법이 효과적이며, 예후가 비교적 양호한 것도 있다.

또 전립샘암은 **골전이**의 빈도가 가장 높은 악성종양으로, 매우 단단한 골형성성 전이병터를 만드는 것이 특징이다. 다발골전이나 병적골절에 의해 전립샘암이 발견되는 경우도 드물지 않다.

전립샘암은 보통의 임상증상을 계기로 발견되는 암(**임상암**) 이외에 전이병터에서 먼저 발견되는 **잠재암**(occult cancer)과 전립샘비대수술 등에서 채취된 조직으로부터 우연히 발견되는 **우발암**(incidental cancer), 그리고 생전에는 알지 못하고 사망한 후 부검을 통해 비로소 발견되는 **잠복암**(latent cancer) 등 임상적으로 무증상 상태로 존재하는 빈도가 높은 암이다.

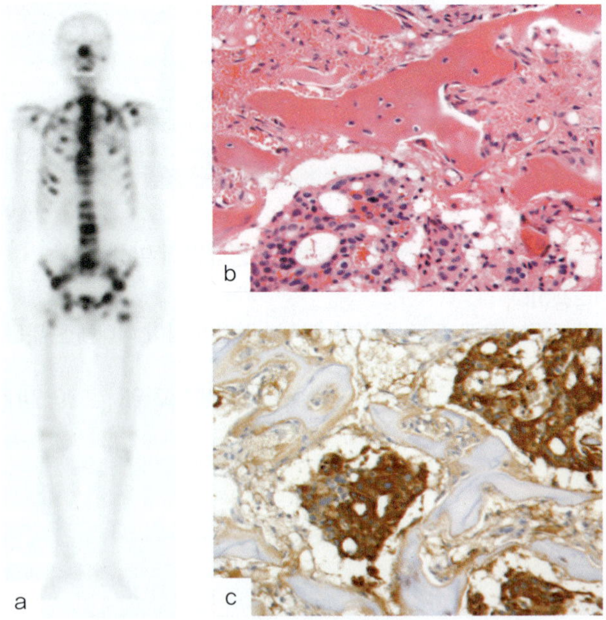

그림 20–4 다발골전이를 나타내는 전립샘암

골스캔(a)에서는 갈비뼈, 척추, 골반, 넓적다리뼈 등에 다발전이가 명확하고, 조직검사(b)에서는 골형성성 샘암종의 전이가 확인된다. PSA의 면역염색에 의해(c) 전립샘암의 전이가 증명되었다.

2.3 전립샘상피내신생물

전립샘상피내신생물(prostatic intraepithelial neoplasia, PIN)은 세포이형 및 구조이형에 따라 저이형도 PIN과 고이형도 PIN의 2가지로 분류된다. 암과의 합병률이 높아서 2가지 모두 경계 병터 또는 전암병터로 간주된다.

2.4 고환종양

고환종양(testicular tumor)은 조직학적으로 종자세포종양, 성끈버팀질종양, 종자세포 및 성끈버팀질성분을 모두 가진 종양 등으로 분류된다. 이 중에서 **종자세포종양**이 가장 빈도가 높고 중요하다. 종자세포(germinal cell)란 장차 정자가 될 바탕이 되는 세포로, 그 특수성으로 인해 고환에 특징적인 종양이 발생한다. **고환종**(seminoma), **배아암종**(embryonal carcinoma), **난황낭종양**(yolk sac tumor), **융모막암종**(choriocarcinoma), **기형종**(teratoma) 등이 있다. 고환종양의 발생은 연령적으로 크게 3번의 최대 발생시기가 있는데 가장 많은 발생시기는 25~34세이며, 고환종, 배아암종, 융모막암종, 성끈버팀질종양 차지한다. 0~4세에는 난황낭종양과 기형종이 많고, 45~70세에는 고환종과 악성림프종(malignant lymphoma)이 많다. 특히 배아암종, 생식샘종양은 남녀 합해서 20~29세 젊은 성인의 가장 빈도 높은 암이다.

그중에서도 **고환종**은 가장 빈도가 높아 고환 종자세포종양의 40~50%, 30~40대의 고환종양 대부분을 차지하는 중요한 종양이다. 일반적으로 고환종은 고환이 비대해져서 발견되지만(그림 20-5a), 현재는 초음파검사 등의 영상진단을 통해 임상적으로도 진단할 수 있다. 임상검사에서는 고환종에 특이적인 표지자는 없다. hCG(human chorionic gonadotropin, 사람융모생식샘자극호르몬)가 높은 수치를 나타내는 경우에는 악성도가 더 높은 융모막암종 성분이 섞여 있음을 의심할 수 있다. 조직학적으로 고환종세포는 대형으로 타원형의 환한 세포질과 중심성 핵을 가지며, 여기에 림프구가 다양한 정도로 침윤되어 있어 두형태성(dimorphism)을 나타낸다(그림 20-5b). 현재는 화학요법이 발달하여 고환 내에 종양이 국한되는 경우의 10년 생존율은 90% 이상이다. 고환종은 **잠복고환**에 높은 빈도로 발생되어 주의가 필요하다.

배아암종은 혈중 AFP(alpha-fetoprotein, 알파태아단백질)가 높은 수치를 나타내며, 대형의 상피모양세포가 관 모양, 유두 모양으로 증식한다. 융모막암종 혈중 hCG가 높은 수치를 나타내는 고악성도 종양으로서 각각 난소, 자궁에서 발생하는 융모막암종과 조직상이 유사하다.

기형종은 25~30세에 호발하는 종자세포종양으로 성숙기형종, 미성숙기형종, 악성기형종으로 나뉜다. 성숙기형종은 양성이지만 미성숙기형종이나 악성기형종은 악성종자세포종양을 합병하는 빈도가 높다.

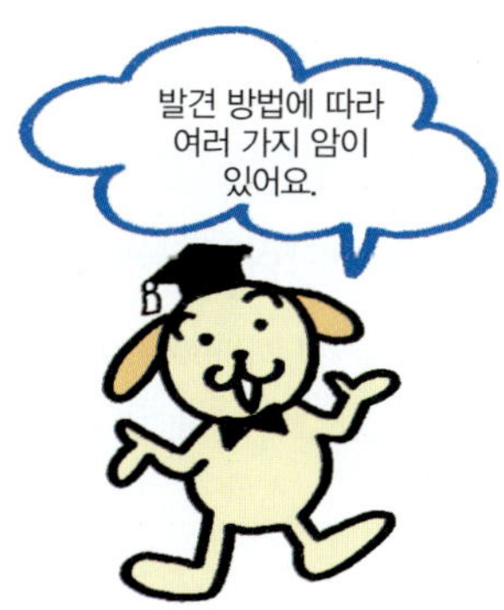

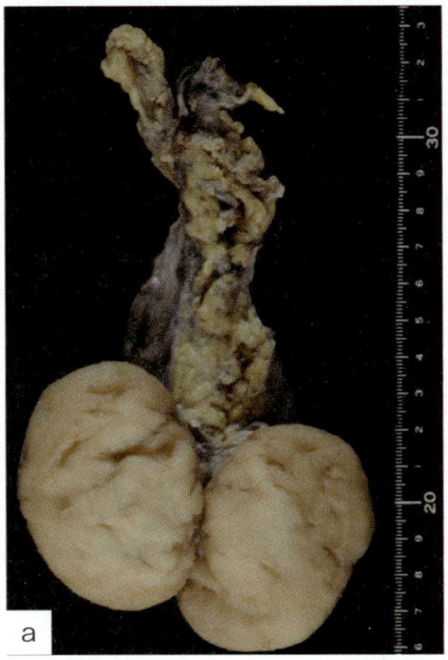

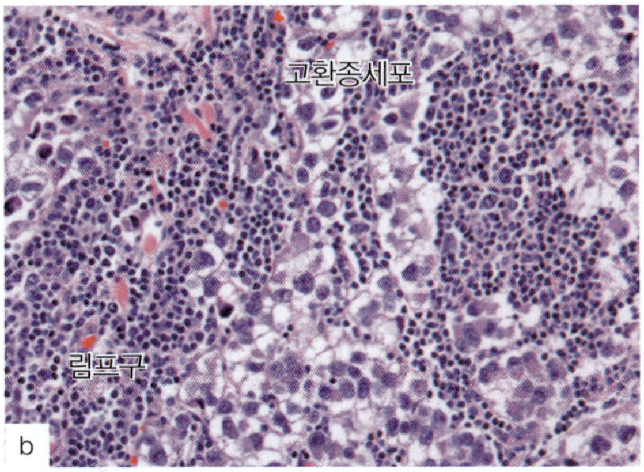

a. 단면 육안상. 약 6×4cm로 비대해진 고환은 황백색, 충실성의 균일한 종양조직으로 바뀌어 있다.
b. 조직상. 밝은 대형 종양세포와 림프구의 두형태성이 명확하다.

그림 20-5 **고환종**

3 여성 생식기관의 질환

3.1 자궁경부암

자궁경부암(cervical cancer)은 자궁의 입구부분, 즉 자궁경부의 경관 이행부에서 발생하는 악성종양으로, 편평세포암종이 대부분(약 80%)이지만, 샘암종(약 20%)도 발생한다. **편평세포암종**은 그 진행도에 따라 비침윤 상피내암종과 그 침윤이 5mm를 넘지 않는 미세침윤암종(microinvasive carcinoma), 그리고 그 이상의 편평세포암종으로 분류된다. 상피내암종은 치료 후 거의 재발하지 않고, 또 미세침윤암종의 예후는 그 침윤과 확대에 따라 달라지지만 5년 생존율이 90% 이상이다. 그러나 암이 골반벽에 도달하거나 림프절이나 다른 장기로 전이되면 5년 생존율은 50% 이하가 된다.

자궁경부암의 발생에는 **사람유두종바이러스**(human papilloma virus, HPV)가 관여한다. HPV는 원칙적으로 HPV 감염자와의 성교를 통해 감염되므로, 자궁경부암은 고위험 HPV의 지속감염을 주요 요인으로 하는 바이러스성 발암이라고 할 수 있다. 이 지속감염은 처음 자궁경부의 상피에 이상을 일으키고 형성이상(dysplasia)이라고 불리는 병터의 발병에 관여한다. 형성이상은 종양이라는 개념에서 자궁경부상피내종양(cervical intraepithelia neoplasia, CIN)이라고 불린다. 형성이상은 진행되면 상피내암종(carcinoma in situ, CIS)을 일으키고, 여기에 다른 인자가 추가되면 침윤성의 자궁경부암 발생으로 이어진다(그림 20-6).

최근에는 경도 형성이상(또는 CIN1)을 저등급 편평상피내병터(low-grade squamous intraepithelial lesion, LSIL), 중등도 형성이상(CIN2), 고도 형성이상(CIN3) 및 상피내암종의 3가지 병터를 고등급 편평상피내병터(HSIL)로 분류함으로써 조직진단에서도 세포진단과 같은 분류, 용어를 사용하게 되었다.

형태이상의 상피에서는 핵 주위가 밝고 투명하게 보이는 **원반세포증**(koilocytosis)이라는 특징적인 세포변화가 나타난다. 원반세포증은 HPV 감염의 형태적 지표로서 중요하며 다른 장기의 유두모양 병터, 예를 들어 후두유두종(laryngeal papilloma) 등에도 나타난다. HPV에는 100가지 이상의 종류가 있는데, 자궁경부암의 원인 바이러스가 되는 것은 고위험군 HPV(16, 18, 31, 33, 52, 58형 등)이다. 세포진단에 의한 선별검사와 함께 이 HPV 검사를 진행하도록 권장된다.

세포진단에서는 자궁경부와 질부분 점막을 긁어내고 이것을 유리판에 도말하여 파파니콜로염색을 한 후 현미경검사로 이형세포를 찾아낸다(그림 20-7). 병리학적으로는 자궁경부에서 떼어낸 생검조직을 이용해 확정진단을 한다. 조기에는 자각증상이 없기 때문에 대부분 검진에서 발견된다. 또 자궁경부암의 세포진단, 특히 자궁암 검진 및 생검조직 진단에서는 전암병터인 형성이상(상피내병터) 단계에서 발견할 수 있다(그림 20-8). 세포진단은 생검보다 간편하기 때문에 많은 여성의 자궁경부암 조기발견과 치료에 크게 공헌하고 있다. 최근에는 검진 연령이 낮아지면서 지금보다 젊은 여성에게서 발견되는 자궁경부 형성이상 및 자궁암이 증가하고 있다. 또 임산부 건강검진에서 형성이상이 발견되는 기회도 드물지 않다.

자궁경부암은 원칙적으로 방사선과 수술로 치료하지만, 최근 HPV 백신이 개발되어 임상적 응용이 시작되면서 그 예방 효과가 확인되어 남성에게도 접종이 권장되고 있다. 자궁경부암은 예방이 가능한 시대가 되었다.

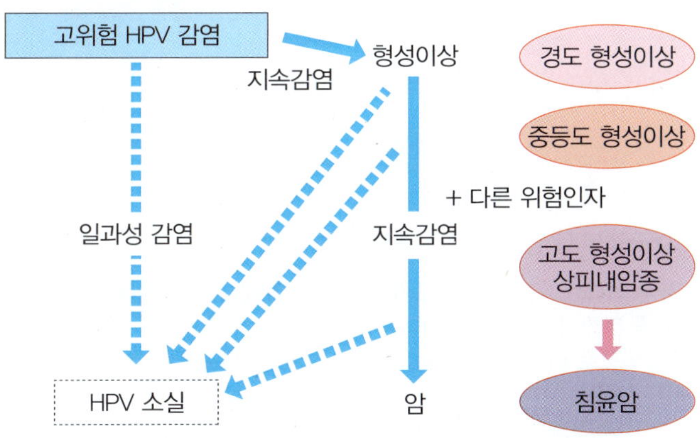

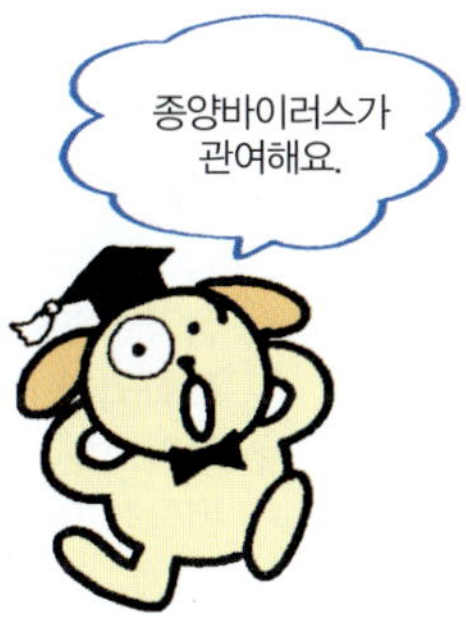

그림 20-6 HPV 감염과 자궁경부암의 발생기전

고위험 HPV가 자궁경부에 감염되면 그 일부는 상피에 경도의 형성이상을 일으키고 이 일부는 중등도 및 고도 형성이상으로 진행하며 방치하면 침윤암이 된다.

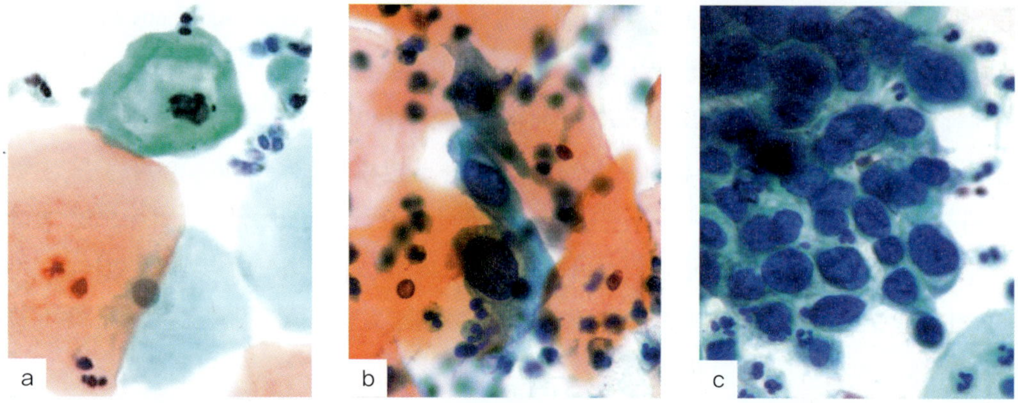

원반세포증을 동반한 경도 형성이상 / 중등도 형성이상 / 고도 형성이상

그림 20-7 파파니콜로염색에 의한 자궁경부의 세포진단

a에서는 부정형의 핵 주위에 밝은 영역을 동반한 원반세포증이 관찰된다. 원반세포증은 HPV 감염의 특징적인 소견이다. b와 c에서는 핵이 비대해져 핵/세포질 비율이 높다.

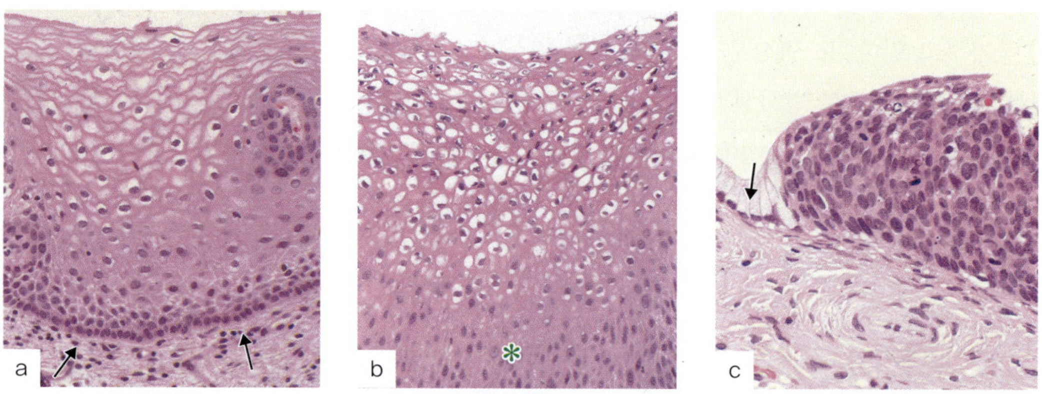

정상 점막 / 형성이상 / 상피내암종

그림 20-8 자궁경부의 형성이상과 상피내암종

a. 중층편평상피에 덮여 있는 부분으로 가장 아래층에는 바닥세포가 바닥막(기저막) 위에 일렬로 배열(→) 되어 있다. 표층은 각질화층으로 당원이 풍부해서 세포질이 밝다.
b. 점막 아래 1/3 정도의 층이 핵이 큰 이형세포로 바뀌어 있다(*). 중층의 세포는 세포질이 현저하게 공포화되어 하얗게 뚫려 보인다(원반세포증).
c. 상피 전층이 짙게 염색된 큰 핵을 가진 이형세포로 바뀌어 있다. 왼쪽의 점막(→)은 원주상피로 병터가 편평상피와 원주상피의 경계부위에 발생해 있음을 나타낸다.

3.2 자궁몸통암종과 자궁내막증식증

자궁몸통암종(자궁체부암종, corpus cancer)은 임상적으로는 주로 50대 이상의 폐경 후 여성에게서 부정 성기출혈로서 발견된다. 자궁몸통 점막에서 발생하는 악성종양이다. 최근 증가 경향에 있는 암 중 하나이다. 병리학적으로는 자궁몸통의 흡인세포진단 또는 생검으로 진단할 수 있지만, 해부학적 구조로 인해 검체를 채취하기 어려워 자궁경부암에 비해 진단이 어렵다. 조직학적으로는 샘암종이 가장 많으며, 그중에서도 정상적인 자궁내막과 유사한 조직 구조를 나타내는 고분화, 중등도 분화형의 **자궁내막모양샘암종**

(endometrioid adenocarcinoma)이 많다(그림 20-9).

최근 그 전구병터로서 이형이 없는 자궁내막증식증(endometrial hyperplasia), 비정형자궁내막증식증(atypical hyperplasia)을 들 수 있으며, 특히 후자는 자궁내막상피내신생물(endometrial intraepithelial neoplasia, EIN)이라고 일컬어지는 자궁내막모양샘암종으로 진행될 위험이 높기 때문에 중요하다.

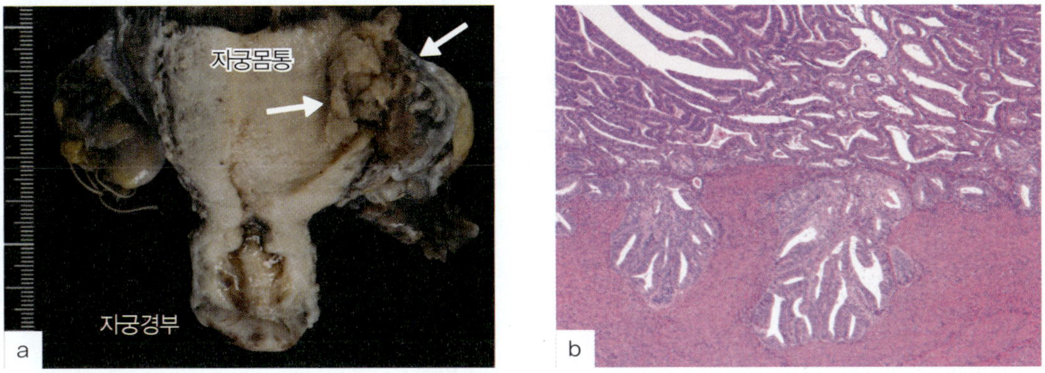

그림 20-9 **자궁몸통암종**

a. 육안상에서는 자궁내막의 왼쪽에 유두 모양으로 증식한 종양이 확인된다.
b. 조직상에서는 자궁내막모양샘암종이 아래쪽 자궁근(육)층 안에 관 모양으로 침윤성을 나타내며 증식해 있다.

3.3 자궁근종

자궁근종(hysteromyoma, uterine leiomyoma)은 병리적으로 자궁근(육)층에서 발생하는 경계가 분명하고 둥근 모양의 양성 평활근종이며, 임상적으로 비정상적인 과다월경, 빈혈, 복부종양으로서 발견된다. 자궁근종은 폐경 후 많은 여성 자궁에서] 흔히 발견되는 자궁병터이다(그림 20-10, 20-11). 경과하면서 악성화하는 경우는 없다. 악성평활근종은 다른 기전으로 발생한다.

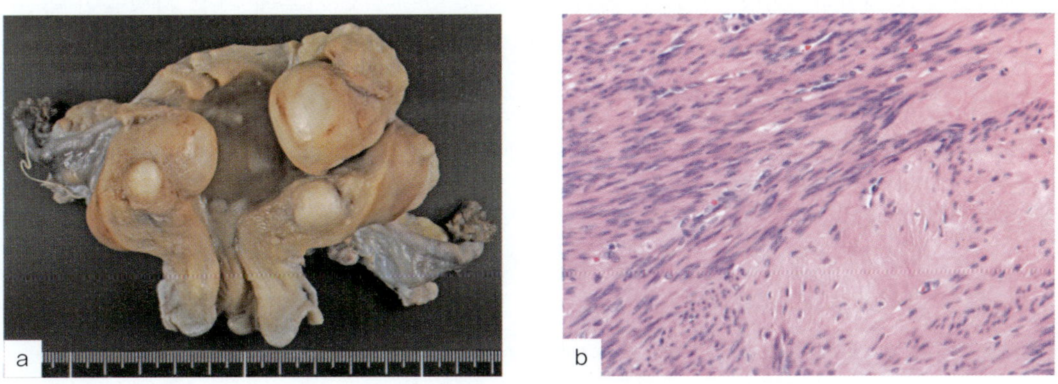

그림 20-10 **자궁근종**

a. 토란 모양으로 다발한 자궁근종의 육안상
b. 조직상에서는 유리화(분홍색 부분)를 동반하여 민무늬근육세포 유사의 방추형 세포가 다발 모양으로 증식해 있다. 세포분열상은 관찰되지 않으며 다형성은 현저하지 않다.

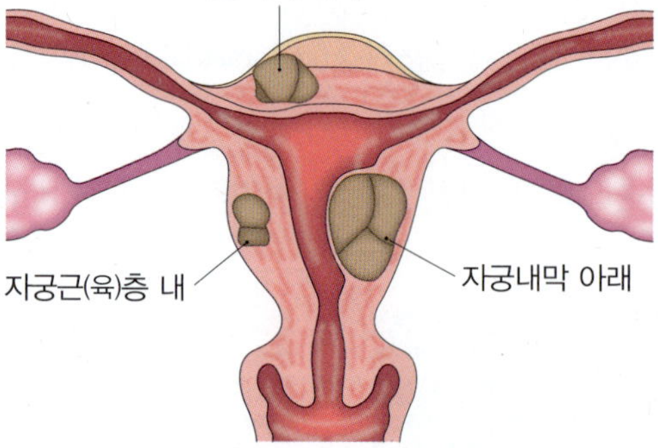

그림 20-11 자궁근종 발생부위

3.4 융모막암종

융모막암종(choriocarcinoma)의 대부분은 포상기태(hydatid mole)[1] 등의 비정상 임신에 속발하여 발생하는 높은 악성도의 악성종양으로, 광범위한 출혈과 괴사를 특징으로 하며 조기에 폐로 전이되어 치명적인 결과를 초래한다.

조직학적으로는 이형성이 현저한 랑그한스형 세포영양막(cytotrophoblast)과 다핵의 융합영양막(합포영양막, syncytiotrophoblast)이 증식하는 두형태성 패턴을 나타낸다. 융합영양막에서 생산되는 β-hCG는 면역조직화학적으로도 이 세포의 표지자가 되며, 또 분만 후에도 소변 중 β-hCG의 지속적인 높은 수치는 포상기태나 융모막암종의 표지자로서 이용된다.

3.5 난소종양

우리나라에서는 매년 3,000명 정도의 신규 난소종양(ovarian tumor) 환자가 발생하는데, 40~50대가 전체 환자의 절반가량을 차지한다. 여성 생식기관에서 발생하는 악성종양 가운데 가장 사망률이 높은 질환이다. 난소에서는 그 조직학적 다양성에 따라 각종 종양이 발생한다. 임상적으로는 대부분 복부종양로서 발견된다. 생검을 하기 어려운 장소이므로 혈액검사(CA125, CEA 등의 종양표지자) 및 CT, MRI 등의 영상검사로 수술 전에 임상진단이 이루어지며, 대부분은 수술 중 신속진단 또는 수술 후 병리조직검사로 최종진단을 내린다.

병리학적으로는 난소의 표층세포에서 유래하는 표층상피종양, 난자 주위의 세포에서 유래하는 성끈버팀질종양, 난자의 바탕이 되는 배아세포(germ cell)에서 발생하는 종자세포종양, 그 밖의 종양으로 분류된다. 난소에 특징적이고 빈도가 높은 종양은 표층상피종양과 종자세포종양이다.

1) 태반의 영양막세포가 비정상적으로 증식하는 질환으로, 크기 1~30mm에 이르는 큰 융모가 포도송이처럼 자궁 속공간을 채우게 된다.

1) 표층상피종양(surface epithelial tumor)

표층상피종양은 **점액종양**(mucinous tumor), **장액종양**(serous tumor), **자궁내막종양**(endometrioid tumor), **투명세포종양**(clear cell tumor) 및 드물지만 장액점막종양, 미분화암으로 분류되며, 양성과 경계악성형, 악성의 3가지가 있는데 모두 다낭종성에서 충실성이 된다. 이 난소종양에서는 양성에서부터 악성까지 현미경적으로 진행되는 단계가 나타나기 때문에 양성과 악성 2가지로 분류하기란 어려우며 또 임상적으로도 양성과 악성의 중간 성격을 나타내는 것이 있어 이를 경계악성형으로 분류한다.

점액종양(그림 20–12)에서는 점도가 높은 끈적끈적한 내용액을 함유하며, 양성이나 경계악성형인 경우에도 그 내용액이 새어나오면 복강에 점액이 차는 **복막강거짓점액종**(pseudomyxoma peritonei) 상태가 되어 치명적인 결과를 초래한다. 악성의 점액종양에서는 낭종벽에 결절성 비후부위가 관찰되며 고이형도의 샘암종세포가 침윤성으로 증식한다(그림 20–13).

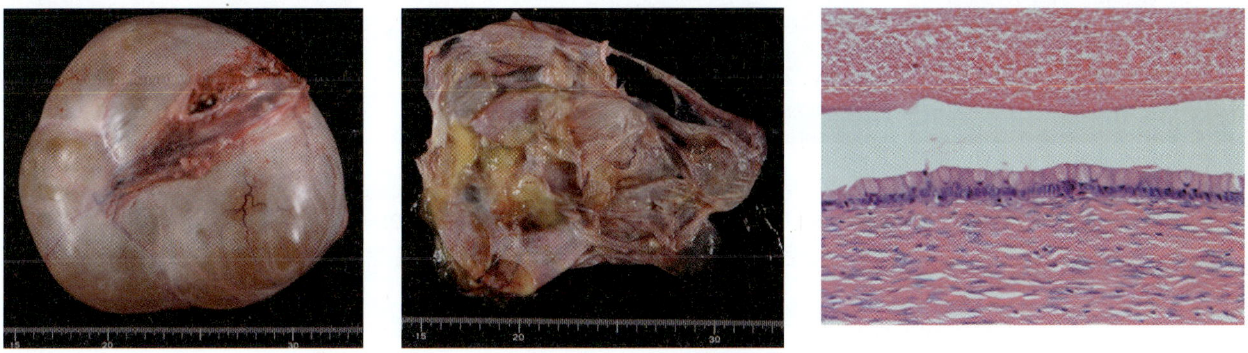

그림 20–12 점액종양

약 17cm 크기로 비대해진 다방성 점액낭샘종(cystadenoma). 왼쪽에서부터 표면, 자른 단면, 조직상이다. 자른 단면에서는 속벽에 부착한 황색의 점액이 관찰된다. 조직상에서는 옅은 청색으로 염색된 점액이 채워진 원주상의 종양세포가 단층성으로 증식해 있다.

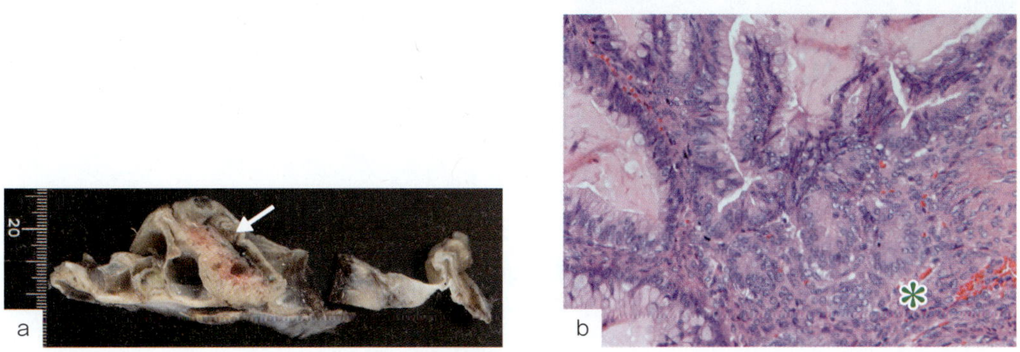

그림 20–13 점액종양

a. 점액낭샘암종의 절단한 벽의 일부. 충실성 종양부분(⇨)이 관찰된다.
b. 점액이 가득 찬 이형 원주상 종양세포가 침윤성으로 증식해 있다(*).

장액종양은 연하고 밝으면서 끈적이지 않는 장액성 내용액을 함유하는 점이 점액종양과 다르다. 조직학적으로 양성(그림 20-14)에서는 종양세포가 단층성이며 형태이상은 적지만, 악성이 되면 유두 모양, 관 모양의 증식을 나타내게 된다(그림 20-15). 모두 노인의 난소에서 발생한다. 악성종양의 발생빈도는 의료기관마다 조금씩 다르지만 대략 장액종양 40%, 점액종양 13%, 자궁내막종양 18%, 투명세포종양 24%, 나머지 약 5%는 미분화암, 혼합암이 차지한다.

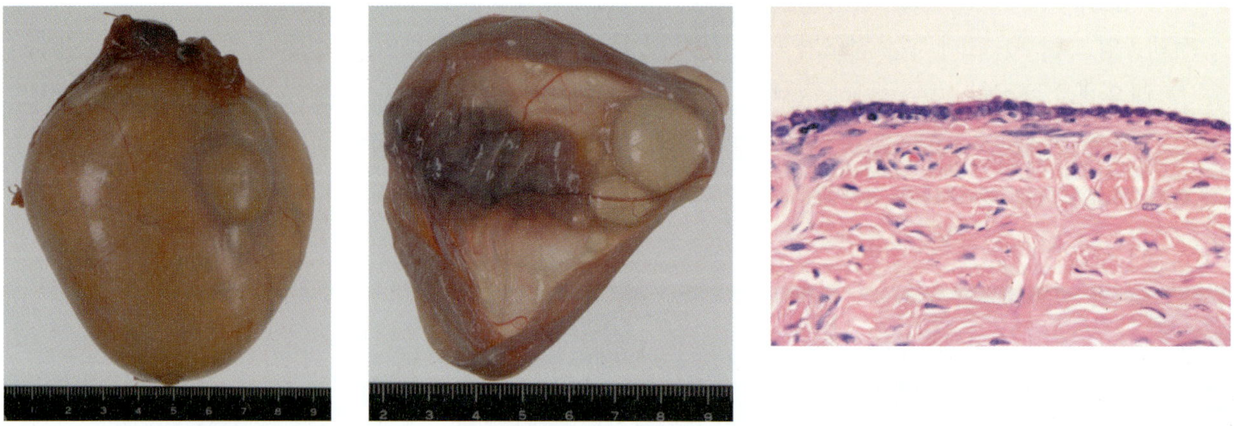

그림 20-14 **장액낭샘종**

왼쪽에서부터 표면, 자른 단면, 조직상이다. 자른 단면에서는 끈적이지 않는 장액성 내용액이 유출되어 매끄러운 속벽이 관찰된다. 조직상에서는 정육면체 모양의 작은 종양세포가 단층성으로 증식해 있다.

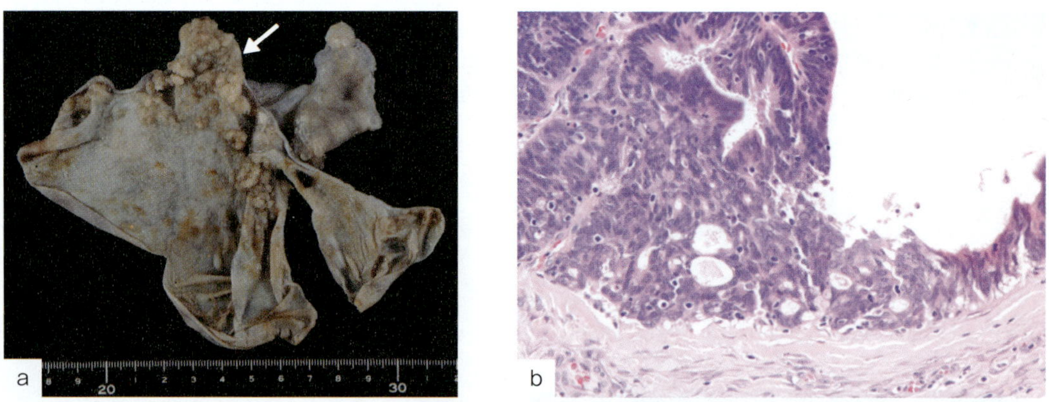

그림 20-15 **장액낭샘암종**

a. 자른 단면에서는 충실성의 결절 모양 종양이 다발해 있다(⇨).
b. 조직상에서는 형성이상이 두드러진 대형 원주상 종양세포가 침윤성으로 증식해 있다.

2) 성끈버팀질종양(sex cord stromal tumor)

성끈버팀질종양이란 난세포(생식세포)를 둘러싸는 호르몬을 생산하는 세포(성끈버팀질)에서 유래하는 종양으로, 과립막세포종양(granulosa cell tumor), 과립난포막세포종양(granulosa theca cell tumor), 섬유종(fibroma)을 들 수 있다. 호르몬 증상으로서 여성화를 나타내는 경우가 많다.

3) 종자세포종양(germ cell tumor)

젊은 사람의 난소종양 중에서 가장 많이 발생하는 종자세포종양은 **성숙낭성기형종**[mature cystic teratoma; **유피낭종**(피부모양기형낭종, dermoid cyst)]이며, 낭종 내용물로서 피지, 모발, 낭종벽에 이, 연골, 표피조직 등을 함유한다(그림 20-16).

악성 종자세포종양에서는 미분화세포종(dysgerminoma), 난황낭종양, 배아암종, 융모막암종을 들 수 있다. 미분화세포종은 고환종과 같은 조직상을 나타낸다.

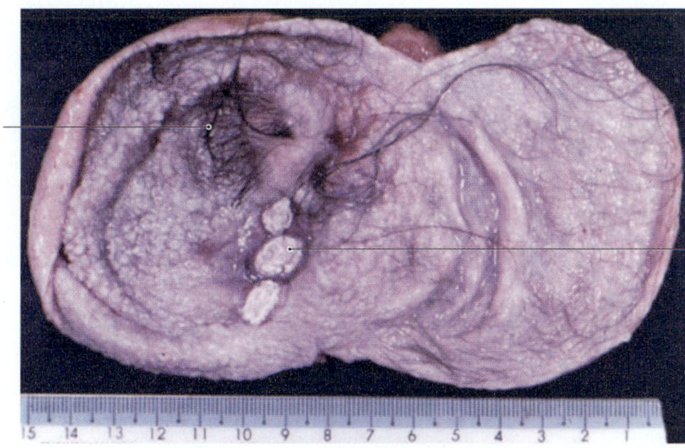

그림 20-16 **성숙낭성기형종(유피낭종)**

낭종을 열어 속면을 관찰하면 다수의 모발, 이 모양의 단단한 조직이 확인된다. 내부에 가득 차 있던 피지 유사 물질이나 다량의 모발 덩어리는 제거되어 있다.

4) 전이 난소종양

이상에서 설명한 일차 난소종양 외에 전이 난소종양으로서 특징적인 **크루켄베르크종양**(Krukenberg tumor)이 있다. 이것은 주로 위의 반지세포암종이 양쪽 난소로 전이된 것으로, 난소는 커지고 자른 단면은 충실성의 점액상을 나타낸다. 처음에는 난소종양으로 적출되지만 병리학적 검사에 의해 크루켄베르크종양이라고 진단되어 위암이 발견되기도 한다.

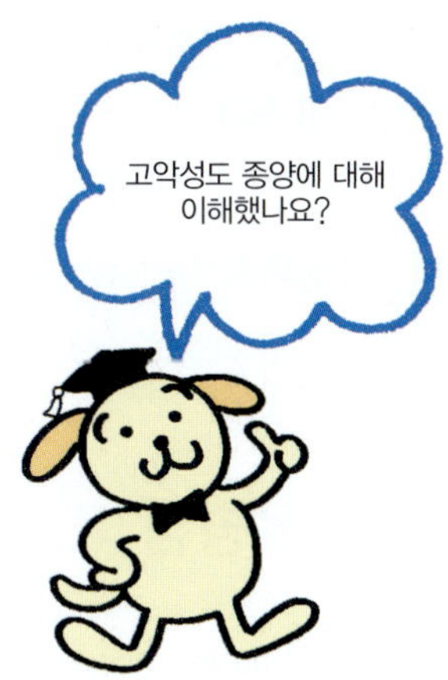

4 유선의 질환

4.1 섬유샘종

섬유샘종(fibroadenoma)은 20~30대 여성의 유방에서 발생하는 양성종양으로, 보통 크기가 3cm 이하로 가동성이 좋고 탄성이 있는 둥근 종양이다. 병리학적으로는 사이질섬유 성분과 샘관 성분의 증식에 의해 형성되는 경계가 명료한 종양이다(그림 20-17a). 악성화하지는 않는다.

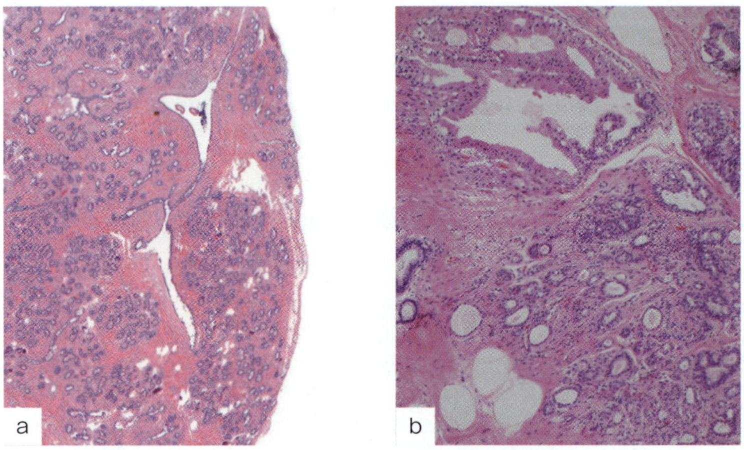

그림 20-17 섬유샘종과 유방병증

a. 섬유샘종. 섬유성 사이질증식과 관 모양의 젖샘관 증식
b. 유방병증. 아포크린화생을 나타내는 미세낭포 모양의 젖샘관(위쪽)과 소형 젖샘관의 집락으로 이루어진다(아래쪽).

4.2 유방병증

유방병증(mastopathy)은 보통 40대 이상의 여성에게 발생하는 양성의 젖샘종양으로, 젖샘관 또는 소엽과형성, 섬유화, 낭종형성, 아포크린화생, 샘증식증, 유두종증 등 여러 가지 조직변화가 섞여 있는 병터이다(그림 20-17b). 임상적으로는 영상검사 등으로 진단되며 적출한 검체를 이용하여 병리적으로 확진할 수 있다. 악성화하지는 않는다.

4.3 유방암

유방암(breast cancer)은 증가 경향에 있는 악성종양의 하나로, 30대 이상 여성에게서 많이 발생한다. 발병률은 40대와 60대에 많이 발생하는 연령 분포를 나타낸다. 대부분의 유방암은 원인이 명확하지 않지만, 5~10%는 유전요인이 영향을 미치는 것으로 추측된다. 2013년에 미국의 한 유명 여배우가 예방적 유방절제를 시행한 사실을 발표하여 알려진 **유전성 유방난소종양증후군**(hereditary breast and ovarian cancer, HBOC)은 *BRCA1*이나 *BRCA2*라는 유전자의 병적 변이에 따른다(column 13 참조).

임상적으로는 단단한 유선종양, 유방 비대칭, 피부함몰, 비정상적인 유두분비 등이 특징이며, 시진, 촉진, 유방조영술(mamography), 초음파, MRI 등의 검사로 진단할 수 있다. 임상적으로 유용한 표지자는 없으므로 유방암이 의심되는 경우에는 먼저 바늘흡인세포진단 또는 바늘생검을 통해 세포학적 또는 조직학적 진단이 이루어진다. 그 다음 종양의 진행 상태를 보아 유방절제 또는 부분절제 등이 시행된다. 수술 전에 확정진단을 내리지 못하는 경우 수술 시의 신속진단을 통해 확정진단을 내린다. 바늘생검 및 신속진단이 어려운 경우에는 처음에 종양적출술로 채취한 검체로 조직학적 진단을 한 후 유방절제술 등을 시행한다. 유방암의 첫 전이는 겨드랑림프절이 가장 많기 때문에 수술 시 림프절절제도 이루어진다.

최근 영상진단의 발달로 더 작은 유방암이 발견 및 진단되면서 유방보존요법이 증가하고 있다. 이는 암을 포함한 유선(젖샘)조직을 부분적으로 적출해 잘린 끝 부위의 암세포 음성을 신속진단해서 확인한 후 방사선을 조사하는 방법이다. 이에 따라 유방의 형태는 크게 변형되는 일은 없어졌다. 또 **감시림프절**(전초림프절, sentinel node)이라는 개념이 보급되어, 수술 중에 암이 처음 전이되었다고 생각되는 감시림프절을 찾아 여기에 전이가 없는 경우는 광범위하게 림프절을 절제하지 않게 되었다. 따라서 수술 후 팔의 운동장애나 림프부종 등이 크게 경감되었다.

병리적으로는 증식하는 암세포의 종류에 따라 **소엽암종**(lobular carcinoma)과 **관암종**(duct carcinoma)으로 분류되는데, 본질적으로는 모두 샘암종이다. 암세포가 젖샘관(유관) 내에 국한된 **비침윤암종**(noninfiltrating carcinoma)과 사이질에 침윤한 **침윤암종**(infiltrating carcinoma)으로 분류되며, 1mm 이내의 침윤을 나타내는 것은 **미세침윤암종**(microinvasive carcinoma)으로 분류된다. 비침윤암종은 예후가 양호하지만 침윤암종 중에서 림프절전이가 있는 경우에는 예후가 좋지 않다. 또 우리나라에서는 유방암의 80% 이상이 침윤성 관암종이다. 특수형으로는 유방 **패짓병**(Paget disease)이 있다(**그림 20-18**). 이것은 유선 내에 종양을 만들지 않고 유두부분의 미란만을 특징으로 하며, 암세포가 표피 내에서 증식한다. 패짓병은 임상적으로 염증과 감별이 필요한 질환이다.

지금까지 유방암의 치료는 수술(유방절제 또는 보존요법), 호르몬요법(항에스트로젠 제제), 화학요법(항암제)이 중심이었지만, 최근 HER2(c-erbB2/neu) 양성 유방암에 대해서는 항HER2 항체를 이용한 치료도 이루어지고 있다. HER2는 세포증식인자 수용체의 하나로, 이 수용체에 증식인자가 결합하여 세포의 증식이 촉진된다. 유방암의 약 20%에서 HER2의 과잉발현이 관찰되는데, 항HER2 항체는 이 수용체에 결합하여 암세포의 증식을 억제한다. 이러한 치료는 종양세포의 특정 분자를 표적으로 하여 그 증식을 억제하기 때문에 **분자표적치료**라고 한다(Chapter 09 column 6 참조).

또한 지금까지의 생물표지자[에스트로젠수용체(ER), 프로제스테론수용체(PgR), HER2]와 함께 세포의 증식능력을 나타내는 Ki-67에 대한 면역염색의 결과가 수술 전 및 수술 후의 치료에 중요한 지표가 된다(**그림**

20-19). 바늘생검으로 채취한 조직을 사용하여 암의 진단 및 조직형 분류뿐만 아니라 면역염색을 통해 ER, PgR, HER2, Ki-67의 발현을 평가하고 그 조합에 따라 치료방법이 선택된다. 특히 HER2의 발현은 치료법 선택에 중요하며 면역염색으로 평가가 어려운 경우에는 제자리부합(제자리교잡, *in situ* hybridization, ISH)이라는 방법('용어해설' 참조)에 따라 유전자 수준의 검사가 시행된다(그림 20-20). 이 HER2요법을 활용한 수술 전 치료로 침윤암 영역이 사라지는 '완전완화(관해)' 사례가 보고되었고, 또 림프절전이까지 사라지는 '병리학적 완전완화' 사례도 드물지 않게 있다.

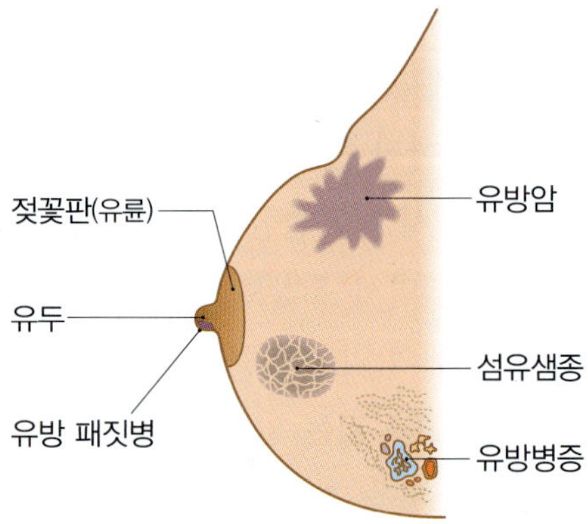

그림 20-18 각종 유선질환

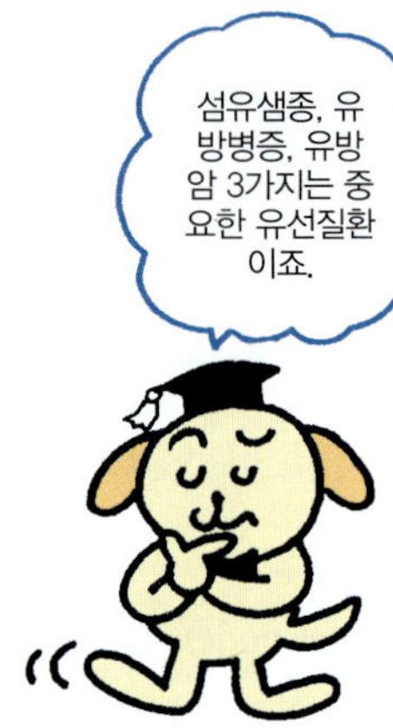
섬유샘종, 유방병증, 유방암 3가지는 중요한 유선질환이죠.

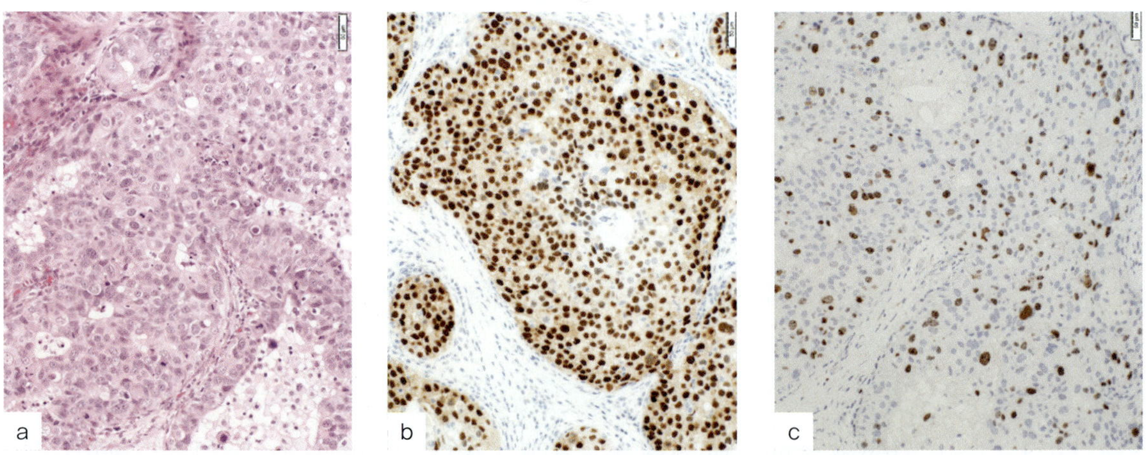

그림 20-19 침윤성 관암종의 에스트로젠수용체(ER)와 Ki-67의 면역염색상

a. 침윤성 관암종(HE, 충실형)
b. 에스트로젠수용체(ER)의 면역염색으로 >90%의 종양세포핵에 양성
c. Ki-67의 면역염색. 다수의 종양세포핵에 양성

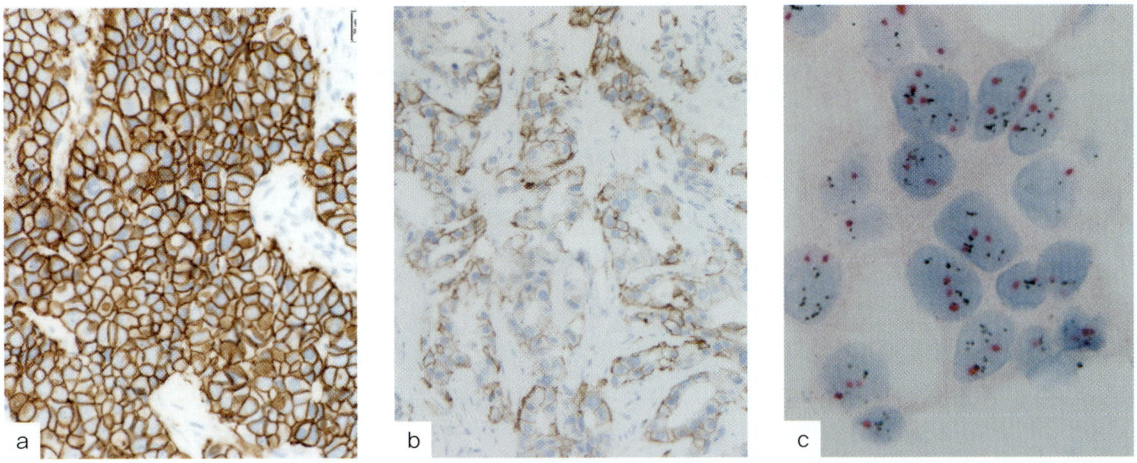

그림 20-20 HER2의 면역염색과 제자리부합(ISH)상

a의 HER2 면역염색에서는 거의 모든 암세포가 염색되어 있다. b의 사례에서는 양성으로 염색된 세포가 적어 평가가 보류되었기 때문에 ISH가 시행되었고, 염색체 이상이 확인되어 HER2 양성으로 평가되었다(c).

Column 13 유전성 유방난소종양증후군(HBOC)의 조기진단과 치료

유방암은 원래 5~10%에게서 가족성 및 유전성이 있다고 지적되어 왔는데, 그 원인 유전자로서 1994년에 *BRCA1* 유전자, 1995년에 *BRCA2* 유전자가 발견되었다. 유전성 유방난소종양증후군(HBOC)은 대표적인 유전성 종양으로, *BRCA1* 또는 *BRCA2* 유전자의 병적인 돌연변이가 원인으로 유방암이나 난소암 등을 고위험으로 발병한다. 70세까지 *BRCA1* 유전자변이 보인자(이하, 보인자)에게서는 70~80%, *BRCA2* 보인자에게서는 40~50%의 비율로 유방암이 발병한다. 난소암의 발병은 *BRCA1* 보인자에게서는 20~40%, *BRCA2* 보인자에게서는 10~20%이다. 그 밖에 전립샘암, 췌장암 등의 위험이 높다고도 알려졌다.

HBOC는 보통염색체 우성유전을 하기 때문에 이 유전자이상은 50%의 확률로 부모에게서 자녀에게 성별에 관계 없이 계승된다. *BRCA* 유전자는 DNA의 회복에 중요한 기능을 가진 종양억제유전자로, 정상적인 사람은 대립유전자로서 2개 가지지만, 보인자는 태어날 때부터 세포에 이미 1개에 변이가 발생해 있다. 따라서 나머지 1개에 어떠한 계기로 변이가 일어나면 암을 일으키는 점에서 발암 가능성이 높아진다.

문제는 이 유전양식과 함께 발병 연령, 병리학적 특징에 있다. 보인자는 유방암의 발병 연령이 모친의 발병 연령과 같은 경우가 많고 본인의 진단 및 치료뿐만 아니라 자손의 평생 예후를 배려할 필요가 있다. 확정진단을 위한 유전자검사는 최고의 개인정보가 되기 때문에 유전상담 등의 전문가가 개입할 필요가 있다. '약년(50세 이하) 발병 유방암', '유방암과 난소암을 모두 발병'하는 등의 병력 및 가족력이 있으면 HBOC 가계일 가능성을 고려해야 한다.

보인자에 대한 대책으로는 조기부터 ①검진, ②약물에 의한 위험 저감, ③위험 저감 유방절제술, ④위험 저감 난소자궁관절제술, 그리고 최근 개발된 ⑤**PARP**(poly ADP-ribose polymerase) **억제제** 등을 들 수 있다. PARP 억제제는 DNA 회복에 이상을 일으킨 세포에 특이적으로 작용하여 암세포의 세포사를 유도하는 항종양 효과가 주목을 받고 있다.

BRCA1 유전자변이에 의한 유방암의 특징으로서 내인성 서브타입에서는 에스트로젠수용체(ER), 프로제스테론수용체(PgR), HER2의 3가지가 모두 음성인 **트리플 네거티브 유방암**이 빈도가 높다. 기존에는 예후가 나쁘다고 여겼지만, 최근 약물치료의 발달로 수술 전 치료로 종양이 사라지는 완전완화 사례도 드물지 않다.

유방암 치료는 ER, HER2 발현, Ki-67 표식률 등의 생물표지자를 응용한 개별화의료가 가장 조기에 응용된 종양 중 하나이다. 진단에는 조직상 및 생물표지자의 조합에 따른 내인성 서브타입도 고려하고 HBOC의 가능성도 고찰하여 환자와 그 가족이 정확한 의료를 받을 수 있도록 진단을 진행할 필요가 있다.

요점 정리

- 남성 생식기관은 주로 전립샘, 고환, 음경으로 구성되고, 여성 생식기관은 양쪽 난소, 자궁관과 자궁, 질로 구성된다. 고환 및 난소는 생식(종자)세포를 형성하는 장소로서 또 호르몬을 분비하는 내분비기관으로서 그 기능을 한다.
- 양성전립샘비대(benign prostate hyperptrophy, BPH)에 특징적인 임상증상(배뇨장애), 진단방법(직장검사, 영상진단), 진단적 치료방법(요도경유전립샘절제술)이 있다. 병리조직학적으로는 속샘의 샘성분, 섬유근육성 사이질성분의 결절성 과다증식이다.
- 전립샘암(prostatic cancer)은 임상검사법(영상진단, PSA 정량), 병리진단법(바늘생검), 조직상(샘암종)으로 진단을 내린다. 발견되는 형태에 따라 임상암, 잠재암, 우발암, 잠복암으로 나뉜다.
- 전립샘상피내신생물(prostatic intraepithelial neoplasia, PIN)은 세포나 구조의 차이에 따라 2가지로 분류된다. 암과의 합병률이 높다.
- 고환종(seminoma), 배아암종, 난황낭종, 융모막암종, 기형종 등 고환에 특징적인 종양이 발생한다. 고환종은 가장 빈도가 높고 보통 고환이 비대해져 발견된다.
- 자궁경부암(cervical cancer)의 발생에는 사람유두종바이러스(human papilloma virus, HPV)가 관여한다. 자궁과 질의 현미경검사, 세포진단, 생검으로 진단을 내리며, 자궁경부암의 대부분은 편평세포암종이다.
- 자궁몸통암종(corpus carcinoma)은 자궁몸통의 점막에서 발생하는 악성종양이다. 정상적인 자궁내막과 유사한 조직구조를 나타내는 자궁내막모양샘암종이 많다. 양성 병터로서 자궁내막증식증(endometrial hyperplasia)이 있다.
- 자궁근종(hysteromyoma, uterine leiomyoma)은 가장 빈도가 높은 자궁(근육층)의 양성·비상피종양으로 악성화되지는 않는다.
- 융모막상피종은 악성도가 높은 자궁의 악성종양으로, 포상기태 등의 비정상 임신에 속발하여 발생되는 경우가 많다. 출혈과 괴사가 현저하며 조기에 폐로 전이되어 치명적이 된다.
- 난소종양은 고환과 마찬가지로 각종 종양이 발생한다. 여성 생식기종양 중에서도 가장 사망자 수가 많다. 노인에게 많은 난소종양에는 점액성과 장액성 두 종류가 있는데, 각각 양성, 경계악성, 악성 등으로 분류된다. 또 전이종양으로서 위암이 전이된 크루켄베르크종양(Krukenberg tumor)이 있다.
- 젊은 사람에게 발생하는 유선종양은 대부분 섬유샘종(양성)이고, 노인에게 발생하는 것은 유방병증(양성)이거나 유방암이다. 대부분의 유방암은 원인이 명확하지 않지만, 5~10%는 유전요인 등이 영향을 미치는 것으로 추측된다. 유전성 유방난소종양증후군(hereditary breast and ovarian cancer, HBOC)은 *BRCA1*이나 *BRCA2*라는 유선사의 병적 변이에 따른다.

확인문제

01. 고환, 난소의 기능은 주로 생식세포의 형성과 (①)이다.

02. 전립샘의 진단적 치료법으로 (②)이/가 있다.

03. 가장 빈도가 높은 고환종양은 (③)이다.

04. (④)바이러스는 자궁경부암 발생에 관여한다.

05. 자궁몸통암종(자궁체부암종)은 조직학적으로는 자궁내막과 유사한 (⑤)이/가 많다. 그 밖에 양성 병터로서 (⑥)이/가 있다.

06. (⑦)은/는 가장 빈도가 높은 자궁의 양성 및 비상피종양이며, 악성화되는 일은 없다.

07. (⑧)은/는 자궁의 고악성도 악성종양으로, 포상기태 등의 비정상 임신에 속발하는 경우가 많다.

08. 난소로 전이되는 종양으로서 (⑨)이/가 있다.

09. 젊은 사람에게 발생하는 유선종양은 대부분이 (⑩)이고, 노인에게 발생하기 쉬운 것이 (⑪)이며, 모두 양성이다.

10. (⑫)은/는 *BRCA1*이나 *BRCA2* 유전자의 병적 변이에 의해 발병한다.

정답

① 호르몬분비, ② 요도경유전립샘절제술, ③ 고환종, ④ 사람유두종, ⑤ 자궁내막모양샘암종, ⑥ 자궁내막증식증, ⑦ 자궁근종, ⑧ 융모막상피종, ⑨ 크루켄베르크종양, ⑩ 섬유샘종, ⑪ 유방병증, ⑫ 유전성 유방난소종양증후군

CHAPTER 21

뼈대근육계통 질환

학습목표

1. 골절의 원인과 회복과정, 또 주요 뼈질환의 특징을 설명할 수 있다.
2. 관절의 구조와 기능의 특징을 학습하고 관절운동장애의 발생양식 및 원인을 설명할 수 있다.
3. 대표적인 관절질환의 발병기전, 진단법 및 치료 진행법을 설명할 수 있다.
4. 골연골종, 골육종, 연골육종에 대해 설명할 수 있다.
5. 류마티스관절염의 (윤)활막조직 병터 특징을 서술할 수 있다.
6. 통풍관절염에 대해 설명할 수 있다.
7. 척주관협착증의 병태를 설명할 수 있다.
8. 근육감소의 병태를 설명할 수 있다.

핵심용어

- 파골세포(뼈파괴세포)
- 골모세포(뼈모세포)
- 피질골(겉질뼈)
- 해면골
- 윤활관절
- 관절연골
- 골절치유
- 골수염
- 골다공증
- 골연골종
- 탈구
- 관절강직
- 관절구축
- 퇴행관절병
- 류마티스관절염
- 통풍관절염(통풍)
- 추간판탈출
- 척추관협착증
- 근위축
- 포착신경병증
- 근육감소

1 운동기관의 형태와 기능

1.1 뼈

사람의 몸은 다양한 형태를 한 약 206개의 크고 작은 뼈(bone)가 뼈대(골격)를 형성한다. 이러한 뼈 중 일부는 내장을 보호하는 기능을 하고, 또 다른 일부는 관절의 구성체로서 운동기능을 담당한다. 뼈에는 또한 생명유지에 빼놓을 수 없는 **칼슘**을 저장하고 보충하는 중요한 기능이 있다.

뼈의 구조적 특징은 다음과 같다.

① 뼈는 신체를 지지하기 위해 특별히 분화된 결합조직으로, 부드러운 유기성 바탕질(아교질, 프로테오글리칸) 속에 인산칼슘, 탄산칼슘 등의 복합 무기질이 침착하여 단단함과 밀도를 유지한다.

② 태아 시 형성된 뼈는 평생 재형성(신진대사)을 반복한다. 뼈의 재형성은 **파골세포**(뼈파괴세포, osteoclast)에 의한 골흡수와 **골모세포**(뼈모세포, osteoblast)에 의한 골형성으로 이루어진다. 대개 골흡수와 골형성은 균형적으로 동적 평형상태를 유지한다.

③ 사람의 뼈는 피질골(겉질뼈)과 해면골로 구성되며, 바깥쪽의 단단한 부분이 **피질골**, 안쪽에 있는 그물 모양의 뼈가 **해면골**이다. 각각에 강도를 높이기 위한 구조(층판구조, 뼈잔기둥 주행)가 있다.

④ 뼈는 **자가회복능력**을 가지고 있어 하중 등의 역학적 부하를 받으면 기능적이고 합리적으로 재형성이 이루어진다. 재형성은 성인의 경우 국소에 머무르지만, 발육기에 있는 소아의 경우 뼈 전체에서 이루어진다.

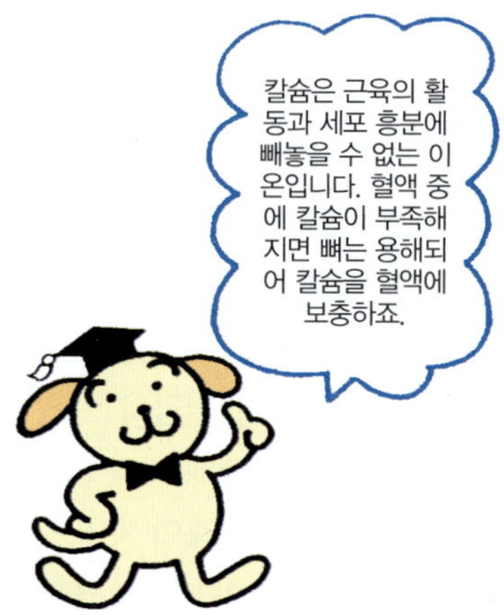
칼슘은 근육의 활동과 세포 흥분에 빼놓을 수 없는 이온입니다. 혈액 중에 칼슘이 부족해지면 뼈는 용해되어 칼슘을 혈액에 보충하죠.

1.2 관절

관절(joint)은 가동관절(abarthrosis)과 유착되어 움직일 수 없는 부동관절(synarthrodia)로 크게 나뉜다. **가동관절**은 2개 또는 그 이상의 뼈가 연골이 있는 뼈끝(골단) 부분에서 마주보고 관절주머니(관절낭, joint capsule)에 싸여 공간을 형성한다. 관절주머니 내에는 소량의 (윤)활액(관절액)이 고여 있다. 관절주머니 속면에 (윤)활막을 가지고 있어서 **윤활관절**(synovial joint)이라고도 한다(그림 21-1).

가동관절에는 다음과 같은 구조적 및 기능적인 특징이 있다.

① 관절면의 형태는 오목면과 볼록면의 조합으로 되어 있으며, 마주보는 면은 **관절연골**(articular cartilage; 유리질연골)로 덮여 있다. 또 매끄럽게 움직일 수 있도록 볼록면이 넓다.

② 관절연골에는 다양한 외부의 힘이 가해지기 때문에 그 충격을 흡수할 수 있도록 연골세포 및 연골바탕질이 배치해 있다. 연골세포는 압축에 유리하도록 표면에서의 깊이에 따라 편평, 타원, 원형 세포가

평행, 불규칙, 기둥 모양으로 층을 이루면서 배열되어 있고 세포 밖(연골바탕질)에는 풍부한 수분과 황산콘드로이틴(chondroitin sulfate) 및 황산케라탄(keratan sulfate) 등의 점액다당(류)(mucopolysaccharide)이 있어 탄력을 유지하며 아교질섬유의 특별한 배열이 항장력에 기여한다(그림 21-2).

③ 관절연골에는 신경, 혈관, 림프관이 없으나 관절주머니의 바깥층에는 말이집 및 민말이집의 신경종말이 풍부하게 모여 있어 관절주머니의 뒤틀림이나 잡아당김, (윤)활막염, 관절면 부적합을 원인으로 한 통증을 느낄 수 있다.

④ 관절주머니 속층의 (윤)활막은 관절액의 생산(하이알유론산을 함유한 액)과 흡수에 중요한 역할을 하며 관절액은 관절연골의 윤활과 영양에 중요한 역할을 한다.

⑤ 관절은 운동성, 지지성, 무통성의 3가지 기능이 임상적으로 중요하다. 팔에서는 운동성이, 다리에서는 지지성이 특히 중요하다.

1.3 근육(뼈대근육)

뼈대근육(골격근, skeletal muscle)은 큰 다핵세포로 구성된 다수의 근(육)섬유로 이루어지며, 근(육)섬유는 결합조직으로 묶여 다양한 크기의 근(육)섬유다발을 형성한다. 뼈대근육은 운동신경으로부터 자극을 받아 수축하며 관절을 움직이는 중요한 기능이 있다.

근육수축의 종류에는 ①**등척수축**(제길이수축; 관절을 움직이지 않음), ②**등장(력)수축**(근육의 시작부와 부착부의 거리를 가까이 하는 수축과 멀리 하는 수축)이 있다. 모든 근육수축 방식이 근력증강훈련에 활용된다. 그중에서도 등척성 운동훈련은 염증이나 외상 등으로 관절을 움직이지 못하는 경우의 매우 유력한 근력증강수단이다.

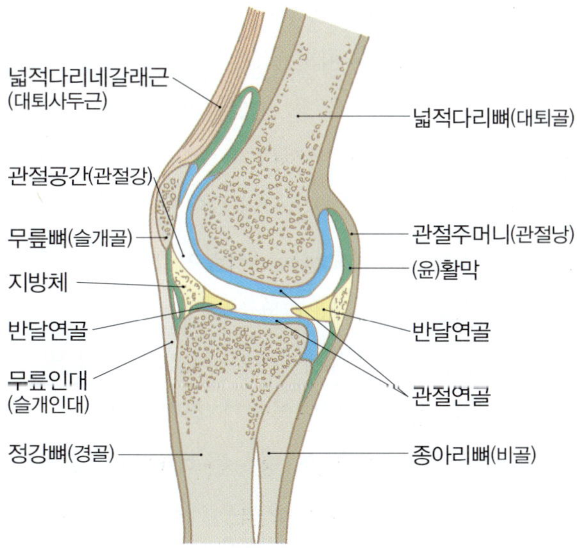

그림 21-1 관절의 구조(무릎관절)

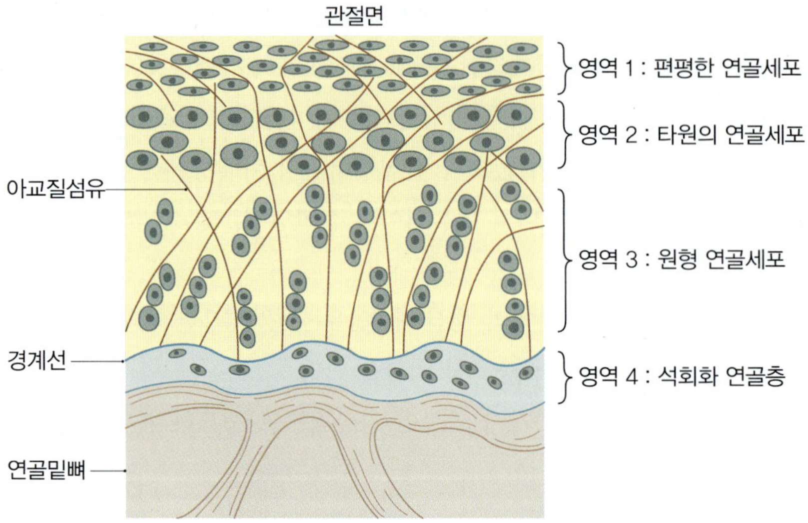

그림 21-2 관절연골의 세포배열형태

영역 1에서 영역 3까지의 비석회화 연골층과 영역 4의 석회화 연골층 경계에는 헤마톡실린(hematoxylin)에 진하게 염색이 되는 물결 모양의 선(경계선)이 나타난다.

2 뼈의 질환

2.1 골절

외부의 힘에 의해 골조직의 연속성이 끊어진 상태를 골절(fracture)이라고 한다. 골절의 발생은 외부 힘의 크기, 힘이 가해진 시간 및 방향 등의 외적인자와 나이 · 성별 등의 내적인자에 의해 좌우된다. 골절의 유형은 표 21-1과 같다. 그 밖에도 특수한 골절에 피로골절(스포츠 등에서 반복적으로 가해진 경미한 외부의 힘에 의한 뼈의 피로손상)과 병적골절(암의 골전이, 골수염 등 질병에 의해 약해진 뼈의 골절)이 있다.

골절부의 치유방식에는 애벌뼈(가골, callus)를 형성하지 않고 골모세포가 골절선을 가로질러 직접 뼈를 생성하여 유합되거나 애벌뼈를 통해 뼈가 유합되는 2가지의 과정이 있다. 전자를 **일차 골절치유**(primary fracture healing)라고 하며 두 골절 끝이 해부학적으로 틈새 없이 밀착되고 견고한 내고정이 이루어진 경우에 확인된다(그림 21-3a). 후자는 **이차 골절치유**(secondary fracture healing)라고 하며 두 골절 끝에 틈새나 동요가 있으면 골절혈종 내에 육아조직이 형성되고 여기에 섬유모세포가 침입 및 증식한 후 결합조직성 애벌뼈가 되어 두 골절 끝을 연결한다. 결합조직성 애벌뼈는 석회가 침착되어 성숙한 애벌뼈가 되며 이윽고 골유합이 완성된다(그림 21-3c). 또 골절부위에서 과잉으로 형성된 **바깥애벌뼈**(외가골, 그림 21-3b, c)는 뼈 본래의 기능인 자가교정력이 작용하여 볼록면에서는 흡수, 오목면에서는 골첨가가 이루어져 골절 전의 해부학적 형태로 재구축된다(그림 21-4).

표 21-1 골절의 유형

단순골절 (simple fracture)	뼈 부분만 손상된 골절로 피부, 점막은 손상되지 않으며 뼈의 끝이 원래 위치와 정렬을 유지하고 있음
분쇄골절 (comminuted fracture)	수많은 뼈조각(3편 이상)으로 부서진 상태로, 둔탁한 외력이 가해졌을 때 발생함. 골절선과 골절편이 있음
개방골절 (open fracture)	골절된 뼈의 말단부가 연조직을 뚫고 피부 밖으로 돌출되어 골절이 노출되는 것. 뼈 파편이 밖으로 노출되고 감염 등 합병증의 위험이 높음
압박골절 (compression fracture)	뼈의 장축에 무리한 하중으로 뼈가 눌려지고 주저앉아 작은 조각으로 뭉개진 것으로, 노인의 골다공증성 척추손상이 여기에 속함
생나무골절 (greenstick fracture)	뼈 중 한쪽 부분만 골절되고 다른 쪽 부분은 휘는 특성을 보이는 것으로 주로 긴뼈에서 나타나며, 완전히 골화되지 않은 소아에서 발생
가로골절(횡골절, transverse fracture)	뼈를 직선으로 횡단하여 발생하는 골절
함몰골절(depressed fracture)	머리뼈에서 발생하며 부러진 파편이 뇌조직 안으로 함몰된 골절

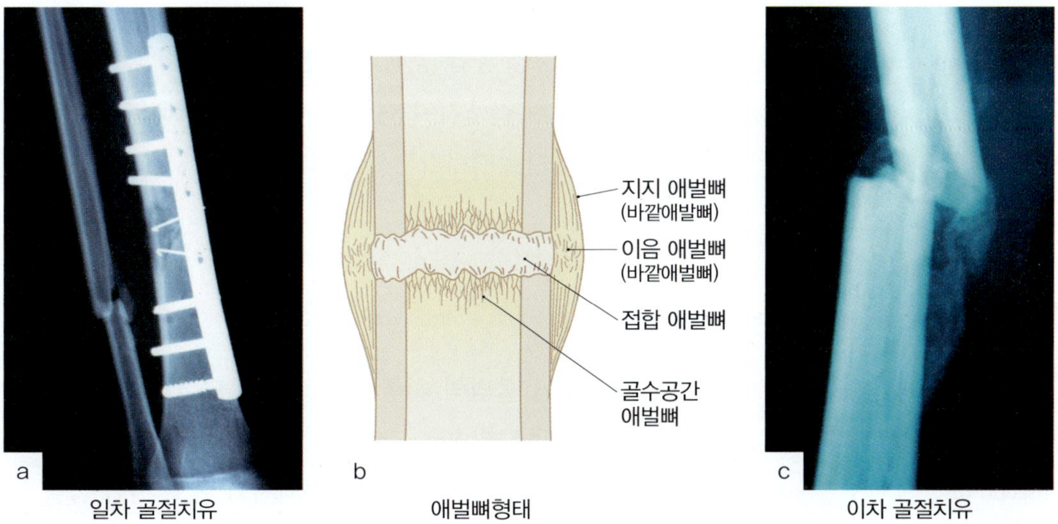

그림 21-3 골절치유의 형태

a. 정강뼈(경골) 골절부위는 해부학적 형태로 정복(reposition)된다. 뼈조각 사이는 내부자판(압박형 금속판)에 의해 강하게 밀착 고정되고 골절부위는 바깥애벌뼈(외가골)가 형성되지 않고 치유된다.
b. 골절부위는 먼저 골막이나 골수공간으로부터 뻗어 나온 애벌뼈로 접합되고 나중에 애벌뼈가 뼈에 재구축되어 복원된다. 이 애벌뼈는 형성부위별로 명칭이 다르다.
c. 넓적다리뼈(대퇴골) 골절부위는 다량의 바깥애벌뼈에 의해 뼈조각 사이가 연결되면서 접합된다.

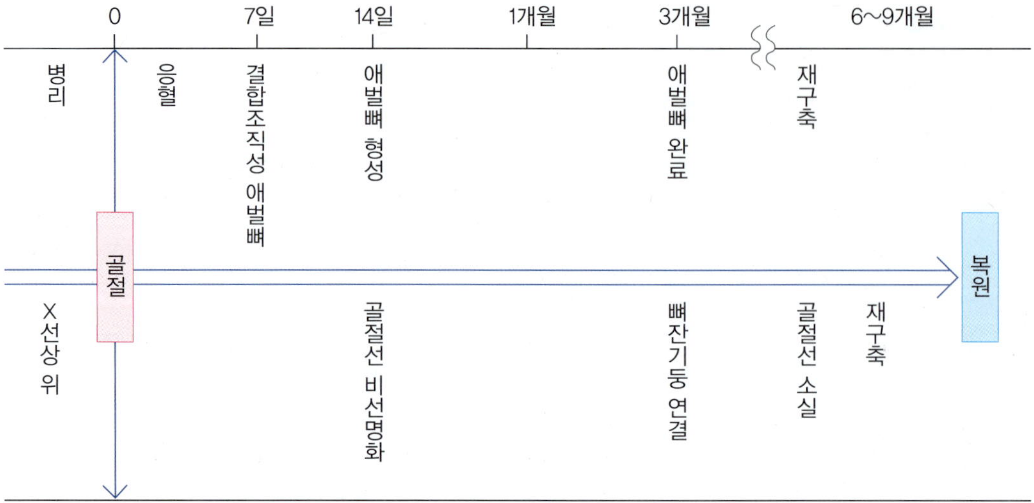

그림 21-4 골절의 회복과정

2.2 무균골괴사

무균골괴사(aseptic osteonecrosis)는 뼈에 분포하는 영양 공급 동맥의 색전이나 기계적 압박에 의해 국소로 유입되는 동맥혈이 차단되면 영양을 공급받는 영역의 골조직이 허혈괴사(ischemic necrosis)를 일으킴으로써 발생한다. 대표적인 질환에 뼈끝병증(골단증), 넓적다리뼈머리괴사증(대퇴골두괴사증), 특발 무릎뼈괴사증(슬골괴사증)이 있다.

1) 뼈끝병증(골단증, apophyseopathy)

주로 발육 과정에서 뼈끝이나 뼈돌기의 뼈가 원인 불명의 허혈로 인해 괴사되어 골화중심의 분열이나 함몰 등의 변형을 일으킨다. 대표적인 질환에 **페르테스병**(Perthes disease; 넓적다리뼈머리, 6~8세에 호발), **오스굿병**(Osgood disease; 정강뼈거친면, 10~16세에 호발)이 있다. 이 질환의 골괴사와 이로 인한 함몰 등의 변형은 시간이 지나면 회복된다.

2) 넓적다리뼈머리괴사증(대퇴골두괴사증, osteonecrosis of femoral head)

성인의 넓다리뼈머리(대퇴골두)가 허혈로 인해 괴사된다. 대부분의 경우 뼈머리의 함몰 변형을 일으키고 통증, 보행장애 등 엉덩관절의 현저한 기능장애가 나타난다(그림 21-5). 이 질병은 증후성과 특발성으로 분류된다. 증후성은 외상(넓적다리뼈머리밑골절, 엉덩관절탈구), 색전(감압증, 특수한 빈혈), 방사선피폭 후에 발병하는 것을 말하며, 특발성은 원인 불명인 것을 말한다.

특발성은 30~50대의 활동이 왕성한 남성에게 많이 발생하며 절반 이상이 양쪽 넓적다리뼈머리에서 발병하여 활동이 현저하게 제약을 받는다. 스테로이드제 복용과 잦은 음주는 위험인자가 된다. 또한 넓적다리뼈머리의 파괴가 진행되어 퇴행관절병으로 진행되면 인공엉덩관절치환술이 시행된다.

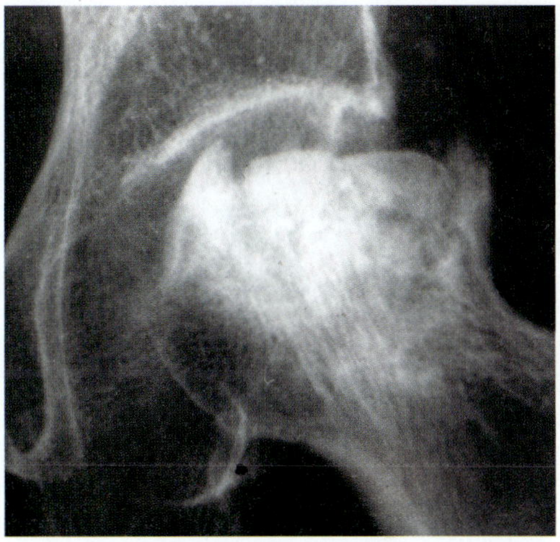
연골 아래 골조직의 함몰

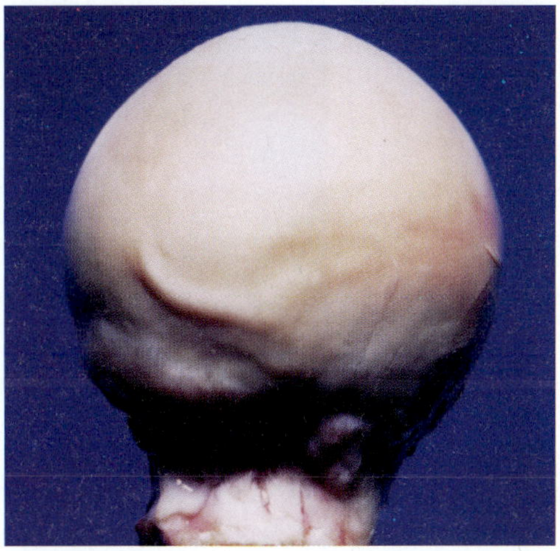
연골의 주름

그림 21-5 특발 넓적다리뼈머리괴사증

하중이 가해지는 부위의 연골 아래에 있는 골조직이 괴사됨으로써 함몰이 생겨 관절연골에 주름과 균열이 확인된다.

3) 특발 무릎뼈괴사증(슬골괴사증, idiopathic osteonecrosis of knee joint)

주로 노년기에 무릎관절(슬관절)의 넓적다리뼈 안쪽복사(내과) 하중부위가 원인 불명의 허혈로 인해 괴사되는 질병이다. 뼈의 괴사가 국한된다고는 해도 보행 시 신체의 하중을 받는 장소이기 때문에 통증 등 기능장애가 심하다. 또 이차무릎관절증으로 진행되기 쉽다.

2.3 염증

1) 고름골수염(suppurative osteomyelitis)

황색포도알균, 사슬알균, 그람음성 막대균 등의 세균에 의해 골조직에 고름염증(purulent inflammation)이 생기는 질환이다.

개방골절 등 외부와 연결된 상처로부터 세균이 침입하는 감염, 소아에게 많이 발생하는 다른 장기로부터의 혈행감염, 인접 조직의 고름병터에서 파급되는 감염 등 3가지 감염경로가 있다. 고름골수염은 만성화되기 쉽고 수년에서 수십년 동안 염증이 지속하여 골괴사가 광범위하게 발생해 기능성이 없는 부골(죽은뼛조각, sequestrum)이 형성되는 경우가 있어(그림 21-6), 조기진단 및 조기치료가 중요하다. 특히 발병 초기에는 X선 영상에 소견이 나타나지 않기 때문에 발열이나 국소의 통증, 열감, 종창 및 염증표지자(CRP, 적혈구침강속도, 백혈구수)를 평가하여 진단한다. 치료는 국소안정(깁스), 항균제 투여, 필요에 따라 수술요법을 선택한다.

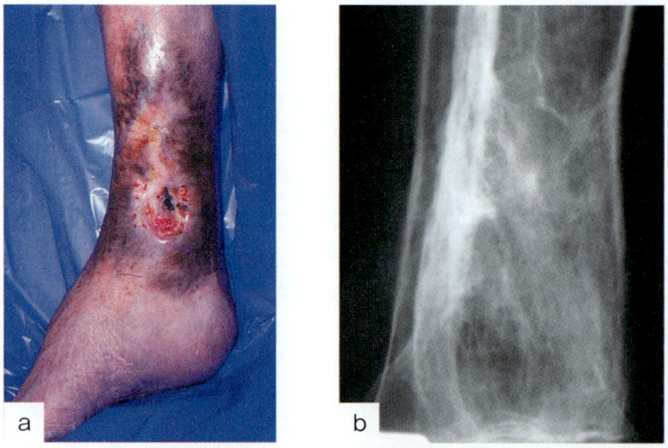

그림 21-6 **만성고름골수염**

a. 50년간 지속된 병터의 샛길과 흉터 b. 광범위한 골괴사, 부골화한 정강뼈

2) 척추결핵(spinal caries)

골관절 결핵의 대표적인 질환으로 보통 폐결핵 등의 일차병터로부터 혈행성, 림프성으로 파급되는 이차결핵이다. 병터는 뼈나 연골을 파괴하여 치즈괴사(Chapter 04 '염증' 참조)를 동반하는 육아종을 형성한다. 치즈괴사조직은 융해하여 고름집을 형성하고 피부를 뚫고 흘러나와 샛길을 형성한다.

2.4 대사이상

1) 골다공증(osteoporosis)

뼈바탕질과 뼈무기질의 비율은 유지되면서 **뼈의 양**(**골밀도**)이 감소된 상태이다. 뼈의 양이 감소되면 피질골(겉질뼈)은 폭이 얇아지고 해면골은 뼈잔기둥(골소주)이 가늘고 성글어져 골수강 내의 공간이 늘어나므로 뼈의 취약성이 커진다(그림 21-7). 이러한 상태가 전신에서 어느 정도 이상 진행되면 뼈대(골격)의 항상성 장애로 통증이 생기거나 보행이 불안정해져 발에 걸려 넘어지기 쉬우며 때로는 골절을 일으키기도 한다.

골다공증은 **일차성**과 **이차성**으로 분류된다(표 21-2). 이 중에서 **폐경 후 골다공증**은 오늘날의 사회가 고령화됨에 따라 발병률이 현저하게 증가했으며 경미한 외력으로 척추(뼈)몸통골절(그림 21-8), 넓적다리뼈목골절 등의 취약성 골절을 일으켜 거동을 못하게 되는 원인이 된다. 골다공증의 발병에는 연령 증가에 따른 여성호르몬(에스트로젠) 상실, 칼슘 섭취량의 저하나 흡수능력의 저하, 운동부족 등의 생활습관이 관여한다. 치료는 칼슘 섭취를 충분히 하는 영양관리와 운동요법을 기본으로 하여 필요에 따라 골흡수억제제(비스포스포네이트 제제 등) 등의 약물요법을 시행한다.

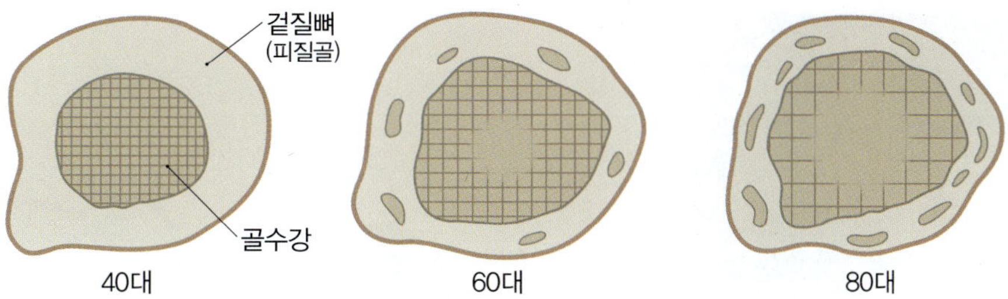

그림 21-7 연령 증가에 따른 긴뼈의 변화(가로단면)

노인의 뼈는 피질골(겉질뼈)이 얇고, 중심에 많은 구멍이 뚫려 골수공간이 넓다.

표 21-2 골다공증의 분류

일차골다공증	퇴행기 골다공증	폐경 후 골다공증 남성의 골다공증
	특발 골다공증	산후 골다공증
이차골다공증	내분비성	갑상샘항진증 생식샘 기능상실 쿠싱증후군
	영양성	괴혈병(비타민 C 결핍) 기타(단백질 결핍, 비타민 A 또는 D 과잉, 칼슘 섭취 부족)
	약물성	부신피질스테로이드 메토트렉세이트(MTX) 헤파린
	부동성	전신성(침상안정, 양측마비, 우주비행) 국소성(골절 후 등)
	선천성	뼈발생이상(이골증) 마르팡증후군 등
	기타	류마티스관절염 당뇨병 위절제술 후

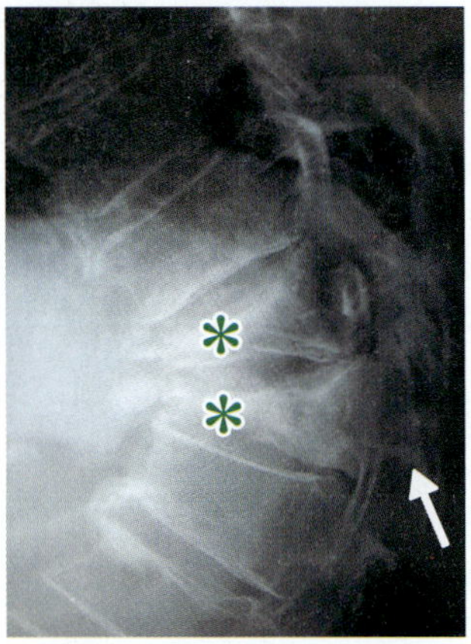

그림 21-8 84세 여성의 척추 X선 사진
골다공증에 의한 척추의 압박골절(*)이 있으며 척추가 뒤쪽으로 튀어나온 만곡(후만)을 형성(⇦)

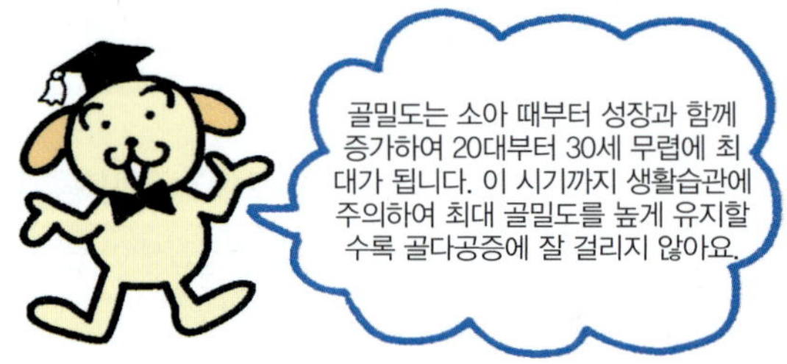
골밀도는 소아 때부터 성장과 함께 증가하여 20대부터 30세 무렵에 최대가 됩니다. 이 시기까지 생활습관에 주의하여 최대 골밀도를 높게 유지할수록 골다공증에 잘 걸리지 않아요.

2) 골연화증(osteomalacia)

골다공증의 감별질환으로서 중요하다. 골형성 시 석회화가 장애를 받아 골조직에 석회화되지 않은 **유골조직**(풋뼈조직, osteoid tissue)이 현저하게 증가한다. 비타민 D 결핍에 의한 저칼슘혈증이나 인산 배설증가에 의한 저인산혈증으로 발병한다.

2.5 일차 골종양

1) 골연골종(osteochondroma)

일차 골종양 중에서는 가장 발생빈도가 높은 양성종양이며, 단발성과 다발성(가족 발생)이 있다. 대다수가 10대에 발생하고, 긴뼈의 뼈몸통끝 부분에서 가시 모양, 갈고리 모양, 줄기가 있는 모양 등 여러 가지 형상의 연골로 덮인 뼈성 융기(종양)가 피부밑조직으로 돌출된다.

종양은 전체가 바깥골막으로 덮여 있으며 머리 부분에서는 연골모(cartilage cap)라고 불리는 연골조직이 확인된다. 골성장 종료 후 갑자기 커질 때에는 악성화의 가능성이 있으므로 주의해야 한다.

2) 내연골종(enchondroma)

골연골종에 이어서 많은 뼈의 양성종양이며, 단발성과 다발성이 있다. 호발부위는 손가락뼈, 손허리뼈, 발가락뼈이며 거의 절반은 이들 뼈가 차지한다. 10대에 이어 20대에 많이 발생한다.

피질골은 얇아지고 골수강에는 조직학적으로 성숙하여 분엽상으로 증식한 유리 모양 연골이 젤리상 종양 덩어리가 되어 가득 차 있다. 대부분 증상이 나타나지 않으며 병적골절을 일으키고 난 후에 발견되는 경우가 많다(그림 21-9a).

3) 골육종(osteosarcoma)

가장 대표적인 뼈의 악성종양, 다형성과 이형성을 나타내며 종양세포가 뼈 또는 유골(풋뼈, osteoid)을 형성하며 증식한다. 이 지지성이 없는 종양성의 새로운 뼈가 건강한 뼈를 대체하면서 결국 골절된다(그림 21-9b). 호발 연령은 10~20대 전반이며 남성에게서 더 많이 발생한다.

넓적다리뼈(대퇴골) 먼쪽부분, 정강뼈(경골) 몸쪽부분, 위팔뼈(상완골) 몸쪽부분에서 많이 발생하고 통증, 종창, 열감 등의 염증증상이 국소에 나타나 초기에는 고름골수염과의 감별이 필요한 사례도 있다. 혈행성으로 폐전이를 일으키기 쉬워 예후가 나쁜 종양이지만, 최근 외과요법(광범위 절제와 환부 보존)의 연구와 화학요법의 향상으로 5년 생존율(60~80%)이 높아지고 있다.

4) 연골육종(chondrosarcoma)

골육종, 골수종에 이어서 많은 악성종양으로, 종양세포가 연골을 형성한다. 조직학적으로는 예후가 좋은 분화형과 악성도가 높은 미분화형으로 분류된다. 호발 연령은 비교적 높아 40세 이상이 절반 이상을 차지하며, 넓적다리뼈 몸쪽부분, 골반, 갈비뼈, 위팔뼈 몸쪽부분에서 많이 발생한다.

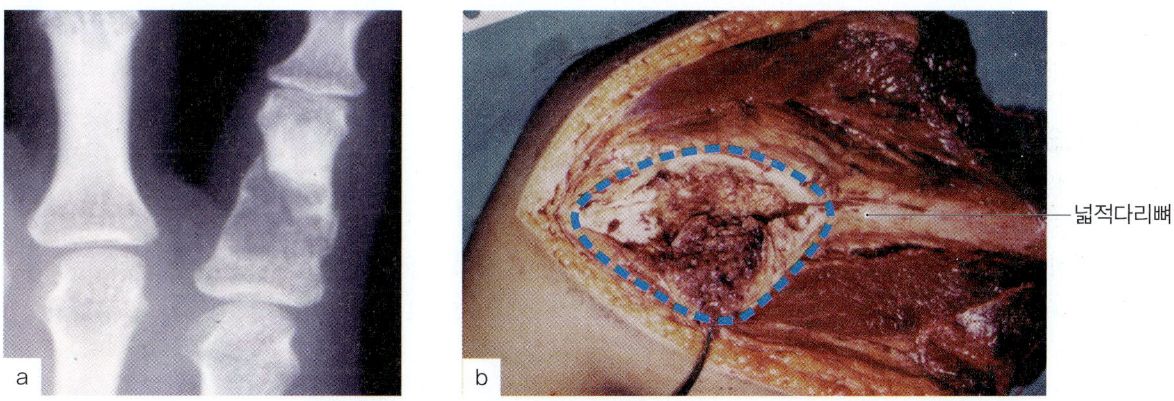

그림 21-9 일차 골종양

a. 23세 여성에서 첫마디뼈(기절골)의 골절로 발견된 내연골종
b. 15세 남아에서 넓적다리뼈(대퇴골) 먼쪽부분의 골육종이 피질골을 뚫고 뼈 밖으로 융기( )

3 관절의 질환

3.1 관절탈구

관절탈구(joint dislocation)는 마주 보는 관절면이 서로 접촉되지 않는 상태이다. 한쪽 관절 끝이 파열된 관절주머니 밖으로 이탈하는 외상탈구(어깨관절에서 호발), 관절주머니 안에서 이탈하는 선천엉덩관절탈구, 반복탈구, 습관탈구 등이 있다.

3.2 관절운동의 이상

1) 관절강직과 관절구축

두 질환 모두 관절의 운동영역이 제한된 상태이며, 그 원인이 관절주머니 내 뼈, 연골에 기인하는 것을 **관절강직**(ankylosis)이라고 하고, 관절 주위의 연부조직에 기인하는 것을 **관절구축**(joint contracture)이라고 한다. 여기에는 선천성인 것과 후천성인 것이 있으며 선천성에서는 요척골유합증, 안쪽휜발(내반족), 후천성에서는 관절내골절에 의한 외상성강직, 고름관절염이나 류마티스관절염에 의한 염증성강직, 피부성 흉터구축, 널힘줄구축(뒤퓌트랑구축, Dupuytren contracture; 손바닥널힘줄의 흉터화에 의한 손가락의 굴곡구축), 근육구축(목빗근의 흉터에 의한 기운목) 등이 있다.

2) 동요관절(flail joint)

관절은 힘줄과 인대, 관절면의 형태에 의해 안정성을 유지하며 관절마다 일정한(생리적) 가동범위를 가진다. 인대가 절단되거나 관절면의 형태가 파괴되는 등 안정성에 관여하는 인자가 손상되면 생리적으로 존재하지 않거나 또는 생리적 가동범위 이상으로 과잉의 관절운동을 나타내는데, 이를 동요관절이라고 한다.

3.3 변성과 화생

1) 퇴행관절병(degenerative joint disease, DJD)

퇴행관절병에서는 관절연골에 변성과 증식 변화가 동시에 일어나고, 관절면의 형태가 변화하여 통증과 관절운동에 제한이 생긴다. 관절연골은 얇아지고 표면에 균열, 경화, 상아질화 등이 확인되며, 가장자리에는 뼈돌기(골극, bont spur)가 형성된다. 또 연골 아래의 골조직은 경화한다(그림 21-10a, c).

특별한 원인 없이 연골의 노화에 기계적 영향이 가해져 발병하는 **일차퇴행관절병**과 선천성 또는 후천성의 형태이상, 외상, 염증 등이 원인이 되어 발병하는 **이차퇴행관절병**이 있다. 중년 이후의 엉덩관절, 무릎관절, 팔꿉관절에서 많이 발생한다.

(1) 엉덩관절증(coxarthrosis)

우리나라에서는 관골절구(관골구) 형성이상 등이 원인으로 발병하는 이차성이 일차성보다 훨씬 많다. 엉덩관절은 넓적다리뼈머리가 골반을 구성하는 볼기뼈 외측면에 있는 절구 모양의 패임(관골절구)에 끼어 안정적인 관절운동을 한다. 이 관골절구의 천장이라고 불리는 부분의 형성이 불완전하거나 넓적다리뼈머리의 거대화가 발생하면 넓적다리뼈머리가 절구 내에 들어가지 못해 튀어나오게 된다. 이러한 관절면의 변형 및 부적합 상태는 장거리 보행 후의 피로감으로 시작되며 통증, 가동범위 제한, 보행능력 저하를 일으킨다. 또 관절틈새의 협소화, 뼈돌기(골극)[1] 형성, 연골밑골질의 경화나 골낭종상이 X선 영상에서 확인된다(그림 21-10c).

또한 엉덩관절은 체중의 3~4배의 하중을 받는 관절이며, 치료 시에는 관절의 부담을 경감하도록(체중조절, 보행 시간 제한, 생활환경의 서양화, 배게 사용 등) 지도할 필요가 있다.

(2) 무릎관절증(gonarthrosis)

우리나라에서는 일차성인 것이 많으며, 중년 이후의 비만한 여성에게 많이 발생한다. 일어나거나 걷기 시작할 때의 무릎통증이 특징적인 증상이다. 진행되면 현저한 안쪽휜무릎(내반슬; O다리)이 나타난다(그림 21-10b). 무릎통증, 무릎 가동제한 등의 증상과 무릎 X선 영상상의 특유한 소견을 참고로 진단한다. 치료는 체중감량, 넓적다리사두근의 등척성 운동훈련(setting exercise), 장비요법 등의 보존요법을 기본으로 하며, 자발통이 지속되고 보행능력이 현저하게 떨어진 경우에는 수술요법이 선택된다.

2) 골연골종증(osteochondromatosis)

관절 (윤)활막조직에 화생(metaplasia)이 일어나 연골이나 뼈가 생기는 것으로, (윤)활막조직은 두꺼워지고 진주와 같은 광택 있는 크고 작은 다양한 연골로 덮인 수개~수십 개가 관절공간 안으로 유리된다. 유리체가 관절면으로 빠져나오면 심한 통증을 일으킨다(그림 21-10d).

1) 증식한 뼈를 말한다. 관절 가장자리에서 튀어나온 증식골이 X선상에 돌기 모양으로 나타나 뼈돌기라고 불린다.

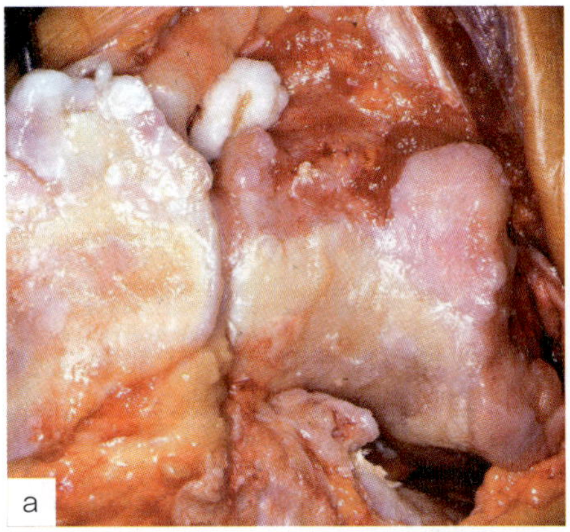
a
퇴행관절병의 관절 내 소견(무릎)

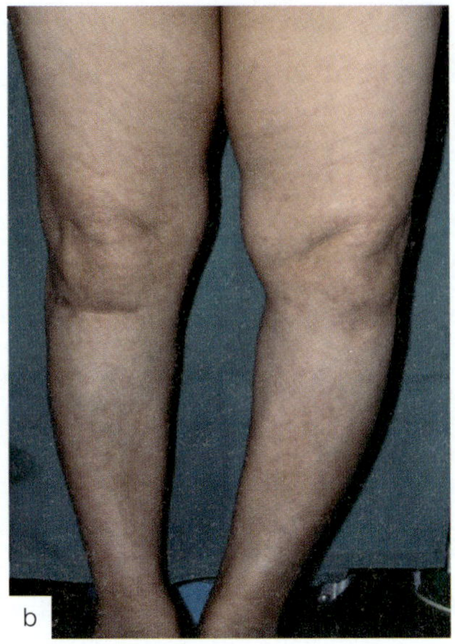
b
무릎관절증에 의한 O다리 변형

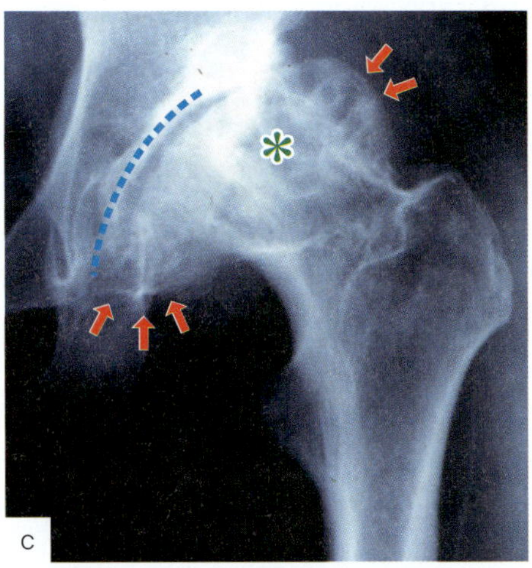
c
관골절구의 형성이상에 의한 엉덩관절증

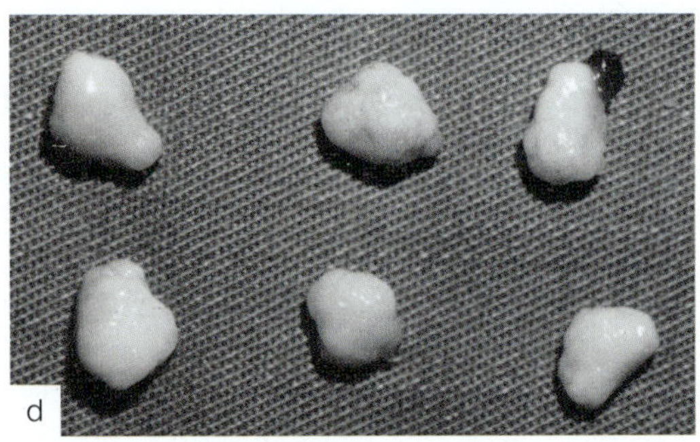
d
관절 내에 유리된 다수의 골조각. 연골로 덮여 있음

그림 21-10 변성과 (윤)활막 화생에 의한 관절병터

a. 뼈 및 연골의 변성으로 관절연골면에서 균열, 미란, 상아질화가 관찰되고 관절 가장자리에서는 증식한 뼈의 돌출을 관찰할 수 있다.
b. 무릎관절이 안쪽으로 굽으면서 O다리가 되었다.
c. 엉덩관절 X선상에서는 넓적다리뼈머리(*)가 뼈돌기(→)로 거대해지고 얕게 변형된 절구의 패임(- - -)에 들어가지 못해 불안정한 관절 형태를 나타낸다.
d. 골연골종증에서는 (윤)활막조직의 화생에 의해 다수의 뼈 및 연골조각이 발생하고 관절 내로 유리하여 통증을 일으키거나 가동성을 방해한다.

3.4 염증

1) 고름관절염(pyogenic arthritis)

포도알균, 사슬알균 등의 세균이 관절 (윤)활막에 부착 및 증식하여 발생한다. 관절에 고름이 생기면 관절액의 조성이 변하고 (윤)활막으로부터 증식한 염증 육아조직이 연골을 파괴하여 골유착을 일으켜 운동성 상실 등의 현저한 관절기능장애를 남긴다. 유 · 소아에서는 골수염에서 파급되어 발병하는 경우가 많지만, 성인에서는 **관절주사** 시 세균에 직접 감염되어 발병하는 경우가 많다.

2) 류마티스관절염(rheumatoid arthritis)

류마티스관절염은 만성, 진행성, 다발성의 관절염을 주요 병터로 하는 원인 불명의 질병으로, 30~50대 여성에게 많이 발생하며 면역이상이 염증의 촉진과 지속성에 관여한다.

병터의 중심인 관절 (윤)활막에는 ①(윤)활막융모의 증식과 비후, ②림프구의 침윤, ③혈관의 신생이 나타난다. 또 (윤)활막세포가 증식하여 형성된 육아조직인 판누스(pannus)가 연골, 뼈에 침윤하여 관절을 파괴해간다(그림 21-11). 관절 끝이 용해된 **단절**(mutilans) **변형**, 관절의 비가역적 탈구에 의한 오페라안경(opera glass) 변형이나 편평한 삼각 모양 발가락 등 류마티스관절염 고유의 변형이 일어난다(그림 21-12a). 또 피부밑조직에 **류마티스결절**(rheumatic nodule) 등 관절 바깥병터를 일으키기도 한다(그림 21-12b).

치료는 약물요법(항류마티스제)을 기본으로 하여 필요에 맞게 수술이나 재활훈련 및 생활의 지원 등 다면적으로 시행하는 것이 중요하다.

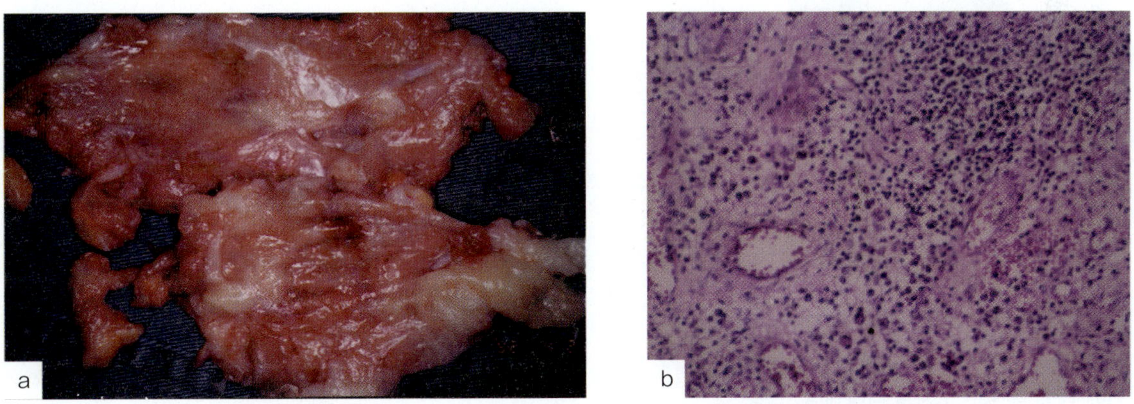

a (윤)활막 적출표본

b (윤)활막 조직표본(헤마톡실린 · 에오신염색)

그림 21-11 류마티스관절염의 (윤)활막조직 병터

a. (윤)활막의 현저한 무송 보양 종내와 증식된 융모 덩어리　b. 현미경 검사에서 림프구 침윤, 혈관신생이 확인됨

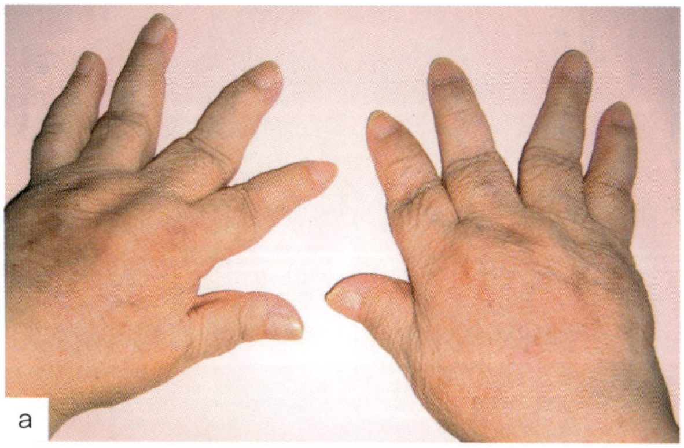

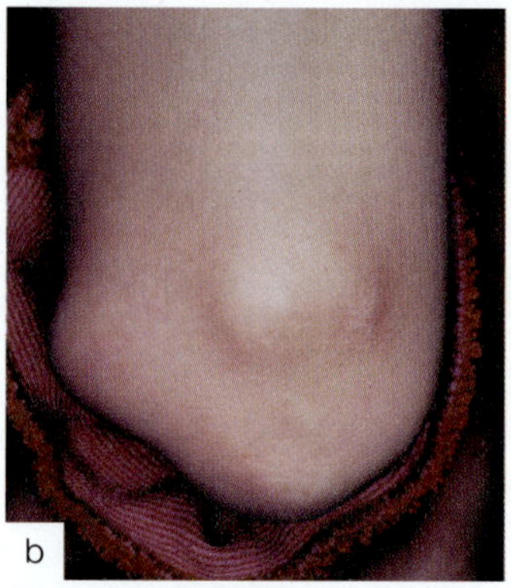

그림 21-12 류마티스관절염에 특유한 손가락 변형과 관절 바깥병터

a. 뼈가 관절 끝에서 파괴 및 용해되어 짧아지고, 단축된 손가락의 피부는 늘어져 있으며 관절이 흔들거리는 파괴성 관절에 특유한 변형으로 단절(mutilans) 변형이라고 한다.
b. 팔꿈치부분의 피부밑조직에 형성된 류마티스결절

3) 강직척추염(ankylosing spondylitis)

만성 진행성 염증이 엉치엉덩관절(천장골관절), 돌기사이관절, 척추결인대, 엉덩관절에서 많이 발생하며, 심한 허리통증과 **인대의 골화**(뼈형성, ossification) 및 척추 · 엉치엉덩관절 · 엉덩관절의 골강직을 일으킨다. HLA-B27의 양성률이 높다(그림 21-13).

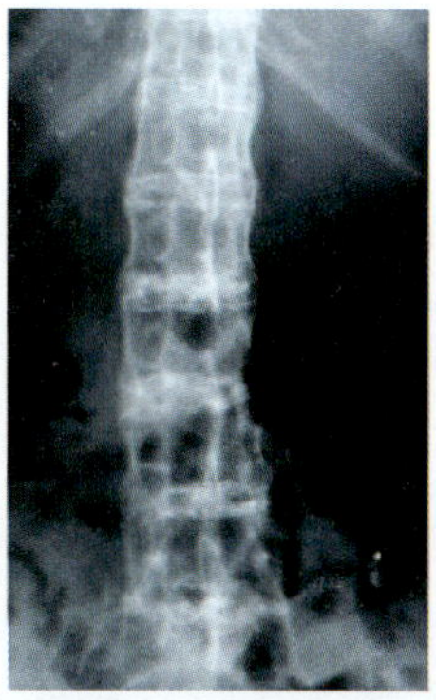

그림 21-13 대나무척주(bamboo spine)

강직척추염의 정면 X선 사진으로 척주의 외관이 주위 인대의 골화에 의해 대나무 모양을 나타낸다.

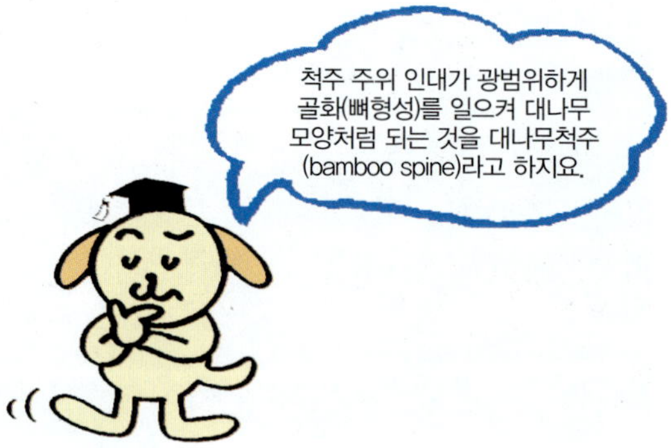
척주 주위 인대가 광범위하게 골화(뼈형성)를 일으켜 대나무 모양처럼 되는 것을 대나무척주 (bamboo spine)라고 하지요.

4) 신경병성관절병증(neuropathic arthropathy)

관절의 통각, 심부감각이 침범되기 때문에 외부 힘에 대한 정상적인 방어기전이 손상되어 심하게 관절이 파괴되지만, 통증이 없는 관절병증이다. 척수매독, 척수공동증, 당뇨병, 선천무통각증 등에 속발하며 무릎관절과 다리관절에서 많이 발생한다(그림 21-14).

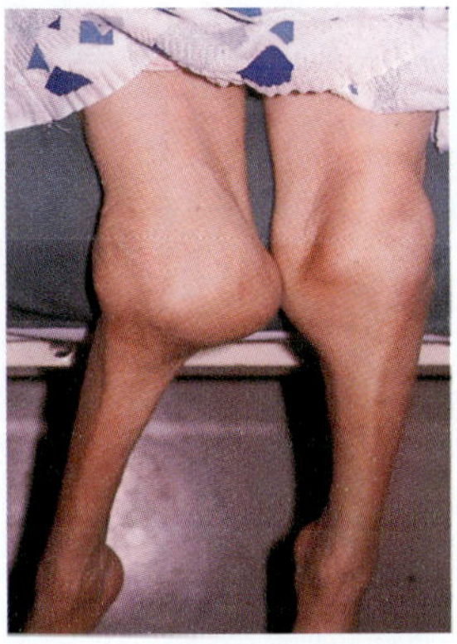

그림 21-14 **신경병성관절병증(양측 무릎)**
척수매독에 합병하여 무릎관절이 기묘하게 변형, 무통성

3.5 대사이상

1) 통풍관절염(gouty arthritis)

요산의 과잉 생산 또는 배설 저하에 동반하는 **고요산혈증**(hyperuricemia) · **통풍**(gout)으로 요산염이 관절에 침착하여 발병하는 급성윤활막염이다. 갑작스러운 발적과 종창을 동반하는 심한 관절통으로 발병하지만 이러한 증상은 2주일 이내에 사라져 무통성이 된다. 그러나 고요산혈증이 지속되면 재발을 반복한다. 90% 이상이 남성이며, 첫째발허리발가락관절(중족지관절)에서 많이 발생한다(발통풍). 관절액 안이나 통풍결절 안에서 바늘 모양의 요산염 결정을 현미경으로 관찰할 수 있다(그림 21-15).

통풍관절염은 발작성의 심한 관절염과 고요산혈증이 진단의 실마리가 된다. 치료는 생활지도(하루 소변량 2,000cc 이상)와 요산강하제에 의해 혈청요산치를 조절하여 발작성 관절염의 방지와 신장장애(통풍신장), 요로결석, 고혈압, 심혈관장애 등의 전신합병증을 예방하는 것이 중요하다.

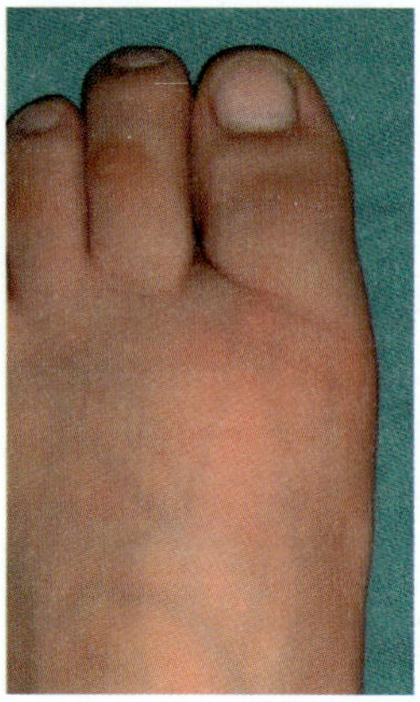
발작 시의 발통풍

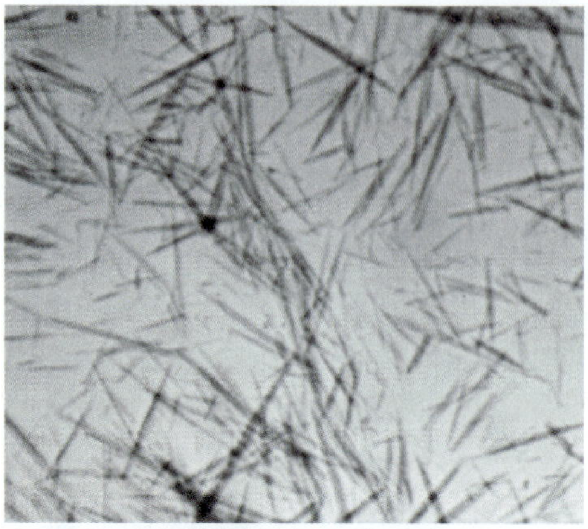
요산염의 바늘 모양 결정

그림 21-15 **통풍관절염**

2) 거짓통풍(pseudogout)

통풍관절염과 마찬가지로 결정을 형성하는 급성윤활막염이지만, 거짓통풍은 **이수화칼슘파이로인산염**(calcium pyrophosphate dihydrate, CPPD) 결정에 의한 관절염이다. CPPD 결정은 무릎관절의 반달판에 침착하기 쉽고 혼탁한 관절액 안에 존재한다.

3.6 종양

1) 색소융모결절윤활막염(pigmented villonodular synovitis)

관절 (윤)활막에 국한성 또는 광범위하게 적갈색을 띠는 결절성 종양을 형성하며 통증, 종창, 관절내출혈을 반복한다. 또 출혈에 동반하는 혈철소(hemosiderin)의 침착으로 연골파괴를 일으킨다. 무릎관절에서 많이 발생하며, 때로는 종양이 관절주머니(관절낭)를 뚫고 근육이나 뼈로 침윤되기도 한다. 원인으로 염증, 지질대사이상 등이 관여한다는 견해가 있다.

2) (윤)활막육종(synovial sarcoma)

관절주머니 바깥면, (윤)활막낭 등의 관절 주변 조직에서 발생하는 악성종양으로, 다리 특히 무릎관절 주변에서 많이 발생한다. 30대에 가장 많으며 폐나 림프절로 전이를 일으키기 쉽고 5년 생존율은 30~70%이다.

4 척추 · 척수 및 말초신경의 질환

4.1 추간판탈출

추간판탈출(herniated intervertebral disc)은 추간판조직의 속질핵이 섬유고리를 뚫고 탈출하여 신경뿌리, 때로는 척수를 압박하는 상태이다. 허리에서는 제4 · 5허리뼈(요추) 사이, 제5허리뼈와 제1엉치뼈(천추) 사이, 목에서는 제5 · 6목뼈(경추) 사이의 가동성이 큰 부위에서 많이 발생한다. 병리학적으로는 섬유고리의 균열, 단열, 낭종 형성과 속질핵세포의 변성, 바탕질의 섬유화 등이 확인된다.

대표적인 허리부분 원반탈출에서는 허리통증, 통증성 측만, 편측성 다리통증 및 압박을 받은 신경뿌리가 지배하는 영역의 표재성 감각둔마와 근력저하가 발생한다. 또, **라세그징후**(Lasegue sign) 양성(바로누운자세에서 다리를 뻗은 채 들면 40도 정도에 궁둥신경을 따라 통증이 유발됨), 나아가 MRI 영상상 추간판의 탈출소견 등을 종합하여 진단한다. 급성기에는 엉덩 · 무릎관절을 구부린 자세에서 골반견인 등의 보존요법으로 80% 이상의 사례가 치유된다. 그러나 배뇨장애가 있거나 근력저하나 라세그징후가 개신되지 않는 경우에는 속질핵적출술이 선택된다.

4.2 경추 척수병증

경추 척수병증(cervical spondylotic myelopathy)은 보통 척주관이 뼈돌기(골극), 인대 비후 · 골화(뼈형성) 등으로 인해 좁아지고 목척수(경수)가 압박을 받아 발병한다. 팔저림, 정교하고 치밀하지 못한 움직임, 다리의 경성 불완전마비 등을 일으킨다.

4.3 척추관협착증

척추관협착증(spinal stenosis)은 척추관 및 추간공(척추사이구멍)이 좁아져 허리통증 및 신경증상을 일으키는 질환이다. 허리부분에서는 말총신경(마미신경)이 압박을 받거나 혈류장애가 생기면 걸을 때 다리통증, 탈진, 저림감이 생겨 멈추어 서게 된다. 그러나 조금 쉬면 다시 걸을 수 있는 간헐절뚝거림(간헐파행, intermittent claudication)이 특징적인 증상으로서 나타낸다.

4.4 포착신경병증

척수에서 나뉘어 나온 말초신경의 주행경로에는 매우 좁은 해부학적 부위가 있다. 그 좁은 부위에서 신경이 주위 조직에 눌려 장기간 기계적 압박을 받으면 통증, 지배신경영역의 저림이나 감각둔마, 근력저하가 출현하는 포착신경병증(entrapment neuropathy)이 발생한다. 포착신경병증에는 가슴문증후군(흉곽출구증후군), 팔꿈치굴증후군(주관절터널증후군)(그림 21-16), 손목굴증후군(수근관증후군), 발목굴증후군(족근관증후군) 등이 있다.

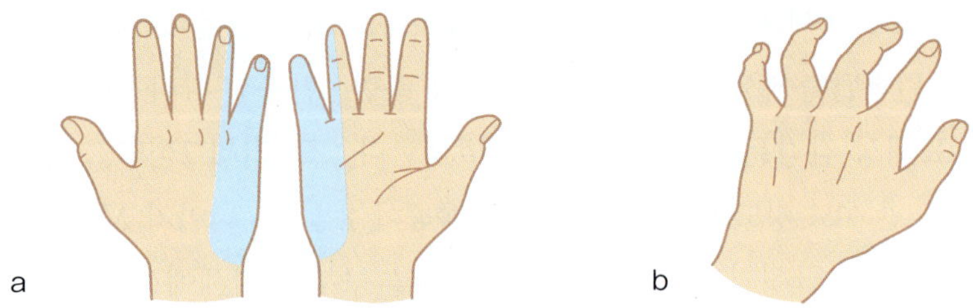

그림 21-16 팔꿈치굴증후군의 신경증상

a. 소지와 약지의 자쪽(부분)에 저림이나 감각둔마가 출현한다.
b. 손가락을 펴면 뼈사이근육(골간근)과 벌레근(충양근)이 마비되기 때문에 소지와 약지의 MP관절(손허리손가락관절)이 과신전, IP관절(손가락뼈사이관절)은 굴곡위가 되어 독수리의 발과 같은 손가락 형태를 나타낸다.

5 근육의 질환

5.1 근육위축

1) 근위축(amyotrophy)

근육다발의 지름이 줄어들어 탈력을 동반하는 질환을 일컬어서 근위축이라고 한다. 원인에는 여러 가지가 있지만, 2차 운동신경세포의 장애로 발생하는 **신경원성**과 근육 자체의 장애로 발생하는 **근원성**으로 크게 나뉜다.

2) 근육감소(근감소증, sarcopenia[2])

노년기에 관찰되는 뼈대근육량의 감소와 근력저하 혹은 신체기능(보행속도 등)이 저하한 상태를 나타내

2) 그리스어로 'sarco'는 근육, 'penia'는 저하를 의미한다.

는 질환명이다. 유병률은 65세 이상 노인의 1~25%이다. 노화가 가장 중요한 원인이지만, 활동부족, 골다공증이나 당뇨병 등의 대사질환이나 소모질환 및 영양불량이 위험인자이다.

또한 근육감소는 ①뼈대근육량[남 7.0, 여 5.4(kg/m2)], ②악력[남 26, 여 18(kg)], ③보행속도[0.8(m/s)]의 저하[( ) 내 기준치 미만]를 지표로 진단된다. 치료는 운동요법과 영양요법(필수아미노산의 섭취)이 권장된다.

3) 진행근디스트로피(progressive muscular dystrophy)

근(육)섬유의 파괴와 근육위축을 증상으로 하는 유전질환이다. 임상적으로 장딴지근(비복근) 등의 거짓비대와 심장근육장애가 나타난다. 근육이 위축해 있는 데 비해 말하는 데는 문제가 없고 삼킴근육과 가로막은 말기까지 침범되지 않는다. 증상은 진행성이며, 대다수는 사춘기에 사망하며 치료가 어렵다.

4) 중증근무력증(myasthenia gravis)

운동을 할수록 근력이 저하되는 자가면역질환으로, 10~40대에 호발하며 여성의 발병률이 남성의 약 3배가 된다. 신경근육접합부의 아세틸콜린수용체에 대한 자가항체가 아세틸콜린수용체를 파괴하거나 결합을 차단함으로써 발생한다.

주로 눈, 얼굴이나 목의 근육 및 팔다리의 몸쪽 근육이 침범되기 때문에 가장 많이 나타나는 증상은 눈꺼풀처짐(안검하수)과 복시이다. 근력저하는 휴식하면 회복되지만, 운동하면 다시 악화된다. 콜린에스터분해효소억제제 작용이 있는 약물을 투여하면 증상이 극적으로 개선된다.

5.2 염증

1) 골형성근염(myositis ossificans)

주로 운동 시의 **타박상에 의한 혈종**이 원인이며, 뼈대근육(골격근)의 사이질에 왕성하게 뼈를 형성한다. 근육 신장성이 장애를 받아 관절운동이 제한된다. 축구 등에서 넓적다리 바깥을 강타당해 가쪽넓은근(외측광근) 내부에 혈종이 생기고 이 혈종에서 골형성이 일어나면 무릎관절의 가동성이 현저하게 손상된다.

5.3 종양

1) 횡문근육종(rhabdomyosarcoma)

비교적 발병 빈도가 높은 가로무늬근육(횡문근) 유래의 악성종양으로, 신생아부터 노인에 이르기까지 폭넓게 발생한다. 신체의 어느 부위에서나 발생하며 태아형, 난소형, 다형태형, 혼합형의 4가지 유형이 있다.

2) 지방육종(liposarcoma)

악성연부종양의 약 14%를 차지하며 30~60대에 많이 발생하는데, 다리 발생이 약 50%로 가장 많다. 종양의 절단면은 분엽상, 결절상의 황색~회색빛을 띠는 황색이며 점액변성을 나타내기도 한다(그림 21-17). 광범위 절제예의 예후는 좋다.

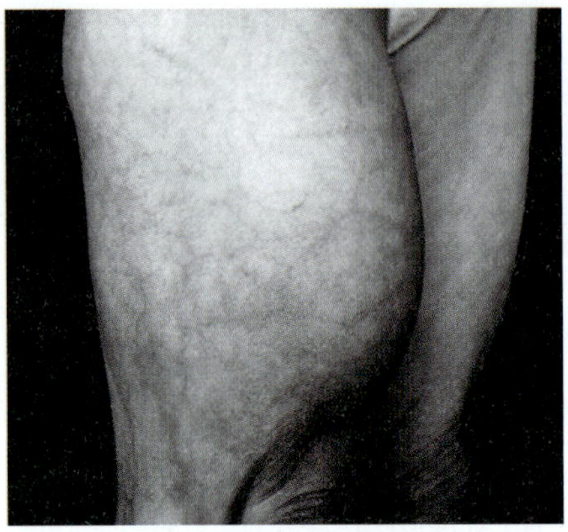

넓적다리부위(대퇴부)의 비대

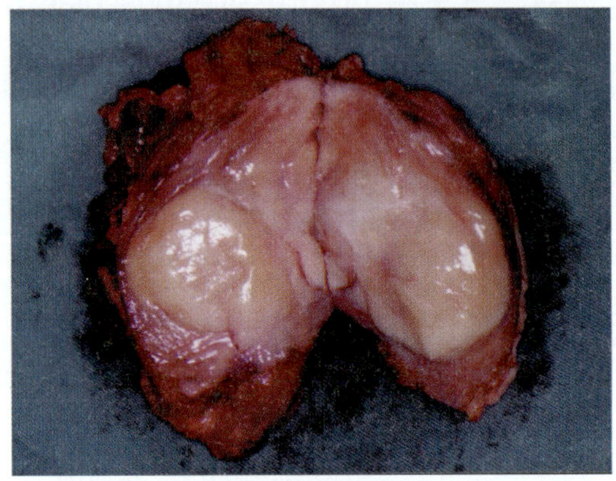

적출 종양

그림 21-17 넓적다리부위에서 발생한 거대한 지방육종(63세 여성)

요점 정리

- 사람의 몸은 약 206개의 뼈(bone)가 뼈대(골격)를 형성하며, 뼈는 칼슘을 저장하고 보충한다.
- 관절(joint)은 2개 이상의 뼈가 서로 마주보고 구성되며, 무통의 운동기능, 지지기능을 한다. 또 소량의 관절액이 관절공간에 고여 있다.
- 뼈대근육(골격근, skeletal muscle)은 다수의 근(육)섬유로 이루어지며, 근(육)섬유는 결합조직으로 묶여 다양한 크기의 근(육)섬유다발을 형성한다. 뼈대근육은 운동신경으로부터 자극을 받아 수축하며 뼈를 통해 관절을 움직이는 중요한 기능이 있다.
- 외부의 힘에 의해 골조직의 연속성이 끊어진 상태를 골절이라고 한다. 골절치유에는 애벌뼈를 형성하지 않고 뼈가 유합되는 일차 치유와 애벌뼈를 통해 뼈가 유합되는 이차 치유가 있다.
- 골다공증(osteoporosis)은 유기성 뼈바탕질과 뼈무기질의 비율은 유지되면서 뼈의 양(골밀도)이 감소된 상태이다. 연령 증가에 따른 칼슘 섭취량의 저하나 흡수능력의 저하, 운동부족 등의 생활습관, 여성호르몬 상실 등의 위험인자가 발병에 영향을 미친다.
- 골연화증(osteomalacia)은 골다공증의 감별질환으로서 중요하다. 뼈가 형성될 때 석회화가 장애를 받는다. 비타민 D 결핍이 발병과 관련이 있다.
- 골육종(osteosarcoma)은 대표적인 뼈의 악성종양으로 10~20대 전반에 넓적다리뼈(대퇴골) 먼쪽, 정강뼈(경골) 몸쪽, 위팔뼈(상완골) 몸쪽에서 많이 발생한다. 연골육종(chondrosarcoma)은 호발 연령이 비교적 높으며(40대 이상이 반수 이상) 넓적다리뼈 몸쪽, 골반 등에 많이 발생하면 악성종양이다.
- 퇴행관절병(degenerative joint disease, DJD)에서는 변성과 증식 변화가 동시에 일어나 관절연골이 얇아지고 균열과 상아질화가 일어나며, 연골 아래의 뼈는 경화되어 뼈돌기(골극)를 형성하며 통증과 관절운동 제한이 나타난다.
- 류마티스관절염(rheumatoid arthritis)은 만성, 진행성, 다발성의 관절염을 주요 병터로 하는 원인불명의 전신질환이다. 면역이상이 염증의 촉진이나 지속성에 관여한다.
- 통풍관절염(gouty arthritis)은 고요산혈증(hyperuricemia)에 의해 요산염이 관절에 침착, 용출되어 발병하는 초급성의 발작성 관절염이다. 남성이 압도적으로 많으며, 첫째발허리발가락관절(중족지절관절)에 많이 발생한다.
- 추간판탈출(herniated intervertebral disc)은 추간판의 속질핵이 섬유고리를 뚫고 탈출하여 신경뿌리나 때로는 척수를 압박하는 상태를 말한다. 제4, 5허리뼈 사이, 제5허리뼈와 제1엉치뼈 사이에 많이 발생한다.
- 척추관협착증(spinal stenosiss)에서는 노화에 동반되는 뼈돌기(골극) 등 때문에 척추관이 좁아지고 척수가 압박을 받아 복부분에서 경추 척수병증이, 허리에서는 발조신경성 간헐설뚝거님(간헐파행)이 나타난다.

확인문제

01. 골조직은 (①　　　), 프로테오글리칸의 유기성 바탕질 안에 (②　　　), 인 등이 침착한다.

02. 관절은 (③　　　)개 이상의 뼈가 조합되어 (④　　　)기능, (⑤　　　)기능을 한다.

03. 골절치유에는 일차 치유와 이차 치유가 있으며 이들은 (⑥　　　)의 유무에 따라 판정된다.

04. 골다공증은 (⑦　　　)와/과 (⑧　　　)의 비율은 유지된 상태로 (⑨　　　)이/가 감소한 상태이다.

05. 골연골종은 (⑩　　　)대에 호발하고, 연골육종은 호발 연령이 비교적 높아 (⑪　　　)대 이상이 반수 이상을 차지한다.

06. 관절운동이 지속적으로 제한된 원인이 관절의 구성체에 있는 경우를 (⑫　　　)(이)라고 하며, 원인이 피부나 근육 등 지지 연부조직에 있는 경우를 (⑬　　　)(이)라고 한다.

07. 고름관절염은 (⑭　　　)균, (⑮　　　)균에 의한 감염이 많다.

08. 류마티스관절염은 (⑯　　　)이/가 염증의 지속성에 관여한다. 통풍관절염은 고(⑰　　　)혈증이 발병에 관여한다.

정답

① 아교질, ② 칼슘, ③ 2, (④~⑤의 순서는 상관없음) ④ 운동, ⑤ 지지, ⑥ 애벌뼈(가골), (⑦~⑧의 순서는 상관없음) ⑦ 뼈바탕질, ⑧ 뼈무기질, ⑨ 골밀도, ⑩ 10, ⑪ 40, ⑫ 강직, ⑬ 구축, (⑭~⑮의 순서는 상관없음) ⑭ 포도알, ⑮ 사슬알, ⑯ 면역, ⑰ 요산

CHAPTER 22

감각계통 질환

학습목표

1. 시각기관이나 청각기관의 해부와 기능을 학습하고 주요 병터를 설명할 수 있다.
2. 피부의 구조와 기능을 이해하고 주요 피부질환의 개념을 설명할 수 있다.
3. 습진피부염, 단순포진 및 대상포진, 자가면역성 물집 질환, 여드름, 건선에 대해 각각의 피부병터가 왜 그렇게 보이는지 간단히 설명할 수 있다.
4. 가시세포종, 악성흑색종이 각각 어떠한 악성종양인지 설명할 수 있다.

핵심용어

- 트라코마
- 플릭텐
- 봄철카타르
- 유행각(막)결막염
- 녹내장
- 백내장
- 망막박리
- 당뇨병망막병증
- 중이염
- 메니에르병
- 선천풍진증후군
- 알레르기접촉피부염
- 아토피피부염
- 입술포진
- 생식기포진
- 대상포진
- 물집증
- 물집유사물집증
- 여드름
- 건선(마른비늘증)
- 아교질병
- 피부암
- 악성흑색종

1 감각기관의 형태와 기능

1.1 눈

시각기관은 눈, 시(각)신경, 눈꺼풀(안검), 눈물기관, 결막, 눈바깥근육(외안근)으로 구성된다. 이 가운데 눈은 각막, 공막 그리고 홍채 · 섬모체 · 맥락막의 3가지로 이루어진 포도막, 빛을 느끼는 망막, 내부에 들어 있는 수정체와 유리체로 구성된다(그림 22-1).

빛은 수정체에서 굴절되어 망막에 상을 맺고, 빛 감수성을 가진 망막세포로부터 시(각)신경을 통해 대뇌로 정보가 전달된다.

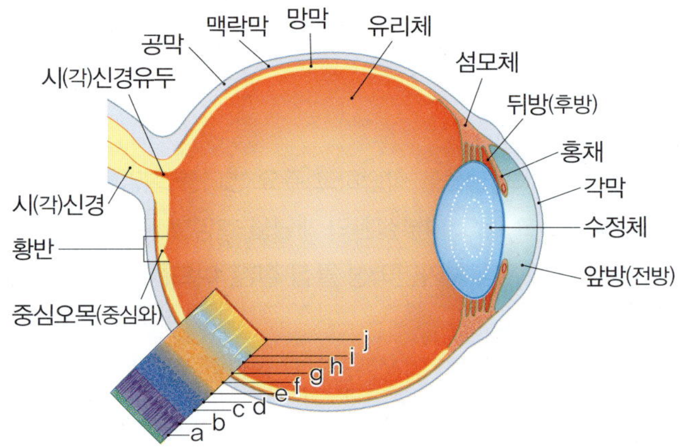

그림 22-1 눈의 구조

각막을 통과한 빛은 수정체에서 굴절되어 망막에 상을 맺는다. 이 망막은 바깥쪽에서부터 색소상피층(a), 막대세포원뿔세포층(b), 바깥경계층(c), 바깥과립층(d), 바깥얼기층(e), 속과립층(f), 속얼기층(g), 신경세포층(h), 신경섬유층(i), 속경계층(j)의 10층으로 구성된다.

1.2 귀

귀는 청각과 몸의 평형감각(몸의 회전, 기울기 등)을 느끼는 부분이다. 귓바퀴(이개), 외이도(바깥귀길)로 구성되는 외이(바깥귀), 고막과 3개의 이소골(귓속뼈)을 포함하는 고실, 이관(귀관)으로 구성되는 중이(가운데귀) 그리고 내이(속귀)로 구성된다. 내이에는 소리를 느끼는 달팽이관과 평형감각에 관여하는 안뜰(전정) 및 반고리관이 있다(그림 22-2).

정보는 달팽이관으로부터 달팽이신경(청(각)신경 가지)을 통해, 안뜰에서는 안뜰신경(청(각)신경 가지)을 통해 뇌줄기(다리뇌)로 보내진다.

바깥림프액이 들어 있는 골미로(뼈미로)라는 공간에 속림프액이 들어 있는 막미로를 구성하는 반고리관,

타원주머니(타원낭), 둥근주머니(구형낭), 달팽이관이 들어 있다. 이 가운데 타원주머니와 둥근주머니가 들어 있는 부분을 안뜰(전정)이라고 하며 안뜰창(전정창)을 통해 고실과 연결된다.

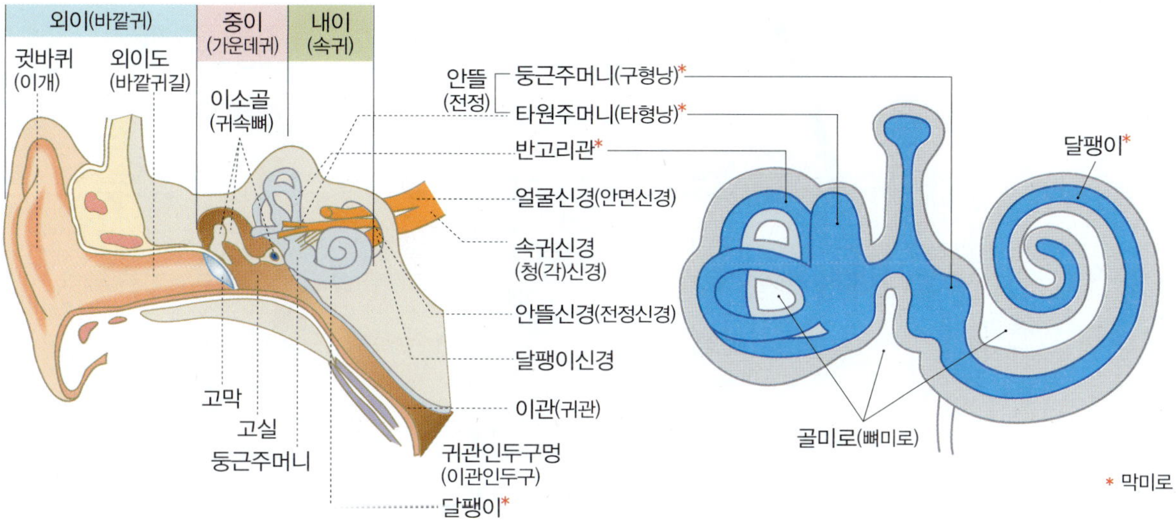

그림 22-2 귀의 구조

귀는 외이(귓바퀴와 외이도), 고막, 중이(고막과 이소골을 포함한 고실과 이관), 내이(달팽이관과 안뜰)로 구성된다. 골미로(뼈미로)라고 하는 복잡한 형태의 바깥림프액이 들어 있는 공간에 막미로를 형성하는 안뜰 · 반고리관 · 달팽이관이 들어 있으며, 내부에 속림프액이 채워져 있다.

1.3 피부

피부는 온몸을 덮고 있으면서 외부의 자극으로부터 몸을 지키는 중요한 장기이다. 표면에서부터 표피, 진피, 피부밑지방조직으로 구성되며, 모낭(털집)과 털, 기름샘(피지샘), 아포크린샘(부분분비샘), 털세움근(입모근), 에크린샘이라는 부속기관이 있다(그림 22-3a).

모낭은 털을 감싸고 기름샘, 아포크린샘, 털세움근을 동반하고 있다. 아포크린샘은 겨드랑이, 유방, 외음부 등의 한정된 부위에 존재하지만, 에크린샘은 거의 온몸에 존재한다(특히 손바닥과 발바닥에 많음).

표피(epidermis)를 구성하는 세포는 **바닥층**(기저층)에서부터 분화하면서 상층을 향해 **가시층**(극층; 세포 사이를 잇는 다리 같은 것이 있는데 가시처럼 보임), **과립층**(세포 내에 과립이 보임)을 지나 각(질)화라는 현상을 일으켜 **각질층**이 된다(그림 22-3b). 이 각(질)화에 의해 표피각질층은 세포질이 단단한 **각질**(keratin)섬유로 채워져 있어 장벽기능 즉, 외부로부터 미생물이나 유해물질이 침입하는 것을 막고 수분 상실을 막는 매우 중요한 기능을 한다. 표피에는 표피세포 외에 표피바닥층에 군데군데 **멜라닌세포**(색소세포)가 있으며, 이 세포가 멜라닌과립을 생성하여 유해한 자외선을 방어한다.

표피와 진피는 바닥막(기저막)에 의해 구분된다. 털도 표피와 마찬가지로 장벽기능을 가지며, 그 밖에 보온이나 촉각 장치로서 기능한다. 진피에 존재하는 기름샘에서 분비되는 피부기름(피지)은 피부 표면을 덮어 피부를 매끄럽게 해주며 산성이기 때문에 항균작용을 한다. 아포크린샘은 체취, 페로몬(pheromone)과 관련이 있는 것으로 추측되며, 에크린샘은 발한에 의한 체온조절이나 노폐물 배설 등의 중요한 기능을 한다.

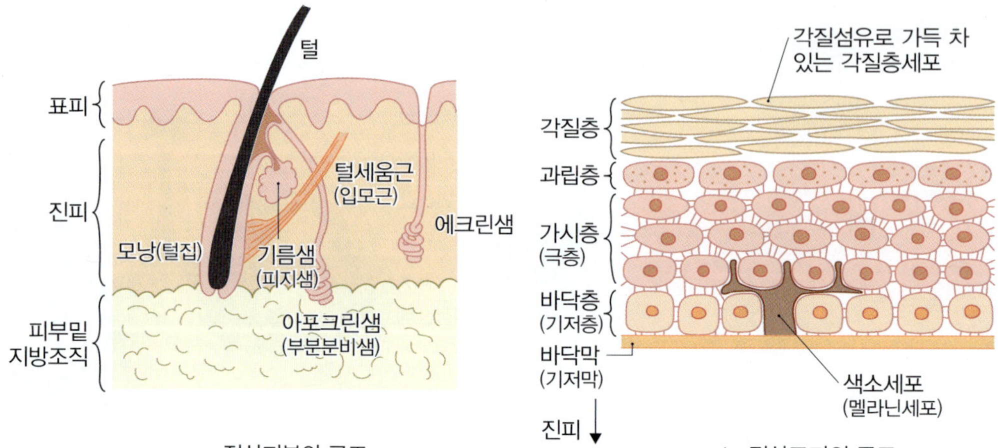

a. 정상피부의 구조 b. 정상표피의 구조

그림 22-3 피부의 구조

2 눈의 질환

2.1 눈꺼풀(안검)의 질환

황색포도알균 등의 감염에 의해 눈꺼풀의 기름샘(피지샘)이나 땀샘, 눈꺼풀판샘에서 발생한 급성고름염증을 다래끼(맥립종, hordeolum)라고 하며, 눈꺼풀에 발적, 종창, 통증이 나타난다. 콩다래끼(산립종, chalazion)는 눈꺼풀판샘의 저류물에 의한 만성육아종염증으로, 무통성의 작은 종양이 형성된다. 황색판종(xanthelasma)이라고 불리는 병터는 지방을 다량으로 함유한 대식세포가 모인 것으로, 위눈꺼풀에 대칭성으로 발생한다. 악성종양으로는 바닥세포암종이나 기름샘암종이 발생한다.

2.2 결막 · 각막의 질환

클라미디아 감염에 의한 **트라코마**(trachoma)는 전 세계적으로 실명의 주요 원인 중 하나이다. **플릭텐**(phlyctena)은 세균 단백질에 대한 세균의 지연알레르기를 일으키는 결막 · 각막 질환으로 상피모양육아종을 형성한다. **봄철카타르**(spring catarrh)는 매년 봄과 여름에 발병하며 소양감이나 눈물이 흐르는 증상이 나타나는 알레르기결막염이다. 각막의 감염병에는 그 밖에도 **포진각막염**(herpes keratitis)이나 아데노바이러스에 의한 **유행각(막)결막염**(epidemic keratoconjunctivitis)이 있다.

2.3 포도막의 질환

유육종증(사코이드증, sarcoidosis) 환자의 1/3에게서는 포도막에서 폐나 피부와 마찬가지로 상피모양세포로 이루어진 육아종이 관찰된다. 베체트병(Behcet disease)에서는 재발성 전방축농성 홍채염이 특징적으로 나타난다. 악성흑색종이 포도막에 생기는 경우도 있다.

2.4 망막의 질환

망막박리(retinal detachment)란 망막이 색소상피세포층을 맥락막 쪽에 남기고 벗겨진 상태이다. 열공망막박리(rhegmatogenous retinal detachment)에서는 망막의 열공으로부터 액화된 유리체가 망막밑공간으로 침입해 있으며, 시야가 결손되거나 실명하기도 하므로 수술이 필요하다. 당뇨병망막병증이나 맥락막종양에 속발하는 망막박리도 있다.

당뇨병에서는 인슐린 부족으로 인한 대사이상이 장기간 계속되면서 망막의 순환장애로 인한 미세혈관병증(microangiopathy) 때문에 **당뇨병망막병증**(diabetic retinopathy)이 일어난다(그림 22-4, 22-5, 그림 8-6 참조). 병기의 진행에 따라 모세혈관류, 망막출혈, 백반, 혈관신생이 나타나며 심해지면 망막박리나 녹내장이 동반되어 실명한다. 고혈압에서는 세동맥의 협소화가 일어나며 망막에 부종, 출혈, 백반이 나타나는데 이것을 **고혈압망막병증**(hypertensive retinopathy)이라고 한다. **울혈유두**(유두부종, choked disc)는 두개내압 항진에 의한 망막중심정맥의 혈압상승으로 시(각)신경유두의 종창 및 발적이 일어난 상태이다.

나이관련황반변성(노년기황반변성, age-related macular degeneration)은 노화에 따른 위축이나 비정상적인 혈관의 진입으로 망막 중심의 황반에 손상이 일어나 시야 중심에 변형이 생기는 질병으로, 진행되면 실명한다. 서양에서는 성인 실명 원인의 1위를 차지하며 우리나라에서도 최근 급격하게 증가하고 있다. 나이관련황반변성은 완치가 불가능했지만 최근 iPS세포를 사용하여 망막색소세포를 새로운 것으로 치환함으로써 근치 가능성이 대두되었다. 이미 iPS세포에서 만든 각막의 이식수술이 시작되었다.

영유아에게 발생하는 **망막모세포종**(retinoblastoma)은 미숙한 신경조직으로의 분화를 나타내는 로제트형성(rosette formation)을 특징으로 하는 종양으로, 미숙한 세포로 이루어져 있으며 13번 염색체 위의 Rb유전자 이상으로 발생하는 것으로 밝혀졌다. 95%의 사례는 5세까지 진단되고 5년 생존율은 90% 정도이다. Rb유전자는 뼈육종 등 다른 악성종양을 일으킬 가능성이 있어 경과관찰이 필요하다.

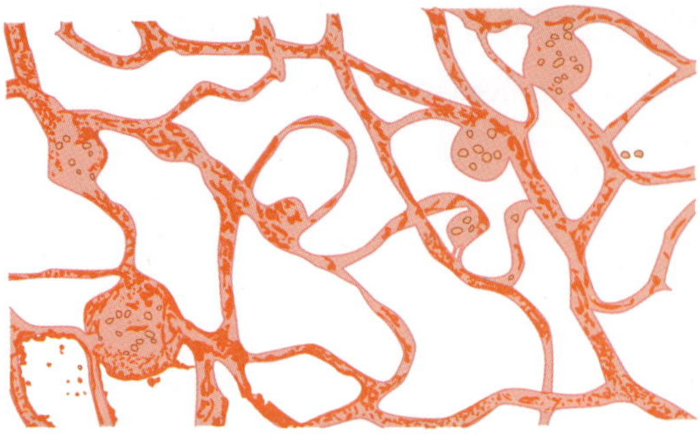

그림 22-4 당뇨병망막병증이 있는 환자의 망막에서 관찰되는 모세혈관신생과 모세혈관류 형성

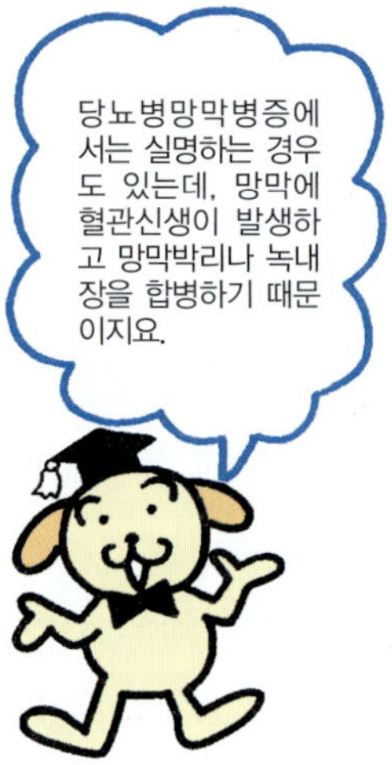
당뇨병망막병증에서는 실명하는 경우도 있는데, 망막에 혈관신생이 발생하고 망막박리나 녹내장을 합병하기 때문이지요.

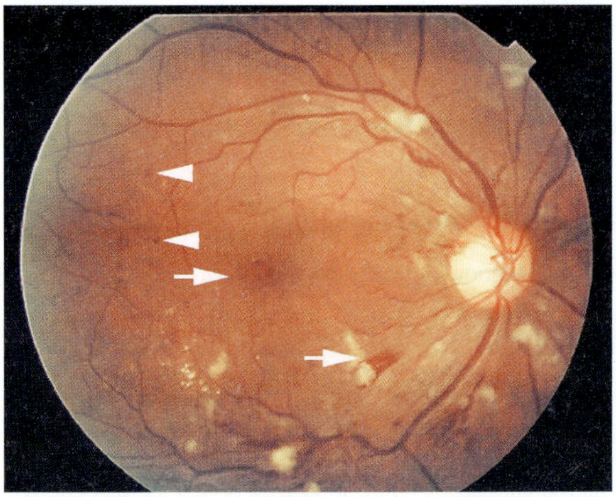

그림 22-5 당뇨병망막병증의 눈바닥(안저)

출혈(⇨), 모세혈관류(▷), 백반이 관찰된다.

2.5 기타

1) 녹내장(glaucoma)

시(각)신경이 손상되어 시야가 좁아지는 질병으로, 안압의 상승이 그 원인 중 하나이다. 일차녹내장(primary glaucoma)은 우각의 성질에 따라 **폐쇄각녹내장**(angle-closure glaucoma)과 **개방각녹내장**(open-angle glaucoma)으로 분류된다(그림 22-6).

폐쇄각녹내장은 갱년기 이후의 여성에게 많이 발생하며 급성형에서는 어떠한 원인으로 방수의 유출로가 갑자기 폐쇄되어 안압이 현저하게 상승하는데 눈통증, 시력저하, 두통, 메스꺼움 · 구토가 동반되며 급성녹내장 발작을 일으킨다. 개방각녹내장은 증상이 느리게 진행되기 때문에 대부분의 환자에게서 자각증상이 나타나는 것은 말기가 된 이후이다. 안압이 정상범위 내(10~21mmHg)에 있음에도 불구하고 녹내장성 시신경병증을 초래하는 정상압 녹내장이라는 개념이 있는데, 최근의 역학조사에서는 녹내장의 약 60%가 여기에 해당되며 서양에 비해 동양인에게 발병률이 높다.

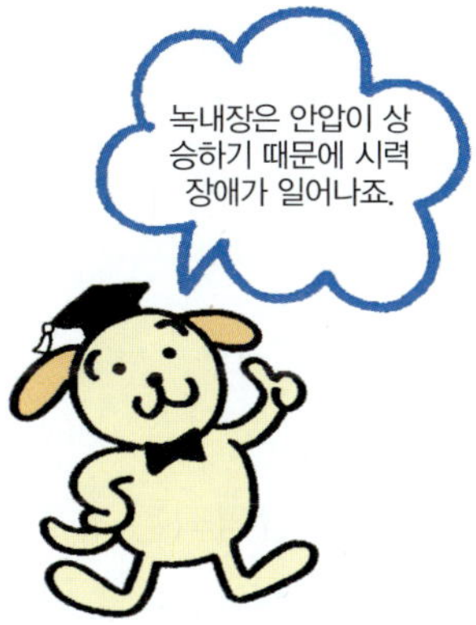
녹내장은 안압이 상승하기 때문에 시력장애가 일어나죠.

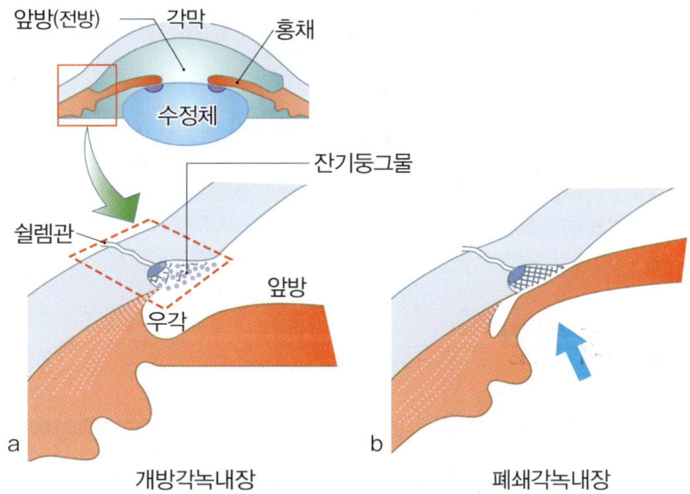

그림 22-6 녹내장의 발생기전

개방각녹내장(a)에서는 쉴렘관의 내피가 변성되고 방수의 유출이 방해를 받아 안압이 상승한다. 폐쇄각녹내장(b)은 홍채 뿌리부분이 앞방(전방)을 향해 융기되어 있기 때문에 잔기둥그물 부분에서 폐쇄가 일어나 방수의 유출장애가 일어난다.

2) 백내장(cataract)

백내장은 수정체를 구성하는 단백질이 변성에 의해 혼탁해진 것이다. 노화와 함께 진행되는 노년백내장(senile cataract) 외에 선천백내장(congenital cataract)이나 외상, 방사선, 약물에 의한 것이 있다. 당뇨병에 의한 백내장은 노년백내장과 구별하기 어려운데, 젊은 당뇨병 환자에서는 양쪽 눈에서 발생하여 빠르게 진행되는 경우가 있다. 치료는 혼탁한 수정체를 제거하여 인공수정체(안내렌즈)를 삽입하는 초음파유화흡인술을 시행한다.

3 귀의 질환

3.1 외이의 질환

선천귓바퀴앞샛길(congenital aural fistula)이 종종 관찰되는데, 속공간면이 표피로 덮여 있으며 감염을 합병하기 쉽다. 급성국한외이도염은 귀종기(furuncle of ear)라고도 하며, 주로 외이도 바깥쪽 1/3의 연골부분 피부부속기에서 발생하는 염증이다.

황색포도알균이나 녹농균에 의한 광범위외이도염은 외이도 전체에서도 안쪽의 골성 외이도에 발적과 종창을 동반하는 염증이 광범위하게 관찰되는 질환이다. 고령의 당뇨병 환자나 면역력 저하 환자에게 일어나기 쉽다.

외이에는 바닥세포암종(기저세포암종, basal cell carcinoma), 보엔병(Bowen disease), 편평세포암종 등의 피부종양이 발생한다.

3.2 중이의 질환

폐렴알균, 인플루엔자균 등의 세균 감염에 의한 중이염(otitis media)은 이관(귀관)을 통해 감염되는 경우가 많다. 만성중이염이란 염증성 및 파괴성의 중이 병터이며, 만성화농성중이염과 진주종성중이염으로 분류된다.

만성화농성중이염은 급성화농성중이염의 불완전한 치유나 재발이 반복됨으로써 중이에 고인 고름물질의 배농 시 열린 고막 구멍이 닫히지 않아 발생하는데, 황색포도알균, 녹농균이 종종 검출된다. **진주종성중이염**은 고막의 중층편평상피가 천공 부분을 넘어 중이 공간 내로 진입하여 그 박리물질(각화물질)이 축적된 상태이며, 귓속 점막의 염증과 함께 고실 또는 뼈 병터가 합병되어 꼭지방(유돌동), 꼭지벌집(유돌벌집)으로 병터가 파급되기도 한다. 중간중이염에 의한 난청, 현기증, 귀울림(이명) 이외에 얼굴신경마비가 나타나며 중증화되면 뇌고름집(brain abscess), 수막염이 합병된다.

귀관협착증(이관협착증, tubal stenosis)에서는 아데노이드나 다른 원인으로 이관에 협착이 일어나 고실 안이 음압이 되고 삼출액이 저류해 중이염이 합병되기 쉽다.

급성중이염은 바이러스나 세균에 의한 상기도 감염을 원인으로 하며 심한 귀통증, 귓물(이루), 난청이나 발열이 관찰된다. **삼출중이염**은 소아에게 많고 아데노이드나 부비동염에 의한 이관의 협착, 폐쇄에 기인하며 무통성(전음성) 난청을 일으킨다.

고막 손상 가운데 귀이개 등으로 직접 고막을 파손한 경우에는 전도난청(conductive deafness)이나 귀울림(이명)이 합병되고, 센 바람이 불거나 손바닥으로 때려서 외이도의 압력이 현저하게 상승한 경우나 측두골(관자뼈) 골절에 의한 손상에서는 현기증이나 감각난청(sensory deafness)이 합병되기도 한다.

3.3 내이의 질환

메니에르병(Meniere disease)의 원인은 확실하지 않지만, 속림프압의 이상이 발병기전이라고 보고 있다. 미로 안의 림프액 압력이 상승하여 막미로가 확장되기 때문에(그림 22-2의 청색부분이 확대됨) 돌발현기증(paroxysmal vertigo), 감각난청, 귀울림(이명)이 반복되는 난치질환이다.

돌발난청(sudden hearing loss)은 감각난청으로, 바이러스 감염 등이 의심되지만 원인 불명의 질환이다. 귀울림, 난청과 함께 현기증이 나타나기도 한다. 그 밖의 난청 원인으로서 노인성, 항균제나 항암제에 의한 약물성, 외상, 심인성(기능성) 등이 있다.

임신 중의 모체가 풍진에 걸리면 바이러스가 태아에게 감염되어 신생아에게 심장기형, 난청, 백내장이 발생하는데 이것을 **선천풍진증후군**(congenital rubella syndrome)이라고 한다. 이 중에서 심장기형이나 백내장은 임신 초기(3개월 이내)의 감염으로 발생하지만, 난청은 3개월 이후의 감염으로도 발생하며 고도 난청인 경우가 많다. 예방을 위한 백신접종이 권장된다.

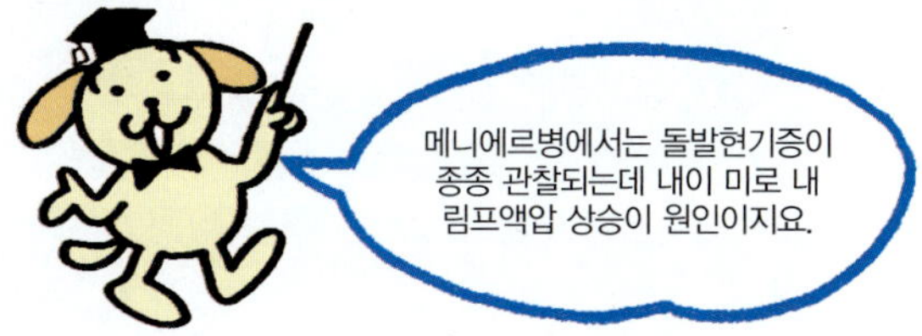

4 피부의 질환

4.1 염증

1) 습진피부염(eczematous dermatitis)

외래항원이나 자극에 반응해서 외형적으로 홍반, 장액성 구진, 잔물집을 나타내며 병리조직학적으로 표피가 해면 상태로 특징지어지는 것을 습진피부염이라고 한다.

습진피부염의 대표적인 질환은 **알레르기접촉피부염**(allergic contact dermatitis)이다. 예를 들어 옻나무나 검양옻나무에 옻이 오르는 사람은 피부가 옻나무과 식물 유래의 화학물질인 우루시올(urushiol)에 노출되면 표피에서는 그에 반응하는 림프구 등의 침윤이 나타난다. 그리고 부종으로 인해 표피세포와 표피세포 사이가 벌어지고 **해면 상태**가 되어 틈새가 생긴다(그림 22-7). 이 표피세포 사이의 부종이 심해지면 눈으로 보았을 때 물(장액)이 들어 있는 구진이나 잔물집이 나타난다.

아토피피부염(atopic dermatitis)도 습진피부염에 포함되는데, 아토피소인이라는 체질을 배경으로 환경항원이나 드물게는 음식물에 대해 쉽게 그리고 만성적으로 피부에서 습진피부염을 반복하는 특징을 나타낸다. 아토피소인이란 간단히 말하면 IgE라고 하는 면역단백질을 만들기 쉬워, 아토피피부염 외에 천식이나 꽃가루병 등 알레르기질환의 가족력과 환자의 과거병력이 확인되기 쉬운 소인이다. 아토피피부염에서는 이 아토피소인과 함께 건성피부가 일어나기 쉬운 피부소인도 관찰된다.

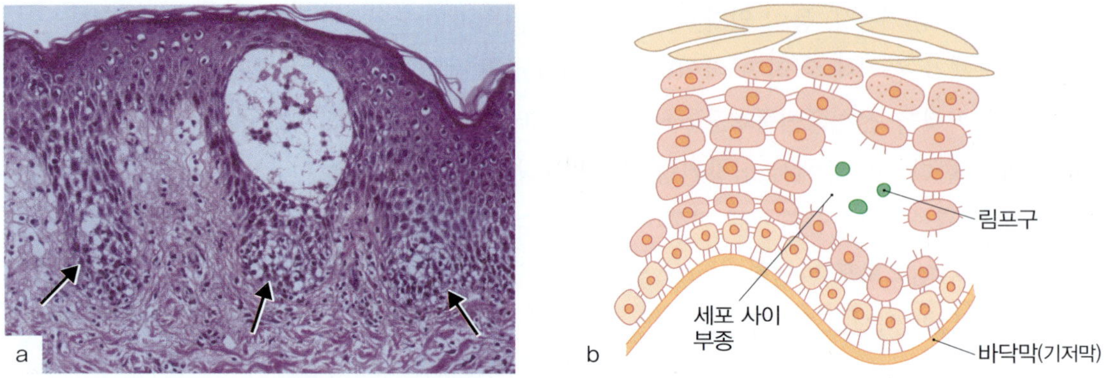

그림 22-7 습진피부염

a. 병리조직상 : 표피 내에 해면 상태(→), 잔물집이 확인된다.
b. 세포 사이 부종(해면 상태)

2) 여드름(acne)

모낭(털집) 중에서도 기름샘(피지샘)의 발달이 뚜렷한 **기름샘 모낭**이 얼굴, 가슴 앞부분, 등 윗부분에 많이 분포한다. 사춘기나 젊은 성인은 남성호르몬의 분비가 증가함에 따라 남성호르몬의 표적인 기름샘 모낭의 기름샘이 커져 다량의 피부기름(피지)을 분비하게 된다. 여성의 경우도 부신에서 분비되는 데하이드로에피안드로스테론(dehydroepiandrosterone)이 생식샘 유래의 남성호르몬과 마찬가지로 기름샘에 작용하기 때문에 사춘기에는 피부기름의 분비가 증가한다. 피부기름의 분비가 증가함에 따라 모낭에서 피부로 열리는 구멍에 각(질)화가 과도하게 일어나 모공이 막히게 된다. 따라서 기름샘에서 분비되는 피부기름이나 각화물이 모낭 내에 정체되어 낭종 모양이 되는 것이다(그림 22-8). 그 결과 사춘기에 얼굴 등 기름샘 모낭이 분포하는 부위에 외형적으로 오돌토돌(구진)한 여드름이 형성된다. 모공에 상주하는 **여드름 막대균**이 증식하면 여드름은 염증을 동반하여 붉어지고 결국에는 고름물집도 형성된다.

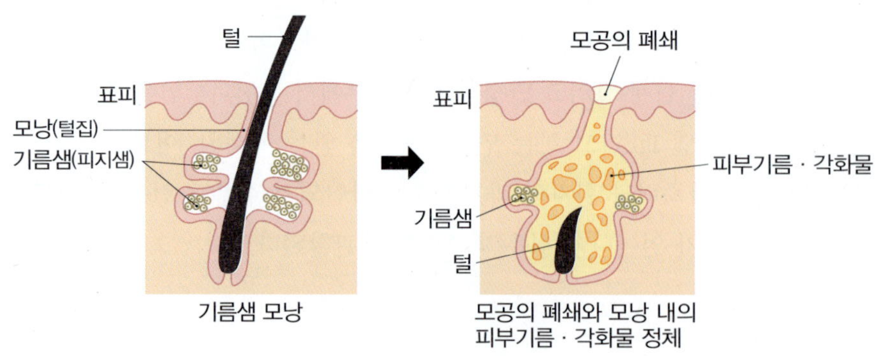

그림 22-8 여드름 형성기전

4.2 감염병

1) 단순포진(herpes simplex)

단순헤르페스바이러스에 의한 피부 감염병이다. 가장 많이 관찰되는 것은 **입술포진**(herpes labialis)(그림 22–9a)이며, 감기 등으로 몸 상태가 나빠졌을 때나 강한 햇볕을 쬔 후에 발병하며 입술에 물집이 생긴다. 표피세포가 단순헤르페스바이러스에 의해 감염됨으로써 표피세포 자체에 부종이 생겨 풍선 모양 또는 공 모양으로 부풀어 오르고 결국 변성, 팽화되어 괴사된다(그림 22–9b). 그 결과 표피세포가 변성, 괴사된 틈새에 물(장액)이 고여 잔물집이 생긴 것처럼 보인다. 이러한 상황이 입술 외에 성기에서도 발생하는데, 이 **생식기포진**(genital herpes)는 성교를 통해 감염되는 성매개병이다.

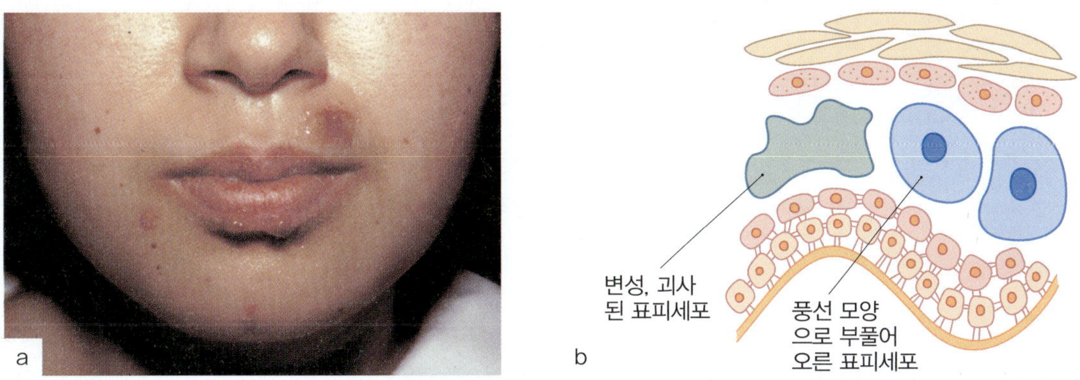

그림 22–9 **단순포진**

a. 입술포진. 입술 및 그 주위에 윤기 있는 잔물집과 물집막이 터져 생긴 작은 미란이 다발해 있다.
b. 표피세포에 발생한 풍선 모양의 세포 내 부종 및 변성

2) 대상포진(herpes zoster)

수두(varicella)가 나은 후에도 그 원인 바이러스인 **수두대상포진바이러스**는 척수에 있는 신경절에 잠복감염 형태로 남는다. 잠복감염되어 있던 수두대상포진바이러스는 고령 등으로 인해 신체의 면역력과 저항력이 떨어졌을 때 재활성화되어 신경을 따라 피부에 도달해 단순포진과 유사한 변화가 나타나는데, 이것을 대상포진이라고 한다. 따라서 바이러스가 증식한 신경 지배영역의 피부에 편측성 띠 모양의 잔물집이 형성되는 것을 관찰할 수 있으며 신경의 심한 통증이 동반된다.

4.3 자가면역성 물집 질환

1) 물집증(천포창, pemphigus)

정상적인 표피세포는 세포 사이에 가교와 같은 구조물이 달라붙어 있다. 이 가교 역할을 하는 것이 **부착**

반점(결합소체, desmosome)이라는 표피세포 사이의 부착장치이다. 물집증은 어떤 이상으로 인해 자신에 대한 면역반응으로 표피세포 사이의 부착에 관여하는 가교를 공격하는 피부의 자가면역질환이다. 그 결과 표피세포 사이의 부착이 방해를 받아 표피세포가 뿔뿔이 흩어져 박리되고 표피 내에 물(장액)이 고여 물집이 형성된다(그림 22-10). 외형적으로 피부나 입안점막에 이완된 물집과 미란으로서 나타난다.

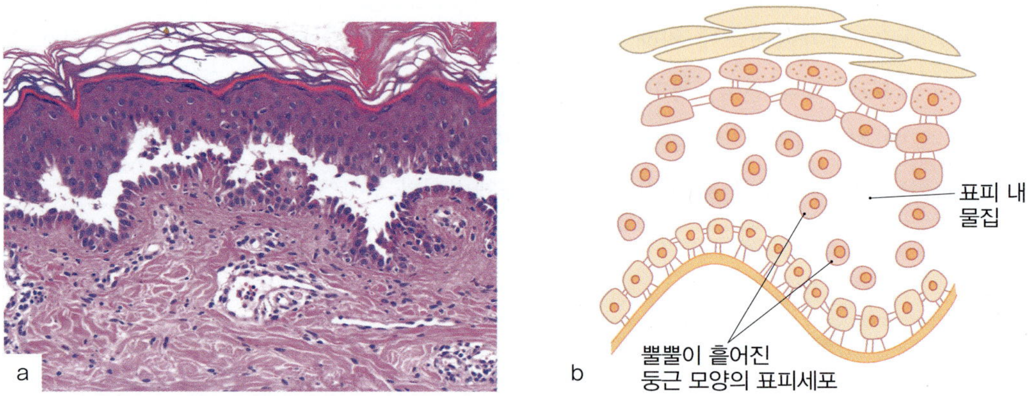

그림 22-10 물집증의 물집

a. 표피 내에 물집이 관찰되고 임상적으로는 이완된 물집이 된다.
b. 물집증의 표피 내 수포

2) 물집유사물집증(bullous pemphigoid)

물집유사물집증에서는 표피 바닥층(기저층)의 표피세포(표피 바닥세포)와 바닥막(기저막)과의 가교에 대해 자가면역반응이 일어난다. 그 결과 표피 바닥세포와 바닥막과의 부착이 방해를 받아 표피와 진피의 접합이 풀려 박리되고 표피 아래에 물(장액)이 고여 물집이 형성된다(그림 22-11). 그리고 외형적으로 피부가 잔뜩 부풀어 오른 물집으로서 나타난다.

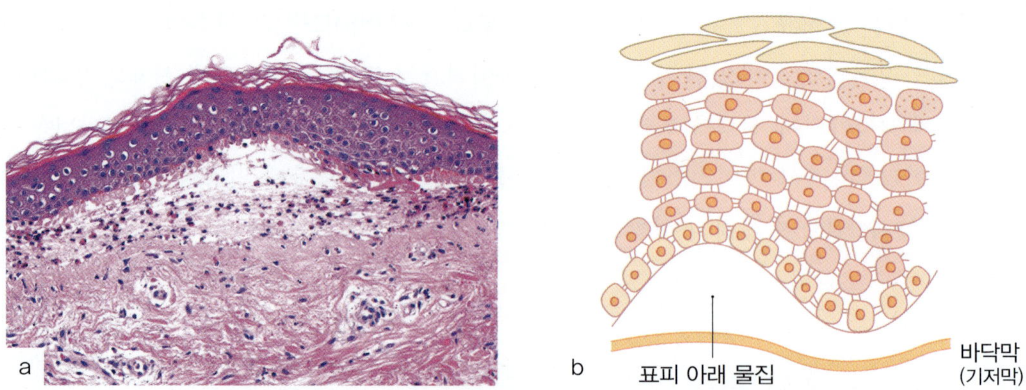

그림 22-11 물집유사물집증의 물집

a. 표피 아래에 물집이 관찰되고 임상적으로는 부풀어 오른 물집이다.
b. 물집유사물집증의 피부 아래 물집

4.4 구진 질환

1) 건선(마른비늘증, psoriasis)

정상의 표피세포는 앞에서 설명했듯이 바닥층(기저층)에서부터 분열 및 분화하면서 상층을 향하며 각질층에서 각(질)화된다. 그런데 건선(마른비늘증)에서는 이 표피세포가 정상보다 약 7배의 빠른 속도로 분열과 분화가 일어난다. 따라서 건선의 표피세포는 점점 증가하면서 불충분하게 각(질)화된다. 즉, 건선의 표피는 비정상적인 각질층을 가진 비후된 표피이며, 신진대사가 매우 항진되어 있다.

건선의 원인은 아직 밝혀지지 않았다. 건선의 피부 병터는 눈으로 보면 각(질)화가 불충분하기 때문에 표면에 두꺼운 백색의 **비늘**(인설)이 부착되고 표피가 비후되며 염증도 동반되기 때문에 약간 불거져 오른 홍반 상태가 된다(그림 22-12).

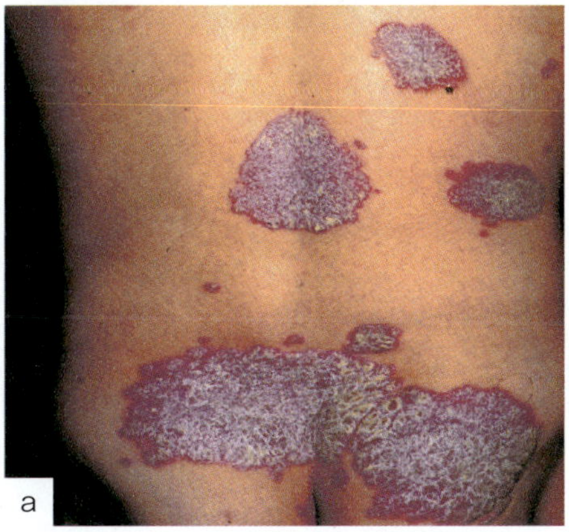

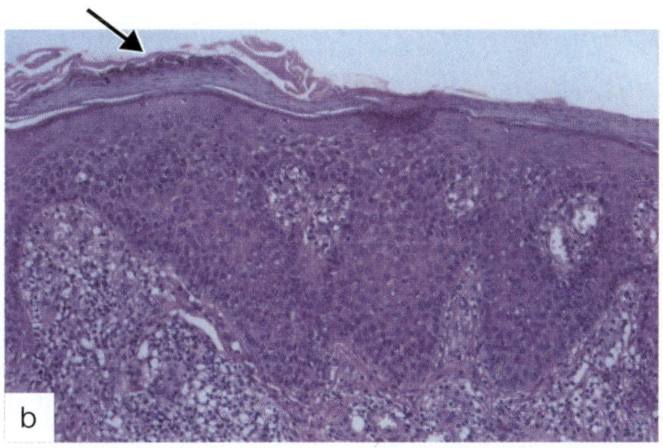

그림 22-12 건선

a. (보통) 건선. 허리등부분에서 엉덩이부분에 크고 작은 다양한 홍반이 다발해 있다. 표면에 두꺼운 은백색 비늘(인설)이 관찰되는 것이 특징이다. 비늘은 정상 표피에서는 각질세포가 개별적으로 벗겨지기 때문에 육안으로는 관찰할 수 없다. 비늘이 관찰된다는 말은 각(질)화가 불충분하여 각질세포가 정상적으로 벗겨지지 않고 피부 표면에 비정상적으로 축적되어 있음을 의미한다.
b. 현미경으로 관찰하면 표피 돌기의 연장을 동반한 표피 비후, 진피유두층의 모세혈관 확장, 중성구가 섞인 불완전한 각(질)화층(→)을 확인할 수 있다.

4.5 아교질병

역사적으로 아교질원섬유(collagenous fibril)를 주요 조직성분으로 하는 혈관이나 결합조직을 병터의 장소로 하는 점에서 명명된 아교질병(collagen disease)은 그 발병에 특이적인 자가항체가 출현하는 자가면역이상이 관여한다. 혈관이나 결합조직은 피부뿐만 아니라 전신에 널리 존재하기 때문에 아교질병은 피부에만 머무르지 않고 전신으로 확산할 수 있는 다장기성의 만성난치질환(자가면역질환)이다. 여기서는 그 대표적인 질환으로 피부에 특징적인 증상을 나타내는 전신홍반루푸스와 전신피부경화증에 대해 설명한다.

1) 전신홍반루푸스(systemic lupus erythematosus, SLE)

젊은 여성에게서 호발하는 원인 불명의 자가면역질환인 아교질병이다. **나비홍반**으로 대표되는 피부증상이 80% 이상에서 출현한다(그림 6-8 참조). 홍반을 주로 하는 특징적인 피진 때문에 홍반성낭창이라고도 불린다. 전신성이라는 병명처럼 피부 이외에 전신의 어떤 장기에서나 병터가 발생할 수 있는데, 특히 관절, 신장, 심장, 장막 등이 침범되기 쉽다.

2) 전신피부경화증(systemic scleroderma, SSc)

피부경화를 특징으로 하는 원인 불명의 자가면역질환인 아교질병이다. 손발가락의 피부색이 창백, 암적색이 되는 **레이노현상**(Raynaud phenomenon)으로 발병하는 경우가 많다. 진행하면 식도의 섬유화에 의한 삼킴장애, 신(장)동맥병터에 의한 악성고혈압, 폐섬유증이 일어나며 특히 악성고혈압과 폐섬유증은 주요한 사망원인이 된다.

4.6 피부 악성종양

고령화, 자외선 노출량의 증가에 따라 피부암(skin cancer) 발생이 증가하고 있다. 가장 빈도가 높은 피부암은 가시세포종(극세포종)과 바닥세포암종(기저세포암종)이다. 여기에서는 가시세포종과 바닥세포암종, 그리고 피부 악성종양 가운데 상당히 중요한 악성흑색종에 대해 설명한다.

1) 가시세포종(극세포종, acanthoma)

표피(각(질)화)세포의 악성종양으로 편평세포암종이다(그림 22-13). 대부분은 표피내암 또는 표재성암(빛각화증이나 보엔병)에 머물지만, 일부는 진피 안으로 침윤되는 가시세포종이 된다. 표피세포의 암이기 때문에 각(질)화하는 경우가 많다. 주로 햇볕 노출부위에 비늘이 부착한 홍반으로서 관찰되며, 침윤암이 되면 결절 모양으로 불거져 나와 미란과 궤양을 동반한다.

2) 바닥세포암종(기저세포암종, basal cell carcinoma)

표피 바닥세포 유사 세포의 악성종양으로, 몇 가지 병형으로 분류되는데 가장 많이 관찰되는 **충실형 바닥세포암종**에 대해 설명한다. 표피 바닥층과 연속하듯이 진피 내에 대형의 암세포 집단이 다수 침윤하여 암세포 집단과 주위 사이질 사이에 틈새가 형성된다(그림 22-14). 암세포 집단 내에 **멜라닌색소** 침착이 확인되는 경우가 많다. 저악성도의 암이며 재발하는 경우는 있지만, 전이는 드물다. 햇볕에 노출된 부위에서 호발하며 노인의 머리와 목에서 많이 관찰된다.

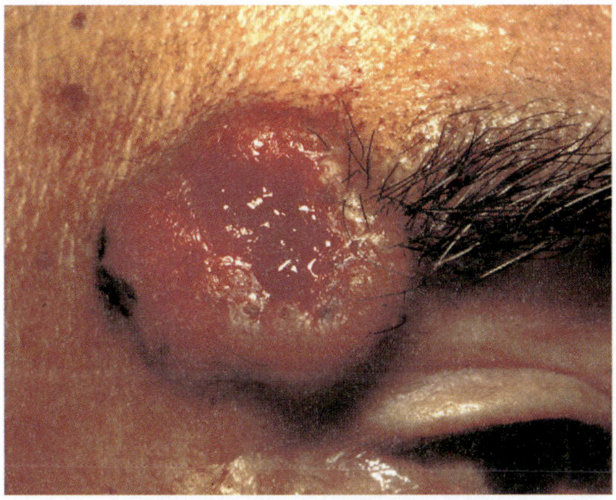

그림 22-13 가시세포종

호발부위인 햇볕 노출부분(얼굴)에 발생해 있다. 침윤암이기 때문에 결절 모양으로 부풀어 올라있으며 표면에는 미란과 궤양이 있다.

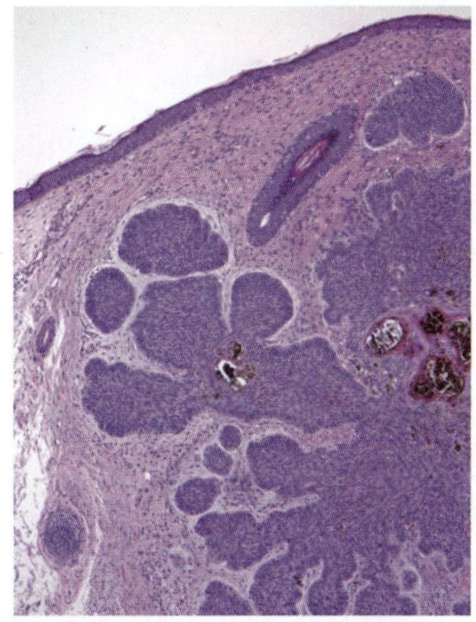

그림 22-14 바닥세포암종

충실형 바닥세포암종. 표피 바닥세포 유사 세포가 충실성의 세포집단을 형성하여 증식해 있다.

3) 악성흑색종(malignant melanoma)

색소세포 즉, 멜라닌세포의 악성종양이다. 자외선 방어능력이 약한 백인에게서 발생 빈도가 높고 몸통에서 많이 발생하며, 동양인이나 흑인은 팔다리의 말단에서 많이 발생한다(그림 22-15). 표피 내의 악성흑색종이라면 전이되는 일은 없지만, 진피 깊숙이 악성흑색종세포가 침윤하면 쉽게 전이를 일으키는 악성도 높은 피부종양이다. 멜라닌세포의 악성종양이기 때문에 멜라닌과립을 생산하므로 외형적으로 보면 검은색을 띤다. 표피 내 악성흑색종은 불규칙한 검은색 반점으로서 관찰되며 침윤암이 되면 검은색 반점 일부가 부풀어 올라 미란과 궤양이 발생한다. 표피 내 악성흑색종 단계일 때 진단과 치료가 이루어지는 것이 매우 중요하다.

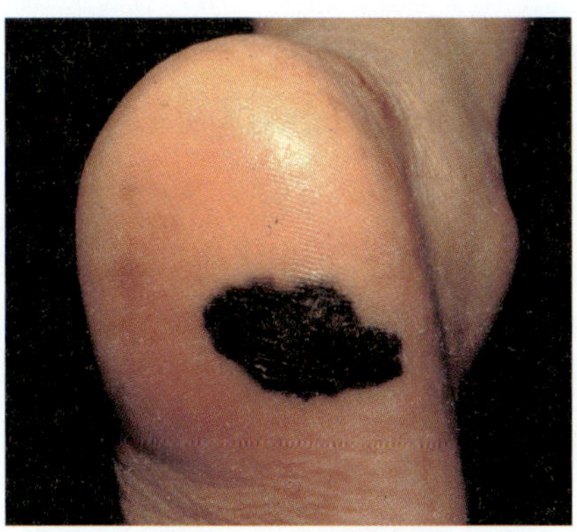

그림 22-15 악성흑색종

호발부위인 발바닥에 발생해 있다. 멜라닌세포의 종양이기 때문에 검고 악성이어서 커다랗고 형태가 고르지 못한 색소 반점이 나타난다. 종양세포가 진피 아래로 침윤되면 이 색소 반점의 일부가 부풀어 오르게 된다.

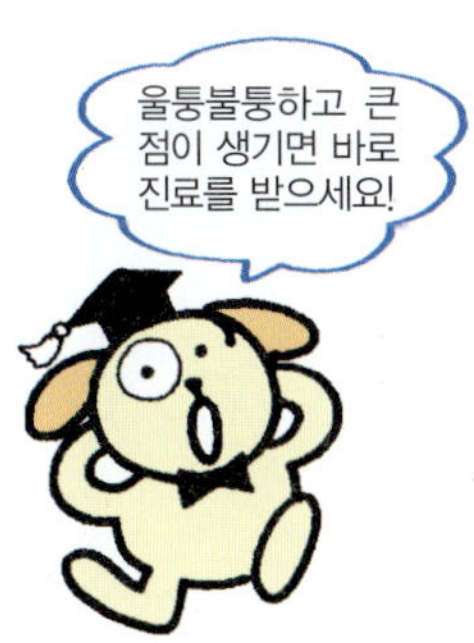
울퉁불퉁하고 큰 점이 생기면 바로 진료를 받으세요!

요점정리

- 눈은 각막, 공막, 포도막(홍채·섬모체·맥락막), 망막, 수정체·유리체로 구성된다. 빛은 수정체에서 굴절되어 망막에 상을 맺고, 빛 감수성을 가진 망막세포에서 시(각)신경을 통해 대뇌로 전달된다.
- 귀는 외이(귓바퀴, 외이도), 고막, 중이(고실, 이관), 내이(달팽이관, 안뜰)로 구성된다. 소리는 달팽이관에서 달팽이신경을 통해, 안뜰에서 안뜰신경을 통해 뇌줄기로 보내진다.
- 피부는 전신을 덮고 있으면서 외부의 자극으로부터 몸을 지키는 중요한 장기이다. 표면에서부터 표피, 진피, 피부밑지방조직으로 구성되며, 모낭(털집)과 털, 기름샘(피지샘), 아포크린샘(부분분비샘), 털세움근(입모근), 에크린샘이라는 부속기관이 있다.
- 유육종증(사코이드증, sarcoidosis)에서는 포도막에 육아종염증이 나타나고, 베체트병(Behcet disease)에서는 재발성 전방축농성 홍채염이 특징적으로 나타난다. 악성흑색종이 포도막에 생기는 경우도 있다.
- 당뇨병망막병증(diabetic retinopathy)은 망막의 미세혈관이 손상되어, 모세혈관류, 망막출혈, 백반, 혈관신생, 또는 망막박리나 녹내장이 나타나 실명하기도 한다.
- 녹내장은 안압이 상승으로 시(각)신경이 장애를 받아 시야가 좁아져서 실명의 원인이 된다. 갱년기 이후의 여성에 많은 폐쇄각녹내장(angle-closure glaucoma)과 무자각 상태에서 진행되어 안압이 서서히 상승해 시신경위축이나 시야결손을 일으키는 개방각녹내장(open-angle glaucoma)이 있다.
- 백내장(cataract)은 수정체가 혼탁해진 것으로 연령 증가와 함께 진행되는 노년백내장 외에 선천백내장이나 외상, 방사선에 의한 백내장이 있다. 당뇨병 환자에게서도 나타난다.
- 습진피부염의 대표적인 질환이 알레르기접촉피부염(allergic contact dermatitis)이며, 외래 항원, 자극에 반응해서 홍반, 장액성 구진, 잔물집을 나타낸다. 아토피피부염(atopic dermatitis)은 아토피소인이라는 체질을 바탕으로 만성적으로 습진피부염이 반복된다.
- 단순포진(herpes simplex)은 단순헤르페스바이러스에 의한 피부 감염병이다. 입술포진에서는 입술에 물집이 생기는데, 표피세포 자체가 부종이 되어 풍선 모양 또는 공 모양으로 부풀어 올라 결국 변성 및 팽화되어 괴사한다.
- 대상포진(herpes zoster)은 수두가 나은 후 척수에 있는 신경절에 잠복감염해 있던 수두대상포진바이러스가 몸의 면역력, 저항력이 떨어졌을 때 재활성화하여 편측성으로 띠 모양의 잔물집을 형성한다. 신경의 심한 통증을 동반한다.
- 악성흑색종(malignant melanoma)은 멜라닌세포의 악성종양이다. 표피 내의 악성흑색종은 전이되는 일이 없지만, 진피 깊숙이 침윤되면 쉽게 전이되는 악성도 높은 피부종양이다. 멜라닌과립을 생산하여 외형적으로 검은색을 띤다.

확인문제

01. 트라코마는 (①   )의 감염에 따른다.

02. 유육종증 환자에게서는 (②   )에 육아종염증이 관찰된다.

03. 녹내장은 안압이 (③   )한 상태로, 폐쇄각녹내장과 개방각녹내장이 있다.

04. 수정체가 혼탁한 것이 (④   )이다.

05. (⑤   )망막병증은 망막의 미세혈관 장애로 발생하며 실명하는 경우도 있다.

06. (⑥   )은/는 영유아에게 발생하며 미숙한 종양세포가 로제트형성을 나타낸다.

07. 만성중이염에는 고막에 천공이 있는 (⑦   )와/과 고막 일부가 함몰하여 표피가 중이 공간으로 진행되어 박리물질이 축적된 (⑧   )이/가 있다.

08. 모체가 임신 중에 (⑨   )에 걸리면 고도 난청을 발병할 위험이 높다.

09. 피부는 표면에서부터 표피, (⑩   ), 피부밑지방조직으로 구성된다.

10. 각(질)화에 의해 표피 각질층은 그 세포질이 단단한 각질섬유로 채워져 있으며 (⑪   )기능을 가진다.

11. 표피에는 멜라닌세포(색소세포)가 있고 멜라닌과립을 생산함으로써 유해한 (⑫   )을/를 방어하고 있다.

12. (⑬   )은/는 발한에 의해 체온조절이나 노폐물 배설 등의 중요한 기능을 한다.

13. 아토피피부염은 아토피소인이라는 체질을 배경으로 (⑭   )을/를 반복한다.

14. 단순포진은 (⑮   )에 의한 피부 감염병이다.

15. 대상포진은 (⑯   )이/가 치유된 후 척수에 있는 신경절에 잠복감염되어 있던 그 원인 바이러스가 재활성화한 것이다.

확인문제

16. 물집증은 자가면역반응으로 (⑰　　　　　) 사이의 부착이 억제되어 표피세포가 뿔뿔이 박리되고 (⑱　　　　　) 내에 물(장액)이 고여 물집을 형성한다.

17. 사춘기에는 분비가 항진된 피부기름(피지)이나 각화물이 모낭 내에 고여 (⑲　　　　)이/가 형성된다.

18. 건선(마른비늘증)의 피부 병터는 외형적으로 각(질)화가 불충분하기 때문에 표면에 두꺼운 백색 (⑳　　　　)을 부착하고 있다.

19. 가시세포종은 (㉑　　　　)의 악성종양으로 편평세포암종이다.

20. 악성흑색종은 (㉒　　　　)의 악성종양이기 때문에 멜라닌과립을 생산하여 외형적으로 검은색을 띤다.

정답

① 클라미디아, ② 포도막, ③ 상승, ④ 백내장, ⑤ 당뇨병, ⑥ 망막모세포종, ⑦ 만성화농성중이염, ⑧ 진주종성중이염, ⑨ 풍진, ⑩ 진피, ⑪ 장벽, ⑫ 자외선, ⑬ 에크린샘, ⑭ 습진피부염, ⑮ 단순헤르페스바이러스, ⑯ 수두, ⑰ 표피세포, ⑱ 표피, ⑲ 여드름, ⑳ 비늘(인설), ㉑ 표피(각질화)세포, ㉒ 멜라닌세포

참고문헌

- 김양호 외, 〈병리학 7판〉, 현문사, 2024
- 대한병리학회, 〈병리학 8판〉, 고문사, 2017
- 대한병리학회, 〈핵심 병리학 2판〉, JMK, 2018
- 배은숙 저, 〈병리학 올킬 핵심정리 문제집〉, 대광의학, 2018
- 수문사편집부, 〈간호사를 위한 병리학〉, 수문사, 2024
- 신미자, 강현숙, 김원순, 오은정 등저, 〈알기쉬운 병리학 제2판〉, 현문사, 2020
- 이상형 외, 〈질환으로 배우는 병리학〉, 의학서원, 2016
- 이용덕 외, 〈알기 쉬운 인체병리학 4판〉, 학지사메디컬, 2018
- 최현숙 외, 〈병리학 5판〉, JMK, 2024
- C.J. Finlayson, B.A.T. Newell 공저, 조재오 역, 〈한눈에 알 수 있는 병리학〉, 범문에듀케이션, 2012
- Robin Reid, Fiona Roberts, Elaine Macduff 공저, 나연경 등역, 〈그림으로 보는 병리학 7판〉, 현문사, 2013
- Teruo Watanabe 저, 김성민 등역, 〈쉽게 배우는 아틀라스 병리학〉, 의학교육, 2017
- Utaka Tsutsumi 저, 김경아 역, 〈최신 심플 병리학〉, 대광의학, 2018
- Vinay Kumar, Abul K. Abbas, Jon C. Aster, 범문에듀케이션 편집부 역, 〈Robbins & Cotran 병리학 제 9판〉, 범문에듀케이션, 2018
- Finalyson, Caroline, Newell, Barry, 〈Pathology at a Glance〉, Wiley-Blackwell, 2009
- Reid, Robin, Roberts, Fiona, Macduff, Elaine, 〈Pathology Illustrated(7th edition)〉, Churchill Livingstone, 2011
- Tamparo, Carol D., F.A., 〈Diseases of the Human body(6th edition)〉, Davis Company, 2016

용어해설

감시림프절 (전초림프절, sentinel node)	종양세포가 맨 처음에 도달하는 림프절을 말한다. 유방암 등에서는 감시림프절로의 전이 여부를 수술 중에 조사하여 전이가 없으면 그 이후의 림프절은 절제할 필요가 없기 때문에 절제범위를 결정할 때의 중요한 지표가 된다.
결실(deletion)	유전자의 일부가 절단되어 그 조각이 없어지는 것을 말한다.
경색(infarct)	순환장애로 인해 장기나 조직에 국한성 허혈괴사가 발생하는 것을 말한다. 주로 끝동맥 또는 기능적 끝동맥이 막혀서 일어나지만, 정맥이 막혀서 일어날 수 있다. 원인으로는 **혈전** 및 혈전성 색전이 중요하다(**색전증** 참조).
경성암 (scirrhous carcinoma)	결합조직이 풍부한 암으로, 만져보면 단단해서 이 이름이 붙여졌다. 위암이나 유방암이 경성암의 대표적인 예이다.
고전경로 (classical pathway)	대표적인 **보체**의 활성화 경로로, 항원항체반응으로 형성된 항원항체복합체 등의 항체 분자에 보체의 C1이 결합함으로써 보체반응이 시작된다. 활성화된 C1은 C4 및 C2를 분해하고 C3 전환효소인 C4bC2a 복합체를 형성한다. 이 복합체에 의해 C3으로부터 C3b가 형성되고 C5~C9의 반응계열이 유도된다(**막공격복합체** 참조).
그람염색(Gram stain)	세균 표층(세포벽)의 구조 차이를 이용한 염색법으로, 세균을 분류하는 하나의 기준이 된다. 그람염색의 결과와 세균의 형태(알균 또는 막대균)로 분류하면 일상적으로 접하는 그람양성균의 상당수는 알균이다. 알균에는 포도알균과 사슬알균이 포함되며, 페니실린 등의 β락탐 계열 항생제에 대한 감수성이 높다. 그람음성균의 대부분은 막대균이며 대장균, 살모넬라 등의 장내세균이나 녹농균 등이 여기에 포함된다.
그물내피계통 (reticuloendothelial system)	골수, 비장(지라), 간, 림프절을 비롯해 전신의 여러 장기에 분포하는 **포식**능력이 왕성한 세포 무리로 구성된다. 세균이나 특수한 이물(질)의 처리, 면역계통의 작동 등 신체방어에 관여한다(**단핵식세포계통** 참조).

급성관상동맥증후군 (acute coronary syndrome)	심각한 급성허혈질환인 급성심근경색증과 불안정협심증의 병태가 합쳐진 증후군이다. 양쪽 모두 관상동맥의 **죽(상)판**(atheromatous plaque) 붕괴에 의한 **혈전** 형성과 속공간 폐쇄가 원인이므로 공통된 발생기전에서 질병을 이해함으로써 치료방침을 명확하게 할 수 있다는 장점이 있다.
급성중증과민반응쇼크 (anaphylactic shock)	항원으로 감작된 개체에 같은 항원을 다시 투여했을 때 일어나는 중증의 면역반응이다. IgE 항체에 의한 항원 특이적 전신반응으로, 혈관투과성 항진, 민무늬근육 수축 등을 특징으로 하며, 심한 경우는 호흡곤란, 혈압저하 등으로 사망에 이르기도 한다. 페니실린 등의 약물주사나 말벌에 쏘였을 때와 같이 항원이 체내에 주입되었을 경우에 발생한다. 본래 면역반응은 예방적(prophylaxis)으로 작용해야 하지만, 오히려 심한 증상을 일으켜 생체에 위해를 가한다는 점에서 급성중증과민증(anaphylaxis)이라고 명명되었다(**알레르기** 참조).
기회감염 (opportunistic infection)	건강한 사람에게는 감염을 일으키지 않는 병원체(약독 또는 비병원성이라고 불리는 병원체)가 원인이 되어 발병하는 감염병이다. 암이나 백혈병 등의 조혈기종양, **AIDS**, 면역억제제나 스테로이드제의 사용, 장기이식 등 면역력이 저하된 상태에서 일어난다.
끝분절 (말단소체, telomere)	염색체의 양 끝에 있으며 같은 양상의 염기배열이 반복되는 부분이다. 세포가 분열할 때마다 짧아진다. 너무 짧아진 세포는 분열할 수 없어 죽게 되므로 세포분열의 '회수권'에 비유된다. 그러므로 끝분절의 길이가 세포나 개체의 노화를 결정짓는 요소가 된다. 활발하게 세포분열을 반복하는 암세포에서는 끝분절을 잇는 효소인 끝분절효소(telomerase)가 활발하게 만들어진다.
뇌사(brain death)	뇌줄기를 포함한 전뇌의 비가역적인 기능상실 상태를 말한다. 뇌에 비가역적인 손상이 있어 자발호흡이 정지해도 심장이 움직이면 인공호흡기의 장착으로 전신의 여러 장기에 유효한 혈액을 보낼 수 있게 되면서 사람의 죽음에 대한 정의가 복잡해짐에 따라 탄생한 개념이다.
다기관부전 (multiple organ failue)	간, 신장, 심장, 폐, 뇌 등의 생명유지에 빼놓을 수 없는 주요 장기가 차례차례로 손상되어 심각한 상태에 빠지는 것을 말한다. 중증 외상, **패혈증**, **쇼크** 등이 원인이 되어 발병한다.

단일염기 다형성 (single nucleotide polymorphism)	염색체 DNA의 염기배열에는 미묘한 개인차가 있으며, 약 500에서 1,000 염기 중 1개의 비율로 배열에 차이가 나타나는데, 이것을 단일염기 다형성이라고 한다. 염기배열의 차이에 따라 단백질을 구성하는 아미노산의 배열(즉 작용)이 변화하여 질병에 걸리기 쉬운 정도, 약의 효능이 나타나는 형태, 부작용이 나타나는 형태 등에 개인차가 생긴다(**유전자** 참조).
단핵식세포계통 (mononuclear phagocytic system)	그물내피계통을 대신하여 제안된 개념이다. 그물내피계통을 구성하는 **포식**능력이 왕성한 세포는 각 장기에 원래부터 있던 세포가 아니라 골수 유래의 단핵구가 혈류를 통해 이주하여 전신에 분포하는 **대식세포**나 항원제시세포, 특정 장기에 고유한 포식세포(간의 쿠퍼세포나 뼈의 파골세포)로 분화한 것으로 추정된다(**그물내피계통** 참조).
대사증후군 (metabolic syndrome)	내장지방형 비만과 함께 고혈당, 고혈압, 이상지질혈증 가운데 2가지 이상이 합쳐진 상태이다. 하나하나의 병태는 경증이어도 이들 병태가 겹치면 동맥경화증이 급격하게 진행된다. 내장지방의 축적을 감소시키기 위해 식사요법이나 운동요법 등 생활습관을 적극적으로 개선하여 심근경색증이나 뇌졸중과 같은 동맥경화질환의 발병을 막는 것이 중요하다.
대식세포 (큰포식세포, macrophage)	전신의 결합조직에 분포하는 대형의 아메바 모양 세포이다. 혈액 단핵구에서 유래한다. 체내에 침입한 세균 등의 이물(질)을 포획하여 세포 내에서 소화 및 분해(**포식**)하면서 그것들에 저항하기 위한 면역정보를 림프구에 전달하는 항원제시세포로서도 기능한다(**단핵식세포계통** 참조).
대체경로 (alternative pathway)	특이적인 항원항체반응을 통하지 않고 C3~C9의 **보체**가 활성화되는 경로로, **고전경로**에 대응하여 제2경로라고도 한다. 고전경로보다도 원시적인 비특이적 방어기전이며 감염병이나 많은 질환에서 중요한 역할을 한다.
도움T세포 (Th세포, helper T cell)	항원 자극이나 IL-1 등의 **사이토카인**에 의해 유도된다. 각종 사이토카인을 생산해서 B세포와 공동하여 항체 생산을 유도하거나 또는 세포독성T세포의 분화와 성숙을 유도하는 기능적 T세포를 말한다. Th세포는 보통 클래스 Ⅱ 분자에 결합한 항원을 인식한다(**억제T세포** 참조).
되먹임조절 (feedback regulation)	**항상성**을 유지하기 위한 조절기전이다. 몸 상태를 모니터하여 판단하며 변화가 일어나면 그것을 모니터해서 다시 판단하는, 항상 반복되는 일련의 주기이다. 신경계통과 내분비계통이 단독 또는 공동으로 수용체, 조절중추, 효과기의 3가지를 구성요소로 하는 고리를 형성하여 내부 환경을 본래의 균형 잡힌 상태로 되돌리도록 제어한다. 음성되먹임기전(negative feedback mechanism)과 양성되먹임기전(positive feedback mechanism)이 있다. 보통은 음성되먹임기전을 통해 체내의 상태가 장기간에 걸쳐 매우 안정적으로 유지된다.

렘수면행동장애 (REM sleep behavior disorder)	수면 중에는 급속안구운동(렘)을 동반하는 '렘수면'과 '비렘수면'을 주기적으로 반복한다. 렘수면 중에 깨어나면 꿈의 내용을 기억하는 경우가 많다. 수면 중에는 근육의 긴장이 저하하여 행동을 일으키지 않지만, 렘수면행동장애에서는 근육긴장의 억제가 손상되어 꿈에서 본 것을 그대로 행동에 옮기게 되는 것으로 보고 있다.
막공격복합체 (membrane attack complexm, MAC)	**보체** 활성화의 최종단계에서 세포막에 결합한 C5b를 핵으로 하여 형성되는 C5b~C9의 복합체를 가리킨다. 세포막에 구멍을 뚫기 때문에 막공격복합체라고 불린다.
메두사머리 (caput medusae)	간경화증으로 문맥압항진이 일어나면 문맥혈이 간을 쉽게 통과할 수 없기 때문에 곁통로(collateral channel)를 흐르게 되어 식도 하부나 복벽정맥 등이 확장된다. 배꼽 주위에 보이는 복벽정맥의 충혈을 메두사의 머리라고 한다.
메티실린 내성 포도알균 (methicillin resistant *Staphylococcus aureus*, MRSA)	사람의 코안(비강)이나 인두 등에 상주균으로 서식하는 황색포도알균이 페니실린 계열 항생제인 메티실린에 대해 약제내성을 획득한 것을 의미하지만, 실제는 많은 항생제에 내성을 나타내는 다약제 내성균이다. 의료관련감염의 대표적인 원인균이다.
면역관용 (immunologic tolerance)	어느 특정한 항원에 대한 특이적 면역반응이 결여 혹은 억제된 상태를 말하며, 면역내성이라고도 한다. 보통 자기 몸의 성분(자가항원)에 대해 반응이 일어나지 않는(자가관용) 것은 이 면역관용에서 유래한다. 자기에 대한 항체가 만들어지지 않는 기전으로서 자가항원에 반응하는 T세포 및 B세포의 집단(클론)은 태아기의 가슴샘(흉선) 내에서 분화하는 과정에 다량의 자가항원과 접촉함으로써 불활성화되며 **세포자멸사**에 의해 소멸된다는 개념이다. 현재는 모든 항자가림프구가 성숙 전에 제거되는 것이 아니라 성체에서도 항자가림프구는 존재하며 그것이 활동하지 않는 것은 **도움T세포**에 의한 자가항원의 인식이 일어나지 않거나 **억제T세포**에 의한 면역관용의 억제 때문으로 보고 있다.
면역복합체 (immune complex)	항원과 항체의 결합물로, 보체성분을 포함하는 경우도 있다. 면역복합체가 조직에 침착되면 Ⅲ형 알레르기나 전신홍반루푸스와 같은 **자가면역질환**이 발생한다.
백혈구쏠림성 (백혈구주화성, leukotaxis)	백혈구가 어떤 화학물질을 향해 운동(이동)하는 현상으로, 화학물질쏠림성(화학주화성, chemotaxis)이라고도 한다. 백혈구가 염증 국소에 동원되는 과정은 백혈구쏠림성과 그것을 유도하는 인자로 설명할 수 있다. 세포 유래의 펩타이드, 활성화된 **보체**성분 C5a나 세포 유래의 **케모카인**, 아라키돈산 대사산물인 류코트라이엔 B4 등이 대표적인 백혈구쏠림성 인자이다.

병리해부 (pathological anatomy)	병사한 시체를 해부하여 죽음에 이르기까지의 질병을 검증하는 것을 말한다. 병리해부를 통해 ①임상진단의 적합성 여부, ②주병터 및 사망원인의 해명, ③치료 적합성 여부, ④치료에 의한 병터의 변화에 대해 정확한 판단이 가능해진다. 그 결과 현장 진료에 필요한 지식이나 기술의 향상뿐만 아니라 향후 의학연구의 과제선정 방침을 얻을 수 있다(**진단병리학** 참조).
보체(complement)	병원체나 이물(질)의 제거를 매개하는 혈청단백질의 한 무리로, 면역반응이나 염증 발현에 중요한 각종 생물학적 기능을 발휘한다. 보체는 약 30종의 단백질로 구성된다. 그 가운데 보체라고 불리는 것이 9가지 성분이며 영어 complement의 머리글자를 따서 C1~C9로 명명되었다. 보체 자체는 항원 등에 대한 특이성이 없지만, 어떠한 기전으로 활성화되면 연쇄적으로 반응하며 그 사이에 C3a, C3b와 같은 생물학적 활성을 가진 물질이 생성된다. 보체의 활성화에는 3가지 경로가 있다. 그 가운데 **고전경로**에서는 항원항체반응이 발단이 되어 C1~C9의 보체가 활성화된다. **대체경로**(제2경로)에서는 일부의 세균이나 다당(류)에 대해 항체를 통하지 않고 직접 결합하여 C3~C9의 보체가 활성화된다. 보체의 대표적인 작용을 들면 ①C3b가 세균이나 이물(질)에 결합하고 포식세포의 포식작용을 항진시킨다(**옵소닌화**), ②C5a에 의한 백혈구쏠림작용(주화작용), ③C3a나 C5a는 급성중증과민증독소(anaphylatoxin)라고도 불리며 비만세포에 작용하여 히스타민을 유리시켜서 급성중증과민증과 같은 반응을 일으킨다. ④반응의 최종산물은 **막공격복합체**라고 불리듯이 세균 등의 세포막에 구멍을 뚫어 파괴한다.
분자표적치료제 (molecular targeted drug)	암세포가 가진 특이적인 성질을 분자 수준에서 파악하여 그것을 표적으로 하여 암세포에 효율적으로 작용하도록 만들어진 약물이다. 정상세포에는 거의 영향을 미치지 않고 암세포만 노려 작용하기 때문에 부작용을 줄이면서 치료 효과를 높일 것으로 기대된다.
비만세포(mast cell)	전신의 결합조직이나 점막조직에 존재한다. 혈액 중의 호염기구와 유사한 세포로, 조혈줄기세포에서 유래한다. 세포질 내에 과립이 들어 있으며 과립 내에는 히스타민이나 세로토닌 등의 화학전달물질이 저장되어 있다. 세포 표면에 결합된 IgE 항체에 특정 항원이 결합하면 이것이 발단이 되어 과립 내용물을 세포 밖으로 방출하여(탈과립) Ⅰ형 **알레르기반응**을 일으킨다.

사람유두종바이러스 (human papilloma virus, HPV)	피부나 점막의 편평상피세포에 감염되는 DNA바이러스로, 뾰족콘딜로마라는 음부의 사마귀 모양 병터나 여성 자궁경부암의 발생 원인으로 주목을 받고 있다. 대부분은 성행위를 통해 감염된다. 100개 이상의 유형이 있으며 발암성에 따라 저위험군과 고위험군으로 나뉜다. 고위험군에 의한 감염이 지속되면 자궁경부의 **형성이상**이나 편평세포암종의 발생 위험성이 높아진다.
사이토카인(cytokine)	세포가 생산하여 분비하는 호르몬과 비슷한 작용을 하는 생리활성물질을 말한다. ①당단백질로, ②극미량에도 효과를 발휘하며, ③표적세포 특이적으로 세포의 **수용체**와 결합해서 작용한다. 면역반응이나 염증반응뿐만 아니라 생리적으로도 다양한 세포의 증식이나 분화에 관여하며 신체의 항상성 유지에 중요한 역할을 담당한다(**케모카인** 참조).
상피내암종 (intraepithelial carcinoma, CIS)	암세포의 증식이 발생 국소의 상피 내에 국한되며 옆으로는 퍼져도 심부로 침윤은 아직 일어나지 않은 상태를 말한다. 상피바닥막(기저막)을 뚫고 사이질로 증식하여 진행된 침윤암에 대응하는 용어이다(**조기암**, **형성이상** 참조).
색전증(embolism)	혈류를 타고 운반되어 온 비용해성 이물(질)에 의해 혈관이 막힌 상태를 말한다. 폐쇄를 일으킨 이물(질)을 색전이라고 한다. 색전으로서 가장 많은 것은 **혈전** 또는 그 단편(혈전색전증)인데, 그 밖에 골수나 지방조직, 종양조직, 양수, 세균덩어리 등의 고체, 주로 으깨어진 지방조직에서 유래하는 기름방울, 공기나 질소가스 등의 기체가 있다. 색전이 생긴 부위에 따라 동맥색전과 정맥색전으로 나뉜다(**경색** 참조).
생검(biopsy)	생체 재료의 병리학적 검사를 말하며, 질병에 걸린 장기나 조직 일부를 병리학적 검사를 위해 채취해서 시행한다.
생명윤리(bioethics)	생명과학의 발달로 출생이나 죽음에 대해 인위적 개입이 가능해진 결과 발생한 개념으로, 새로운 윤리적 문제에 대처하는 응용윤리학의 한 분야이다. 인공수정, 임신중절, **뇌사** 및 장기이식 등이 당면 과제이다. 또 환자의 자기결정권 등을 둘러싼 의료윤리와도 관련이 있다.
선천풍진증후군 (congenital rubella syndrome)	임신 중에 임신부가 풍진바이러스에 감염되면 신생아에게 심장기형이나 백내장 등 눈의 이상, 청력장애 등을 일으키는 증후군이다.

세포독성T세포 (Tc세포, cytotoxic T cell)	MHC 항원이 다른 개체의 세포에 대해 그 항원에 반응하여 장애물질을 작용시켜 살해하기 때문에 살해T세포라고도 불린다. 이식편의 거부, 바이러스 감염 세포의 제거, 종양면역에 관여한다(MHC 항원계 참조).
세포면역 (cellular immunity)	항체(체액면역)가 아닌 항원 특이적인 T세포나 포식세포에 의해 야기되는 면역반응이다. 바이러스 감염, 결핵균이나 한센병균, 진균 감염 등 세포 내에 기생하는 미생물에 대한 방어반응, 이식장기에 대한 거부반응, Ⅳ형(지연형) 알레르기 등에서 중심적 역할을 한다.
세포자멸사(apoptosis)	사전에 세포의 유전자에 입력된 자기파괴프로그램에 의해 일어나는 능동적인 세포사를 말한다. 조직의 발생 및 분화 과정이나 신체의 항상성 유지에 불필요해진 세포를 제거하기 위해 반드시 필요한 기전이다.
세포진단 (cytodiagnosis)	신체 일부의 세포를 채취하여 현미경으로 관찰해서 비정상 세포의 유무를 조사하는 검사법이다. 주로 암진단 또는 집단검진에 사용된다.
쇼크(shock)	갑작스럽고 심한 심(장)박출량의 감소와 조직을 흐르는 말초순환장애로 인해 생명유지에 필요한 주요 장기로 혈액을 공급할 수 없는 상태로, 방치하면 죽음에 이른다. 저혈량쇼크, 심장성쇼크, 패혈쇼크, 급성중증과민반응쇼크 등이 있다.
수용체(receptor)	세포막 위 또는 세포 내에 존재하며 호르몬이나 항원, 빛 등 외부로부터 세포에 작용하는 인자와 반응하여 정보를 전달해 세포기능에 변화를 일으키는 물질이다. 호르몬수용체, 항원수용체, 빛수용체 등을 말한다.
신경(아)교세포(glial cell)	중추신경조직으로 신경세포의 기능을 돕는 세포이다. 말이집(수초, myelin)을 형성하는 희소돌기아교세포(oligodendrocyte)와 신경조직의 지지나 손상부위의 회복을 담당하는 별아교세포(astrocyte)가 있다. 신경(아)교세포에 기인하는 뇌종양을 신경(아)교종(neuroglioma)이라고 한다.
신증후군 (nephrotic syndrome)	부종, 대량의 단백뇨와 저단백혈증을 특징으로 하는 증후군이다. 보통 고콜레스테롤혈증을 동반하지만 반드시 그렇지는 않다. 많은 질환이 이 증후군을 나타내지만, 원인 여하를 불문하고 단백뇨는 사구체의 투과성 항진에 기인한다. 저알부민혈증은 소변으로 단백질이 상실되어 발생하며 부종의 원인이 된다.

아교질병 (collagen disease)	아교질섬유를 주요 성분으로 하는 혈관 및 결합조직에 병터가 있는 질환군을 가리키며, 대표적 질환으로 전신홍반루푸스나 류마티스관절염, 전신경화증, 전신혈관염 등이 있다. 결합조직은 전신에 넓게 분포되어 있어서 병터가 전신성으로 다발하는 특징이 있으며, 발병기전에 자가면역현상이 관여하기 때문에 **자가면역질환**에 포함된다.
아토피(atopy)	꽃가루나 집먼지, 음식물(생선이나 유제품) 등 일반 사람에게는 아무렇지도 않은 극미량의 항원에 대해 항제(IgE)를 생산하기 쉬운, 즉 I형 **알레르기**를 일으키기 쉬운 유전적 소인이다. 기관지천식이나 코알레르기, 습진, 두드러기 등이 대표적인 아토피질환이다.
알레르기(allergy)	항원에 두 번째로 접촉했을 때 나타나는 비정상적인 면역반응으로, 생체에 불리한 반응이 되는 경우를 가리키며, 과민반응이라고도 한다. 보통 4가지 유형으로 나뉘는데 그 가운데 Ⅰ, Ⅱ, Ⅲ형은 **체액면역**, Ⅳ형은 **세포면역**에 의해 발병한다. Ⅰ형 알레르기를 단순히 알레르기라고 하는 경우도 많다.
애벌뼈 (가골, callus)	골절 치유과정에서 골절 끝부분의 골막(뼈막)으로부터 증식하는 어린 결합조직(육아조직)을 말하며, 이 애벌뼈에 뼈와 연골이 형성된다.
억제T세포 (TS세포, suppressor T cell)	세포면역이나 체액면역을 억제하는 T세포를 말한다(**도움T세포** 참조).
염증의 4징후(four classical signs in inflammation)	염증이 발생한 부위에서 관찰되는 변화로, '발적', '열감', '통증', '종창'을 염증의 4징후라고 하며, 여기에 '기능장애'를 추가하여 5징후라고도 한다.
예후(probnosis)	질병이 진행되어 가는 경과에 대한 의학적 예측이나 전망을 말한다.
옵소닌화(opsonization)	항원이 **항체**나 **보체**의 C3b와 결합하면 포식세포에 의한 포식작용이 촉진되는 것을 말한다(**고전경로** 참조).
위나선균 (헬리코박터 파일로리, *Helicobacter pylori*)	위에 서식하는 나선 모양의 세균으로, 만성위염이나 미란, 위궤양의 병인 중 하나이다. 지속적인 감염으로 인해 염증이 만성화되면 위암이나 **MALT 림프종**의 발생 위험이 높아진다.

유전자(gene)	유전정보의 단위로, 특별한 단백질을 규정하는 정보를 가진 DNA를 말한다. DNA 속의 염기배열이 그에 대응하는 단백질의 아미노산배열을 규정하며, 각각 정해진 순서로 아미노산이 배열된 단백질이 구성된다. 즉, 유전자는 유전정보의 담당자이며 단백질이 그 정보를 표현하는 수단이 된다. DNA의 염기배열과 그에 대응하는 단백질의 아미노산배열과의 관계는 유전부호(genetic code)라 불린다(**유전체** 참조).
유전체(genome)	세포 또는 개체가 가진 모든 유전정보를 말한다. 그 실체는 염색체에 들어 있는 DNA이며, 아데닌(adenine), 시토신(cytosine), 구아닌(guanine), 티민(thymine)이라는 4종류 염기의 특정 배열에 의해 유지된다. 그런 까닭에 모든 염색체를 구성하는 DNA의 염기배열이라고 할 수 있다(**유전자** 참조).
육아조직 (granulation tissue)	손상된 조직이 복구될 때 새롭게 만들어지는 어린 결합조직을 말한다. 피부에 상처가 났을 때, 딱지 아래에 증식한 조직이 분홍색의 부드러운 과립 모양 형태를 나타내어 이러한 이름이 붙여졌다. 주체는 섬유모세포와 모세혈관이 풍부한 미성숙 결합조직이며, 시간이 경과되면 아교질이 생성되어 흉터화된다. 상처가 치유될 때 주된 역할을 하지만, 그 밖에 여러 가지 원인에 의한 조직결손이나 괴사 또는 이물(질)에 대한 반응으로 나타나며 또 염증에서의 회복기전으로서 나타난다.
육아종염증 (granulomatous inflammation)	특수한 병원체에 의한 만성증식염증으로, **대식세포**가 변화한 상피모양세포나 거대세포가 중심이 된 독특한 육아종을 형성한다. 결핵결절이 그 전형적인 예이며, 병터 성립에 **Ⅳ형 알레르기**가 관여한다.
육종(sarcoma)	비상피조직에서 발생하는 악성종양이다. 소아나 젊은 층에게서 많이 발생하는데, 혈행전이를 일으키기 쉽다. 림프전이는 암종에 비하면 적다.
이차 예방 (secondary prevention)	질병이 발생한 후 더는 확대되는 것을 막는 것을 말한다. '암의 조기발견, 조기치료'가 그 대표적인 예이다(**일차 예방** 참조).
일차 예방(primary prevention)	건강을 촉진하여 발병을 예방하는 것을 말한다(**이차 예방** 참조).
일차병터(primary focus)	종양이나 감염병이 최초로 발생한 부위를 말한다.

자가면역질환 (autoimmune disease)	정상에서는 자신의 조직에 대해 면역반응을 일으키지 않거나 억제되고 있다(자가관용). 그러나 자가관용이 무너지고 자가항체가 과량으로 만들어지거나 자기조직에 대한 T세포가 출현하면(자가면역현상) 조직이 손상되어 자가면역질환이 발생한다. 하시모토병, 자가면역용혈빈혈 등의 장기특이적인 질환과 전신홍반루푸스, 류마티스관절염 등 전신질환이 있다(**면역관용** 참조).
자연면역 (natural immunity)	생체가 선천적으로 가지는 기본적인 방어기전으로, 선천면역이라고도 한다. 예를 들어 감염성 미생물이 침입했을 때 중성구나 대식세포 등의 세포 무리 외에 화학전달물질이나 사이토카인, 보체 등의 액성인자가 동원되어 신체를 지키며 이때 보통은 염증반응이 일어난다. 자연면역계통에 의한 방어는 비특이적이며, 신체에 항상 갖추어져 있는 범용적인 방법으로 대처하기 때문에 효력이 발휘될 때까지의 시간이 짧고 항상 전시태세에 있는 방어기전이라고 할 수 있다. 이 최초의 방어선이 돌파되어 감염이 계속되면 **획득면역**계통이 발동되어 자연면역계통과 공동하여 생체방어에 임한다.
장폐색증(ileus)	장 내용물의 통과에 장애가 생긴 것을 말한다. 급성장폐색증은 종종 긴급한 개복수술이 필요하며, 방치하면 단기간에 사망한다.
재생의료 (regenerative medicine)	인공적으로 배양한 세포나 조직을 이용하여 질병이나 상처 등으로 손상된 장기나 조직을 회복 및 재생시키는 의료를 말한다.
조기암(early cancer)	암의 침윤이 점막 또는 점막밑층에 머문 것으로, 그보다 깊게 침윤한 진행암과 비교하여 5년 생존율이 높다. 주로 위암이나 대장암 등에서 사용하는 용어이다(**상피내암종** 참조).
조직화(기질화, organization)	대표적인 이물(질) 처리방법으로, 보통의 이물(질)뿐만 아니라 체내에 생긴 **혈전**이나 괴사조직 등도 이물(질)로 인식하여 주위 건강한 조직으로부터 **육아조직**이 침입 및 증식하여 이물(질)을 흡수 및 치환해 버리는 과정이다.
종말증(cachexia)	악성종양 말기에 나타나는 체중감소(수척), 탈진, 소모, 빈혈, 식욕부진 등의 심각한 증상으로, 특히 소화기암에서 심하게 나타난다. 원인은 밝혀지지 않았지만, 단순한 영양장애가 아니라 종양이 생산하는 유해물질의 영향이거나 종양에 반응하여 **대식세포**(macrophage)가 생산하는 TNF-α(종양괴사인자)에 의한 식욕 억제나 대사의 변조 때문이라는 지적이 있다.

종양억제유전자 (tumor suppressor gene)	세포분열을 제어하여 세포증식을 억제하는 단백질을 부호화하는 유전자이며, 암의 발생을 억제하는 기능을 가진다. 대표적인 것에 *RB*(망막모세포종, retinoblastoma) 유전자나 *p53* 유전자가 있다. 유전자가 존재하는 염색체에 **결손**이나 변이가 일어나면 종양억제유전자로서의 본래 기능을 상실하여 암발생이 일어난다(**종양유전자** 참조).
종양유전자(oncogene)	어떤 정상적인 유전자에 변화가 일어나 무질서하게 자율적 증식을 촉진하는 새로운 변이단백질을 만들고, 그 결과 정상 세포를 암으로 유도하는 유전자 무리를 말한다. 보통염색체 우성유전을 하며, 변화되기 전의 유전자를 풋종양유전자(전암유전자, protooncogene)라고 한다(**종양억제유전자** 참조).
주조직적합항원계 (major histocompatibility antigen system)	**MHC 항원계** 참조
죽종(atheroma)	죽(상)경화증(atherosclerosis)을 특징짓는 병터이다. 속막이 언덕 모양으로 융기되고 병터 중심부분(지질핵심)에 지질(주로 콜레스테롤과 그 에스터)이 풍부한 걸쭉한 죽상물질이 있어서 **죽(상)판**(atheromatous plaque)이라고도 한다.
줄기세포(stem cell)	여러 계통의 세포로 분화할 수 있는 능력(다분화능력)과 분열했을 때 자신과 같은 다분화능력을 가진 세포를 재생하는 능력(자가복제능력)을 겸비한 세포를 말한다. 줄기세포가 분열하여 생긴 2개의 세포 가운데 하나는 다른 종류의 세포로 분화하지만, 다른 하나는 원래의 줄기세포와 같은 성질을 유지하기 때문에 분화하는 세포를 반복해서 공급할 수 있다. 줄기세포는 성인이 되어도 많은 조직에 존재하며, 각 조직에서의 세포 갱신이나 장애 후 조직재생에 중요한 역할을 하여 체성줄기세포(조직줄기세포)라고 한다. 대표적인 것에 모든 종류의 혈액세포로 분화하는 능력을 가진 조혈줄기세포가 있다. 한편, **ES세포**는 임신 초기의 초기 배아에서 유래된 세포로, 몸을 구성하는 모든 세포로 분화할 수 있다(**iPS세포** 참조).
지단백질(lipoprotein)	식사로 섭취하는 지방이나 간에서 합성되는 지질류는 물에 녹지 않는다(소수성). 그 때문에 물에 녹기 쉬운 단백질(부분단백질)과 결합해 혈중에서 녹는 형태가 되어 조직으로 운반된다. 이 지질과 단백질이 결합한 입자를 지단백질이라고 한다. 암죽미립(chylomicrom), VLDL, LDL, HDL 등의 종류가 있다. 지단백질은 단백질이 바깥쪽에 있고 지질이 안쪽에 있으므로 물에 녹는다(친수성).

지연알레르기 (delayed allergy)	Ⅳ형 알레르기라고도 하며, Ⅰ～Ⅲ형처럼 항체가 아니라 세포면역에 의해서 발생하는 조직장애이다. 다른 반응에 비해 반응 성립에 시간이 걸리는 점에서 지연형이라고 불린다. 투베르쿨린반응이 대표적이며, 결핵을 비롯해 한센병균, 살모넬라 등 세포 내에서 번식할 수 있는 세균이나 바이러스, 진균 등의 감염방어에 중요하며 또 이식편 거부반응에도 깊게 관여한다.
진단병리학 (diagnostic pathology)	임상과 직결된 병리학 영역이다. 대부분의 경우 병리학적 진단은 질병의 진단 자체를 말하며, 여기에 질병의 진행도, 중증도 등에 대해서도 판단이 내려지므로 치료법 선택이나 예후 판정에 중요한 근거가 된다.
체액면역 (humoral immunity)	항원(비자기인 이물(질))에 특이적으로 작용하는 항체를 생산하여 항체가 항원에 작용함으로써 항원을 제거 및 무독화하는 면역반응을 말한다(**세포면역** 참조).
케모카인(chemokine)	백혈구에 대해 강력한 이동활성을 나타내는 **사이토카인**으로, 대표적인 것으로 IL-8, MCP-1 등이 있다.
크루켄베르크종양 (Krukenberg tumor)	주로 반지세포암종의 복막 **파종**에 의해 양쪽 난소로 전이된 종양을 말한다. **일차병터**는 대부분이 위암이지만 대장암인 경우도 있다.
클론(clone)	유전적으로 완전히 같은 성질을 가진 세포 또는 생물의 계통을 말한다. 예를 들어 1개의 세포가 세포분열을 반복해서 형성된 세포집단은 원래 세포의 복제(copy)이며, 각각 동일한 성질을 나타낸다.
파종(dissemination)	종양세포가 원발 장기의 장막을 뚫고 복강이나 가슴안(흉강) 등의 체강을 경유하여 다른 장소로 이동해서 전이병터를 형성함으로써 체강 내에 씨앗을 뿌리듯이 분포하는 것을 파종이라고 한다.
파종혈관내응고 (disseminated intravascular coagulation, DIC)	순환하는 혈액 중에서 혈액응고가 급격하게 일어나 주로 섬유소로 이루어진 미세혈전이 마치 씨앗을 뿌린 것처럼 전신의 미세순환계통에 나타나 중요한 장기에 혈류장애를 일으킴으로써 심각한 기능장애를 일으키는 증후군이다. **쇼크**나 그람음성 막대균에 의한 **패혈증**, 중증 외상, 말기 암 등에 동반되어 이차적으로 발병한다.
팔로네증후(Fallot tetralogy)	고위 심실중격결손, 폐동맥의 특히 깔때기부분 협착, 양 심실로의 대동맥걸침, 우심실비대의 4가지 징후가 합병된 것으로, 청색증을 나타내는 선천심장질환 중에서 가장 발병 빈도가 높다.

패혈증(sepsis)	세균 감염병이 전신으로 파급되어 상당히 위독한 상태이며, '감염병에 대한 제어 불가능한 숙주반응에 기인한 생명을 위협하는 장기장애'로 정의된다. 치료하지 않으면 **쇼크**, **DIC**, 다기관부전 등으로 인해 사망에 이른다. 감염병이 존재하고 ①의식장애의 변화, ②호흡수≧22회/분, ③수축기혈압≦100mmHg의 3항목 가운데 2개 이상이 확인된 경우에 패혈증을 의심하여 집중치료관리를 고려한다.
포식(engulfment)	세균이나 이물(질)을 체내로 흡수하여 분해하는 포식세포의 기능을 말한다.
항상성(homeostasis)	신체가 다양한 환경의 변화에 대응하여 내부 환경을 일정하게 조절하여 생존을 유지하는 현상이다. 혈액이나 사이질액의 성질과 상태가 일정한 것이나 체온조절 등이 그 예이다. 신경이나 호르몬에 의한 **되먹임기전**이 중요한 역할을 한다.
항원(antigen)	**항체**의 생산을 유도하고 항체와 특이적으로 반응하는 분자를 말한다.
항원제시세포 (antigen–presenting cell)	항원을 **T세포**에 제시하고 T세포의 활성화를 일으키는 작용을 하는 세포무리로, 가지돌기세포(수상돌기세포)와 **대식세포**(큰포식세포)가 대표적이다. T세포는 항원제시세포에 의해 처리되며 그 세포 표면에 제시된 항원을 인식한다.
항체(antibody)	**항원**에 대응하여 생산되는 단백질 분자로, 그 항원과 특이적으로 결합하는 면역글로불린이다. B세포가 분화 및 성숙한 형질세포(plasma cell)에 의해 생산된다.
혈전(thrombus)	신체의 혈관이나 심장 내에서 혈액이 응고되어 생긴 덩어리이다. 신체 내에서 혈전이 생기는 병적 현상을 혈전증이라고 한다. 혈전에 의한 혈관의 협착이나 폐쇄는 장기나 조직에 허혈성 변화나 **경색**을 일으킨다. 또 **색전증**의 원인으로도 중요하다.
형광항체법 (fluorescent antibody technique)	항원을 검출하는 방법 중 하나로, 그 항원에 대한 항체를 형광색소로 표지하여(형광표지항체) 이용한다. 형광현미경이나 흐름세포측정기(flow cytometer) 등으로 반응을 검출한다. 특히 세포 표면의 항원을 고감도로 검출하는 데 적합하다.
형성이상(dysplasia)	암세포만큼은 아니지만 세포질이나 핵에 크기가 다른 모양을 나타내는 세포의 비정상적인 증식을 말한다. 자궁경부를 비롯하여 후두나 식도 등에도 발생하며, **상피내암종**을 거쳐 침윤암으로 진행되는 대표적인 전암병터이다. 특히 자궁경부의 형성이상 발생에 **사람유두종바이러스**가 관여한다.

화생(metaplasia)	어떤 분화된 조직이 다른 방향으로 분화된 조직으로 바뀌는 현상을 말한다. 기관지나 자궁경관의 원주상피에서 관찰되는 편평상피화생이나 만성 위염 시 일어나는 위점막의 장상피화생(intestinal metaplasia) 등이 있다.
활력징후(vital sign)	신체의 건강상태를 나타내는 직접적인 지표이다. 보통 혈압, 맥박(심장박동수), 호흡수, 체온을 가리킨다. 신체에 가해진 침습에 민감하게 반응하여 침습 정도를 반영한다. 활력징후에 주목해야 하는 것은 진료의 기본이다.
후천면역 (acquired immunity)	면역계통은 **선천면역**과 후천면역으로 크게 나뉜다. 그 가운데 후천면역은 생체가 출생 후 획득하는 방어기전(획득면역)으로, 예를 들어 감염성 미생물이 침입했을 때 각각의 미생물에 대해 특이적으로 반응하여 그 미생물을 제거해서 감염을 방어할 뿐만 아니라 그 미생물을 특이적으로 기억하여(면역기억) 같은 미생물에 재감염될 때는 신속하게 대응해서 질병이 발생하는 것을 막는다. 후천면역은 항체나 보체 등의 혈중 단백질에 의한 **체액면역** 외에 T세포 등에 의한 **세포면역**에 의해서도 이루어진다.
후천면역결핍증후군 (acquired immunodeficiency syndrome, AIDS)	사람면역결핍바이러스(HIV)의 감염에 의한 면역결핍증으로, 일차성(선천성) 면역결핍증에 대응하여 후천면역결핍증후군이라고 한다. HIV는 도움T세포와 대식세포에 감염되며, 수년에서 10년 이상이 경과하는 동안 면역력이 저하되면 정상인에게는 감염을 일으키지 않는 약독 병원체에 의한 중증 감염병(**기회감염**; 폐포자충폐렴, 카포시육종 등)이 발병한다. 이 시점에서 'HIV 감염자(보균자)가 AIDS를 발병하였다'고 진단한다.
B세포(B-cell)	항체를 생산하는 림프구이다. 골수 안에서 조혈줄기세포로부터 분화되기 때문에 골수 유래(bone marrow-derived)라고 불린다. 형질세포는 항체생산세포로 분화한 B세포이다(**T세포** 참조).
CD표지자	각종 단클론항체(monoclonal antibody)에 의해 분류되는 백혈구의 분화항원을 말한다. 다수의 항원이 있어서 CD(cluster of differentiation) 분류가 이루어진다. 단클론항체의 개발로 세포 표면구조의 해석이 정확해져 림프구를 비롯한 백혈구의 유래, 분화 성숙단계, 기능 아집단(subset) 등을 객관적으로 구별할 수 있게 된 점이 그 배경에 있다.
ES세포	**배아줄기세포**(embryonic stem cell)의 약어로, 임신 초기의 초기배아에서 얻을 수 있는 줄기세포이다. 신체를 형성하는 모든 세포로 분화할 수 있으므로 다능성 줄기세포라고도 한다(**iPS세포** 참조).

HIV	후천면역결핍증후군의 원인 바이러스인 사람면역결핍바이러스(human immun-odeficiency virus)의 약어이다.
HLA	사람의 MHC항원계를 말하며 HLA라는 명칭은 수혈 후에 혈청 속에 나타나는 백혈구에 대한 항체로 검출된 백혈구항원계(human leukocyte antigen system)에서 유래한다.
iPS세포	유도만능줄기세포(induced pluripotent stem cell)로, 체세포(예 : 섬유모세포)에 몇 개의 유전자(전사인자)를 도입해서 ES세포를 닮은 분화만능성(pluripotency)을 갖게 한 세포를 말한다. 수정란이나 ES세포를 전혀 사용하지 않고 신체를 구성하는 모든 조직이나 장기로 분화하는 만능세포를 인공적으로 제작할 수 있기 때문에 ES세포를 둘러싼 윤리적 문제를 고려하지 않고 거부반응이 없는 이식용 장기나 난치병의 원인, 발병기전의 해명 등에 대한 응용이 기대된다.
ISH	제자리부합(*in situ* hybridization)의 약어이다. 핵샌배열의 상보성을 응용하여 특정 배열의 DNA나 mRNA의 분포나 양을 검출 혹은 측정하는 방법이다. 바이러스 감염의 증명이나 종양의 유전자이상 검출 등에 사용된다.
MALT림프종	림프절 이외의 점막관련림프조직(mucosa-asscoated lymphoid tissue, MALT)에서 발생하는 B세포림프종이다. 원래는 위나 장의 림프조직에서 발생하는 것을 가리켰지만, 폐나 인두, 침샘, 갑상샘 등에서도 발생하는 예후가 좋은 림프종이다.
MHC 항원계	세포 표면에는 개체마다 다른 항원이 존재하여 다른 개체의 세포를 이식하면 그 항원에 대한 면역반응이 생겨 거부반응이 일어난다. 이러한 항원을 조직적합항원이라고 하며, 그중에 특히 중요한 것을 주조직적합항원(major histocompatibility complex, MHC)이라고 한다. MHC는 이식 거부반응에서의 역할에 따라 분류되었지만, 현재는 림프구와 항원제시세포의 상호작용 등 많은 면역학적 인식반응에 관여하는 사실이 밝혀졌다.
T세포(T-cell)	골수에서 생산된 미성숙 림프구가 가슴샘(흉선)으로 들어와 그곳에서 증식하여 초기 분화를 마친 림프구이다. 가슴샘(thymus)에서 유래하여서 붙여진 명칭이다(B세포 참조).

찾아보기

한글

ㅅ

ㅇ

ㅈ

ㅊ

ㅋ

ㅌ

ㅍ

ㅎ

기타

● 영어

A

B

C

D

E

F

G

H

R

S

T

U

V

W

Y

편집위원

집필진

- 김귀희 구미대학교
- 권태현 안동과학대학교
- 김기용 김천대학교
- 김미숙 가야대학교
- 김미영 연성대학교
- 김미향 청암대학교
- 김소라 제주관광대학교
- 김해숙 위덕대학교
- 맹수연 대동대학교
- 박경덕 삼육대학교
- 박소윤 남부대학교
- 박은희 광주여자대학교
- 배한주 계명문화대학교
- 양경진 숭의여자대학교
- 양윤이 동의대학교
- 이소영 광주대학교
- 이수미 호원대학교
- 이재민 광주보건대학교
- 이춘희 포항대학교
- 이효정 광주대학교
- 임유성 경인여자대학교
- 장형순 한림성심대학교
- 전혜진 나사렛대학교
- 정세인 송원대학교
- 진혜경 가야대학교
- 최영실 경인여자대학교
- 최화복 송곡대학교
- 한영화 수성대학교
- 한지영 신라대학교

알기 쉬운
아틀라스 병리학

2025년 2월 20일 초판 발행
2026년 2월 25일 2쇄 발행

저 자 김성민 외
발 행 인 배영환 외
발 행 처 도서출판 의학교육
등록번호 제 2013-114 호
주 소 서울시 영등포구 영중로 138-1(영등포동 8가 80-2) 드림프라자 B 901호
Tel 02) 2637-4806, 4863 Fax 02) 2637-4807
홈페이지 www.medipub.co.kr
E - mail okpress1208@naver.com
정 가 44,000 원
I S B N 979-11-6127-239-9 93510